D1664414

SpringerWienNewYork

Johann Lehrner, Karin Stolba,
Gabriele Traun-Vogt, Sabine Völkl-Kernstock
(Hrsg.)

Klinische Psychologie im Krankenhaus

SpringerWienNewYork

Priv. Doz. Dr. Johann Lehrner
Universitätsklinik für Neurologie
Medizinische Universität Wien, Wien, Österreich

Mag. Karin Stolba
Universitätsklinik für Psychiatrie und Psychotherapie
AKH Wien, Wien, Österreich

Dr. Garbriele Traun-Vogt
Universitätsklinik für Frauenheilkunde
Medizinische Universität Wien, Wien, Österreich

Sabine Völkl-Kernstock
Universitätsklinik für Kinder- und Jugendpsychatrie
Medizinische Universität Wien, Wien, Österreich

SpringerWienNewYork ist ein Unternehmen von
Springer Science + Business Media
Springer.at

Satz: le-tex publishing services GmbH, 04229 Leipzig, Deutschland
Druck: Holzhausen Druck GmbH, 1140 Wien, Österreich
Umschlagbild: GettyImages/Twin men and close-up/Imagezoo/Images.com

Gedruckt auf säurefreiem, chlorfrei gebleichtem Papier – TCF

SPIN: 12594825

Mit 24 Abbildungen

Bibliografische Information der Deutschen Nationalbibliothek
Die Deutsche Nationalbibliothek verzeichnet diese Publikation in der Deutschen Nationalbiblio-
grafie; detaillierte bibliografische Daten sind im Internet über http://dnb.d-nb.de abrufbar.

ISBN 978-3-7091-0656-3 SpringerWienNewYork

Vorwort der HerausgeberInnen

Die Klinische Psychologie ist heute ein eigenständiges Fachgebiet mit einer festen Verankerung im Gesundheitssystem vieler Länder. Eines ihrer wesentlichsten Aufgabengebiete stellt die Betreuung von PatientInnen im Krankenhaus dar.

Insbesondere seit der Einführung des Krankenanstaltengesetzes in Österreich, dem daraus resultierenden Recht der PatientInnen auf psychologische Betreuung und der damit einhergehenden Verpflichtung der KrankenhausträgerInnen, psychologische Behandlung für PatientInnen bereitzustellen, hat das Fachgebiet einen enormen Aufschwung im stationären Setting genommen.

Die Tätigkeit der Klinischen PsychologInnen ist sehr vielfältig und reicht über die gesamte Lebensspanne: von der Betreuung werdender Eltern über die testpsychologische Diagnostik und Betreuung von Kindern, Jugendlichen und Erwachsenen bis hin zu Menschen im Endstadium ihres Lebens. Daraus ergeben sich für die moderne Klinische Psychologie im Krankenhaus ganz unterschiedliche Aufgabenbereiche. An erster Stelle stehen dabei die klinisch-psychologische Diagnostik und die daraus resultierenden klinisch-psychologischen Behandlungsansätze. Krisenintervention, Beratung (etwa vor Operationen) sowie gesundheitspsychologische Beratung und Behandlung, zur Vermeidung von Erkrankungen, zählen ebenfalls zu den Aufgaben.

Zielsetzung des vorliegenden Buches ist es, die Arbeit von Klinischen PsychologInnen im Krankenhaus anschaulich darzustellen. Die Darstellung dieser beruflichen Tätigkeit ist hochkomplex und wo könnte sie besser gelingen, als in einem der größten Spitäler Europas? Mit dem Allgemeinen Krankenhaus Wien und seinen Universitätskliniken bietet sich die Chance, das Aufgabengebiet der Klinischen Psychologie von fachkundigen ExpertInnen besonders praxisnah darzustellen.

Neben dem großen Spektrum der klinischen Tätigkeit tragen Klinische PsychologInnen im Krankenhaus durch ihre Forschungsarbeiten auch wesentlich zur Weiterentwicklung des eigenen Faches, aber auch dem der Medizin bei. Diesem Aspekt wird in der vorliegenden Publikation ebenfalls Rechnung getragen.

Das Buch wurde so konzipiert, dass die organisatorischen Entwicklungen der Klinischen Psychologie, psychologisches Grundlagenwissen, klinische Aspekte und korrespondierende psychologisch-therapeutische Entwicklungen dargestellt werden. Wie ein roter Faden zieht sich dabei das Leitmotiv der „Interdisziplinarität" durch das Buch. Die Klinische Psychologie ist fest im multiprofessionellen Behandlungsteam verankert und steht für einen ganzheitlichen Behandlungsansatz der PatientInnen im Krankenhaus. Die profunde Zusammenarbeit mit den ärztlichen KollegInnen wird dadurch unterstrichen, dass alle klinischen Kapitel in Kooperation mit MedizinerInnen verfasst wurden.

Das vorliegende Buch weist eine klare didaktische Konzeption mit einheitlicher Gliederung auf. Stichwortverzeichnis, zahlreiche Abbildungen und klinische Falldarstellungen illustrieren die einzelnen Bereiche. Weiterführende Literaturangaben geben Orientierung im thematischen Umfeld.

Zielgruppe unseres Buches sind in erster Linie PsychologInnen, die sich speziell für die Klinische Psychologie im Krankenhaus interessieren. Darüber hinaus richtet es sich ebenso an ÄrztInnen und TherapeutInnen, die im Krankenhaus oder im extramuralen Bereich klinisch tätig sind.

Eine Publikation dieser Dimension stellt immer eine große Herausforderung für alle Beteiligten dar. Der Dank der HerausgeberInnen gilt allen AutorInnen, die mit großer Fachkompetenz und Diskussionsbereitschaft ihr jeweiliges Thema behandelt haben. Darüber hinaus möchten wir den MitarbeiterInnen des Springer Verlages Wien, insbesondere Frau Christine Akbaba, danken, die die Entstehung des Werkes erst ermöglich haben. Nicht zuletzt möchten wir auch unseren Familien für ihre Geduld, ihr Verständnis und ihre Unterstützung danken.

Wien, im Herbst 2010   Johann Lehrner
                                                                                        Karin Stolba
                                                                            Gabriele Traun-Vogt
                                                                           Sabine Völkl-Kernstock

Vorwort des Rektors der Medizinischen Universität Wien

Klinische Psychologinnen und Psychologen erfüllen im Krankenhaus zentrale Aufgaben. In multiprofessionellen Teams sind sie essentielle Ansprechpartner für das ärztliche Personal als auch für die Pflegeteams. Eine besondere Rolle haben sie an der Schnittstelle zu den Angehörigen der Patientinnen und Patienten.

Die MedUni Wien ist nicht nur die größte medizinische Einrichtung in Österreich, sie zählt zu den bedeutendsten Spitzenforschungsinstitutionen Europas und stellt außerdem das gesamte Ärztepersonal für das Allgemeine Krankenhaus der Stadt Wien. Insofern freue ich mich in mehrfacher Hinsicht über die Initiative zu diesem Buch: Es bietet einen Zugang zu zahlreichen wissenschaftlichen Arbeiten im Feld der klinischen Psychologie an der MedUni Wien und dokumentiert ihre Bedeutung und Rolle im Klinischen Alltag.

Ich bin überzeugt, dass das Buch zum Verständnis in der interdisziplinären Zusammenarbeit und damit nachhaltig zum Nutzen für die Patientinnen und Patienten, sowie deren Angehörige beitragen wird und wünsche eine interessante Lektüre.

Wolfgang Schütz
Rektor der Medizinischen Universität Wien

Vorwort des Ärztlichen Direktors des Allgemeinen Krankenhauses Wien

Auf Basis der Forschung aller am Gesundheitswesen beteiligten Berufsgruppen wurden in den letzten Jahrzehnten die Behandlungsergebnisse wesentlich verbessert. Aus früher tödlichen Erkrankungen wurden mit guter Lebensqualität erträgliche, chronische Erkrankungen. Dramatische akute Erkrankungen können ohne Schaden überwunden werden.

Dies bedeutet aber auch, dass PatientInnen und deren Angehörige auch durch belastende Krankheitsphasen gehen müssen. Bewältigbar werden diese nur dank einer spezialisierten klinisch-psychologischen Unterstützung aller am Gesundheitsprozess Beteiligten. Im vorliegenden Werk wird dies multidisziplinär vorgestellt. Von diesem Werk wird ein weiterer bedeutender Impuls zur Verbesserung der Situation unserer PatientInnen ausgehen.

Univ. Prof. Dr. Reinhard Krepler
Direktor der Teilunternehmung und Ärztlicher Direktor
des Allgemeinen Krankenhauses Wien

Vorwort der Wiener Frauengesundheitsbeauftragten

An einer Erkrankung zu leiden und eine Operation und einen Krankenhausaufenthalt zu benötigen, bedeutet in jedem Fall einen Perspektiven- und Rollenwechsel vom „Gesunden zum Kranken" und somit zum Patienten oder zur Patientin. Diese Situation ist daher unweigerlich mit einem Stadium der Angst, Verunsicherung, Hoffnung und Resignation sowie Hilflosigkeit verbunden.

Jede Erkrankung, jeder Krankenhausaufenthalt ist also eine große psychische Herausforderung, mit der aktuellen Situation zurechtzukommen. Der Körper, unser (Er) Leben, ist kein rationales Konstrukt, sondern alle körperlichen Ereignisse sind mit starken Emotionen gekoppelt. Folgerichtig kommt der klinischen Psychologie in der Organisation Krankenhaus eine wesentliche Schlüsselfunktion zu.

Der Fachbereich der Gynäkologie und Geburtshilfe, „die Frauenheilkunde", begleitet Frauen bei somatischen, medizinischen Beschwerden und Erkrankungen, die entlang relevanter Turning Points und Entscheidungssituationen einer Frauenbiographie verlaufen.

Dieses medizinische Fachgebiet ist psychodynamisch hoch brisant. Das subjektive Erleben des Mädchens bzw. der Frau, Wunsch- oder Angstphantasien, Verleugnungen von Bedrohungen, Projektionen und andere Verdrängungsmechanismen spielen eine wesentliche Rolle für Krankheitsverarbeitung, wichtige und zum Teil lebensverändernde Entscheidungen, Compliance und die Qualität der Kommunikation zwischen ÄrztInnen und Patientinnen.

Wissenschaftlich erwiesen sind die vielfältigen psychoneuro-physiologischen Prozesse, welche im Zusammenhang mit Sexualität, Fertilität, Schwangerschaft, Geburtsverlauf, postpartalen Krisen bis zu Beschwerden im Klimakterium verstanden und ins Kalkül gezogen werden müssen.

Diese Erkenntnisse sind nicht neu, sondern vielfach in der psychologischen und psychosomatischen Fachliteratur beschrieben und empirisch belegt. Für die Praxis blieb dies jedoch eine Randthematik, die auf die Routinebetreuung wenig Einfluss hatte.

Dass das Faktum, ein Kind zu bekommen, keine Krankheitswertigkeit hat und Frauen in den 70er Jahren des letzten Jahrhunderts mehr an Verständnis, individueller Zuwendung und „informed consent" als mündige Frauen von der Geburtshilfe erwarteten, ermöglichte erst der Beitrag der klinischen Psychologie.

Diesem Umstand folgend, erhielt ich von der Klinikleitung das Angebot, als erste klinische Psychologin in einer Frauenklinik in Österreich den psychologischen/psychosomatischen Bereich aufzubauen. Die Zusammenarbeit mit einer Psychologin, aber auch das Leistungsspektrum waren für die klassische Medizin in der Geburtshilfe absolutes Neuland.

Ein Aufgabenprofil (job description) musste konsensual erarbeitet werden. Das Zuweisungs- und Dokumentationsprozedere wurde anfangs in durchaus kontroversiellen Diskussionen mit den medizinischen KollegInnen verhandelt. Das Terrain von Zuständigkeiten und Kompetenzen musste erst abgesteckt werden. Es galt, für alle beteiligten Berufsgruppen, Respekt, Akzeptanz und Spielregeln zu lernen. In einer Erfolgsgeschichte konnten wir jedoch gemeinsam viele innovative Betreuungskonzepte und Modelle entwickeln. Der Fokus des gemeinsamen Handelns, die Patientin in den Mittelpunkt der Vorgangsweise zu stellen, war für alle gewinnbringend.

22 Jahre später zeigt sich klar und deutlich: Das Zusammenspiel der Berufsgruppen und der Beitrag der klinischen Psychologie haben zu einer gegenseitigen Befruchtung und Öffnung geführt. Der Durchbruch gelang in der Onkologie, Pädiatrie (durch die Enttabuisierung des Vorkommens von Gewalt, Misshandlungen und kindlichen Traumatisierungen), Kardiologie und internen Medizin, Organtransplantation und weiteren Bereichen.

Der Einsatz der klinischen PsychologInnen, gemeinsam im Team mehr Verständnis und somit bessere Krankheitsverarbeitung zu garantieren, wird heute in allen Disziplinen als Gewinn angesehen und nicht mehr als Luxus verbucht.

Das vorliegende Buch spiegelt diesen Perspektivenwechsel eindrucksvoll wider. Es dokumentiert den gemeinsamen Blick, das Teamverständnis, den Wissenstransfer aus den verschiedenen Fachrichtungen und die Praxiserfahrung. Es trägt somit zum gegenseitigen Verständnis bei und fördert realistische Erwartungen, auch hinsichtlich der Aufgabenprofile der klinischen Psychologie in den mittlerweile breit angewachsenen Anwendungsgebieten.

Die Zusammenarbeit mit hochqualifizierten klinischen PsychologInnen aus verschiedenen medizinischen Abteilungen ist von der Ausnahme zur Regel geworden, die teamorientierte interdisziplinäre integrierte Betreuung und Versorgung ist inzwischen State of the Art eines „Patient friendly Hospital".

Ao Univ.-Prof[in]. Dr[in]. Beate Wimmer-Puchinger,
Wiener Frauengesundheitsbeauftragte

Inhaltsverzeichnis

Verwandte Gebiete

Psychologie in Lehre und Wissenschaft

Psychologische Tätigkeiten in spezifischen Klinichen Feldern

AutorInnenadressen

Mag. **Andras Acel**
Klinische Abteilung für Onkologie
Universitätsklinik für Innere Medizin I
Medizinische Universität Wien
Währinger Gürtel 18–20
1090 Wien

Ao. Univ.-Prof. Dr. **Martin Aigner**
Universitätsklinik für Psychiatrie und
Psychotherapie
Medizinische Universität Wien
Währinger Gürtel 18–20
1090 Wien

O. Univ.-Prof. Dr. **Eduard Auff**
Universitätsklinik für Neurologie
Medizinische Universität Wien
Währinger Gürtel 18–20
1097 Wien

Mag. **Waltraud Bangerl**
Universitätsklinik für Kinder- und
Jugendpsychiatrie
Medizinische Universität Wien
Währinger Gürtel 18–20
1090 Wien

Univ.-Lektor Dr. **Wolfgang Beiglböck**
Anton-Proksch-Institut
Kalksburg
Gräfin-Zichy-Gasse 6
1230 Wien

Univ.-Prof. DDr. **Wolfgang Bigenzahn**
Klinische Abteilung Phoniatrie-Logopädie
Universitätsklinik für Hals-, Nasen- und
Ohrenkrankheiten
Medizinische Universität Wien
Währinger Gürtel 18–20
1090 Wien

Dr. **Gerhard Blasche**
Institut für Umwelthygiene
Zentrum für Public Health der
Medizinische Universität Wien
Kinderspitalgasse 15
1090 Wien

Dr. **Gertrude Bogyi**
Klinische Psychologin,
Universitätsklinik für Kinder- und
Jugendpsychiatrie
Allgemeines Krankenhaus
Währinger Gürtel 18–20
1090 Wien

Mag. **Gabriela Böhm**
Institut für Sozialmedizin
Zentrum für Public Health
Medizinische Universität Wien
Rooseveltplatz 3
1090 Wien

Ao. Univ.-Prof. Dr. **Brigitta Bunzel**
Universitätsklinik für Chirurgie
Abteilung für Herzchirurgie
Medizinische Universität Wien
Leitstelle 20 West
Währinger Gürtel 18–20
1090 Wien

Renate Cervinka
Institut für Umwelthygiene am Zentrum
für Public Health der
Medizinischen Universität Wien
Kinderspitalgasse 15
1095 Wien

Mag. Dr. **Ulrike Demal**
Universitätsklinik für Psychiatrie und
Psychotherapie
Allgemeines Krankenhaus der Stadt
Wien – Medizinischer Universitätscampus
Währinger Gürtel 18–20
1090 Wien

V.-Ass. Dr. **Gabriela Maria Diendorfer-Radner**
Klinische Abteilung Phoniatrie-Logopädie
Universitätsklinik für Hals-, Nasen-,
Ohrenkrankheiten
Medizinische Universität Wien
Währinger Gürtel 18–20
1090 Wien

Univ.-Prof. Dr. **Martin Dominkus**
Universitätsklinik für Orthopädie
AKH Wien – Medizinischer
Universitätscampus
Währinger Gürtel 18–20
1090 Wien

Dr. **Heidrun Eichberger**
Universitätsklinik für Kinder- und
Jugendpsychiatrie
Medizinische Universität Wien
Währinger Gürtel 18–20
1090 Wien

Univ.-Prof. Dr. **Cem Ekmekcioglu**
Institut für Physiologie
Medizinische Universität Wien
Schwarzspanierstraße 17
1090 Wien

Mag. **Farag Elgendy**
Islamischer Besuchs- und Sozialdienst
(Islamische Seelsorge)
Währinger Gürtel 18–20
1090 Wien

Mag. **Mona Elsabagh**
Islamischer Besuchs- und Sozialdienst
(Islamische Seelsorge)
Währinger Gürtel 18–20
1090 Wien

Dr. **Senta Feselmayer**
Anton-Proksch-Institut
Kalksburg
Gräfin Zichystraße 6
1230 Wien

Dr. **Melitta Fischer-Kern**
Universitätsklinik für Psychoanalyse und
Psychotherapie
Medizinische Universität Wien
Währinger Gürtel 18–20
1090 Wien

Dr. **Georg Fraberger**
Universitätsklinik für Orthopädie
Währinger Gürtel 18–20
1090 Wien

Mag. Dr. **Patrizia Frank**
Universitätsklinik für Unfallchirurgie
Medizinische Universität Wien
Währinger Gürtel 18–20
1090 Wien

Mag. **Edith Freundorfer**
Abteilung Transplantationschirurgie
Universitätsklinik für Chirurgie
Währinger Gürtel 18–20
1090 Wien

O. Univ.-Prof. Dr. **Manfred Frey**
Klinische Abteilung für Plastische und
Rekonstruktive Chirurgie,
Universitätsklinik für Chirurgie
Medizinische Universität Wien
Währinger Gürtel 18–20
1090 Wien

Dr. **Fabian Friedrich**
Universitätsklinik für Psychiatrie und
Psychotherapie
Medizinische Universität Wien
Währinger Gürtel 18–20
1090 Wien

O. Univ.-Prof. Dr. **Max H. Friedrich**
Universitätsklinik für Kinder- und
Jugendpsychiatrie
Medizinische Universität Wien
Währinger Gürtel 18–20
1090 Wien

Dr. **Renate Fuiko**
Universitätsklinik für Kinder- und
Jugendheilkunde
Medizinische Universität Wien
Währinger Gürtel 18–20
1090 Wien

Mag. Dr. **Miriam Gharabaghi-Reiter**
Universitätsklinik für Neurologie
Medizinische Universität Wien
Währinger Gürtel 18–20
1090 Wien

Mag. **Patricia Göttersdorfer**
Abteilung für Pulmologie
Landesklinikum Thermenregion Hochegg
Hocheggerstraße 88
2840 Grimmenstein

Univ.-Doz. Dr. med. **Ernest Groman**
Institut für Sozialmedizin
Zentrum für Public Health
Medizinische Universität Wien
Rooseveltplatz 3
A-1090 Wien

Univ.-Prof. Dr. **Karin Gutierrez-Lobos**
Vizerektorat für Personalentwicklung und
Frauenförderung
Medizinische Universität Wien
Spitalgasse 23
1090 Wien

Dr. **Clemens Hausmann**
Kardinal Schwarzenberg'sches
Krankenhaus
Kardinal Schwarzenbergstraße 19
5620 Schwarzach/Pongau

Univ.-Ass. Mag. Dr. **Birgit Hladschik-
Kermer**
Institut für medizinische Psychologie
Zentrum für Public Health
Medizinische Universität Wien
Severingasse 9
1090 Wien

Mag. **Angelika Hoffer-Pober**
Stabstelle Gender Mainstreaming
Medizinische Universität Wien
Spitalgasse 23
1090 Wien

DPT **Helga Hofinger**
Universitätsklinik für Psychiatrie und
Psychotherapie
Medizinische Universität Wien
Währinger Gürtel 18–20
1090 Wien

Univ.-Prof. Dr. **Peter Husslein**
Abteilung für Geburtshilfe und
feto-maternale Medizin
Universitätsklinik für Frauenheilkunde
Medizinische Universität Wien
Währinger Gürtel 18–20
1090 Wien

Mag. **Sigrid Jalowetz**
Abteilung für Pädiatrische Kardiologie
Universitätsklinik für Kinder- und
Jugendheilkunde
Währinger Gürtel 18–20
1090 Wien

Mag. **Robert Jank**
Klinische Psychologie und
Psychodiagnostik
Universitätsklinik für Psychiatrie und
Psychotherapie
Allgemeines Krankenhaus der Stadt
Wien – Medizinischer Universitätscampus
Währinger Gürtel 18–20
1090 Wien

Doz. Dr. **Lars-Peter Kamolz** M.Sc.
Klinische Abteilung für Plastische und
Rekonstruktive Chirurgie
Universitätsklinik für Chirurgie
Medizinische Universität Wien
Währinger Gürtel 18–20
1090 Wien

O. Univ.-Prof. DDr. h. c. Dr. **Siegfried
Kasper**
Universitätsklinik für Psychiatrie und
Psychotherapie
Medizinische Universität Wien
Währinger Gürtel 18–20
1090 Wien

Mag. **Kathrin Kirchheiner**
Arbeitsgruppe Psychoonkologie
Universitätsklinik für Strahlentherapie
Medizinische Universität Wien
Währinger Gürtel 18–20
1090 Wien

Mag. **Stefanie Klug**
Arbeitsgruppe Psychoonkologie
Universitätsklinik für Strahlentherapie
Medizinische Universität Wien
Währinger Gürtel 18–20
1090 Wien

Mag. **Marianne König**
Universitätsklinik für Dermatologie
Medizinische Universität Wien
Allgemeines Krankenhaus der Stadt
Wien – Medizinischer Universitätscampus
Währinger Gürtel 18–20
1090 Wien

Mag. **Ulla Konrad**
Präsidentin im Berufsverband
Österreichischer PsychologInnen
Möllwaldplatz 4/4/39
1040 Wien

O. Univ-Prof. Dr. **Ilse Kryspin-Exner**
Ordinariat Klinische Psychologie
Institut für Klinische, Biologische und
Differentielle Psychologie
Fakultät für Psychologie der Universität
Wien
Liebiggasse 5
1010 Wien

Mag. **Margret Kuderer**
Anton-Proksch-Institut
Kalksburg
Gräfin Zichystraße 6
1230 Wien

Prof. Dr. **Michael Kunze**
Zentrum für Public Health
Institut für Sozialmedizin
Rooseveltplatz 3/1
1090 Wien

MR Dr. **Paula Lanske**
Abteilung für Rechtsangelegenheiten
ÄrztInnen,
Psychologie, Psychotherapie und
Musiktherapie
Bundesministerium für Gesundheit
Radetzkystraße 2
1030 Wien

Mag. Dr. Eva **Lehner-Baumgartner**
Abteilung für medizinische, therapeutische
und diagnostische Gesundheitsberufe
Ärztliche Direktion
Allgemeines Krankenhaus der Stadt
Wien – Medizinischer Universitätscampus
Währinger Gürtel 18–20
1090 Wien

Priv.-Doz. Dr. **Johann Lehrner**
Abteilung für Neuropsychologie
Universitätsklinik für Neurologie
Medizinische Universität Wien
Währinger Gürtel 18–20
1090 Wien

Priv.-Doz. Dr. **Katharina Leithner-Dziubas**
Universitätsklinik für Psychoanalyse und
Psychotherapie
Medizinische Universität Wien
Währinger Gürtel 18–20
1090 Wien

Univ.-Prof. Dr. **Gerhard Lenz**
Zentrum für Seelische Gesundheit-BBRZ-
MED
Schererstr.30
1210 Wien

Mag. **Sandra Lettner**
Krankenhaus der Barmherzigen
Schwestern Ried
Schlossberg 1
4910 Ried

Pfarrerin Dr. **Margit Leuthold**
Evangelische Seelsorge im AKH
Währinger Gürtel 18–20
1090 Wien

Mag. **Renate Lichtenschopf**
Klinische Abteilung für Allgemeine
Gynäkologie und
Gynäkologische Onkologie
Universitätsklinik für Frauenheilkunde
Medizinischer Universitätscampus
Währinger Gürtel 18–20
1090 Wien

Priv.-Doz. Dr. **Henriette Löffler-Stastka**
Universitätsklinik für Psychoanalyse und
Psychotherapie
Medizinische Universität Wien
Währinger Gürtel 18–20
1090 Wien

Mag. **Angela Maar**
Abteilung für Geburtshilfe und
feto-maternale Medizin
Universitätsklinik für Frauenheilkunde
Medizinische Universität Wien
Währinger Gürtel 18–20
1090 Wien

Mag. Dr. **Katharina Mallich, MSc**
Stabstelle Personalentwicklung
Medizinische Universität Wien
Spitalgasse 23
1090 Wien

Univ.-Prof. Dr. **Wolfgang Marktl**
Institut für Physiologie
Medizinischen Universität Wien
Schwarzspanierstraße 17
1090 Wien

Mag. Dr. **Doris Moser**
Universitätsklinik für Neurologie
Medizinische Universität Wien
Währinger Gürtel 18–20
1090 Wien

Ao. Univ.-Prof. Dr. **Gabriele Moser**
Univ. Klinik Innere Medizin III
Abteilung für Gastroenterologie und
Hepatologie
Medizinische Universität Wien
Währinger Gürtel 18–20
1090 Wien

Michael Musalek
Anton-Proksch-Institut
Kalksburg
Gräfin Zichystraße 6
1230 Wien

Dr. **Thomas Niederkrotenthaler**, PhD,
MMSc
Medizinische Universität Wien
Zentrum für Public Health
Abteilung für Allgemein- und
Familienmedizin und
Institut für Medizinische Psychologie
Severingasse 9
1090 Wien

Ass.-Prof. Mag. Dr. **Susanne Ohmann**
Universitätsklinik für Kinder- und
Jugendpsychiatrie
Medizinische Universität Wien
Währinger Gürtel 18–20
1090 Wien

Dr. **Michael Ossege**
Abteilung für Psychiatrie und
Psychotherapie
Medizinische Universität Wien
Währinger Gürtel 18–20
1090 Wien

Mag. **Agnes Panagl**
Klinische Abteilung für Kinderchirurgie
Universitätsklinik für Chirurgie
Währinger Gürtel 18–20
1090 Wien

Univ.-Prof. Dr. **Hubert Pehamberger**
Universitätsklinik für Dermatologie
Medizinische Universität Wien
Währinger Gürtel 18–20
1090 Wien

Mag. **Susanna Pichler**
Stabstelle Gender Mainstreaming
Medizinische Universität Wien
Spitalgasse 23
1090 Wien

Mag. **Anna Pittermann**
Abteilung für Plastische und
Rekonstruktive Chirurgie
Universitätsklinik für Chirurgie
Medizinische Universität Wien
Währinger Gürtel 18–20
1090 Wien

O. Univ.-Prof. Dr. **Richard Pötter**
Universitätsklinik für Strahlentherapie
Medizinische Universität Wien
Währinger Gürtel 18–20
1090 Wien

Dr. **Carolin Prause**
Universitätsklinik für Kinder- und
Jugendpsychiatrie
Medizinische Universität Wien
Währinger Gürtel 18–20
1090 Wien

Mag. Dr. **Ingrid Preusche**
Department für Medizinische Aus- und
Weiterbildung
Medizinische Universität Wien
Spitalgasse 23, BT87
1090 Wien

Mag. **Nicole Pritz**
Beratungszentrum Bruck/Kapfenberg
Bereich Sozialpsychiatrie
Verein „Rettet das Kind"-Steiermark
Wienerstraße 60
8605 Kapfenberg

Mag. Dr. **Gisela Pusswald**
Universitätsklinik für Neurologie
Medizinische Universität Wien
Währinger Gürtel 18–20
1097 Wien

Univ.-Doz. Dr. **Winfried Rebhandl**
Klinische Abteilung für Kinderchirurgie,
Medizinische Universität Wien
Währinger Gürtel 18–20
1090 Wien

Mag. Dr. **Ille Rottraut**
Institut für Psychologie
Karl-Franzens-Universität Graz
Universitätsplatz 2/III
8010 Graz

Priv.-Doz. Dr. **Gerhard Rumpold**
Univ. Klinik f. Medizinische Psychologie
Medizinische Universität Innsbruck
Speckbacherstraße 23
6020 Innsbruck

Mag. Dr. **Petra Sackl-Pammer**
Universitätsklinik für Kinder- und
Jugendpsychiatrie
Medizinischen Universität Wien
Währinger Gürtel 18–20
1090 Wien

A. o. Univ.-Prof. Dr. **Ulrike Salzer-Muhar**
Abteilung f. Pädiatrische Kardiologie
Univ.-Klinik für Kinder-und
Jugendheilkunde
Medizinische Universität Wien
Währinger Gürtel 18–20
1090 Wien

Dr. **Oliver Scheibenbogen**
Anton-Proksch-Institut
Kalksburg
Gräfin Zichystraße 6
1230 Wien

Univ.-Prof. Dr. **Anne Schienle**
Institut für Psychologie
Karl-Franzens-Universität Graz
Universitätsplatz 2
8010 Graz

Ass.-Prof. Dr. **Michael Schmidts**
Department für Medizinische Aus- und
Weiterbildung
Medizinische Universität Wien
Spitalgasse 23, BT87
1090 Wien

Univ.-Prof. Dr. **Rudolf Schoberberger**
Institut für Sozialmedizin
Zentrum für Public Health
Medizinische Universität Wien
Rooseveltplatz 3
A-1090 Wien

Mag. **Sandra Schranz**
Klinische Abteilung für Hämatologie und
Hämostaseologie
Universitätsklinik für Innere Medizin I
Medizinische Universität Wien
Währinger Gürtel 18–20
1090 Wien

Univ.-Prof. Dr. **Maria Theresia Schubert**
Universitätsklinik für Kinder- und
Jugendheilkunde
Medizinische Universität Wien
Währinger Gürtel 18–20
1090 Wien

Dr. **Bibiana Schuch**
Universitätsklinik für Kinder- und
Jugendpsychiatrie
Währinger Gürtel 18–20
1090 Wien

Univ.-Prof. Dr. **Christian Singer**, MPH
MPH Brustgesundheit an der Frauenklinik
Universitätsklinik für Frauenheilkunde
Medizinische Universität Wien
Währinger Gürtel 18–20
1090 Wien

Mag. **Beate Smeritschnig**
Abteilung für Thoraxchirurgie
Universitätsklinik für Chirurgie
Medizinische Universität Wien
Währinger Gürtel 18–20
1090 Wien

Mag. **Sandra Steinböck**
Stabstelle Gender Mainstreaming
Medizinische Universität Wien
Spitalgasse 23
1090 Wien

Dr. **Thomas Schweitzer**
Assistenz Ärztliche Direktion
Krankenhaus Barmherzige Schwestern
Seilerstätte 4
4020 Linz

Em. O. Univ.-Prof. Dr. **Gernot Sonneck**
Kriseninterventionszentrum
Lazarettgassse 14 A
1090 Wien

Mag. **Karin Stolba**
Klinische Psychologie und
Psychodiagnostik
Universitätsklinik für Psychiatrie und
Psychotherapie
AKH Wien
Währinger Gürtel 18–20
1090 Wien

Dr. **Karin Tordy**
Abteilung für Geburtshilfe und
fetomaternale Medizin
Universitätsklinik für Frauenheilkunde
Medizinische Universität Wien
Währinger Gürtel 18–20
1090 Wien

Dr. **Gabriele Traun-Vogt**
Universitätsklinikum für Frauenheilkunde
Klinische Abteilung für Allgemeine
Gynäkologie und Gynäkologische
Onkologie
Medizinische Universität Wien
Währinger Gürtel 18–20
1090 Wien

Univ.-Prof. Dr. Dr. hc. mult. **Vilmos Vécsei**
Universitätsklinik für Unfallchirurgie
Medizinische Universität Wien
Währinger Gürtel 18–20
1090 Wien

Dr. **Franz Vock**
Satzberggasse 6
1140 Wien

Dr. **Sabine Völkl-Kernstock**
Universitätsklinik für Kinder- und
Jugendpsychiatrie
Medizinische Universität Wien
Währinger Gürtel 18–20
1090 Wien

Mag. **Gudrun Wagner**
Ambulanz für Essstörungen an der
Universitätsklinik für Kinder- und
Jugendpsychiatrie
Währinger Gürtel 18–20
1090 Wien

Mag. Dr. **Michaela Wagner-Menghin**
Department für Medizinische Aus- und
Weiterbildung
Medizinische Universität Wien
Spitalgasse 23, BT87
1090 Wien

Univ.-Prof. Dr. **Johannes Wancata**
Universitätsklinik für Psychiatrie und
Psychotherapie
Medizinische Universität Wien
Währinger Gürtel 18–20
1090 Wien

Mag. **Anita Weichberger**
Abteilung für Geburtshilfe und feto-
maternale Medizin
Universitätsklinik für Frauenheilkunde
Medizinische Universität Wien
Währinger Gürtel 18–20
1090 Wien

Eva Weisz
Universitätsklinik für Strahlentherapie
Medizinische Universität Wien
Währinger Gürtel 18–20
1090 Wien

Dr. **Willy Weisz**
Forschungsplattform Computational
Science Center
Universität Wien
Nordbergstraße 15
1090 Wien

Dr. **Sonja Werneck-Rohrer**
Universitätsklinik für Kinder- und
Jugendpsychiatrie
Medizinische Universität Wien
Währinger Gürtel 18–20
1090 Wien

OR Dr. **Hermann Widauer**
Universitätsinstitut für Klinische
Psychologie an den Salzburger
Landeskliniken
Universitätsklinikum Salzburg
Christian Doppler-Klinik
Ignaz Harrer-Straße 79
5020 Salzburg

Ao. Univ.-Prof. Dr. **Ulrike Willinger**
Universitätsklinik für Neurologie
Medizinische Universität Wien
Währinger Gürtel 18–20
1090 Wien

Em. Univ.-Prof. Dr. **Ernst Wolner**
Medizinische Universität Wien
Chirurgische Universitätsklinik
Abteilung für Herzchirurgie
Währinger Gürtel 18–20
1090 Wien

Mag. **Jeannette Yaman-Rehm**
Urselbrunnengasse 42/2702
1100 Wien

Univ.-Prof. Dr. **Christoph Zielinski**
Klinische Abteilung für Onkologie
Klinik für Innere Medizin I und
Comprehensive Cancer Center
Medizinische Universität Wien
Währinger Gürtel 18–20
1090 Wien

Grundlagen

Implementierung der Klinischen Psychologie und Gesundheitspsychologie in Krankenanstalten

Erfahrungen aus Salzburg

Hermann Widauer

1. Einleitung

Der Beginn der Tätigkeit von Psycholog-Innen an den damaligen allgemein- öffentlichen Krankenanstalten des Bundeslandes Salzburg – heute Salzburger Landeskliniken (SALK) – dazu gehören die Christian-Doppler-Klinik, das Landeskrankenhaus und die Landesklinik St. Veit, reicht bis in das Jahr 1963 zurück. In diesem Jahr trat der erste Psychologe, Alois Roithinger, seinen Dienst an der psychiatrischen Krankenhausabteilung der Landesnervenklinik Salzburg, der heutigen Christian-Doppler-Klinik, an. Diese Sonderkrankenanstalt ist für die Behandlung von PatientInnen mit akuten und chronischen, körperlichen und psychischen Störungen des zentralen und peripheren Nervensystems zuständig und bildet gemeinsam mit dem Landeskrankenhaus eine Zentralkrankenanstalt. 46 Jahre später sind an den Salzburger Landeskliniken 56 PsychologInnen mit insgesamt 1647 Wochenstunden tätig. Stammdienststelle aller PsychologInnen ist seit dem Jahr 2000 das Universitätsinstitut für Klinische Psychologie der Paracelsus Medizinischen Privatuniversität an der Christian-Doppler-Klinik Salzburg (SALK).

2. Rückblick und historische Entwicklung

1965 wurde an der Philosophischen Fakultät der 1962 wieder errichteten Paris Lodron-Universität Salzburg das Psychologische Institut gegründet. Die damals ausgezeichnete Zusammenarbeit zwischen dem Ordinarius für Psychologie, Wilhelm Josef Revers, dem Direktor der Landesnervenklinik und Primar der Neurologischen Abteilung, Gerhart Harrer, dem Primar der Psychiatrischen Abteilung Heimo Gastager und dem Psychoanalytiker Igor Caruso führte unter anderem zu der für viele PsychologiestudentInnen attraktiven Möglichkeit des „Studiums irregulare". Dabei mussten für den Studienabschluss zum Doktor der Philosophie neben einer Dissertation im Hauptfach Psychologie auch Rigorosen in Psychopathologie, Psychiatrie und Philosophie abgelegt werden. Dadurch hatten viele PsychologiestudentInnen im Rahmen von praktischen Übungen und Lehrveranstaltungen auch die Möglichkeit, neurochirurgische, neurologische, geriatrische und psychiatrische Erkrankungen studieren zu können. Um die gute Kooperation der Psychiatrischen Abteilung zum Psychologischen Institut der Universität Salzburg besonders hervorzuheben und um zu dokumentieren, dass es auch an der Landesnervenklinik PsychologInnen gibt, wurde die Dienststelle des ersten Psychologen als Psychologisches Institut der Psychiatrischen Krankenhausabteilung bezeichnet. Dieses Institut fand jedoch keine Abbildung in der Anstaltsordnung und wirkte sich für den Psychologen weder dienstrechtlich, noch pekuniär aus. Allerdings wurde der Psychologe in die Organisation und Betreuung von PsychologiestudentInnen, die an der Landesnervenklinik ihr Praktikum absolvierten, eingebunden. In den darauf folgenden Jahren erhielten besonders eifrige oder an wissenschaftlicher Tätigkeit interessierte PsychologiestudentInnen an der Psychiatrischen Abteilung der Landesnervenklinik Werk- bzw. freie Dienstverträge zur Betreuung stationärer psychiatrischer PatientInnen. Nach Abschluss des Studiums irregulare zum Doktor phil. wurden einige dieser PsychologInnen als Landesvertragsbedienstete mit der Bezeichnung „höherer psychologischer Dienst" übernommen.

In den darauffolgenden Jahren bis zur Emeritierung Caruso's 1979 verschärfte sich der Konflikt zwischen dem Ordinarius für Psychologie Wilhelm J. Revers und Caruso. Revers, der den Psychoanalytiker Caruso nach Salzburg holte, fühlte sich durch ihn verraten, weil dieser von seiner ursprünglich konservativ klerikalen Haltung zunehmend zum Sympathisant des politischen Widerstandes „der Linken" wurde und sozialkritisch versteinerte Hierarchien und Organisationsformen, unter anderem auch die an den Universitäten hinterfragte (Huber, 1977). Dadurch wurde Caruso zum Idol der studentischen 68er Bewegung an der Universität in Salzburg, mit der Revers jedoch wenig anfangen konnte. Dieser Konflikt wirkte sich aber auch auf die an der Landesnervenklinik tätigen PsychologInnen und PsychologiepraktikantInnen aus. Nachdem sich im schon bestehenden Psychologischen Institut der psychiatrischen Abteilung die sozialpsychologisch-verhaltenstherapeutisch orientierten PsychologInnen und SchülerInnen Gastager's und Carusos sammelten, wurde Roithinger, der sich mehr der

tiefenpsychologisch-anthropologischen Richtung Revers verbunden sah, von Gastager und den übrigen PsychologInnen auch fachlich in Frage gestellt und an der Psychiatrischen Abteilung nicht mehr akzeptiert. Aus diesem Grund bot der Direktor der Landesnervenklinik, Gerhart Harrer, Roithinger an, diese Planstelle der Direktion anzugliedern. Ab diesem Zeitpunkt waren die MitarbeiterInnen des Psychologischen Instituts ausschließlich für PatientInnen der psychiatrischen Abteilung und Roithinger – der nunmehr der Direktion unterstand – für die Versorgung der PatientInnen der neurologischen Abteilung zuständig.

1978 trat Hermann Widauer nach Bewerbung einer ausgeschriebenen PsychologInnenstelle, die 3 Jahre vakant war, in die Psychiatrische Pflegeabteilung ein. Nach der Pensionierung von Roithinger am 28.2.1985 wurde am darauffolgenden Tag Widauer zum Nachfolger von Roithinger bestellt. Die dadurch frei gewordene Stelle wurde mit Franz X. Übleis nachbesetzt. Als Dienststelle dieser beiden Psychologen wurde – als Gegengewicht zum Psychologischen Institut der Psychiatrischen Abteilung – das „Psychologische Labor" der Landesnervenklinik gegründet. Dieses unterstand ausschließlich der Direktion und war für die psychologische Versorgung der PatientInnen der neurochirurgischen, neurologischen und geriatrischen Abteilungen zuständig (Widauer, 1998).

3. Gründung des Instituts für Klinische Psychologie an der Christian-Doppler-Klinik

Die Zugehörigkeit der MitarbeiterInnen des Psychologischen Labors zur Direktion, die seit 1984 unter der Leitung des Vorstandes der Abteilung für Neurochirurgie H.E. Diemath stand, erforderte zwar große Flexibilität und Leistungsbereitschaft, erwies sich aber für die weitere berufliche Laufbahn und der späteren Gründung eines – für alle PsychologInnen gemeinsamen Instituts – als äußerst vorteilhaft.

Der Direktor sah – im Gegensatz zu manchem Psychiater, Neurologen, Pädiater oder Internist – PsychologInnen nicht als Konkurrenten oder als „underdogs", die bestenfalls für die Durchführung psychologischer Tests als Grundlage für Studien, Dissertationen oder Publikationen zu gebrauchen sind, sondern als MitarbeiterInnen mit speziellen Qualifikationen, die in einem Krankenhaus für vielfältige Aufgaben einsetzbar sind.

So legte der Direktor der Landesnervenklinik, der auch medizinisch-wissenschaftlicher Leiter der psychiatrischen Gesundheits- und Krankenpflegeschule war, großen Wert darauf, dass alle psychologischen Unterrichtsfächer auch in der Pflegehelferausbildung und den Sonderausbildungen durch die PsychologInnen des Psychologischen Labors vorgetragen wurden. Weiters wurden die PsychologInnen mit der Entwicklung und Durchführung von Auswahlverfahren für Bewerber der Krankenpflege- und Ergotherapieschule beauftragt und wurden als Berater der Aufnahmekommission in das Auswahlverfahren eingebunden. Der Direktor sorgte auch dafür, dass die PsychologInnen in der Qualitätssicherungskommission und im Fortbildungskuratorium der Landesnervenklinik – dort erfolgte die Aufteilung des Fortbildungsbudgets für die verschiedenen Berufsgruppen – vertreten waren. Als sich in den 80er Jahren unzufriedene PatientInnen und Angehörige an Initiativgruppen wie z.B. Kind im Krankenhaus (K.i.K.) oder an die Initiativgruppe Humanes Krankenhaus (Larcher, 1989) wandten, kamen die allgemein- öffentlichen Krankenanstalten im Bundesland Salzburg unter anderem in den Medien gehörig unter Druck. Zur Kalmierung wurde ein mit unterschiedlichen Funktionsträgern und Professionen besetzter „Arbeitskreis für Patientenbetreuung und Betriebsorganisation" im Landeskrankenhaus eingesetzt. In diesem Arbeitskreis war selbstverständlich wieder ein Psychologe aus dem Psychologi-

schen Labor vertreten. Ein viel beachtetes Ergebnis dieses Arbeitskreises war die Überprüfung der Durchführbarkeit von Verbesserungsvorschlägen der PatientInneninitiativgruppen auf einer Modellstation im Landeskrankenhaus. Das multiprofessionelle Team dieser Modellstation wurde über insgesamt 5 Jahre von einem Psychologen des psychologischen Labors supervisorisch begleitet bzw. in der Umsetzung der Verbesserungsvorschläge unterstützt (Widauer, 1994).

Die Installierung des Psychologischen Labors hatte jedoch zur Folge, dass an der Landesnervenklinik nun zwei Einrichtungen für PsychologInnen bestanden: das Psychologische Institut – für PsychologInnen der I. Psychiatrischen Abteilung und das Psychologische Labor – für PsychologInnen, die für den außerpsychiatrischen Bereich zuständig waren. Diese Organisationsform hat sich in der Praxis nicht bewährt, weil damit die Zuständigkeiten innerhalb der Berufsgruppe unklar waren. So sollten z.B. für Psychodiagnostik aller PatientInnen der Landesnervenklinik ausschließlich die MitarbeiterInnen des Psychologischen Labors zuständig sein, während die MitarbeiterInnen des Instituts exklusiv nur für Psychotherapie zur Verfügung stehen wollten. Nach Inkrafttreten des Psychologengesetzes 1990 wurde in der Kommission zur Novellierung der Anstaltsordnung der Landesnervenklinik diesem neuen Gesetz Rechnung getragen, indem 1992 das Psychologische Institut und das Psychologische Labor aufgelöst und alle mittlerweile 12 PsychologInnen (450 Wochenstunden) im neu errichteten Institut für Klinische Psychologie zusammengefasst wurden. Als Leiter wurde Hermann Widauer bestellt. Nachdem der Direktor der Christian-Doppler-Klinik, H.E. Diemath, die Zusammenführung aller PsychologInnen in ein Institut für Klinische Psychologie unmissverständlich anordnete und diese Entscheidung allen betroffenen MitarbeiterInnen, den Leitungsgremien der Klinik, der Personalverwaltung, der Anstaltenverwaltung und der Landesamtsdirektion der Salzburger Landesregierung schriftlich bekannt gab, gestaltete sich diese Zusammenführung – im Gegensatz zur späteren Fusion aller PsychologInnen an den Salzburger Landeskliniken – reibungslos und unspektakulär. Die PsychologInnen der Christian-Doppler-Klinik konnten in der Zusammenführung in ein gemeinsames Institut durchaus auch Vorteile sehen. Zum ersten Mal wurde der Psychologische Dienst in der Anstaltsordnung der Christian-Doppler-Klinik abgebildet. Dabei wurden die Aufgaben des Institutsleiters und die der MitarbeiterInnen, Dienstzuteilungen, allfällige Versetzungen, Vertretungen bei Krankheit oder Urlaub, Fort- und Weiterbildung, Ausschreibung und Nachbesetzung vakanter oder neuer Stellen sowie die Teilnahme des leitenden Psychologen in Klinikkonferenzen beziehungsweise Primarärztesitzungen klar geregelt.

4. Zusammenführung von PsychologInnengruppen in ein gemeinsames Institut

„Denn der Neuordner hat alle die zu Feinden, die sich in der alten Ordnung wohlbefinden, und laue Mitstreiter in denen, welche bei der Neuordnung zu gewinnen hoffen."   (Machiavelli, 1513).

Am 1.1.1998 wurden die drei allgemein öffentlichen Krankenhäuser des Bundeslandes Salzburg in die Organisationsform einer Holding, geleitet durch einen medizinischen und einen kaufmännischen Geschäftsführer, umstrukturiert. Aus ökonomischen Gründen war es das erklärte Ziel der Holding, Synergieeffekte zu nützen und innerhalb des Krankenhausverbundes Doppeleinrichtungen auf jeden Fall zu vermeiden. Nachdem die 17 PsychologInnen des Landeskrankenhauses im Gegensatz zu ihren BerufskollegInnen an der Christian-Doppler-Klinik keine eigene Organisationsform hatten und auch deshalb in keinem Organigramm abge-

bildet waren, dies aber seit vielen Jahren anstrebten, fassten die Geschäftsführer der Holding gemeinsam mit den Vorständen der Christian-Doppler-Klinik und des Landeskrankenhauses am 23.3.2000 den Entschluss, alle PsychologInnen in das schon bestehende Institut für Klinische Psychologie der Christian-Doppler-Klinik zusammen zu fassen.

Dieser Entschluss sollte von den ärztlichen Direktoren schriftlich allen PsychologInnen und jenen Primarärzten, an deren Abteilung PsychologInnen tätig waren, zugehen und anlässlich der Eröffnung neuer Räumlichkeiten für das Institut für Klinische Psychologie an der Christian-Doppler-Klinik auch der Öffentlichkeit bekannt gegeben werden. Allerdings wurde die Information über die Zusammenführung sowohl von den Geschäftsführern der Holding, als auch dem ärztlichen Direktor des Landeskrankenhauses, an die PsychologInnen weder rechtzeitig, noch unmissverständlich kommuniziert. Deshalb stieß diese Entscheidung auf erbitterten Widerstand der betroffenen PsychologInnen und einiger Primarärzte, da auf Grund dieser mangelnden Information zahlreiche Gerüchte, wie z. B. dass von den Kliniken PsychologInnen abgezogen und in einen Pool zusammengefasst werden könnten, kursierten. Die PsychologInnen wollten zwar eine eigene Struktur, lehnten aber die in einem Krankenhaus übliche Hierarchie eines Institutsleiters für ihre Berufsgruppe ab. Nach ihrer Ansicht sollte der Leiter nicht bestellt, sondern – als primus inter pares – für jeweils fünf Jahre demokratisch gewählt werden und den in sich widersprüchlichen Titel [sic] eines „leitenden Koordinators" tragen. Ein weiterer Grund für den heftigen Widerstand gegen die Fusion aller PsychologInnen in ein Institut war die Befürchtung, dass die in den letzten Jahren oft mühsam erkämpfte fachliche Autonomie und Weisungsfreiheit wieder verloren gehen könnte. Die PsychologInnen befanden sich also zunehmend im Spannungsfeld zwischen einerseits der Erfahrung, dass zu einer erfolgreichen Tätigkeit am Patienten im Krankenhaus Kooperationen mit BerufskollegInnen und Nachbarprofessionen unumgänglich sind, dass aber andererseits bei einer Zusammenführung in ein Team bisher vermiedene Themata wie fachliche Kontrolle, Konkurrenz, Rivalität und die Forderung nach Qualitätsstandards auftreten werden.

Konfrontiert mit diesem unerwartet heftigen Widerstand gegen diese Fusion, beauftragten die Geschäftsführer der Holding einen externen Organisationsberater, der sich unter Einbeziehung aller Betroffenen mit den sich durch die Zusammenführung ergebenden notwendigen Konsequenzen befassen sollte.

Mit enormen Zeitaufwand wurde von dieser Arbeitsgruppe ein sechzigseitiger Bericht erstellt, dem anfangs alle mitwirkenden PsychologInnen zustimmten. In diesem Bericht, den sowohl die Auftraggeber, als auch alle PsychologInnen und Primarärzte erhielten, wurden einvernehmlich Tätigkeiten und Zuständigkeiten des „Psychologischen Dienstes der Salzburger Landeskliniken" geregelt. Als sich jedoch neuerlich einige PsychologInnen sogar an das ressortzuständige Regierungsmitglied wandten und sich an die gemeinsam geschlossenen Vereinbarungen wieder nicht hielten, fühlte sich auch der Leiter des Universitätsinstituts für Klinische Psychologie an diese nicht mehr gebunden. Anschließend wurde mit einem Juristen der Landesanstalten und einem externen Projektberater ein vierseitiges Regelwerk für den Psychologischen Dienst und gemeinsam mit Betriebsräten aller drei Krankenhäuser und einem Juristen des Servicebereiches Personal eine Betriebsvereinbarung erstellt. Darin sind alle bisherigen strittigen Punkte unmissverständlich geregelt, wie z.B. elektronische Dienstzeiterfassung, Dienst- und Fachaufsicht, Ausschreibung und Anstellung von PsychologInnen, Regelung der Fort- und Weiterbildung, Dienstzuteilung der PsychologInnen zu den jeweiligen Kliniken, etc.

5. Zusammenfassung und Ausblick

10 Jahre nach der Zusammenführung aller mittlerweile 56 PsychologInnen in ein gemeinsames Institut sind die anfangs kritischen Stimmen verstummt. Die von den Primarärzten und PsychologInnen befürchteten Szenarien wie: Schaffung eines PsychologInnenpools für alle drei Krankenhäuser, nicht nachvollziehbare Versetzungen von MitarbeiterInnen und Einschränkung der beruflichen Tätigkeit durch die Fachaufsicht des Leiters etc., sind nicht eingetreten. Der Dienstgeber schätzt vor allem die Möglichkeit, im verantwortlichen Institutsleiter nun eine für alle PsychologInnen zuständige Ansprechperson zu haben. Durch die Zuteilung einer eigenen Kostenstelle stehen dem Dienstgeber bzw. den wirtschaftlich Verantwortlichen alle Kosten für das psychologische Personal, für das Sekretariat, für Fort- und Weiterbildung, für Sachaufwände etc. transparent und jederzeit zur Verfügung. Die MitarbeiterInnen werden durch den Leiter in allen wichtigen Gremien der Salzburger Landeskliniken (SALK) vertreten. Regelmäßig stattfindende Dienstbesprechungen garantieren, dass nun berufs- und organisationsrelevante Informationen an die MitarbeiterInnen gelangen und nicht mehr unterbrochen werden. So konnte z.B. die auch für PsychologInnen gesetzlich verpflichtende Leistungs- und PatientInnendokumentation ohne große Schwierigkeiten eingeführt werden.

Das Universitätsinstitut für Klinische Psychologie wird zudem von der Paracelsus Medizinischen Privatuniversität (PMU) durch die Einbindung in die Lehre und vor allem in das Auswahlverfahren zukünftig Studierender in Anspruch genommen – auch dies wäre ohne Fusion aller PsychologInnen in ein gemeinsames Institut nicht umsetzbar gewesen. Nachdem für das Universitätsinstitut für Klinische Psychologie sowohl der Qualitätsbericht der erhobenen MitarbeiterInnenbefragung 2008, als auch die vom Institutsleiter regelmäßig durchgeführten strukturierten MitarbeiterInnengespräche, gute Werte unter anderem in der Arbeitszufriedenheit, der Arbeitszeitregelung und der Arbeitsplatzsicherheit aufweisen, gilt auch dies als Hinweis, dass für die PsychologInnen ein gemeinsames Institut nicht – wie bei der Gründung befürchtet – von Nachteil ist.

6. Literatur

Huber W (1977) Psychoanalyse in Österreich seit 1933. Geyer-Edition, Wien-Salzburg 1977, S 142–143

Larcher R (1989) in: Forster R, Froschauer U, Pelikan JM (Hrsg) (1989) Gesunde Projekte. Initiativen und Modelle im Österreichischen System der Gesundheitssicherung und Krankheitsbewältigung. Verlag für Jugend und Volk München, S. 325–344

Machiavelli N (1513) Der Fürst. Insel Verlag Frankfurt am Main und Leipzig 1990, S. 38

Widauer H (1994) Instituttionssupervision durch ein Team von Supervisoren, Projekt Supervision im Krankenhaus in: Leuschner G, Wittenberger G (Hrsg) Forum Supervision. edition diskord, Tübingen, 1994, S. 97–110

Widauer H (1998) Die Entwicklung der Klinischen Psychologie an der Landesnervenklinik in: Waitzbauer H. Vom Irrenhaus zur Christian-Doppler-Klinik. Otto Müller Verlag 1998, S. 127–131

Implementierung der Klinischen Psychologie und Gesundheitspsychologie in Krankenanstalten

Erfahrungen mit dem Linzer Modell einer Abteilung für Klinische Psychologie und Gesundheitspsychologie als eigenständige Organisationseinheit im System Krankenhaus

Eine sehr persönliche Bilanz

Thomas Schweitzer

1. Einleitung

Das Krankenhaus der Barmherzigen Schwestern in Linz – heute eines der sieben Krankenhäuser der Vinzenz-Gruppe – entschloss sich 1975 als erstes Akutkrankenhaus mit Allgemeinversorgung und Schwerpunkt Onkologie zur festen Anstellung eines Klinischen Psychologen.

Aus der „One-Man-Show Dr. Schweitzers" (Ausspruch eines Betriebswirtes) wurde eine von Vorstand, ÄrztInnen und Pflege anerkannte eigenständige Organisationseinheit.

Informell als Abteilung bezeichnet, untersteht die Klinische Psychologie in direkter Linie der Ärztlichen Direktion. Der Leiter nimmt an der erweiterten Primarärztesitzung teil und ist in allen wichtigen Gremien und Strategieprojekten miteinbezogen. Die Zukunftsvision ist die juridische Verankerung dieses Modells in die hauseigene Krankenanstaltsordnung.

Jede Klinische und GesundheitspsychologIn arbeitet sowohl im Konsiliardienst als auch schwerpunktmäßig im primär psychoonkologischen Liaisondienst.

Im Konsiliardienst werden die Zuweisungen je nach Kapazität der einzelnen Klinischen PsychologInnen flexibel aufgeteilt. Die stationsübergreifende Tätigkeit bietet den PsychologInnen ein fachlich breites und abwechslungsreiches Spektrum.

Im Liaisondienst besteht durch erhöhte Anwesenheit auf der betreffenden Schwerpunktstation eine intensivere interdisziplinäre Teamkommunikation.

Hier wird den Mitarbeitenden hohe Selbständigkeit ermöglicht, da sie mit dem zuständigen Primar eine maßgeschneiderte Versorgung entwickeln.

Sie sind diesem aber nicht im Sinne der Abteilungspsychologie unterstellt, sondern der Autonomie der Abteilung für Klinische Psychologie verpflichtet.

Die Betreuungskonstanz durch eine psychologische Bezugsperson hat darüber hinaus Priorität: Bereits betreute PatientInnen werden bei Wechsel auf eine andere Abteilung durch „ihre" PsychologIn weiter betreut. Die Flexibilität des Modells gewährleistet eine ausreichende Kenntnis des Gesamthauses und kompetente Vertretung in der Urlaubszeit.

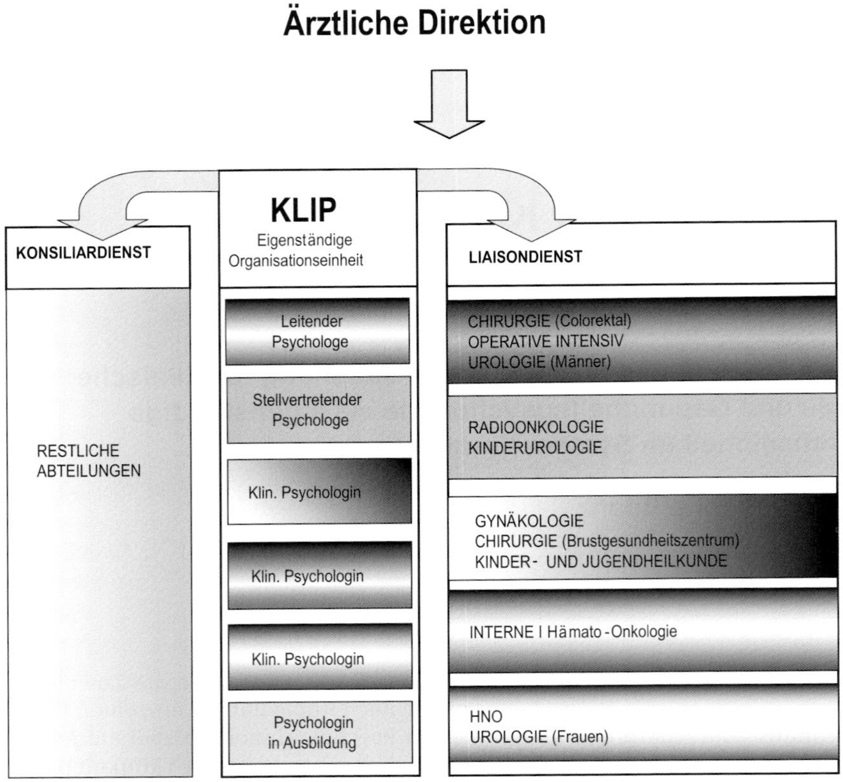

Ärztliche Direktion

KONSILIARDIENST

KLIP
Eigenständige
Organisationseinheit

LIAISONDIENST

RESTLICHE
ABTEILUNGEN

Leitender
Psychologe

Stellvertretender
Psychologe

Klin. Psychologin

Klin. Psychologin

Klin. Psychologin

Psychologin
in Ausbildung

CHIRURGIE (Colorektal)
OPERATIVE INTENSIV
UROLOGIE (Männer)

RADIOONKOLOGIE
KINDERUROLOGIE

GYNÄKOLOGIE
CHIRURGIE (Brustgesundheitszentrum)
KINDER- UND JUGENDHEILKUNDE

INTERNE I Hämato-Onkologie

HNO
UROLOGIE (Frauen)

Abb.1. Organigramm 2009: Klinische Psychologie (KLIP) in Linie wie medizinische Abteilungen

2. Bin ich da richtig beim Klinischen Psychopathen?

Nach 35-jähriger Tätigkeit gebe ich einen sehr persönlichen Erfahrungsbericht über die herausragend starke Positionierung der Klinischen Psychologie im komplexen System Krankenhaus. Eine humorvolle Reflexion fachlicher, standespolitischer und strategischer Aspekte soll dabei helfen.

Mein missionarisches Bemühen, die Psychologie als Klinische Psychologie zu positionieren, war nicht gleich erfolgreich. 1975 waren die Stellung und der Kenntnisstand über Psychologie in der Öffentlichkeit weitaus geringer als heute. So klopfte eines Tages ein Patient an meine Tür und fragte mich, ob er da richtig sei beim Klinischen Psychopathen. Meist wurde ich als Psychiater gesehen, der weiße Mantel und die Krawatte machten mich nicht selten zum Primar.

Andererseits musste ich mir bei Anmeldung meiner Privatpraxis von der Wirtschaftkammer mitteilen lassen, dass ich als Psychologe in die Liste der Allgemeinen Innung eingetragen werde, zu deren Ausübung keinerlei Ausbildung notwendig sei. Damit befand ich mich in der Gemeinschaft der Bürsten- und Besenbinder, und das nach Doktoratsstudium und postpromotioneller Tätigkeit an der Uni-Klinik Ulm und im Max-Plank Institut München. Ein jahrzehntelanges Wechselbad zwischen Frustrierung und Erfolgserlebnissen im Kampf um die Positionierung der Klinischen Psychologie hatte begonnen.

3. Worin liegt der Nutzen einer Klinischen Psychologie im System Krankenhaus?

In der Literatur ist heute der Nutzen klinisch-psychologischer Interventionen unbestritten. Eine Buchwidmung meines Mentors, des Neuropsychiaters und Psychologen Primar DDr. Siegfried Schmoigl drückt es vielleicht treffend aus. Er schrieb: …„widme ich meinem Hauspsychologen".

Im Idealfall stellt der Psychologe und die Psychologin im Setting Krankenhaus einen Partner dar, den man ganz gut gebrauchen kann, der einem etwas abnimmt, der eine Bereicherung für die Schulmedizin darstellt. Ein Kollege, dem man seine PatientInnen und bisweilen sich selbst anvertrauen kann. Ein Kollege, der andere – besser – zusätzliche Sichtweisen einbringt und interdisziplinär dazu sensibilisiert.

4. Positionierung der Psychodiagnostik und klinisch-psychologischen Behandlung im Krankenhaus

In den Fünfzigerjahren sahen ÄrztInnen die Aufgabe der PsychologInnen vor allem im Testen. Nicht wenige PsychologInnen klagten, sie seien nur „Testschakln".

Sicherlich gibt es Bereiche – Beispiel Neuropsychologie – in denen Tests einen großen Stellenwert haben. Im Setting Allgemein- und Akutkrankenhaus aber machten wir zur Leitlinie: Testen dann, wenn es die klinisch-psychologische Behandlung konkret unterstützt. Ein BDI-Beck-Depressionsinventar ist bei kognitiv-verhaltenstherapeutischer Intervention hilfreich, ein Depressionsscore einer Mammakarzinompatientin kurz nach Diagnosemitteilung unethischer Nonsense. Psychologische Behandlung in einem Akut- und Schwerpunktkrankenhaus wird wohl meist auf Basis einer lösungsorientierten, methodenübergreifend-integrativen Strategie stattfinden. In den

70-iger Jahren wurde die Funktion der PsychologInnen noch oft darin gesehen, sie beizuziehen, wenn MedizinerInnen „nichts gefunden" hatten – „Diagnose per exclusionem". Bettnässen wurde oft rein auf psychische Probleme zurückgeführt. Heute besteht die Ansicht, Enuresis geht in erster Linie auf einen ADH-Mangel zurück. Vielleicht auch zu eng gesehen: Wie der Psychosomatiker Thure von Uexküll bei Besprechungen zu sagen pflegte: „Wenn es den Patienten juckt, dann kann die Ursache Läuse und Flöhe sein". Psychosomatik sei mehr als Psychogenese.

Krankenhauspsychologie sehen wir zum Großteil als Psychologie des Umgangs mit Erkrankungen (Copingstrategien, to make the best of it) im Verbund mit ärztlicher Behandlung.

Diese Sichtweise macht die Zusammenarbeit zwischen ÄrztInnen und PsychologInnen leichter. Denn wesentlicher Bestandteil der Behandlung ist die interdisziplinäre Kommunikation.

PsychologInnen behandeln PatientInnen von ÄrztInnen: an erster Stelle steht der Arzt oder die Ärztin als Behandler.

Einer der Gründe der Akzeptanz klinisch-psychologischer Arbeit ist die respektvolle Zusammenarbeit mit der Schulmedizin. Dann ist es sehr wohl möglich, im Onkoboard eine weitere Chemotherapie zur Diskussion zu stellen, wenn die Patientin zwar in der Arztinteraktion eine weitere Chemotherapie zu fordern scheint, mit der PsychologIn aber schon über ihr Begräbnis spricht.

Die klinischen PsychologInnen des Hauses wurden aufgrund ihrer nachvollziehbaren pragmatischen Einstellung und klarer Standards zu einer für ÄrztInnen berechenbaren Gruppe.

5. Fort- und Ausbildungstätigkeit „nach innen und außen"

Interdisziplinäre Fortbildung, Schulungen und Vortragstätigkeit sind ein wesentlicher Bestandteil für die Implementierung eines Faches. Unterrichtstätigkeit in der Krankenpflegeschule, Schulungen in der Turnusärzteausbildung sind Standard.

So gelang es, wesentliche Inhalte, die die gemeinsame PatientInnenbetreuung betreffen, einer ganzen Generation von ÄrztInnen und Pflege verständlich zu machen. Sie wurden zu „Satelliten", die eine konkrete Vorstellung von der Machbarkeit psychologischer Interventionen haben. TurnusärztInnen von damals sind heute AbteilungsleiterInnen. Eine ehemalige Schülerin Pflegedirektorin.

Der Ruf unserer Ausbildungsstelle für Klinische Psychologie führte auch zur Einladung an mich zur Referententätigkeit im postgraduellen Curriculum. Durch meine Vernetzungstätigkeiten mit den Kliniken Innsbruck, Salzburg, Graz und Wien kam es auch zur Einladung einer Referententätigkeit im psychoonkologischen Curriculum der Österreichischen Plattform für Psychoonkologie. Selbstverständlich für mich war dabei das Einbeziehen von Teammitarbeitenden in die Vortragstätigkeit.

6. Strukturelle Positionierung nach innen zwischen den Säulen Medizin und Pflege

Die geistlichen Verwalterinnen Schwester Rudolfine Hartl und Schwester Sigharda Leitner waren es, die innovativ die Klinische Psychologie wie ein Department behandelten. Alle Verhandlungen konnte ich direkt mit ihnen abwickeln. Regelmäßige Kontrollgespräche gaben Gewissheit, nicht einen Systemkritiker mit unrealistischen Vorstellungen aufgenommen zu haben.

Mentor war Prim. DDr. Siegfried Schmoigl, Leiter der Neuropsychiatrischen Abteilung. Diesem Mediziner und Psychologen war ich anfangs in kollegialer „selbständiger" Zusammenarbeit zugeordnet. Denn der Beruf des Psychologen war gesetzlich nicht geregelt. Psychische Behandlung war dem Arzt vorbehalten und durfte streng genommen nicht delegiert werden.

1996 anerkannten die Primarärzte unter dem Ärztlichen Direktor Prim. Hochleitner mit voller Zustimmung des Leiters der Neurologie Primar Grabmair die Klinische Psychologie als eigene Organisationseinheit. Damit war ich in der Primarärztesitzung und in allen wichtigen Projekten integriert.

Abteilungsleiter – Professor Aufschnaiter von der Chirurgie und Primarius Stummvoll von der Gynäkologie, waren es auch, die sich massiv für die Struktur einer selbständigen Organisationseinheit einsetzten. Die Autonomie der Abteilung Klinische Psychologie (KLIP) wendete von den Primarii – im Gegensatz zu einer Abteilungspsychologie – jegliche organisatorische Sorgen (zum Beispiel Versorgung der Abteilung bei Urlaub oder Karenz) und Bereitstellung von Ressourcen (zum Beispiel Behandlungsplätze) ab. Die standardmäßigen Ziel- und MitarbeiterInnengespräche machten die Abteilung für den der Psychologie aufgeschlossenen Geschäftsführer und Ärztlichen Direktor Dr. Krauter überschaubar, kontrollierbar und steuerbar.

Nicht zuletzt waren es medizinisch begründete Qualitätsstandards (siehe Psychoonkologie), die eine personelle Aufstockung auf 7 Mitarbeitende bei 720 Betten zur Folge hatten.

7. Positionierung nach außen – Vernetzung mit KrankenhauspsychologInnen, Lobbying

Mit Dr. Max Kastenhuber und Mag. Inge Meiringer vom Berufsverband Österreichischer PsychologInnen (BÖP) organisierte ich offizielle Treffen zum Erfahrungsaustausch von KrankenhauspsychologInnen. Nicht ganz zur Freude der Verwaltungen: Denn der Austausch von „Erkämpftem" bewirkte Konkurrenzierung zwischen den Häusern. Psychologisch vorhersehbar führte das neben standespolitischen Aktivitäten und zähem Lobbying bei PolitikerInnen dazu, dass es in Oberösterreich nun über 100 angestellte KrankenhauspsychologInnen gibt.

8. Gibt es „den Krankenhauspsychologen"? Und wie ist seine Teamfähigkeit?

Wie ist das Selbstbild von KrankenhauspsychologInnen im Hintergrund der zwei am häufigsten gestellten Fragen: „Was machst Du eigentlich – Wie hältst Du das aus?"

Wenn ich auf die 35 Jahre zurückblicke, kann ich behaupten, Kolleginnen und Kollegen herangebildet zu haben, die in PatientInnenarbeit und interdisziplinärer Kommunikation engagierte und strategisch „kluge" PsychologInnen geworden sind.

Jovial ausgedrückt: Im Setting Krankenhaus findet die Psychologie ein breites Spektrum von PatientInnen vor: Bettnässer bis inkontinente Prostataoperierte, claustrophobisch Überängstliche bis alle Realität verleugnende GefäßpatientInnen, Anorexien, Adipöse, endlos nicht sterben Könnende bis fortgeschritten dem Tod Geweihte, trauernde PartnerInnen, Eltern, Kinder, nicht mehr leben Wollende bis verbissen „Kämpfende„.... Nicht leicht, diese Menschen bei immer kürzer werdender Verweildauer kompetent zu betreuen.

Es ist auch gelungen, durch schriftlich niedergelegte Standards und „Auffassungen" von Krankheitsbildern in der psychologischen Mitbehandlung eine Art „Handschrift einer gemeinsamen Teammeinung" erkennbar zu machen und dabei Freiheit im individuellen Vorgehen zu ermöglichen.

Auch im Umgang mit ÄrztInnen und Pflege verhalten sich Kolleginnen und Kollegen in kurzer Zeit kompetent – diplomatisch, aber nicht den eigenen Stellenwert verleugnend, innovativ aber nicht besserwisserisch. Kurzum, man müsste eine Arbeit über das Persönlichkeitsprofil der KrankenhauspsychologInnen schreiben und ich bin überzeugt, es gibt ein typisches, das sich aber sicher von dem der KrankenhausärztInnen unterscheidet.

PsychologInnen sind nicht auf Hierarchie sozialisiert. Diese finden sie aber in einer von den MedizinerInnen übernommenen Struktur vor. PsychologInnen arbeiten auch im Team sehr einsam, sie sind weitgehend auf sich allein gestellt in einer Vieraugen-Kommunikation mit den PatientInnen.

PsychologInnen arbeiten den ganzen Tag lang sehr auf der emotionalen Ebene, gehen verständnisvoll auf das Gegenüber ein, „holen den Patienten dort ab, wo er gerade steht". Diese Erwartungen scheinen sie auch ans Team zu stellen.

Das gemischte Konsiliar- und Liaisonmodell verlangt einerseits Teamfähigkeit, verführt aber auch die Einzelnen, ihre Selbständigkeit über Teaminteressen zu stellen. Führung und Steuerung bedeutet unter anderem differenzierte gerechte Förderung von Ausbildungen. Hier konnte ich als Leiter des Teams eine in Österreich erstmalig entsprechende Bezahlung der Ausbildungsstelle und großzügige Unterstützung in der Fortbildung durch den Träger erreichen, der den Wert unserer Arbeit für das Gesamthaus sieht.

Durch einen klaren Führungsauftrag gestärkt, kann es dem leitenden Psychologen oder der leitenden Psychologin gelingen, dass Führung und Steuerung partizipativ gesehen werden kann.

9. Zusammenfassung und Ausblick

2003 gelang es uns erstmals Standards zur klinisch-psychologischen Betreuung in den 7 Krankenhäusern der Vinzenz-Gruppe zu erarbeiten.

Eine Initiative, die aufgrund des Autonomieanspruches der Klinischen PsychologInnen, nicht allen Ärztlichen DirektorInnen gefiel. Darüber hinaus wurden häuserübergreifende Standards von manchen PsychologInnen als einengend und zentralistisch empfunden.

In der Zwischenzeit kam es in unserem Haus zur Implementierung einer Neuropädiatrie im Sinne einer Abteilungspsychologie und der Erprobung eines Mal- und Musiktherapeutischen Angebots. Daher ist eine Organisationsentwicklung notwendig, in der geprüft wird, wie in Zukunft alle psychologischen und psychotherapeutischen Angebote vereint bleiben können.

Denn 2008 wurde uns von der Geschäftsführung und Ärztlichen Direktion mitgeteilt, einer gesetzlichen Verankerung des Modells einer Abteilung für Klinische Psychologie in die hauseigene Krankenanstaltsordnung stehe juristisch gesehen nichts mehr im Weg. Das wäre ein Modell für alle sieben Krankenhäuser der Vinzenz-Gruppe. Ich bin gespannt, was darüber in der 2. Auflage dieses Buches berichtet werden kann.

10. Literatur

Kryspin-Exner, Ilse: Neue Entwicklungen und Trends der Klinischen Psychologie – in: Beiglböck, W., Feselmayer, S., Honemann, E. (Hrsg): Handbuch der klinisch-psychologischen Behandlung. Springer Verlag Wien New York 2000, S 17 – 32

Kryspin-Exner, Ilse: Klinische Psychologie – in: Mehta, Gerda (Hrsg.) Die Praxis der Psychologie. Springer Verlag Wien New York 2004, S 159–166

Rumpold, G., Lettner, S., Konrad, U.: Das österreichische Gesundheitswesen – ÖKZ. Schaffler Verlag 2009

Uexküll, Thure von (Hrsg): Lehrbuch der psychosomatischen Medizin. Urban und Schwarzenberg 1979

Geschichte der Klinischen Psychologie am AKH Wien – Universitätskliniken

Gabriele Traun-Vogt, Karin Stolba, Brigitta Bunzel, Johann Lehrner

1. Einleitung

Die geschichtliche Aufarbeitung des Berufsstandes der Klinischen PsychologInnen am Allgemeinen Krankenhaus/Universitätskliniken stellt eine große Herausforderung dar. Innerhalb des letzten halben Jahrhunderts haben große Umwälzungen in den Trägerorganisationen Krankenanstaltenverbund (KAV) sowie Medizinische Universität Wien als Träger des Allgemeinen Krankenhauses Wien stattgefunden, die auch vor dem Berufsstand der Klinischen PsychologInnen nicht Halt gemacht haben. Einerseits kam es mit dem Neubau des Allgemeinen Krankenhauses Wien und der Schließung des alten Allgemeinen Krankenhauses zu großen Veränderungen, was PatientInnenzahlen und Personalstand betrifft. Andererseits kam es durch die Hochschulreform 2002 zu einer Abtrennung der Medizinischen Fakultät von der Universität Wien und zur Gründung der Medizinischen Universität Wien im Jahre 2004. Es ist schwierig, einen historischen Überblick über die Tätigkeit von PsychologInnen am AKH zu gewinnen, da die Beschäftigungsverhältnisse der einzelnen Personen kaum zu erfassen sind. Im vorliegenden Beitrag fokussieren wir auf die Zeit nach dem Zweiten Weltkrieg, weil die zur Verfügung stehende Quellenlage besser ist und weil auch namhafte PsychologInnen dieser Epoche direkt befragt werden konnten. Dieser Überblick kann keinen Anspruch auf Vollständigkeit erheben und sollte durch neue Informationen ergänzt, präzisiert und erforderlichenfalls auch korrigiert werden. Zudem wäre es wünschenswert, auch die Zeit vor dem Zweiten Weltkrieg noch näher zu beleuchten.

2. Entwicklung der psychologischen Tätigkeit an der Universitätsklinik für Kinder- und Jugendheilkunde

Die psychologische Tätigkeit an der Universitätsklinik für Kinder- und Jugendheilkunde umfasst sowohl die Betreuung primär organisch kranker Kinder und ihrer Familien als auch die Arbeit mit psychisch und psychosomatisch auffälligen Kindern und ihren Angehörigen.

Der Beginn der psychologischen Diagnostik geht bis zu den Anfängen der Heilpädagogischen Station an der Klinik im Jahr 1911 zurück. Die Tätigkeit akademisch promovierter PsychologInnen begann in den späten 1950er Jahren. Eine der PionierInnen war Elisabeth Knoll-Biedl, die sich besonders um die Etablierung der klinisch-psychologischen Diagnostik als Kernkompetenz klinischer PsychologInnen verdient machte. Ganz im Sinne des langjährigen Leiters der Kinderklinik, Hans Asperger, nahm die Psychologie eine gleichberechtigte Rolle als einer der fünf Quellströme der Heilpädagogik ein, neben Psychiatrie, Pädiatrie, Sozialarbeit und Pädagogik.

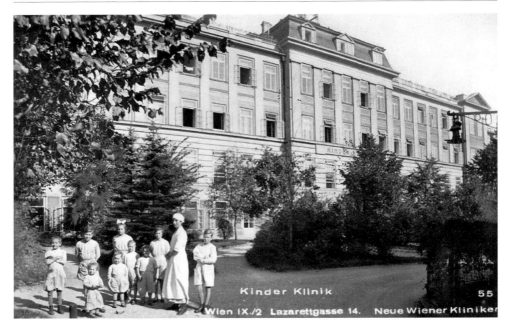

Abb. 1. Kinder Klinik in der Lazarettgasse (Bildersammlung Med Uni Wien)

Im Laufe der Zeit kamen weitere Aufgabenfelder hinzu, so vor allem ab 1971 die psychologische Versorgung von PatientInnen aus den verschiedenen Behandlungsbereichen (wie etwa Zystische Fibrose, angeborene Stoffwechselerkrankungen, Onkologie, Neurologie oder Gastroenterologie), die zunächst in Form eines Konsiliarmodells betreut wurden. Ab 1982 versorgte Ilse Götz (vormals Jedlicka-Köhler) die vorwiegend organisch orientierten Stationen der Kinderklinik. Ab 1991 übernahmen eigene, stationszugehörige PsychologInnen fachspezifische Tätigkeiten in den Bereichen Onkologie und Neonatologie, 1993 und 1996 kamen PsychologInnen in der Dialyse/Nephrologie und Kardiologie hinzu. Auch kam es zu einer Aufstockung des Kontingentes psychologischer MitarbeiterInnen an der Heilpädagogischen Station.

Gleichzeitig vollzog sich ein wichtiger qualitativer Wandel in der Arbeit der PsychologInnen: Von der Funktion als ErstellerInnen von sogenannten „Hilfsbefunden" wurden sie zunehmend zu wichtigen PartnerInnen in der interdisziplinären Betreuung kranker Kinder und ihrer Familien, teilweise mit der Fallführung betraut und mit ärztlichen Fallführenden gleichgestellt. Parallel dazu habilitierten sich PsychologInnen, da der Anspruch, auch als PsychologIn wissenschaftlich zu arbeiten, von Beginn an gegeben war, wie etwa Elisabeth Wurst (1982), Maria Theresia Schubert (1988) oder Ilse Köhler-Götz (1991).

Im Jahr 2010, nahezu 100 Jahre nach Gründung der Heilpädagogischen Station, sind 15 klinische PsychologInnen unter der Leitung von Renate Fuiko an der Universitätsklinik für Kinder- und Jugendheilkunde beschäftigt. Sowohl Aufgaben in der PatientInnenversorgung als auch in Forschung und Lehre/Ausbildung werden von allen PsychologInnen der Kinderklinik wahrgenommen. Die meisten PsychologInnen verfügen auch über Psychotherapie-Ausbildungen und bringen diese Qualifikation in ihre Arbeitsbereiche mit ein.

3. Entwicklung der psychologischen Tätigkeit an der Psychiatrisch-Neurologischen Universitätsklinik (1945–1971)

Im Jahre 1950, unter dem Vorstand der psychiatrisch-neurologischen Universitätsklinik Hans Hoff, wurde ein von Thomas Kohlmann geleitetes psychologisches Laboratorium gegründet. Anschließend an die neuropsychologischen Arbeiten der Wiener Neurologen Josef Gerstmann und Otto Pötzl zu Aphasien, Apraxien und Agnosien entstanden unter Mitwirkung von Rudolf Quatember und Joachim Maly, zusammen mit dem Neuropathologen Karl Gloning und dem deutschen Testtheoretiker Gustav Lienert eine Reihe von Publikationen zur Diagnostik und Klassifikation von Aphasien, dem Anton'schen Syndrom und der Prosopagnosie. Franz Gerstenbrand lieferte gemeinsam mit Josef Grünberger wertvolle Anregungen zur neuropsychologischen Rehabilitation speziell nach Schädelhirntrauma (Maly und Strubreither, 2011).

Nach Ende des Zweiten Weltkrieges wurde Walter Spiel vom damaligen Klinikvorstand Hans Hoff beauftragt, im Rahmen der Psychiatrisch-Neurologischen Universitätsklinik eine eigene Kinder- und Jugendneuropsychiatrische Abteilung einzurichten. Im Oktober 1951 konnte eine entsprechende Einheit von ursprünglich einem Kinderzimmer zu einer 12-Betten Station aufgewertet werden (Schnabert, 2010). Wichtig für Walter Spiel war der Aufbau eines multiprofessionell geschulten Teams, welches aus ÄrztInnen, HeilpädagogInnen, EntwicklungspsychologInnen, PsychotherapeutInnen, Pflegepersonen und SozialarbeiterInnen bestehen sollte. Erstmals war auch eine Psychologin, Jutta Stepan, Mitglied des Teams. Als 1953 die Station zur selbstständigen Abteilung wurde, wurde auch die Anzahl der Psychologinnen erhöht: Marta Kos und Erika Hift kamen dazu. Die PsychologInnen waren nun nicht mehr Mitglieder des „Psychologischen Labors", sondern Mitglieder der Abteilung. Sie nahmen an einem von der WHO organisierten internationalen Ausbildungslehrgang teil und drei Psychologinnen konnten 1954 über ein Stipendium der Rockefeller-Foundation angestellt werden. Zentrale Aufgaben der PsychologInnen waren zunächst Testdiagnostik

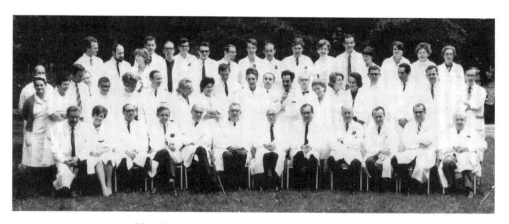

Mitarbeiter der Psychiatrisch-neurologischen Universitätsklinik 1969

3. Reihe: Katschnig, Springer, Kremser, Presslich, Poustka, Wessely, Novak, Montbrun, Baumhackl, Prosenz, Herles, Christian, Schultes, Slany, Brown, Goll, Raunig
2. Reihe: Seyrl, Novotny, Hift, Mader, Guss, Pernhaupt, Montag, Bolen, Mailath-Pokorny, van Leeuwen, Küfferle, Cermak, Khagani, Kaissy, Gabriel, Vogel, Oberhummer, Riedmatten, Reamer, Rodriguez-Suarez, Maly, Micho
1. Reihe: Sluga, Naske, Hofmann, Berner, Pateisky, Ringel, Hoff, Arnold, Spiel, Gerstenbrand, Quatember, Kronfeld

Abb. 2. MitarbeiterInnen der Psychiatrisch-Neurologischen Universitätsklinik 1969 (Katschnig, 1989)

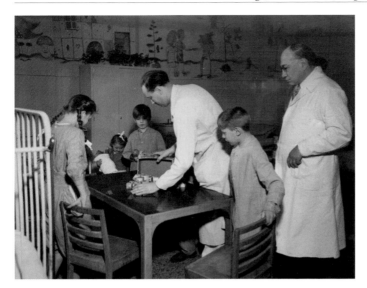

Abb. 3. Walter Spiel und Hans Hoff in einem Krankenzimmer der Kinder- und Jugendneuropsychiatrischen Abteilung (Bildersammlung Med Uni Wien)

und Verhaltensbeobachtung im Rahmen entwicklungspsychologischer Untersuchungen. Hans Hoff hatte frühzeitig den Einsatz der PsychologInnen auch in der Behandlung gefördert. So konnte Erika Hift beispielsweise eine Sandkiste mit Wasser und „Gatsch" zur Behandlung von Kindern mit Enkopresis einrichten. Auch Spieltherapie war dort möglich.

Nach dem Ableben von Hans Hoff im August 1969 kam es zu komplexen Umstrukturierungen der Fachbereiche Psychiatrie und Neurologie an der Universität Wien. Im Jahr 1971 erlangten die Psychiatrische Universitätsklinik mit Peter Berner, die Neurologische Universitätsklinik mit Herber Reisner, das Institut für Tiefenpsychologie und Psychotherapie mit Hans Strotzka sowie ab 1975 die Universitätsklinik für Neuropsychiatrie des Kindes- und Jugendalters mit Walter Spiel als Ordinariate ihre Eigenständigkeit in den entsprechenden Fachgebieten. 1981 folgte das Institut für Medizinische Psychologie mit Erwin Ringel als Ordinarius (Schnabert 2010). Der klinische Einsatz und die Forschung in der Psychologie wurden ab diesem Zeitpunkt in den entsprechenden Kliniken und Instituten fortgesetzt.

3.1. Entwicklung der psychologischen Tätigkeit an der Universitätsklinik für Psychiatrie und Psychotherapie (ab 1971)

Nachdem im Jahre 1971 die formale Aufteilung der Psychiatrisch-Neurologischen Universitätsklinik in die Universitätsklinik für Psychiatrie, die Universitätsklinik für Neurologie und die Universitätsklinik für Kinderneuropsychiatrie sowie ein Institut für Tiefenpsychologie vollzogen wurde, kam es 1974 zum Umzug der Universitätsklinik für Psychiatrie in das neue Gebäude im Allgemeinen Krankenhaus.

Dies hatte, über die räumliche Veränderung hinausgehend, tiefgreifende strukturelle Veränderungen zur Folge. Josef Grünberger und Elfriede Opgenoorth leiteten die zwei psychologischen Bereiche an der Psychiatrischen Universitätsklinik. Von Anfang an erfolgte eine enge Kooperation der PsychologInnen mit den ÄrztInnen und eine Verortung beim „Akademischen Personal". Eine rege wissenschaftliche Tätigkeit belegt, wie fruchtbar dieser interdisziplinäre Austausch war. So habilitierten sich beispielsweise Josef Grünberger 1979 und Elfriede Opgenoorth 1986 und publizierten im Zeitraum von 1971 bis 1988 wichtige Forschungsarbeiten – mehr als 50 Publikationen von Grünberger als Erstautor und mehr als 13 von Opgenoorth als Erstautorin liegen vor. Es ist unumstritten, dass PsychologInnen aufgrund ihres Hochschulstudiums ausgezeichnete Voraussetzungen für empirisches Arbeiten mitbringen (fundierte Kenntnisse in Statistik, Methodenlehre, Studiendesign etc.). Das klinisch-psychologische Team wurde im Lauf der Jahre von Elisabeth Erblich-Baumhackl, Leopold Linzmayer, Heribert Semlitsch und einigen anderen verstärkt.

Die parallel geführten psychologischen Arbeitsbereiche, mit jeweils eigener Leitung und eigener Kostenstelle, wurden als „Psychologisches Labor" und „Klinische Psychodiagnostik" bezeichnet. In einem Klinikbericht von 1989 wurden die beiden Bereiche folgendermaßen definiert: „Der Aufgabenbereich des Psychologischen Labors besteht in einer Hilfestellung im Rahmen der Diagnosefindung und Therapie und in Form von Hilfsbefunden für die gutachterliche Tätigkeit der ÄrztInnen."

und „Die Klinische Psychodiagnostik liefert mit psychologischen und psychophysiologischen Methoden Grundlagen für gutachterliche Tätigkeiten. Im stationären Bereich erfolgt eine psychodiagnostische Beurteilung von PatientInnen bestimmter Stationen (Psychosomatik, Verhaltenstherapie und der Station für Psychobiologische Therapieforschung)." (Katschnig et al. 1989). Zur Entwicklung der inhaltlichen Tätigkeitsschwerpunkte kann festgehalten werden, dass das Hauptaugenmerk zunächst, wie an anderen Kliniken auch, auf der psychologischen Diagnostik lag. Hier wurden anfangs speziell auch „körpernahe" Parameter erhoben (Reaktionszeitmessung, Pupillometrie etc.), etwa im Rahmen von Fahrtauglichkeitsuntersuchungen oder forensischen Gutachten. Vermutlich rührt die Bezeichnung „Psychologisches Labor" unter anderem auch daher.

In einem 1989 veröffentlichten Bericht der Universitätsklinik für Psychiatrie wurden die Aufgabenfelder der Klinischen Psychologie im Bereich der Behandlung

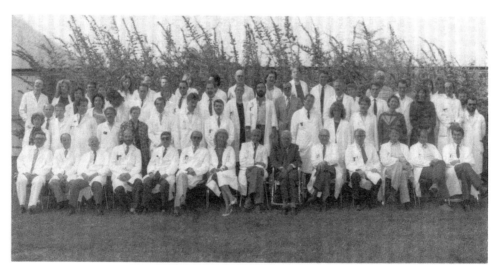

Akademische Mitarbeiter der Psychiatrischen Universitätsklinik 1986

4. Reihe: Zitterl, Brandstätter, Földes, Topitz, Korn, Steinberger, Kutzer, Liechtenstein, Fodor, Kieffer, Friedmann, Resch, Küfferle, Naske, Schanda, Veith, Gerstberger
3. Reihe: Aichinger, Passweg, Dietzel, Ronovsky, Bronner,Thau, Musalek, Pfersmann, David, Gathmann,Wiesnagrotzki, Aschauer, Alf, Sperlich, Birsak, Wancata, Breunhölder
2. Reihe: Zatschek, Linzmayer, Meszaros, Simhandl, Sieghart, Opgenoorth, Lenz, Berger, Nutzinger, Presslich, Gutierrez, W. Berner, Baumhackl
1. Reihe: Mayr, Wolf, Zapotoczky, Katschnig, Grünberger, Saletu, Christian, Berner, Ringel, Arnold, Sluga, Langer, Lesch, Schönbeck

Abb. 4. Akademische MitarbeiterInnen der Psychiatrischen Universitätsklinik 1986 (Katschnig, 1989)

wie folgt beschrieben: „Integriert in den Betrieb der einzelnen allgemeinpsychiatrischen Stationen und in enger Kooperation mit den ÄrztInnen dieser Stationen werden unter anderem von Angehörigen des Psychologischen Labors Gruppentherapien durchgeführt. Außerdem werden während und nach dem stationären Aufenthalt vom Arzt zugewiesene PatientInnen in Einzelgesprächen betreut. Ziele der Gruppenarbeit sind die Bearbeitung von Konflikten bzw. von emotionalen Prozessen und die Bearbeitung von Ängsten im Zusammenhang mit der Wiedereingliederung in den Alltag und das Berufsleben." (Katschnig et al. 1989, S. 25).

Wie an den anderen Universitätskliniken am Allgemeinen Krankenhaus auch, lässt sich die professionelle Entwicklung der Klinischen Psychologie an der Universitätsklinik für Psychiatrie vom ursprünglichen Schwerpunkt auf der psychologischen Testdiagnostik über klinisch-psychologische Beratung, Behandlung und Training bis hin zur Psychotherapie in der Angebotspalette nachvollziehen. Wobei hier auch auf die fließenden Übergänge, etwa zwischen „Behandlung" und „Psychotherapie", hingewiesen werden muss. Einen berufspolitischen Meilenstein im Hintergrund dieser Entwicklung stellt das österreichische „Psychologengesetz" aus dem Jahre 1990 dar.

Zum gegenwärtigen Zeitpunkt gibt es an der Universitätsklinik für Psychiatrie und Psychotherapie wieder einen gemeinsamen Arbeitsbereich „Klinische Psychologie und Psychodiagnostik" mit eigener Kostenstelle unter der Leitung von Karin Stolba. Aktuell sind sieben PsychologInnen dort beschäftigt: Ulrike Demal, Robert Jank, Ursula Kainzmayer, Michael Kirschbaum, Nicoletta Margreiter-Neuwirth sowie Sanela Piralic-Spitzl. Einige der wichtigsten Aufgabenbereiche werden ausführlich im entsprechenden Kapitel dieses Buches beschrieben. Sie reichen von der klinisch-psychologischen Testdiagnostik über Beratung und Behandlung bis hin zur Psychotherapie. Es wird hier also die gesamte Bandbreite der Klini-

schen Psychologie abgedeckt, was auch im Hinblick auf die Qualität der postgradualen Ausbildung von Relevanz ist.

3.2. Entwicklung der psychologischen Tätigkeit an der Universitätsklinik für Neurologie (ab 1971)

Mit Herbert Reisner kam es zu einer Schwerpunktsetzung in der Insult- und Demenzforschung. Ab dem Jahre 1975 wurde das Psychologische Labor an der eigenständigen Universitätsklinik für Neurologie von Rudolf Quatember und Joachim Maly zu einer Abteilung für Neuropsychologie weiter ausgebaut und das Team von Aurelia Wimmer verstärkt. In Zusammenarbeit mit ärztlichen KollegInnen entstanden die ersten Korrelationsstudien zwischen neuropsychologischen Testscores bei Aphasikern und CT- beziehungsweise CB-determinierten Lokalisationen im Gehirn. Am 1. September 1985 wurde Lüder Deecke zum Ordinarius und Vorstand der Universitätsklinik für Neurologie berufen. Im weiteren Verlauf wurden zusätzliche Spezialambulanzen und Forschungseinheiten für Kopfschmerzen, Epilepsien, Gedächtnisstörungen und Bewegungsstörungen gegründet und öffneten der Neuropsychologie ein weites Betätigungsfeld, sowohl in diagnostischer als auch in therapeutischer Hinsicht (Maly und Strubreither, 2011). Die Gründung einer Klinischen Abteilung für Neurologische Rehabilitation an der Universitätsklinik für Neurologie unter Eduard Auff im Jahre 1992 erweiterte den neuropsychologischen Aufgabenbereich (Schnabert, 2010). Ab dem Jahre 1997 nahmen Johann Lehrner und Gisela Pusswald ihre klinisch-psychologische Tätigkeit an der Neuropsychologischen Abteilung auf. Im Jänner 2000 wurde Eduard Auff zum Ordinarius und Vorstand der Universitätsklinik für Neurologie berufen. Unter seiner Leitung wurde die Abteilung für Neuropsychologie weiter ausgebaut, sodass im Bereich der Neuropsychologie moderne klinisch-psychologische Diagnostik und Behandlungen angeboten werden können. Im Jänner 2009 kam Ulrike Willinger zum Team dazu, und ab Mitte 2010 Doris Moser. PatientInnenbetreuung, aber auch Lehre und Forschung im Rahmen der Medizinischen Universität stehen im Zentrum der Aktivitäten.

3.3. Entwicklung der psychologischen Tätigkeit an der Universitätsklinik für Kinder- und Jugendpsychiatrie (ab 1975)

Die PsychologInnen der früheren „Universitätsklinik für Neuropsychiatrie des Kindes- und Jugendalters" waren in den vergangenen Jahrzehnten in zahlreiche innovative Projekte und Bewegungen eingebunden, so zum Beispiel in die Reformierung der Strafanstalten, den Aufbau der Schulpsychologischen Beratungsstellen, die Einrichtung von Ehe- und Familienberatungsstellen, die Reformierung des Heimwesens, die Errichtung des Universitätsinstitutes für Sonder- und Heilpädagogik sowie die Etablierung von Entwicklungsdiagnostikstellen und des nach wie vor einzigen Ambulatoriums für Kinder und Jugendliche in Krisensituationen.

Heute sind an der, mittlerweile „Universitätsklinik für Kinder- und Jugendpsychiatrie" benannten, Klinik zehn Klinische PsychologInnen beschäftigt. Ein zentrales Aufgabengebiet stellt die klinisch-psychologische Diagnostik psychischer Störungen des Kindes- und Jugendalters dar. Dabei werden alterstypische Verschränkungen kognitiver, emotionaler und sozialer Funktionen besonders berücksichtigt. Klinisch-psychologische Behandlung und Beratung bzw. Psychotherapie durch PsychologInnen mit psychotherapeutischer Ausbildung finden sowohl im Rahmen der Stationen als auch der Spezialambulanzen statt (Kopfschmerzambulanz, Ambulanz für Zwangskrankheiten, Forensische Ambulanz, Ambulanz für Essstörungen, Klinisch-Psychologische Ambulanz, Sozialpsychiatrische Ambulanz und Psychotherapeutische Ambulanz für Kinder und Jugendliche). Aufgaben in Lehre und Wissenschaft werden vor allem von den PsychologInnen, die an der Medizinischen Universität Wien angestellt sind, wahrgenommen. Neben den beiden seit Bestehen der Klinik im Jahre 1975 beschäftigten Psychologinnen Getrude Bogyi und Bibiana Schuch bilden Sabine Völkl-Kernstock, Susanne Ohmann, Sonja Werneck-Rohrer, Waltraud Bangerl, Heidrun Eichberger, Carolin Prause, Petra Sackl-Pammer und Gudrun Wagner derzeit das psychologische Team.

3.4. Entwicklung der psychologischen Tätigkeit an der Universitätsklinik für Psychoanalyse und Psychotherapie (ab 1971)

In Wien konnte mit der Gründung des Instituts (später Klinik) für Tiefenpsychologie und Psychotherapie an der Universität Wien Hans Strotzka seine Arbeit aufnehmen (Hirnsperger und Sonneck, 2004). Als eines der Hauptmotive dafür nannte Strotzka: „Auf der einen Seite übten die Studenten, insbesondere die Psychologiestudenten, starken Druck aus und forderten, dass die Psychoanalyse im akademischen Lehrbetrieb wesentlich stärker berücksichtigt werden sollte." (Spitzy und Lau 1983). Klinische PsychologInnen hatten also von Beginn an eine wichtige Funktion für die Universitätsklinik für Psychoanalyse und Psychotherapie. Unter Strotzkas Institutsleitung wurde nicht nur der Methodenpluralismus als Konzept entwickelt, sondern es wurden auch Psychologinnen als Psychotherapeutinnen verschiedener Schulen in unterschiedlichsten Arbeitsfeldern eingesetzt (so etwa Elisabeth Jandl-Jager, Eva Presslich oder Marianne Ringler).

Unter den NachfolgerInnen von Hans Strotzka, Marianne Springer-Kremser und August Ruhs wurde der interdisziplinäre und methodenpluralistische Ansatz der Einrichtung unter besonderer Berücksichtigung der psychoanalytischen Theorie und Praxis beibehalten.

3.5 Entwicklung der psychologischen Tätigkeit am Institut für Medizinische Psychologie (ab 1971)

In der Studienreform der Siebzigerjahre des letzten Jahrhunderts wurde Medizinische Psychologie als Vorprüfungsfach für den zweiten Studienabschnitt im Medizinstudium eingeführt, denn nach dem Hochschulgesetz sind „auch Lehrveranstaltungen einzurichten, welche die Fachgebiete wissenschaftstheoretisch und philosophisch vertiefen (§ 15 Abs. 5 AHStG)" (Hirnsperger und Sonneck 2004). Demzufolge wurde im Jahre 1981 das Institut für Medizinische Psychologie in Wien gegründet. Nach dem plötzlichen Tod von Raoul Schmiedeck, der ursprünglich als Vorstand des Instituts für Medizinische Psychologie vorgesehen war, wurde Erwin Ringel erster Vorstand und leitete das Institut bis 1991. Danach wurde der Mediziner und Klinische Psychologe Gernot Sonneck als Leiter des Instituts bestellt (Hirnsperger und Sonneck 2004). Nach seiner Emeritierung 2010 wurde der Psychologe Oskar Frischenschlager mit der Leitung betraut. Ulrich Kropiunigg, Ingrid Pucher-Matzner, Birgit Hladschik-Kermer und Thomas Niederkrotenthaler waren und sind klinisch-psychologische MitarbeiterInnen des Instituts.

4. Entwicklung der psychologischen Tätigkeit an der Universitätsklinik für Chirurgie

Im Folgenden berichtet Brigitta Bunzel von ihren persönlichen Erinnerungen und Erfahrungen im Rahmen ihrer beruflichen Laufbahn an der Universitätsklinik für Chirurgie am AKH Wien:

Im Jahre 1977 – es waren damals ungefähr 15 KollegInnen im Allgemeinen Krankenhaus psychologisch tätig, zumeist in der Kinderklinik sowie in der Psychiatrie und in der Neurologie – wurde ich über persönliche Kontakte zu einem verunfallten siebzehnjährigen Mädchen mit hoher Querschnittlähmung in die chirurgisch-anästhesiologisch-unfallchirurgisch geführte Intensivstation gerufen. Ich hatte als junge Absolventin kaum je ein Krankenhaus von innen gesehen und war demnach gespannt, was mich erwartet. Zwei Tage vor meinem Arbeitsantritt verstarb diese Patientin unerwartet, den betreffenden ÄrztInnen war eine Absage aber peinlich, und so „durfte ich kommen und mich umschauen". Allerdings hat man mir angeraten, mich nicht als Psychologin vorzustellen, sondern als „Fräulein Brigitte", um die PatientInnen nicht zu schrecken! Aus diesem Umschauen sind bis jetzt 32 Dienstjahre geworden, mit den Meilensteinen: Bezahlung aus der Bleistiftkassa – Forschungsstipendium – Vertragsassistentin – Universitätsassistentin – Universitätsoberassistentin – Universitätsdozentin – und seit der Habilitation an der Medizinischen Fakultät 1993 außerordentliche Universitätsprofessorin.

Für die klinische Psychologie an der Universitätsklinik für Chirurgie war ein Ereignis von besonderer Bedeutung: Im Jahre 1984 schied einer der Herzchirurgen aus dem Team aus, weil er andernorts ein Primariat übernahm. Zur gleichen Zeit konnten keine Geldmittel mehr für meine Tätigkeit (damals Vertragsassistentin) von der Klinik aufgebracht werden. Also stellte der damalige Leiter der II. Chirurgischen Universitätsklinik, Ernst Wolner, sein ärztliches Team vor die Entscheidung, die frei werdende Stelle entweder wieder mit einer/em HerzchirurgIn, oder aber mit einer/em PsychologIn zu besetzen, mit dem Wissen, dass alle dann mehr arbeiten müssten, um das Fehlen einer/s ChirurgIn auszugleichen. Ich sah alle meine Chancen schwinden: Das Hemd ist einem bekanntlich näher als der Rock! In einer geheimen Abstimmung auf Zettelchen war die Mehrheit der ÄrztInnen samt Chef für die PsychologIn: Eine historische Entscheidung, vor genau 25 Jahren! Da niemand anderer die Stellenanforderung erfüllte, wurde ich Universitätsassistentin und konnte neben der PatientInnenbetreuung die wissenschaftliche Laufbahn beginnen.

Da mein „Herz" seit Beginn meiner Tätigkeit den HerzpatientInnen gehört hatte, wechselte ich 1980 von der Intensivstation (die auch unfallchirurgische und allgemeinchirurgische PatientInnen umfasste) ganz in die Herzchirurgie. Parallel dazu schloss ich die Ausbildung in Klientenzentrierter Gesprächspsychotherapie mit Eintrag in die Psychotherapeutenliste ab. In der Folge wurde ich zum „Fortbildungs-Junkie" – die Anforderungen meiner Arbeit waren so breit gestreut, dass ich mich neben der obligaten Selbsterfahrung umfassend orientieren und weiterbilden wollte: Paartherapie, Sexualtherapie, Entspannungstraining, in weiterer Folge auch Führungskräftetraining, Qualitätsmanagement etc., sodass ich es auf bisher 40 Zertifikatsausbildungen gebracht habe. Mein Schwerpunkt lag und liegt aber immer auf allen Gebieten der Kommunikation. Heutzutage finde ich es großartig, dass es Ausbildungslehrgänge in Klinischer Psychologie gibt, die Inhalte lehren, die wir „PionierInnen" uns mühsam selbst erarbeiten bzw. zusammensuchen mussten. Im Laufe all der Jahre habe ich selbst auch viel unterrichtet, einerseits PsychologInnen (unter anderem Klinische Psychologie der akuten organischen Erkrankung, Hochschullehrgang zum/zur Klinischen PsychologIn), viel mehr aber MedizinerInnen (unter anderem Medizinische Psychologie, Psychokardiologie, Curriculum Kardiologische Psychosomatik der Österreichischen Kardiologischen Gesellschaft) und Pflegepersonen. Die Unterrichtsinhalte umfassten alle Gebiete der klinischen und der medizinischen Psychologie unter besonderer Berücksichtigung der Arbeit mit herzchirurgischen und herztransplantierten PatientInnen, immer mit dem Schwerpunkt Kommunikation.

Die Entwicklung der Arbeitsgebiete der klinischen Psychologie in der Herzchirurgie mit den psychologischen Gegebenheiten rund um eine Herzoperation zu erfassen, zu erforschen, zu dokumentieren und letztlich die Psychologie in der Herzchirurgie zu konstituieren, war ein langer Weg. Mittlerweile, nach mehr als drei

Jahrzehnten klinisch-psychologischer Tätigkeit, ist die emotionale Betreuung der PatientInnen als wesentlicher Faktor zur Förderung von Genesung und Wohlbefinden anerkannt und gehört, gemeinsam mit der psychologischen Forschung zu speziellen Themen der Herzchirurgie und der Lehre, zum Standard an der Abteilung. Heute, so viele Jahre später, ist die Klinische Psychologie in vielen Gebieten der Chirurgie (auch Unfallchirurgie, plastische Chirurgie, Allgemeinchirurgie, die ich damals mitversorgt habe) wie auch der Gynäkologie institutionalisiert, und die Frage von damals: „Ja was machst du denn bloß dort?" ist Geschichte.

5. Entwicklung der psychologischen Tätigkeit an anderen Kliniken und Gründung des Klinisch-Psychologischen Fachgremiums am AKH Wien – Universitätskliniken

Kann man den Beginn akademischer klinisch-psychologischer Tätigkeit in den „traditionellen" Kliniken (Universitätsklinik für Kinder und Jugendliche, Universitätsklinik für Psychiatrie und Psychotherapie, Universitätsklinik für Neurologie, Universitätsklinik für Kinder- und Jugendpsychiatrie) ab den frühen Fünfzigerjahren ansetzen, so begann die Tätigkeit klinischer PsychologInnen an weiteren Universitätskliniken des Allgemeinen Krankenhauses erst in den späten Siebzigerjahren des letzten Jahrhunderts.

In dieser Zeit gab es fast ausschließlich KollegInnen, die aufgrund ihres Dienstverhältnisses zum Bund eine Laufbahn im Bereich Forschung und Lehre einschlugen; viele KollegInnen waren lange über Drittmittel und Forschungsprojekte beschäftigt, manche davon wurden im Laufe der Zeit in reguläre Dienstverhältnisse übernommen. Eine zeitlang war es möglich, dass Universitätskliniken PsychologInnen über Sondermittel (die von Seiten der Gemeinde Wien eingebracht wurden) als Klinikangestellte beschäftig-

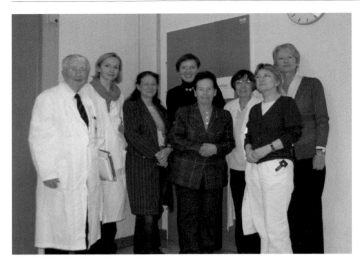

Abb. 5. ExpertInnengespräch der Klinischen PsychologInnen 2010 Grünberger, Stolba, Schubert, Traun-Vogt, Hift, Bogyi, Bunzel, Erblich-Baumhackl

ten, diese Variante wurde 2002 mit der Vollrechtsfähigkeit der Universitäten jedoch beendet.

Heute werden PsychologInnen zum weitaus überwiegenden Anteil von der Gemeinde Wien angestellt. Die zentrale Aufgabe der PsychologInnen der Gemeinde Wien liegt in der klinisch-psychologischen Versorgung der PatientInnen des Spitals. Das Anrecht auf psychologische Betreuung ist im Wiener Krankenanstaltengesetz und Kuranstaltengesetz (KAKuG) aus dem Jahre 1987 § 17a(2) KAKuG verankert (Gruber und Kierein, 2011, siehe Kapitel Rechtliche Rahmenbedingungen).

Die Einbindung von Klinischen PsychologInnen in Forschung und Lehre, welche primär über ein Anstellungsverhältnis an der Medizinischen Universität erfolgen kann, ist im Sinne des Trends zu evidenzbasiertem psychologischem und psychotherapeutischem Arbeiten von zentraler Bedeutung für die Weiterentwicklung des Faches Klinische Psychologie im Rahmen der stationären Tätigkeit in einem Spital. Im Allgemeinen Krankenhaus und an der Medizinischen Universität Wien gibt es hervorragende Rahmenbedingungen, um Forschung in unterschiedlichen Bereichen der Medizin zum Wohle der PatientInnen durchzuführen. Neben der medizinischen Spitzenforschung sollte auch psycholo-

gische Spitzenforschung möglich sein beziehungsweise werden. Optimale psychologische PatientInnenbetreuung und hochkarätige psychologische Forschung und Lehre ergänzen einander und müssen freilich auch dementsprechend finanziert werden.

Zum jetzigen Zeitpunkt arbeiten im Allgemeinen Krankenhaus/Universitätskliniken über 70 PsychologInnen an verschieden Abteilungen und Universitätskliniken in den Bereichen PatientInnenversorgung, Forschung und Lehre. Einen Überblick über die einzelnen Tätigkeitsbereiche gibt das vorliegende Buch in den spezifischen Kapiteln.

Die unterschiedlichen Dienstverhältnisse der Klinischen PsychologInnen am Allgemeinen Krankenhaus/Universitätskliniken haben bis vor wenigen Jahren eine gemeinsame Struktur erschwert. Die Entwicklung eines gemeinsamen Rahmens für berufsspezifische Anliegen (Entwicklung von Qualitätsstandards, fachlicher Austausch, Fortbildung, Schaffung einer Plattform für berufspolitische Anliegen etc.) bei unterschiedlichen Anstellungsverhältnissen und Ausstattungsstandards an einzelnen Abteilungen, Kliniken und Instituten ist ein langwieriger Prozess. Die Berufsgruppe der Klinischen PsychologInnen, mit ihrer gesetzlich festgeschriebenen Autonomie, der fachlichen

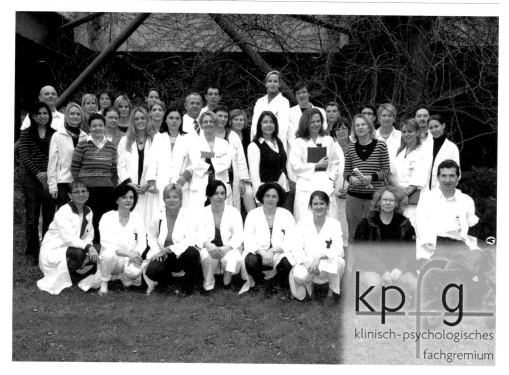

Abb. 6. Einige Mitglieder des Klinisch-psychologischen Fachgremiums des Allgemeinen Kranken-hauses/Universitätskliniken 2008
3. Reihe: Lehrner, Hippler, Pusswald, Fuiko, Kirchheiner, Pittermann, Maly, Jank, unbekannt, Stol-ba, Traun-Vogt, Maar, Demal, Erblich-Baumhackl, Acel
2. Reihe: Floquet, Herle, Piralic-Spitzl, Schubert, Jalowetz, Moser, Lehner-Baumgartner, König, Frank, Panagl, Bogyi, Wimmer, Lichtenschopf, Schranz,
1. Reihe: Margreiter-Neuwirth, unbekannt, Tordy, unbekannt, Weichberger, Schütz-Heppner, Agstner, Fraberger

Weisungsfreiheit und der strikten Ver-pflichtung zur Verschwiegenheit (Psycho-logengesetz, 1990; Gruber und Kierein, 2011; siehe Kapitel Rechtliche Rahmen-bedingungen), ist innerhalb des multipro-fessionellen Behandlungsteams für Pa-tientInnen gesetzlich vorgesehen, in der Praxis auch hochwillkommen und in ihrer Arbeit geschätzt, jedoch in der Hierarchie des Allgemeinen Krankenhauses/Uni-versitätskliniken und der Medizinischen Universität noch nicht zufrieden stellend positioniert. Erfahrungen aus anderen Krankenhäusern (wie etwa in Salzburg oder Linz; siehe dazu entsprechende Ka-pitel in diesem Buch) zeigen Modelle, wie die Kooperation unterschiedlicher Teil-disziplinen im Krankenhaus besonders gut gelingen kann.

Versuche zur Vernetzung der Psycho-logInnen am Allgemeinen Krankenhaus/ Universitätskliniken wurden seit vielen Jahren unternommen, fruchteten jedoch nachhaltiger erst ab dem Jahr 2000. In unterschiedlichen Abteilungen kam es dann zunehmend zu regelmäßigen Ver-netzungstreffen. Ziel war vor allem das gegenseitige Kennenlernen und der fach-liche Austausch.

2003 traten VertreterInnen der Klini-schen PsychologInnen aller Dienstver-hältnisse an den Ärztlichen Direktor des Allgemeinen Krankenhauses Wien und den Rektor der Medizinischen Universität

Wien heran, um die Idee zur Gründung eines Klinisch-psychologischen Fachgremiums (KPFG) am Allgemeinen Krankenhaus/Universitätskliniken zu propagieren und damit verbundene berufliche Anliegen zu präsentieren.

2005 fanden drei Workshops statt, die von Seiten der Ärztlichen Direktion finanziert wurden und zum Ziel hatten, eine Plattform für die Klinischen PsychologInnen im Haus zu implementieren. Auf Anregung des Ärztlichen Direktors und mit Zustimmung der überwiegenden Mehrheit der KollegInnen wurde eine Geschäftsordnung für das Klinisch-psychologische Fachgremium erarbeitet. Die gewählten SprecherInnen des Klinisch-psychologischen Fachgremiums Gabriele Traun-Vogt und Karin Stolba übernahmen weitere Verhandlungen mit VertreterInnen der Ärztlichen Direktion.

2007 wurde die Geschäftsordnung im Rahmen einer Ersten Fachtagung des Klinisch-psychologischen Fachgremiums mit dem Titel „Zum Heil und zum Trost der Kranken: Klinisch-psychologische Arbeit am AKH" präsentiert und offiziell in Kraft gesetzt. Dies war ein weiterer wichtiger Schritt zur Darstellung und Positionierung der Berufsgruppe der Klinischen PsychologInnen am Allgemeinen Kran-

kenhaus/Universitätskliniken und ihrer Arbeit in PatientInnenbetreuung, Forschung und Lehre. Erste Koordinatorin des KPFG wurde Gabriele Traun-Vogt, ab Juni 2008 übernahm Karin Stolba diese Funktion (Abb. 7a).

Folgende Aufgaben konnten seit der Gründung des KPFG umgesetzt werden:

– Erfassung aller Klinischen PsychologInnen am Allgemeinen Krankenhaus/Universitätskliniken mit dem Ziel einer bereichsübergreifenden Kooperation und eines regelmäßigen fachlichen Austausches
– Fachliche Vertretung der Interessen der Berufsgruppe in der multiprofessionellen Zusammenarbeit gegenüber den beiden Dienstgebern (Allgemeines Krankenhaus und Medizinische Universität Wien)
– Fachliche Leitung von PsychologInnen durch PsychologInnen im Bereich der gemeindebediensteten PsychologInnen: Bis 2008 gab es hier keine adäquate „Fachaufsicht". Ab April 2009 bis Juni 2010 übernahm Karin Stolba offiziell die fach- und dienstrechtliche Leitung der gemeindebediensteten PsychologInnen sowie die Fachaufsicht der Sondermittelange-

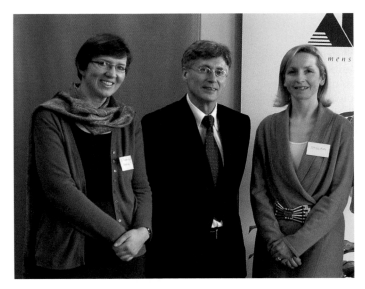

Abb. 7a. Ärztlicher Direktor des AKH Wien, Reinhard Krepler, mit den ersten Koordinatorinnen des Klinisch-Psychologischen Fachgremiums, Gabriele Traun-Vogt und Karin Stolba

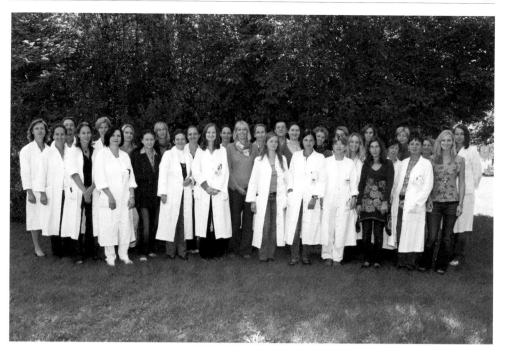

Abb. 7b. Einige Mitglieder des Klinisch-psychologischen Fachgremiums des Allgemeinen Krankenhauses / Universitätskliniken 2010
Von links nach rechts: unbekannt, Prause, Acel, Schranz, Sonnleitner, Smertischnig, Herle, Schubert, Hippler, Piralic-Spitzl, Klug, Lechner, Kirchheiner, Fuiko, Stolba, Wondratsch, Kirschbaum, Keusch, Moser, Schwarzinger, Bunzel, Maar, Jalowetz, Leiss, Porsche, Bogyi, Tordy, Margreiter-Neuwirth, Lehner-Baumgartner, Sousek, Kaiser

stellten. Nach ihrer Zurücklegung der Leitungsfunktion wurde diese von Eva Lehner-Baumgartner übernommen.
– Organisation einer regelmäßig stattfindenden Fachtagung
– Darstellung der klinisch-psychologischen Arbeit, etwa in Form des vorliegenden Fachbuches

Zukünftige Themen und Aufgaben:
– Fachliche Mitarbeit bei der Schaffung weiterer PsychologInnenstellen an noch unversorgten beziehungsweise unterversorgten Universitätskliniken oder Abteilungen am Allgemeinen Krankenhaus Wien sowie von Dienststellen für PsychologInnen mit Arbeitsschwerpunkt Wissenschaft, Forschung und Lehre, um eine kontinuierliche Weiterentwicklung des Faches zu gewährleisten

– Schaffung transparenter Fortbildungsrichtlinien für PsychologInnen unter Berücksichtigung berufsspezifischer Erfordernisse
– Aufbau eines innerbetrieblichen Fortbildungswesens im Bereich der Klinischen Psychologie
– Erarbeitung von Gütekriterien im Hinblick auf die postgraduale Fachausbildung in Klinischer Psychologie
– Mitarbeit bei einer systematischen Personalentwicklung zu Berufs- und Karriereperspektiven für PsychologInnen im Allgemeinen Krankenhaus/Universitätskliniken
– adäquate strategische Positionierung der Klinischen PsychologInnen im Organigramm (siehe Kapitel Strukturqualität der Klinischen Psychologie im Krankenhaus)

6. Zusammenfassung und Ausblick

Die Mühen der Gebirge liegen hinter uns.
Vor uns liegen die Mühen der Ebenen.
(Bert Brecht)

Der historische Überblick über die Entwicklung der Klinischen Psychologie am Allgemeinen Krankenhaus/Universitätskliniken zeigt, dass in den letzten 50 Jahren große Veränderungen in diesem Bereich vollzogen wurden. Beginnend bei einzelnen VorkämpferInnen, die das Fach als Einzelpersonen an unterschiedlichen Kliniken in Zusammenarbeit mit Klinikvorständen etabliert haben, wurden im Laufe der Jahrzehnte im Sinne einer modernen und zeitgemäßen PatientInnenversorgung Strukturen entwickelt, die dem gesetzlichen Auftrag einer psychologischen Versorgung von PatientInnen in Krankenanstalten entsprechen. Um die bereits erreichten hohen Standards im Sinne einer Spitzenmedizin aber auch im Sinne einer „Spitzenpsychologie" in der PatientInnenversorgung sowie in Forschung und Lehre zu festigen und weiter auszubauen, bedarf es weiterer Anstrengungen. Mit Hilfe profunder interdisziplinärer Zusammenarbeit, wie sie im Krankenhausalltag tagtäglich gelebt wird, kann das gelingen.

7. Literatur

Gruber E. und Kierein M. Rechtliche Grundlagen der Neuropsychologischen Diagnostik und Therapie In: Lehrner, J., Pusswald, G., Fertl, E., Strubreither, W., Kryspin-Exner, I. (2011): Klinische Neuropsychologie. Springer Verlag, Wien – New York, 35–41

Hirnsperger H. und Sonneck G. Psychologie und Medizin. Eine historische Skizze In: Mehta G. (2004) Die Praxis der Psychologie – ein Karriereplaner. Springer Verlag, Wien – New York, 297–310

Kasper S (2009) Klinische Abteilung für Biologische Psychiatrie und Zentralbereich. Jahresbericht 2009, Wien

Katschnig H. Thau K. Pakesch G. Lenz G (Hrsg) (1989) Psychiatrische Universitätsklinik Wien 1971 – 1988. Patientenversorgung – Forschung – Lehre. Wien

Maly J. und Strubreither W. Die Geschichte der klinischen Neuropsycholgoie in Österreich. In: Lehrner, J., Pusswald, G., Fertl, E., Strubreither, W., Kryspin-Exner, I. (2011): Klinische Neuropsychologie. Springer Verlag, Wien – New York 15–24

Psychologengesetz BGBL. Nr. 300/1990

Schnabert G. Die Neurologie in Wien – von 1870 bis 2010. (2010) MEMO – Verein für Geschichtsforschung, Wien

Spitzy K. H. Lau I. (1982) Van Swietens Erbe. Die Wiener Medizinische Schule heute in Selbstdarstellungen, Maudrich, Wien

Wiener Krankenanstaltengesetz und Kuranstaltengesetz (KAKuG) 1987

Rechtliche Rahmenbedingungen

Paula Lanske

1. Einleitung

Dieser Artikel soll das Zusammenspiel des Krankenanstaltenrechts mit dem Berufsrecht im Bereich der Klinischen Psychologie und der Gesundheitspsychologie aufzeigen. Auf Grund der spezifischen berufsrechtlichen Regeln wird besonders auf die Berufsausübung in der Institution und die Einhaltung der Berufspflichten wie Selbstverantwortlichkeit innerhalb einer hierarchischen Struktur, Geheimnisschutz trotz Dokumentationspflicht und Einhaltung der Verschwiegenheit im Rahmen des multiprofessionellen Teams eingegangen.

1.1. Psychologengesetz

Mit der Erlassung des Psychologengesetzes im Jahr 1990 und dessen in Kraft treten am 1. Jänner 1991 wurden zwei neue, zur selbständigen Berufsausübung berechtigte Berufe im Gesundheitswesen etabliert, die klinischen PsychologInnen und die GesundheitspsychologInnen. Diese, durch postgraduellen theoretischen und praktischen Kompetenzerwerb erlangte Qualifikation nach der Absolvierung des Psychologiestudiums, schuf auch die Grundlage für die eigenverantwortliche selbständige psychologische Tätigkeit in Krankenanstalten.

Das Psychologengesetz, BGBl. Nr. 360/1990, definiert die klinisch-psychologische und gesundheitspsychologische Tätigkeit in der Berufsumschreibung des § 3 folgendermaßen:

„§ 3. (1) Die Ausübung des psychologischen Berufes im Bereich des Gesundheitswesens ist die durch den Erwerb fachlicher Kompetenz im Sinne dieses Bundesgesetzes erlernte Untersuchung, Auslegung, Änderung und Vorhersage des Erlebens und Verhaltens von Menschen unter Anwendung wissenschaftlich-psychologischer Erkenntnisse und Methoden.

(2) Die Ausübung des psychologischen Berufes gemäß Abs. 1 umfasst insbesondere

1. die klinisch-psychologische Diagnostik hinsichtlich Leistungsfähigkeit, Persönlichkeitsmerkmalen, Verhaltensstörungen, psychischen Veränderungen und Leidenszuständen sowie sich darauf gründende Beratungen, Prognosen, Zeugnisse und Gutachten,

2. die Anwendung psychologischer Behandlungsmethoden zur Prävention, Behandlung und Rehabilitation von Einzelpersonen und Gruppen oder die Beratung von juristischen Personen sowie die Forschungs- und Lehrtätigkeit auf den genannten Gebieten und

3. die Entwicklung gesundheitsfördernder Maßnahmen und Projekte.

(3) Die selbständige Ausübung des psychologischen Berufes gemäß Abs. 1 besteht nach dem Erwerb fachlicher Kompetenz im Sinne dieses Bundesgesetzes in der eigenverantwortlichen Ausführung der im Abs. 1 umschriebenen Tätigkeiten, unabhängig davon, ob diese Tä-

tigkeiten freiberuflich oder im Rahmen eines Arbeitsverhältnisses ausgeführt werden."

1.2. Krankenanstalten- und Kuranstaltengesetz

In weiterer Folge gesetzlicher Regelungen im Bereich der Psychologie im Gesundheitswesen wurde mit der Novelle des Bundesgrundsatzgesetzes betreffend die Regelungen der Kranken- und Kuranstaltenanstalten (KAKuG), BGBl. Nr. 1/1957 (zuletzt geändert durch BGBl. I Nr. 61/2001) im Jahr 1993 die korrespondierende Bestimmung verankert, dass klinisch-psychologische und gesundheitspsychologische Betreuung in Krankenanstalten sicherzustellen ist. Die erläuternden Bemerkungen zur Regierungsvorlage hielten fest, dass „Erkrankungen im Kontext mit arbeits-, lebensgeschichtlich-, psychosozial- und umweltbedingten Faktoren entstehen", weiters dass „im Fall psychosomatischer Erkrankungen die ärztliche Hilfe gemeinsam mit der psychotherapeutischen und klinisch-psychologischen, die notwendige, angemessene, indizierte und damit einzig effektive zur Verfügung stehende Behandlungsform" darstellt. Die psychischen Belastungen der PatientInnen in Krankenanstaltenbehandlung, die den Krankheitsverlauf wesentlich mit beeinflussen, sollten entsprechend Berücksichtigung finden.

Grundsätzlich steht PatientInnen schon im Rahmen der PatientInnenrechte gemäß § 5a KAKuG, das Recht zu, auf Wunsch eine psychologische Unterstützung zu erhalten. Darüber hinaus hat das KAKuG gemäß § 11b festgelegt, dass durch die jeweilige Landesgesetzgebung sicherzustellen ist, dass in den auf Grund des Anstaltszwecks und des Leistungsangebots in Betracht kommenden Krankenanstalten eine ausreichende klinisch psychologische und gesundheitspsychologische Betreuung und eine ausreichende Versorgung auf dem Gebiet der Psychotherapie angeboten wird.

Da das KAKuG aber als Bundesgrundsatzgesetz hinsichtlich dieser Bestimmung erst durch die Umsetzung durch die Landesgesetzgebung konkret vollziehbar wird, bedarf es der näheren Betrachtung der getroffenen Regelungen in den Landesgesetzen. Erst daraus ergeben sich die tatsächlichen Vorgaben für Krankenanstalten im Zusammenhang mit klinisch-psychologischer oder gesundheitspsychologischer Betreuung.

1.3. Landesgesetzliche Regelungen zum Krankenanstaltenrecht

Nachfolgend werden beispielhaft drei der neun unterschiedlichen landesgesetzlichen Regelungen angeführt:

Die maßgebliche Bestimmung zur psychotherapeutischen Versorgung und psychologischen Betreuung im Wiener Krankenanstaltengesetz 1987, LGBl. Nr. 23/1987, lautet wie folgt:

„§ 22a. (1) In Krankenanstalten, in denen dies auf Grund des Anstaltszwecks und des Leistungsangebots erforderlich ist, ist eine ausreichende psychotherapeutische Versorgung sowie eine ausreichende klinisch psychologische und gesundheitspsychologische Betreuung vorzusehen.

(2) Psychotherapeutische sowie klinisch psychologische und gesundheitspsychologische Hilfen sind insbesondere für folgende PatientInnen vorzusehen:

a) onkologische PatientInnen,
b) psychiatrische PatientInnen,
c) PatientInnen mit psychosomatischen Erkrankungen und
d) sonstige PatientInnen mit besonders belastender Krankheits- bzw. Lebensproblematik und langen Aufenthalten in Krankenanstalten.

(3) Die Rechtsträger von Krankenanstalten haben zumindest sicherzustellen, dass sowohl für psychotherapeutische Hilfen als auch für klinisch psychologische und gesundheitspsychologische Hilfen in Standardkrankenanstalten je ein Dienstposten, in Schwerpunktkrankenanstalten je zwei Dienstposten und in Zentralkrankenanstalten je drei Dienstposten für entsprechend qualifizierte Personen bestehen."

Im Niederösterreichischen Krankenanstaltengesetz wurde die grundsatzgesetzliche Vorgabe wie folgt ausgeführt:

„§ 27b. (1) Die Träger von bettenführenden Krankenanstalten haben für eine ausreichende klinisch-psychologische und gesundheitspsychologische Betreuung der PatientInnen sowie für eine ausreichende Versorgung auf dem Gebiet der Psychotherapie durch fachlich qualifizierte Personen zu sorgen.

(2) Fachlich qualifiziert sind jene Personen, die eine Berufsberechtigung als klinischer Psychologe, als Gesundheitspsychologe oder als Psychotherapeut aufweisen, sowie auch Fachärzte für Psychiatrie und sonstige ÄrztInnen, die eine von der Österreichischen Ärztekammer angebotene und/oder anerkannte Zusatzausbildung für diese Aufgaben absolviert haben.

(3) Vereinbarungen von zwei oder mehreren Rechtsträgern von Krankenanstalten zur gemeinsamen Erfüllung der Verpflichtungen gemäß Abs. 1 sind zulässig, solange eine ausreichende Versorgung gesichert ist."

Die Regelung des Salzburger Krankenanstaltengesetzes führt zur psychologischen Betreuung und psychotherapeutische Versorgung aus:

„§ 27. In bettenführenden Krankenanstalten sind psychologische und psychotherapeutische Dienste in einem solchen Umfang einzurichten, dass jenen PatientInnen, die auf Grund ihrer Erkrankung besonders schweren psychischen Belastungen ausgesetzt sind, eine ausreichende psychologische Betreuung und eine ausreichende psychotherapeutische Versorgung angeboten werden kann."

1.4. Dienstrechtliche Stellung der klinischen PsychologInnen oder GesundheitspsychologInnen

Aus den Regelungen der vorgenannten Gesetzestexte ergibt sich auch die Frage nach der dienstrechtlichen Stellung der klinischen PsychologInnen oder GesundheitspsychologInnen in Krankenanstal-

ten. Die Wiener Regelung ist die einzige, die Dienstposten vorsieht, die Salzburger Regelung sieht eine organisatorische Einrichtung in Form der „psychologischen und psychotherapeutischen Dienste", vergleichbar dem ärztlichen –, Pflege- und Verwaltungsdienst im Rahmen der Krankenanstalten vor, während andere Landesgesetze, wie das Niederösterreichische, keine klare Regelung vorgeben, sondern die Anwesenheit von klinischen PsychologInnen oder GesundheitspsychologInnen je nach Bedarf organisiert werden kann. Manche Regelungen ermöglichen es auch, dass mehrere Krankenanstalten sich zusammenschließen und sich gemeinsam einer Person zur Erfüllungen der (allenfalls) erforderlichen Leistung bedienen. Eine äußerst flexible Lösung.

2. Rechtliche Aspekte der selbständigen Berufsausübung

2.1. Eigenverantwortlichkeit, Weisungsfreiheit

Die Berufe der klinischen PsychologInnen sowie GesundheitspsychologInnen sind ebenso wie etwa der Beruf der ÄrztInnen freie Berufe und stehen diesen somit gleichberechtigt gegenüber.

Die vorrangigsten Merkmale, die einen freien Beruf von einem sonstigen Beruf unterscheiden, sind neben der Ausnahme von der Anwendbarkeit der Gewerbeordnung, insbesondere der „Bezug zur Wissenschaft oder Kunst", das „Erfordernis einer gewissen höheren Bildung", das „Erfordernis eines besonderen Vertrauensverhältnisses" (zwischen Berufsausübenden und den Personen, die die Berufsausübung unmittelbar betreffen), die „Pflicht zur persönlichen und unmittelbaren Berufsausübung", die „Verschwiegenheitspflicht" und die „eigenverantwortliche Berufsausübung".

In diesem Sinn wird, wie anfangs angeführt, in der Berufsumschreibung des § 3 Abs. 3 Psychologengesetz festgehalten, dass die selbständige Berufsausübung im Bereich der Klinischen Psychologie und der Gesundheitspsychologie nach dem Erwerb fachlicher Kompetenz im Sinne des Psychologengesetzes in der eigenverantwortlichen Ausführung der im § 3 Abs. 1 umschriebenen Tätigkeiten, unabhängig davon, ob diese Tätigkeiten freiberuflich oder im Rahmen eines Arbeitsverhältnisses ausgeführt werden, besteht.

Diese gesetzlich abgesicherte selbständige, also eigenverantwortliche Berufsausübung ist durch eigenes freies Handeln bestimmt.

Demnach ist ebenso wie die ärztliche Berufsausübung auch die Berufsausübung der klinischen PsychologInnen und GesundheitspsychologInnen von keiner Anordnung eines anderen Gesundheitsberufes abhängig. Hier ist ein wesentlicher Unterschied etwa zu den gehobenen medizinisch-technischen Diensten ersichtlich (vgl. etwa DiätologInnen, ErgotherapeutInnen, etc., die im Zusammenhang mit Krankenbehandlung nur nach ärztlicher Anordnung tätig werden dürfen).

Dies bedeutet auch, dass die Verantwortung für das eigene Handeln grundsätzlich uneingeschränkt selbst zu übernehmen ist. Ebenso sind die Folgen des Handelns selbst einzuschätzen, abzusehen und zu tragen. In diesem Sinn erfolgt die freiberufliche Ausübung der klinischen Psychologie und Gesundheitspsychologie fachlich weisungsfrei.

Bei Einbindungen in größere organisatorische Strukturen bestehen regelmäßig hierarchische Gliederungen, denen auch klinische PsychologInnen und GesundheitspsychologInnen, aber auch ÄrztInnen und alle anderen Angehörigen von Gesundheitsberufen, etwa in Krankenanstalten, unterworfen sind.

Diese so genannte „Betriebshierarchie" führt naturgemäß zu dienstrechtlichen, organisatorischen oder auch administrativen Formen von Abhängigkeiten (vgl. Urlaubseinteilungen, Wochenenddienste etc.), die auch ein diesbezügliches Weisungsrecht mit einschließen. In diesem Sinn sind etwa Diensteinteilung, Vorschreibung des Dienstortes oder der Dienstzeit, als organisatorische Weisungen zulässige Bindungen, die üblicherweise auch Inhalt von Dienstverträgen sind. In diesen Belangen besteht eine uneingeschränkte Weisungsgebundenheit gegenüber dem Dienstgeber. Ausreichend strukturelle Klarheit erleichtert die in einzelnen Bereichen oft schwierige Abgrenzung von fachlichen oder dienstrechtlich-organisatorisch einzuhaltenden Vorgaben.

Fachliche Vorgaben, die durch gleichartig qualifizierte Vorgesetzte in dienstrechtlicher Hinsicht für klinische PsychologInnen und GesundheitspsychologInnen ebenso wie für ÄrztInnen erteilt werden, beschränken sich aufgrund der gesetzlich verankerten eigenverantwortlichen Berufsausübung auf eine Richtlinienweisungskompetenz für grundsätzliche Vorgaben hinsichtlich der Durchführung von Behandlungen und Beratungen, etwa im Hinblick auf die einzusetzenden Mittel.

Solche fachliche Weisungen könnten sich etwa darauf beziehen, die Behandlung auf Ziel und Zweck einer Anstalt oder einer Abteilung in einer Anstalt auszurichten (vgl. etwa Abteilungen in Krankenanstalten für onkologische PatientInnen, Kriseninterventionszentren etc.). Die unmittelbare und höchstpersönliche Durchführung einer Behandlung, Beratung etc. im Rahmen dieser vorgegebenen Richtlinien wird in der Folge jedoch fachlich weisungsfrei bleiben müssen.

Die Grenze der Weisungsbindung wird jedenfalls dann erreicht sein, wenn sich weisungsempfangende klinische PsychologInnen, GesundheitspsychologInnen oder ÄrztInnen im Einzelfall nach eigener fachlicher Einschätzung nur im Stande sehen, das Wohl der PatientInnen zu wahren, in dem von der fachlichen Vorgabe des Vorgesetzen abgewichen wird.

Daraus ergibt sich jedenfalls die Verpflichtung zur Prüfung der Weisung durch die WeisungsempfängerInnen, die bei einer allfälligen Weisung durch eine/n fachfremden Vorgesetzen noch verstärkt wird. Keinesfalls aber dürfen strafrechtswidrige Weisungen befolgt werden.

2.2. Berufsbezeichnung

Bei Erbringungen der klinisch-psychologischen oder gesundheitspsychologischen Betreuung in Krankenanstalten ist zur eindeutigen Klarstellung der Tätigkeit auch so zu bezeichnen.

Insbesondere sind klinische PsychologInnen und GesundheitspsychologInnen gemäß § 12 Psychologengesetz, BGBl. 360/1990, verpflichtet, im Geschäftsverkehr ihre Berufsbezeichnung „klinischer Psychologe/klinische Psychologin und Gesundheitspsychologe/Gesundheitspsychologin" zu führen (sog. Deklarationspflicht).

§ 12 Abs. 1 Psychologengesetz normiert zwingend, dass, wer zur selbständigen Ausübung der Klinischen Psychologie oder der Gesundheitspsychologie berechtigt ist, im Zusammenhang mit der Ausübung seines Berufes entsprechend den nachweislich erworbenen ausreichenden Kenntnissen und Erfahrungen die Berufsbezeichnung zu führen hat.

Diese Bestimmung dient im Interesse der PatientInnen der Sicherstellung der entsprechenden Markttransparenz im Berufsverkehr, sodass aus ihr auch ableitbar ist, dass die Verpflichtung zur Führung der Berufsbezeichnung sich auch auf den Ort der Berufsausübung erstreckt.

Die Erfüllung dieser Pflicht darf von ArbeitgeberInnen nicht erschwert werden. Es besteht allerdings ein gewisser Spielraum im Hinblick darauf, durch welche Maßnahmen der Deklarationspflicht nachgekommen wird. Jedenfalls sind Name und Berufsbezeichnung so zu führen, dass diese Informationen für PatientInnen klar erkennbar sind. Insoweit stellt sich auch die Frage, wie Arbeitsräume gekennzeichnet sind, da insofern eine Gleichbehandlung vorzunehmen wäre.

Sinnvoll wären wohl auch konkrete Regelungen zur Beschilderung in Krankenanstalten, wie beispielsweise in der Anstaltsordnung, insbesondere im Hinblick auf das angestrebte Ziel einer „Enttabuisierung" der klinisch-psychologischen und gesundheitspsychologischen Beratung bzw. Behandlung in der Bevölkerung.

2.3. Behandlungsvertrag

Voraussetzung, für das Zustandekommen eines gültigen Behandlungsvertrages, in dem das Selbstbestimmungsrecht der PatientInnen gewahrt wird, ist, dass PatientInnen bewusst der vorgeschlagenen Behandlung oder Intervention zustimmen. Allein daraus ergibt sich schon, dass er die fachliche Qualifikation der behandelnden Person erkennen können muss und durch kompetente Aufklärung und Information in die Lage versetzt wird, sein Recht auf Selbstbestimmung wahrzunehmen.

2.4. Berufsrechtliche Verschwiegenheit bei multiprofessioneller Zusammenarbeit in Krankenanstalten

Im Zusammenhang mit den vielfachen Anforderungen an multiprofessionelle Behandlung in Krankenanstalten treffen mehrere Berufsgruppen zur Behandlung von PatientInnen zusammen, die unterschiedlichen Regelungen der Verschwiegenheit unterliegen. Jene Personengruppen, die keinen berufsgesetzlichen Verschwiegenheitsregeln unterworfen sind, werden als Beschäftigte der Krankenanstalt durch deren Regelungen erfasst im Sinne der gesamtheitlichen Wahrung der PatientInnenrechte auf Vertraulichkeit.

So sieht § 9 KAKuG zur Verschwiegenheitspflicht vor:

"§ 9. (1) Für die bei Trägern von Krankenanstalten und in Krankenanstalten beschäftigten Personen sowie für die Mitglieder von Ausbildungskommissionen (§ 8 Abs. 4) und für die Mitglieder von Kommissionen gemäß § 8c besteht Verschwiegenheitspflicht, sofern ihnen nicht schon nach anderen gesetzlichen oder dienstrechtlichen Vorschriften eine solche Verschwiegenheitspflicht auferlegt ist. Die Verpflichtung zur Verschwiegenheit erstreckt sich auf alle den Gesundheitszustand betreffenden Umstände sowie auf die persönlichen, wirtschaftlichen und sonstigen Verhältnisse der Pfleglinge, die ihnen in Ausübung ihres Berufes bekannt geworden sind, bei Eingriffen gemäß

§ 62a auch auf die Person des Spenders und des Empfängers.

(2) Durchbrechungen der Verschwiegenheitspflicht bestimmen sich nach den dienst- oder berufsrechtlichen Vorschriften. Im Übrigen besteht die Verschwiegenheitspflicht nicht, wenn die Offenbarung des Geheimnisses nach Art und Inhalt durch ein öffentliches Interesse, insbesondere durch Interessen der öffentlichen Gesundheitspflege oder der Rechtspflege gerechtfertigt ist.

(3) Durch die Landesgesetzgebung sind Vorschriften über die Ahndung von Zuwiderhandlungen gegen die Verschwiegenheitspflicht zu erlassen."

Die spezifische berufsrechtliche Verschwiegenheitspflicht der klinischen PsychologInnen und der GesundheitspsychologInnen ist durch das eigene Berufsgesetz vorgegeben und verpflichtet gemäß § 14 Psychologengesetz klinische PsychologInnen und GesundheitspsychologInnen sowie ihre Hilfspersonen zur Verschwiegenheit über alle ihnen in Ausübung ihres Berufes anvertrauten oder bekannt gewordenen Geheimnisse. Im Berufsgesetz sind keine Ausnahmen dazu normiert und daher strenger zu werten als die der medizinischen Gesundheitsberufe.

Grundsätzlich gilt, dass alle Beteiligten im Rahmen einer Einrichtung die Schweigepflicht trifft, wobei bei multiprofessioneller Arbeit im Rahmen einer Institution oft ein Zielkonflikt entsteht. Einerseits sind klinische PsychologInnen oder GesundheitspsychologInnen zur Verschwiegenheit, andererseits zur Zusammenarbeit mit den KollegInnen verpflichtet.

Den PatientInnen/KlientInnen muss bewusst gemacht werden, dass klinische PsychologInnen oder GesundheitspsychologInnen mit dem in der Krankenanstalt behandelnden Team im Austausch stehen. Dieser Austausch von Informationen zwischen den Berufsgruppen ist zur Erreichung einer bestmöglichen Betreuung bzw. Behandlung der KlientInnen bzw. PatientInnen in einer Institution unumgänglich. Daraus folgt, dass zwischen den

einzelnen Mitgliedern des Teams zunächst grundlegende Informationen ausgetauscht werden können und dazu grundsätzlich kein Geheimnis entstehen kann.

Hält der/die PatientIn/KlientIn jedoch ausdrücklich fest, dass er/sie eine gewisse Information nur dem/der jeweiligen klinischen PsychologIn oder GesundheitspsychologIn mitteilen möchte, so darf diese nicht an Teammitglieder weitergegeben werden.

Für solche Situationen ist es aber auch erforderlich, mit den KlientInnen bzw. PatientInnen rechtzeitig abzusprechen, welche Tatsachen auf Grund der geplanten und erforderlichen Zusammenarbeit keinesfalls als Geheimnisse angesehen werden können und notwendigerweise an konkrete Personen des Teams weitergeben werden müssen. Dabei wird es sich um Tatsachen handeln, die für die Behandlung durch ein anderes Teammitglied ausschlaggebend bzw. beeinflussend sein können.

Tritt jedoch der Fall ein, dass insbesondere klinische PsychologInnen oder GesundheitspsychologInnen, die Verschwiegenheit zugesichert haben, in einen Gewissenskonflikt geraten, ob sie ihre Verschwiegenheitspflicht verletzen sollen, so haben sie zunächst für sich selbst eine Interessenabwägung hinsichtlich der verschiedenen Rechtsgüter, wie beispielsweise Schutz des anvertrauten Geheimnisses gegenüber Schutz von Gesundheit und Leben, vorzunehmen.

Die Verletzung der Verschwiegenheitspflicht kann dann in einer Notstandslage entschuldbar oder gerechtfertigt sein, wenn sie dazu dient, einen unmittelbar drohenden bedeutenden Nachteil von sich oder einem anderen abzuwenden. Zu beachten ist, dass es sich um eine gegenwärtige oder unmittelbare Gefahr, die den Eintritt des Schadens als sicher oder höchst wahrscheinlich erscheinen lässt, handelt.

Bei ungerechtfertigter Verletzung der Verschwiegenheitspflicht sieht § 22 Psychologengesetz für die Verwaltungsübertretung eine Geldstrafe bis zu 3.600 Euro vor. Weiters wird durch die „Verletzung des Berufsgeheimnisses" ein strafrechtlicher Tatbestand (§ 121 StGB) erfüllt, der mit Freiheitsstrafe oder Geldstrafe bedroht ist, wenn der/die von der Verschwiegenheitsverletzung Betroffene die Anzeige erstattet (Privatanklagedelikt).

Daher ist auch bei der Dokumentation in Krankenanstalten darauf zu achten, dass der Verschwiegenheit unterliegende inhaltliche Aufzeichnungen getrennt von solchen Dokumentationen erfolgen, die von Dritten eingesehen werden können, wie z. B. die Krankengeschichte.

2.5. Dokumentation

Die oben umschriebene Verschwiegenheitspflicht gemäß § 14 Psychologengesetz sieht keine gesetzliche Einschränkung und grundsätzlich keine Entbindungsmöglichkeit vor, da der Kontakt zwischen klinischen PsychologInnen und PatientInnen auf einem höchst sensiblen Vertrauensverhältnis, welches mit entsprechendem Rechtsschutz ausgestattet wird, basiert.

In diesem Kontext darf auch auf die Aufzeichnungsregeln gemäß § 10 Abs. 4 des Bundesgrundsatzgesetzes betreffend Kranken- und Kuranstalten, BGBl. Nr. 1/1957, der in den Landesgesetzen zum Krankenanstaltenrecht umgesetzt wurde, verwiesen werden. In diesem wird normiert, dass Aufzeichnungen, die Geheimnisse betreffen, die Angehörigen des klinisch-psychologischen und gesundheitspsychologischen Berufes und ihren Hilfspersonen in Ausübung ihres Berufes anvertraut oder bekannt geworden sind, im Rahmen der Krankengeschichte oder der sonstigen Vormerke betreffend die Aufnahme und die Entlassung der Pfleglinge bzw. Ablehnung der Aufnahme nicht geführt werden dürfen. Diese Bestimmung wurde zur Unterstützung der Einhaltung der berufsrechtlichen strengen Verschwiegenheit der genannten Berufsgruppen eingeführt und dient auch dem Schutz vor dem Zugriffsrecht Dritter (vgl. Gerichte, Verwaltungsbehörden etc.), die auf die sonstige Krankengeschichte zugreifen dürfen.

Diese Ordnungsvorschrift bedeutet vor allem, dass eine Dokumentation, die auch Geheimnisse betreffen kann, aus berufsrechtlichen Gründen gemäß dem Psychologengesetz zwar zu führen ist, diese Aufzeichnungen, die gemäß dem Krankenanstaltengesetz dem Geheimnisschutz unterliegen, aber von klinischen PsychologInnen und GesundheitspsychologInnen streng räumlich getrennt von den anderen Aufzeichnungen einer Krankengeschichte (vgl. medizinische –, pflegerische Daten, klinisch-psychologische Eckdaten) zu führen und aufzubewahren sind. Die Aufbewahrung hat so zu erfolgen, dass nur diejenigen klinischen PsychologInnen oder GesundheitspsychologInnen von denen diese stammen sowie die PatientInnen die Möglichkeit haben, auf diese zuzugreifen.

Diese Aufzeichnungen sind aus berufsrechtlichen Gründen über jede zur Beratung und/oder Behandlung übernommene Person zu führen und dienen insbesondere der Nachvollziehbarkeit des Behandlungsverlaufs sowie zur Wahrung des Rechts der PatientInnen auf umfassende Aufklärung und Information.

Auch nach Ausscheiden der klinischen PsychologInnen oder GesundheitspsychologInnen aus der Krankenanstalt hat die Aufbewahrung dieser patientenbezogenen Dokumentation, die Geheimnisse betrifft, weiterhin in der Krankenanstalt für die vorgesehene Dauer der Aufbewahrungspflicht von 30 Jahren unter Wahrung des Geheimnisschutzes sowie der Einsichtsmöglichkeit für die PatientInnen zu erfolgen, da die PatientInnen bzw. der/die gesetzliche VertreterIn jederzeit das Recht auf Einsichtnahme in die Krankengeschichte haben.

Es wird davon ausgegangen, dass die Aufbewahrung der klinisch-psychologischen oder gesundheitspsychologischen Dokumentation zum Geheimnisschutz streng räumlich getrennt von den anderen Aufzeichnungen einer Krankengeschichte der PatientIn zu erfolgen hat, weshalb in diesem Zusammenhang eine Anonymisierung auch nicht unbedingt erforderlich wäre.

Eine Anonymisierung, die allerdings im Sinne einer weiteren Absicherung des Geheimnisschutzes erfolgt, ist jedoch zu befürworten. Eine entsprechend mögliche Rückführung der Anonymisierung zur Wahrung der Einsichtsrechte der PatientIn ist aber gleichzeitig sicherzustellen.

Das Procedere für die Dokumentation ist gemäß Psychologengesetz nicht vorgegeben, so dass es der Krankenanstalt obliegt, je nach gewählter (technischer) Form, den gesetzlich vorgegebenen Geheimhaltungsschutz verantwortungsvoll zu wahren und allenfalls notwendige differenzierte Vorgangsweisen zur Aufbewahrung der dem besonderen Geheimnisschutz unterliegenden Aufzeichnungen zu wählen.

2.6. Qualitätssicherung durch Fortbildung

Wesentlich für den hohen Standard der Betreuung in Krankenanstalten ist die ständige Fortbildung der Behandelnden, die es ermöglicht, dass dem Recht der PatientInnen auf Betreuung und Behandlung nach dem neuesten Stand der Wissenschaft entsprochen und die erforderliche Qualität gesichert wird.

So findet sich in § 11d des KAKuG sowie den entsprechenden Bestimmungen der Landesgesetze die Verpflichtung der Träger von Krankenanstalten die regelmäßige Fortbildung der Angehörigen der Gesundheits- und Krankenpflegeberufe, der Angehörigen der medizinisch-technischen Dienste sowie des übrigen in Betracht kommenden nichtärztlichen Personals sicherzustellen. Zu den letztgenannten sind wohl die klinischen PsychologInnen und GesundheitspsychologInnen zu zählen.

Wie dem Auftrag zur Sicherstellung nachzukommen ist und wer die Kosten zu tragen hat, wird jedoch nicht festgelegt. Mögliche Optionen wären die Organisation krankenanstalteninterner Fortbildung, Absolvierung außerhalb während der Dienstzeit, Kostentragung durch den Dienstgeber oder zumindest Freistellung

durch Inanspruchnahme unbezahlten Urlaubes.

Korrespondierend dazu besteht nicht nur für klinische PsychologInnen oder GesundheitspsychologInnen, sondern auch für alle weiteren Gesundheitsberufe die Pflicht zur ständigen Fortbildung in den entsprechenden Berufsgesetzen (vgl. etwa § 49 Abs. 1 Ärztegesetz 1998, § 17 Abs. 1 Zahnärztegesetz, § 13 Abs. 1 Psychologengesetz, § 11 Abs. 2 Bundesgesetz über die Regelung der gehobenen medizinisch-technischen Dienste, § 63 Abs. 1 Gesundheits- und Krankenpflegegesetz, § 14 Abs. 1 Psychotherapiegesetz etc.).

„Fortbildung" bedeutet eine nach absolvierter Ausbildung und Erlangung der Berufsberechtigung theoretisch und praktisch orientierte Vertiefung der in der Ausbildung erworbenen Kenntnisse, Fertigkeiten und Erfahrungen, um die Berufsausübung stets nach bestem Wissen und Gewissen unter besonderer Beachtung der aktuellen Entwicklung der Erkenntnisse auf dem Gebiet der für den jeweiligen Gesundheitsberuf relevanten Wissenschaften gewährleisten zu können.

Daher dient die Pflicht zur ständigen Fortbildung, die auch eine ethisch-moralische Verpflichtung eines jeden Angehörigen eines Gesundheitsberufes gegenüber seinen PatientInnen darstellt, insbesondere der Qualitätssicherung und des PatientInnenschutzes im Gesundheitswesen.

Ergänzend zu § 13 Abs. 1 Psychologengesetz wurde auf Grundlage eines Gutachtens des Psychologenbeirates die Fort- und Weiterbildungsrichtlinie für klinische und GesundheitspsychologInnen als Konkretisierung und Interpretation der festgeschriebenen Fortbildungspflicht veröffentlicht.

Diese Richtlinie bildet mit dem in ihr genannten Richtwert von 100 Einheiten an Fortbildungsmaßnahmen im Zeitraum von drei Jahren einen Maßstab für die Beurteilung im Hinblick auf die bestehende Fortbildungspflicht und entfaltet mittelbare Verbindlichkeit.

3. Zusammenfassung und Ausblick

Die gesetzlichen Regeln betreffend die Berufsausübung der Klinischen Psychologie und der Gesundheitspsychologie finden sich insbesondere im Psychologengesetz sowie im Krankenanstalten- und Kuranstaltengesetz (KAKuG) und darüber hinausgehend in den vom Bundesministerium für Gesundheit veröffentlichten Richtlinien, die den Sorgfaltsmaßstab für klinische PsychologInnen und GesundheitspsychologInnen nicht nur im Bereich der Fort- und Weiterbildung, sondern auch im Bereich der Ethik oder der Gutachtenerstellung spezifizieren. Wesentlich ist die Eigenverantwortlichkeit und damit fachliche Weisungsfreiheit in der Berufsausübung, die durch umfassende Berufspflichten geprägt ist, welche wiederum der Erhaltung der Qualifikation am letzten Stand der Wissenschaft und der Wahrung der Rechte der PatientInnen, ihrer Integrität, Würde und Selbstbestimmung dient.

4. Literatur

Psychologengesetz, BGBl. Nr. 360/1990

Bundesgesetz über Krankenanstalten und Kuranstalten (KAKuG), BGBl. Nr. 1/1957, zuletzt geändert durch BGBl. I Nr. 65/2002

Kierin M, Pritz A, Sonneck G, (1991) Psychologengesetz, Psychotherapiegesetz, Kurzkommentar, Orac, Wien

Firlei K, Kierein M, Kletecka-Pulker M, (2004) Jahrbuch für Psychotherapie und Recht III, Facultas Verlag, Wien

Firlei K, Kierein M, Kletecka-Pulker M, (2005) Jahrbuch für Psychotherapie und Recht IV/V, WUV Facultas, Wien

Richtlinie des Bundesministeriums für Gesundheit auf Grundlage eines Gutachtens des Psychologenbeirates (1995) Ethikrichtlinie für klinische Psychologinnen und klinische Psychologen sowie für Gesundheitspsychologinnen und Gesundheitspsychologen. In: Mitteilungen der Sanitätsverwaltung, Heft 7/2001, S 12ff

Klinische Psychologie ist keine „Buchwissenschaft"

Ilse Kryspin-Exner

1. Einleitung

Die Strukturen und die Ausbildungsgänge an den Universitäten sind derzeit im Umbruch und auch die Anforderungen und Erwartungen an die Klinische Psychologie in Wissenschaft und Praxis haben sich seit Etablierung dieses Faches deutlich geändert und erweitert. Der Trend geht heute in Richtung einer

- Allgemeinen Klinischen Psychologie, die sich mit grundlegenden Annahmen über Gegenstand, Strukturen, Theorien, Methodologien und Methodiken des Faches beschäftigt sowie einer
- Speziellen Klinischen Psychologie, die störungsspezifische Fragestellungen im Bereich Diagnostik, Behandlung und Rehabilitation zum Inhalt hat (Bastine, 1998; Huber, 2008).

Zusätzlich zum Grundlagenwissen in der Psychologie insgesamt sind auch die störungsspezifischen Kenntnisse angewachsen: Vor 40 Jahren gab es noch keine strukturierte, kriteriumsorientierte Diagnostik psychischer Störungen, seitdem hat die Differenzierung psychischer Störungen hinsichtlich Symptomatik und Klassifikation, Verlauf, Ätiologie und Behandlung in damals unvorstellbarer Weise zugenommen (Überblickswerke dazu siehe unter anderem Comer, 2008; Davison und Neale, 2007; Perrez und Baumann, 2005; Reinecker, 2003; Wittchen und Hoyer, 2008). Schlichte lerntheoretische oder tiefenpsychologische Störungs-

modelle wurden mittlerweile abgelöst durch komplexe Modellvorstellungen, bei denen die Interdependenz vielfältiger affektiver und kognitiver Prozesse, insbesondere aber deren Verzahnung mit neuropsychologischen und psychobiologischen Abläufen entscheidend für die Überprüfung der Modelle geworden ist. Nur ein Teil dieses Wissens ist direkt einschlägige Grundlage von Klinischer Psychologie oder Psychotherapie. Der weitaus größere Teil betrifft Erkenntnisse zur Bedeutung von Risikofaktoren und Prozessen für das Verständnis von Störungen, die je nach Störung von der Genetik über die Neurobiologie bis zu den genuin psychologischen Themen der Reaktionsdisposition für verschiedene Belastungen reichen (Rief et al., 2007).

Stationäre Aufnahmen aufgrund von psychischen Erkrankungen liegen bereits an vierter Stelle der Häufigkeitstabelle mit prognostizierter steigender Tendenz in den nächsten Jahren. Rund zwei Drittel der psychischen Erkrankungen entfallen dabei auf die Diagnosen Angst und Depression (Rumpold et al., 2009), wofür die Klinische Psychologie gut fundierte Modelle und daraus abgeleitete Behandlungskonzepte anbietet. In der heutigen Zeit ergibt sich noch ein weiterer wichtiger Aspekt: Für eine Reihe von Personen mit somatischen Störungen besteht der Bedarf an vorübergehender psychologischer Unterstützung im Sinne einer Bewältigungsorientierung. Die Menschheit wird immer älter, die Methoden der Medizin ermöglichen ein „Überleben" (z. B. durch Organtransplantation oder nach schwersten Autounfällen), es kommt immer häufiger zu chronischen Erkrankungen und zu Multimorbidität. Hierbei benötigen sehr viele Personen Begleitung und Unterstützung, die nicht in der Behandlung von psychischen Störungen, sondern in Form von Hilfestellung in Krisensituationen, relevanter Informationsvermittlung, Motivationserhöhung (z. B. im Zusammenhang mit Compliance), Einbeziehung von Angehörigen usw. besteht. Dies erfolgt vielfach in Form von Beratung sowie Psychoedukation, die auch für die Prävention und Rückfallprophylaxe große Bedeutung hat (Nestmann et al., 2004). Über diesen Bereich ist, was die Epidemiologie anlangt, relativ wenig bekannt, weshalb es noch immer schwierig ist, mit Zahlen zu argumentieren. Es gilt daher, Methoden zu finden, jene Personen, die ein spezielles psychologisches Angebot benötigen, heraus zu filtern (Ehlert, 2002; 2005; Rumpold et al., 2009).

2. Historischer Abriss

Die Klinische Psychologie als eigenes Fachgebiet blickt auf eine nicht allzu lange Geschichte zurück. Sie ist als Teildisziplin aus der Allgemeinen Psychologie hervorgegangen; im deutschen Sprachraum sind Wurzeln in der Philosophie beziehungsweise Psychiatrie zu finden. Der Psychiater Kraepelin, der mit Wilhelm Wundt zusammenarbeitete (Wundt hat 1879 in Leipzig das erste Laboratorium für Experimentelle Psychologie der Welt gegründet), verfügte über gute Kenntnisse in der Experimentalpsychologie. Er interessierte sich für „psychische Zeitmessung" (die Zeit, die erforderlich ist, um auf einen Sinneseindruck in bewusster Weise zu reagieren), Wahlreaktionen, Assoziationen und für Arbeitsverläufe, also die Auswirkung von Übung, Ablenkung, Monotonie und Ermüdung auf das Leistungsverhalten. Diese ersten bedeutenden Schritte zur Verbindung von Psychiatrie und Experimentalpsychologie wurden

in Kraepelins Schrift „Der psychologische Versuch in der Psychiatrie" (1895) zusammengestellt. Kraepelin hat sich auch bereits mit Auswirkungen verschiedener Noxen (beispielsweise pharmakologischer wie Tee, Alkohol und Morphin) auf Leistung interessiert. Er gilt deshalb auch als Begründer der Pharmakopsychologie, die ebenfalls vom Geist der Experimentalpsychologie im Sinne Wundts geprägt ist (1892: „Über die Beeinflussung einfacher psychischer Vorgänge durch einige Arzneimittel"; siehe dazu auch Kryspin-Exner, 2001a; 2001b; 2004).

Philosophische Betrachtungen zu Phänomenen psychischer Auffälligkeiten oder Störungen reichen bis in die Antike zurück, in einigen Lehrbüchern zur Klinischen Psychologie finden sich dazu ausführliche Darstellungen (Comer, 2008; Davison und Neale, 2007). Für die heutige Klinische Psychologie im deutschsprachigen Raum ist Karl Jaspers von Bedeutung, ebenfalls Psychiater, aber besser bekannt als existenzialistischer Philosoph der „Heidelberger Schule". Er prägte den Begriff „Psychopathologie", wobei es im Sinne eines idiographisch-kasuistischen Zugangs des „Einlebens" bedarf, das heißt dem einzelnen Individuum im Sinne der Begegnung, des Dialogs, der Interaktion zugewandt sein; im Sinne des nomothetischen Forschens geht es aber gleichzeitig auch um die Suche nach regelhaften Zusammenhängen. Dieses Eingehen auf den Einzelnen, ohne die Perspektive dafür zu verlieren, das Wissen auch zu kommunizieren, ist gleichermaßen notwendig für das Erfassen und Erkennen psychischer Störungen und bildet somit die Grundlage der Psychopathologie. Kraepelin und Jaspers gelten heute als Pioniere der Klassifikation psychischer Störungen.

Für die Klinische Psychologie im deutschen Sprachraum ist auch Hugo von Münsterberg (1863–1916) erwähnenswert, der in Heidelberg Medizin und bei Wilhelm Wundt in Leipzig Philosophie studiert hatte und dem der Übergang der Psychologie in eine empirische Wissenschaft zugeschrieben wird. Er war Gastprofessor in Harvard und wurde 1898 Präsident der American Psychological Association. Er stellte dem Konzept der Psychopathologie die Pathopsychologie gegenüber, die psychische Abweichungen unter Rückgriff auf Methoden und Kenntnisse der „normalen" Psychologie ableitet. Münsterberg war in vielem seiner Zeit voraus, beispielsweise indem er einen kontinuierlichen Übergang zwischen normalen und abnormen psychischen Prozessen postulierte, was im Sinne eines dimensionalen Ansatzes heute „state of the art" ist: Gerade weil der heutigen Auffassung zufolge auch das Krankhafte nur eine Veränderung, im letzten Grunde eine Steigerung oder Hemmung der normalen psychischen Prozesse ist, kann die Abweichung so lehrreich für das Verständnis des Normalen werden (Münsterberg, 1912, S. 52).

Schließlich soll nicht unerwähnt bleiben, dass die ersten Versuche, experimentalpsychologische Ansätze in die Theorienbildung psychischer Störungen einzubinden, in Österreich vom Wiener Arzt Obersteiner und dem Physiologen Exner durchgeführt wurden (Kryspin-Exner, 2005). Obersteiner führte Untersuchungen mit einem von Exner konstruierten Apparat zur Erfassung der Reaktionszeit bei psychiatrischen PatientInnen durch und stellte in seinem 1874 erschienenen Lehrbuch „Grundzüge der physiologischen Psychologie" fest, „daß die Verlangsamung der Reaktionszeit und auch die erhöhte Schwankung auf eine geringere Leistungsfähigkeit des Gehirns (bei Geisteskranken) schließen läßt" (Kryspin-Exner, 2004, S. 160).

Als Freud und die Psychoanalyse als ätiologisches Modell zur Erklärung psychischer Störungen und tiefenpsychologische Methoden zu deren Behandlung Bedeutung gewannen, wurde die Klinische Psychologie durch die Assoziationen mit diesem Modell und Reaktionen gegen dieses geprägt. Derartige Standortbestimmungen kennzeichnen auch heute noch in vielerlei Hinsicht den Zugang zur Klinischen Psychologie und noch mehr jenen der Psychotherapie. In Österreich ist im Zusammenhang mit der Etablierung der Klinischen Psychologie auch die Jugendarbeit zu erwähnen, die sich der Eingliederung sozial gestörter Jugendlicher in die Gesellschaft widmete. Alfred Adler lehrte am Pädagogischen Institut der Stadt Wien Psychologie und errichtete in den 20er Jahren des letzten Jahrhunderts am „Volksheim Ottakring" die erste individualpsychologische Erziehungsberatungsstelle als Präventivmaßnahme, der mehr als zwanzig weitere Beratungszentren folgten. Im Zusammenhang mit Erziehungsberatung sind auch die Pädagogen August Aichhorn und Oskar Spiel zu nennen, sowie die so genannten „Child Guidance Kliniken", die nach amerikanischem Vorbild seit 1949 in Wien ambulante psychotherapeutische Behandlung mit Kindern, Jugendlichen und deren Familien durchführen. Charlotte Bühler setzte sich während eines Studienaufenthaltes in den USA mit dem Behaviorismus auseinander und übernahm die Methode der Verhaltensbeobachtung, die sie in der 1925 errichteten „Kinderübernahmsstelle" etablierte. Diese Institution stellte eine Art Quarantänestation für Kinder dar, die der städtischen Fürsorge übergeben worden waren; sie ist später mit geänderter Zielsetzung in die Jugendwohlfahrt der Stadt Wien übergeleitet worden (Kryspin-Exner, 2004a; 2004b).

Im Rahmen der Medizin wurden anwendungsorientiert die ersten aus der Psychologie entwickelten Ansätze an der Psychiatrie (die seinerzeit noch gemeinsam mit der Neurologie Abteilungen bildete) und der Kinderheilkunde verwirklicht. Deshalb stand in der Klinischen Psychologie auch lange die Auseinandersetzung mit psychischen Störungen im Vordergrund, und auch das hat wiederum zwei unterschiedliche Ursachen:

– Die amerikanische Klinische Psychologie hat sich im Sinne der „abnormal psychology" fast ausschließlich mit psychischen Erkrankungen und psychischen Störungen befasst.
– In die europäische Klinische Psychologie wurden zwar sehr früh somati-

sche Erkrankungen einbezogen, die diesbezügliche Entwicklung wurde jedoch durch die beiden Weltkriege und die Zeit des Wiederaufbaus danach unterbrochen. Durch fast vier Jahrzehnte hindurch (1914 bis in die frühen 50er Jahre) gibt es kaum einschlägige deutschsprachige Publikationen. Später wurde dann diese Thematik vorwiegend aus der Perspektive der Psychosomatik und weniger aus dem Blickwinkel der Klinischen Psychologie bearbeitet. So wird heute der Ausdruck „Psychosomatik" meist unabhängig davon verwendet, ob es sich um psychische Ursachen oder um psychologische Begleitphänomene oder Reaktionen auf körperliche Erkrankungen handelt. Bereiche wie Verhaltensmedizin oder Klinische Neuropsychologie, wenn es um hirnorganisch bedingte psychische Störungen geht, sowie Aufgaben und Ziele der Rehabilitationspsychologie werden teilweise als eigene Fachbereiche innerhalb der Klinischen Psychologie beziehungsweise als interdisziplinär angelegt diskutiert. Wichtige Arbeitsgebiete, die derzeit auch im deutschen Sprachraum zunehmend Bedeutung bekommen, sind in „Public Health" und in der Gesundheitspsychologie zu finden.

„Psychologie im Gesundheitswesen" ist ein neutralerer Begriff als die Klinische Psychologie, die sich aus dem amerikanischen Verständnis „clinical" und damit ambulanter Versorgung herleitet (siehe auch Lightner Witmer, 1907 der den Begriff prägte) und der im Deutschen Sprachraum durch die Konnotation mit „Klinik" primär Assoziationen mit stationärer Aufnahme, steril, ohne Atmosphäre und mit wenig persönlicher Beziehung usw. hervorruft. „Klinische Psychologie im Krankenhaus" – wie der Titel des Buches lautet – konzentriert die Erkenntnisse des Faches auf die stationäre Aufnahme, „Psychologie in der Medizin" würde noch mehr auch die Notwendigkeit der Vernetzung mit nachgehender Betreuung,

ambulanter Versorgung, Konsiliar- und Liaisontätigkeit sowie Kommunikation zwischen den beteiligten Berufsgruppen und auch Bezugspersonen (Angehörige, „significant others") hervorkehren.

3. Aktuelle Standortbestimmung und gesetzliche Grundlagen

Nach heutigem Verständnis von Klinischer Psychologie wird damit jene Teildisziplin der Psychologie verstanden, die sich mit

– psychischen Störungen,
– psychischen Aspekten körperlicher Erkrankungen oder Beeinträchtigungen und
– psychischen Krisen aufgrund extremer Lebenssituationen
befasst.

Wie erwähnt, unterbrach der zweite Weltkrieg die Entwicklung der Klinischen Psychologie als moderne wissenschaftliche Disziplin in Europa, sie fasste erst in den 50er Jahren wieder Fuß. Auf akademischem Boden an den Universitäten Österreichs ist sie in Form von Abteilungen oder dafür eingerichteten Ordinariaten überhaupt erst seit 1981 sichtbar und zwar zuerst in Graz, 1983 folgte Salzburg, 1998 Wien, 2001 Innsbruck und 2003 Klagenfurt. Davor gab es zwar bereits einschlägige Lehrveranstaltungen oder auch Personen an Abteilungen mit anderer Bezeichnung (etwa in Wien „Angewandte Psychologie"), die sich klinischen Fragestellungen in Forschung und Lehre widmeten, jedoch waren längst eine Reihe von PsychologInnen an anderen Universitätseinrichtungen, etwa Universitätskliniken, sowie an Krankenhäusern beziehungsweise Ambulanzen tätig und entwickelten damit eine eigene Identität. Sie fanden bei der an den Universitäten vertretenen Psychologie kaum AnsprechpartnerInnen, ihre Dienstgeber waren meist medizinische Institutionen, und neben der Bearbeitung diagnostischer

Fragestellungen nahmen sie zunehmend auch therapeutische Aufgaben wahr, wofür es seinerzeit (und leider auch heute noch) von Seiten der traditionellen Universitätsleitungen wenig Interesse und kaum Rückhalt gab/gibt.

Die zweite Hälfte des 20. Jahrhunderts brachte eine Vielfalt an psychologischen Behandlungs- beziehungsweise psychotherapeutischen Methoden und Strömungen hervor, deren Grundannahmen, auch als „Menschenbilder" bezeichnet, differieren. Sie beruhen mehr oder weniger auf begründbaren Theorien sowie nur wenige auf empirisch ableitbaren Hypothesen. Psychologische Interventionen einschließlich Psychotherapie sind ein zentraler Bereich der Klinischen Psychologie. Einige europäische Länder folgen dieser Sichtweise, einige andere versuchen diese Bereiche anhand rechtlicher Regulationen zu teilen, und somit könnte eine europäische Perspektive ein wichtiger Wegweiser in eine gemeinsame Zukunft sein. Neue Untersuchungsmethoden, besonders für die Evaluierung psychotherapeutischer Methoden, wurden entwickelt, und je mehr die Psychotherapie professionalisiert wurde, desto mehr etablierte sie sich selbst als eine spezielle Disziplin, teilweise innerhalb des Feldes der Klinischen Psychologie, teilweise außerhalb. Aktuell, am Beginn des 21. Jahrhunderts, sind die Klinische Psychologie und die Psychotherapie in einen Differenzierungs-Integrations-Prozess verwickelt. Diese Entwicklung wird nicht nur durch Inhalte, sondern auch durch externe Kräfte wie Politik (Berufs- und Gesundheitspolitik), Wirtschaft (Arbeitsmarkt) und Gesellschaft (demografische Veränderungen, Globalisierung) bestimmt (Kryspin-Exner, 2001a; 2001b; 2004). Daraus ergibt sich, dass gesetzliche Regelungen in verschiedenen Ländern unterschiedlich sind, was eine Harmonisierung etwa innerhalb Europas erschwert beziehungsweise diese nur ansatzweise gegeben ist (siehe z. B. Europsy im Rahmen der EFPA, European Federation of Psychologist's Associations, http://www.efpa.eu/europsy/europsy).

Speziell für die deutschsprachigen Länder bedeutet dies, dass mit den beiden Gesetzen zur Regelung der Psychologie einerseits und der Psychotherapie andererseits in Österreich 1991 eine Trennung dieser beiden Berufsgruppen mit je unterschiedlicher Ausbildungsordnung erfolgt ist, wo hingegen mit dem am 1. Jänner 1999 in Deutschland in Kraft getretenen Psychotherapeutengesetz dort die Berufsbezeichnung des „Psychologischen Psychotherapeuten" gesetzlich geregelt wurde. Letzteres räumt den als solchen mit Spezialausbildung registrierten Klinischen PsychologInnen einen offiziellen Stellenwert als PsychotherapeutInnen im öffentlichen Gesundheitswesen mit finanzieller Abgeltung ihrer Leistungen ein. Abgesehen von den Niederlassungsmöglichkeiten und der viel gepriesenen „Mobilität", die durch nationale rechtliche Regelungen eingeschränkt wird, hat dies auch beispielsweise für Ausbildungsunterlagen weitreichende Folgen: Einschlägige deutschsprachige Zeitschriften und Lehrbücher der Klinischen Psychologie wurden mit Klärung der rechtlichen Situation in Deutschland durch die Bezeichnung „Psychotherapie" ergänzt und dies führt insofern zu einem Dilemma, als damit sämtliche deutschsprachige Literatur zur Thematik Inhalte umfasst, die der Gesetzeslage in Österreich nicht entsprechen. Im internationalen Kontext stellt das im Rahmen der Ausbildung insofern ein Problem dar, als akademischer Zugang zur Thematik und die Umsetzbarkeit im Rahmen nationaler gesetzlicher Regelungen zu Verwirrungen führen, die angesichts der derzeit hohen Zahl von ausländischen Studierenden in Österreich eine zusätzliche spezifische Note erhält.

Das österreichische Psychologengesetz regelt
- die klinisch-psychologische Diagnostik
- die Entwicklung gesundheitsfördernder Maßnahmen und Projekte
- die Anwendung psychologischer Behandlungsmethoden zur Prävention, Behandlung und Rehabilitation von Einzelpersonen und Gruppen oder die

Beratung von juristischen Personen sowie die Forschungs- und Lehrtätigkeit auf den genannten Gebieten.

Das bedeutet, dass mit dem Terminus „Psychologische Behandlung" im österreichischen Psychologengesetz die therapeutischen Kompetenzen der Klinischen und GesundheitspsychologInnen bezeichnet werden. Dieser Begriff ist im Gesetzestext nicht weiter ausgeführt, inhaltlich nicht differenziert und auch nicht von Psychologischer Beratung und Psychotherapie abgegrenzt (siehe Resümee dieses Beitrags).

4. Lehre und Ausbildung

Umfragen bei StudienanfängerInnen belegen, dass die überwiegende Mehrzahl das Fach „Psychologie" wählt, weil sie im therapeutischen Bereich tätig werden will. Beim Großteil der Studierenden bleibt dieses Interesse über das ganze Studium hinweg bestehen, so dass zwischen 70–80 % Klinische Psychologie als Vertiefungsfach wählen. Dabei muss auch an jene StudienabgängerInnen gedacht werden, die (teilweise aus Mangel an Ressourcen der Betreuung im Bereich der Klinischen Psychologie) Schwerpunktsetzungen in anderen Teilfächern der Psychologie gewählt haben, aber im weiteren Berufsleben zur Klinischen Psychologie wechseln. In den Postgraduierten-Ausbildungen wird deutlich, dass viele Studierende mit Schwerpunktsetzung im Bereich Grundlagen, Pädagogische oder Wirtschaftspsychologie, zu einem späteren Zeitpunkt sich doch für eine Tätigkeit im klinischen Bereich entscheiden (Rief et al., 2007).

Aufbauend auf allgemeinen Erkenntnissen der Psychologie erfolgte eine wissenschaftliche Ausdifferenzierung der Klinischen Psychologie auf mehrere, zum Teil fast schon eigenständig wirkende Bereiche, die durch eigene diagnostische Methoden, eigene theoretische Modelle und beteiligte Prozesse, durch spezifische Interventionen sowie durch eigene große Berufsmärkte gekennzeichnet sind (z. B.

Suchtbereich, Psychosomatik und Verhaltensmedizin, Neuropsychologie, Klinische Kinder- und Jugendpsychologie). Eine bessere Vernetzung der Teilbereiche der Klinischen Psychologie mit anderen Teilgebieten der Psychologie einschließlich der Grundlagenfächer (z. B. Statistik und Methodenlehre, Biologische Psychologie, Psychologische Diagnostik) ist zum gegenseitigen Vorteil nicht nur wünschenswert sondern verpflichtend.

Die Klinische Psychologie hat sich als Fach in einem solchen Tempo entwickelt, dass die universitäre Ausbildung an den meisten Standorten mit den zur Verfügung stehenden Lehrkontingenten nur noch für Bruchteile des Anwendungsgebietes ausreichend vorbereiten kann. Ähnliches gilt – wiederum auf die österreichische Situation bezogen – für den postgradualen Bereich. Hier werden derzeit im Rahmen des Psychologenbeirats neue Modelle ausgearbeitet, die eine bessere Schwerpunktsetzung, Vertiefung in einzelnen Bereichen und auch mehr Akzentuierung im Gesundheitsbereich ermöglichen sollen. Wie das bei gleich bleibender Ausbildungszeit erfolgen soll, wird die Zukunft zeigen.

Insofern ist das an vielen Universitätsstandorten praktizierte „Gleichhalten" der verschiedenen Richtungen innerhalb der Psychologie ein zwar von den handelnden Personen her gesehen verständliches aber strategisch ungünstiges Vorgehen. Es ist zukünftig für die Klinische Psychologie sowohl eine Differenzierung des Lehr- und Ausbildungsspektrums zu fordern (vordringlich beispielsweise hinsichtlich einer Klinischen Psychologie des Kindes- und Jugendalters, der Somatopsychologie, der Klinischen Neuropsychologie sowie des Interventionsbereichs – jeweils in Kooperation mit Institutionen/Kliniken/Krankenhäusern, die sich mit diesen Fragestellungen beschäftigen) als auch eine bessere Vernetzung: So sind beispielsweise Interventionen im pädagogischen und Wirtschaftsbereich ebenso zu finden wie im klinischen, wenn auch in letzterem am häufigsten und sehr vielgestaltig. Von einer „schwachen" Klinischen Psychologie profitieren in diesem Kontext andere psychologische Fächer bestenfalls nur kurzfristig (Rief et al., 2007). Studierende wählen Themen für Diplom- oder Masterarbeiten, die sie weniger interessieren, das führt zu Studienverzögerungen sowie Drop-outs und fördert zur universitären Ausbildung alternative Programme und das wiederum beeinträchtigt den „Ruf" eines Faches, nämlich der Psychologie insgesamt.

Speziell für die österreichische Situation hat diesbezüglich die Trennung der Universitäten in Medizinische und andere Änderungen gebracht, die sich auf das Fach der Klinischen Psychologie ebenfalls ungünstig auswirken. War beispielsweise die Lehre früher fakultätsübergreifend und der Besuch einschlägiger Lehrveranstaltungen im Bereich der Medizin selbstverständlich, so wird jetzt wesentlich mehr auf Grenzziehungen geachtet, die von „unerlaubtem" Besuch bis zur Verweigerung, Lehrveranstaltungen für andere oder an anderen Universitäten anbieten zu dürfen, reichen. Damit sind auch manche der sehr beliebten und lehrreichen „Falldarstellungen" (unter Beachtung ethischer Rahmenbedingungen) nicht mehr möglich. Oftmals erschwerte Bedingungen für die wissenschaftlich-psychologische Tätigkeit im Rahmen von Universitätskliniken (z. B. auch zeitweise keine AusbildungskandidatInnen, patientenorientierte Dissertationen nur im Rahmen des Medizin-PhD-Programms möglich) scheinen sich in letzter Zeit zu lockern, zufriedenstellend im Sinne eines gegenseitigen Austausches oder einer Ergänzung sind sie jedoch noch nicht.

Parallel zu diesen Prozessen wurden in den Arbeitsbereichen zur Klinischen Psychologie Ausbildungsambulanzen für Forschung und Lehre gegründet und ausgeweitet (an der Fakultät für Psychologie der Universität Wien die Lehr- und Forschungspraxis, LeFoP, siehe http://www.univie.ac.at/Psychologie/lefop/), um den gestiegenen Anforderungen an eine verbesserte klinische Forschung, aber auch an anwendungsorientierte Ausbildung zu entsprechen. In Deutschland haben ca. 80 % der Abteilungen für Klinische Psychologie an den Hochschulen derartige Hochschulambulanzen eingerichtet. Befriedigende Anpassungen in der Lehre oder hinsichtlich der Struktur der Institute wurden bisher jedoch nicht vorgenommen (Rief et al., 2007). An manchen Universitätsstandorten ist die Erhaltung dieser Einrichtungen ständig umkämpft und obwohl sachlich sehr gut argumentier- und begründbar kein eindeutig definierter Ausbildungsbaustein geworden. Darauf kann hier nicht weiter eingegangen werden, weil es nicht spezifisch die Thematik „Klinische Psychologie im Krankenhaus" – siehe Buchtitel – betrifft.

Im Zusammenhang mit der neuen Studienstruktur im Rahmen der Bologna-Regelungen, also der Bachelor- und Masterstudiengänge sowie Doktoratsprogramme, stellt sich bei der Diskussion um die Gewichtung der Klinischen Psychologie einerseits die Frage, ob für die StudienabgängerInnen in Klinischer Psychologie auch ein entsprechender Arbeitsmarkt existiert, andererseits welchen Stellenwert den zukünftigen Bachelors im Gesundheitsbereich zukommen wird. Gleichzeitig wird mancherorts in Deutschland befürchtet, dass es nicht genügend StudienabgängerInnen geben wird, die eine nachfolgende Psychotherapie-Ausbildung absolvieren und damit sicherstellen, dass Psychologische PsychotherapeutInnen weiterhin die Hauptsäule der Krankenkassenleistung Psychotherapie repräsentieren (Rief et al., 2007).

Aus diesen Gründen wäre eine verlässliche Abschätzung des Bedarfs im Berufsmarkt erforderlich, diesbezügliche Regelungen widersprechen aber in mannigfacher Weise wiederum den politischen Vorgaben in Hinblick auf Zugangsregelungen und -beschränkungen zu Studienrichtungen. Aktuell stellt sich an den Universitäten die Frage, wie die Nachfrage nach Psychologie allgemein und Klinischer Psychologie im Speziellen gestillt werden soll, wenn das Interesse der Studierenden an diesem Fach weiterhin so hoch bleibt. Für das große Interesse an Klinischer Psychologie sind die Lehrkontingente und das

Betreuungsverhältnis Studierende/Lehrende keineswegs ausreichend (siehe weiter oben). Gleichzeitig gilt es zu überlegen, welche Angebote die Klinische Psychologie an den Universitäten bieten muss, um attraktiver zu sein als konkurrierende Angebote von rein berufsorientierten Kurz- und Fernstudiengängen, Spezialausbildungen oder neu entstehenden Curricula. Die Anwendung klinisch-psychologischen Wissens im Gesundheitswesen benötigt ein ausreichendes Maß an Übung und Training, die viel zitierte „evidence based knowledge" verlangt ein hohes Maß einschlägig supervidierter Tätigkeit, die im universitären Rahmen mit den derzeitigen Studierendenzahlen nicht gewährleistet werden kann. Da die „employability", also die Beschäftigungsfähigkeit, im Rahmen von Universitätsausbildungen sowie die Konkurrenz verschiedener Universitätsstandorte derzeit in den Vordergrund gestellt wird, wären Curricula mit einer spezifischen akademischen und wissenschaftlichen Qualifizierung, für die auch im Anwendungsfeld Bedarf ist, zielführender als sehr breit gefächerte oder unspezifische Ansätze.

Daher stellt sich aktuell die Frage, welche Inhalte und Lehrziele das Ausbildungsangebot in Klinischer Psychologie abdecken muss, welche Querbeziehungen zu den anderen Gebieten insbesondere zur Medizin etabliert werden sollen, um das Studium dem sich weiter beschleunigenden internationalen Erkenntnisstand in Klinischer Psychologie und Psychotherapie anzupassen. Antworten auf diese Fragen entscheiden über die Struktur und die Attraktivität der neu eingerichteten oder in Planung befindlichen BSc- und MSc-Studiengänge, und damit über die Zukunft des Faches in Lehre, Forschung und Praxis.

Für die Lehrkonzeption resultiert daraus die Herausforderung, eine kaum mehr überschaubare Fülle von relevantem Wissen aus unterschiedlichen Bereichen ansatzweise zu vermitteln oder eben eine geeignete und begründete Auswahl zu treffen. Die Zahl von wissenschaftlichen Zeitschriften zur Klinischen Psychologie übertrifft bei weitem die Zahl von Zeitschriften in anderen Teilgebieten der Psychologie. So nennt ISI Web of Knowledge SM unter Journal Citation Reports® für den sozialwissenschaftlichen Bereich 83 Zeitschriften nur unter Klinischer Psychologie. Dabei sind viele Zeitschriften und Beiträge aus dem eher naturwissenschaftlichen Bereich, aus der Psychiatrie und der Psychosomatik sowie aus einigen angrenzenden oder überlappenden Grundlagenbereichen zusätzlich zu berücksichtigen. Das Studium der Klinischen Psychologie muss das Störungswissen von der Psychopathologie, Diagnostik und Klassifikation psychischer- und Verhaltensstörungen, über die relevanten Faktoren und Modelle ihrer Entstehung und Aufrechterhaltung bis hin zu den Grundlagen der klinisch-psychologischen Interventionen und ihre Evaluation und Überprüfung (z.B. Psychotherapieforschung) vermitteln (Rief et al., 2007). Der Umfang und die Geschwindigkeit des Erkenntniszugewinns fordert neue Vermittlungsformen, die anwendungsorientierte Bausteine sowie Fallarbeit einschließen – eben gemäß des Titels dieses Beitrags: Klinische Psychologie ist keine Buchwissenschaft!

5. Zusammenfassung und Ausblick

Die Modelle und Erkenntnisse der Klinischen Psychologie als Verbindung zwischen Theorie, Forschung und Praxis müssen sich in ihrer Anwendbarkeit und Wirkung am Einzelfall, den PatientInnen beziehungsweise KlientInnen, orientieren. Die professionellen VertreterInnen dieses empirisch fundierten wissenschaftlichen Faches haben die Verpflichtung zur hypothesengeleiteten Theorienbildung, um ihr diagnostisches und therapeutisches Vorgehen daraus abzuleiten. Es ist ihre Aufgabe, Effekte und Wirkfaktoren ihrer Interventionen zu überprüfen und auf der Basis von Erkenntnissen, die sie aus wissenschaftlichen Ergebnissen und Erfahrungen (evidence-based) gewinnen, zu arbeiten. Eine weitere wichtige Voraussetzung – insbesondere in Kliniken und Krankenhäusern – ist, mit anderen Berufsgruppen kooperieren zu können; diese Zusammenarbeit macht das Fach spannend und verlangt gegenseitige Akzeptanz. In den letzten Jahren sind auf dieser Basis viele neue Berufsfelder eröffnet worden, und es ist zu hoffen, dass sich diese Entwicklung fortsetzt.

Unbestritten ist, dass für die Erhaltung der Psychologie allgemein sowie der Klinischen Psychologie speziell in ihrer jetzigen Prägung und Bedeutung eine effizientere Vernetzung dieses Teilfaches mit den anderen Gebieten der Psychologie essenziell ist. Basiskompetenzen in Klinischer Psychologie sind Grundkompetenzen einer Psychologin oder eines Psychologen auch in anderen Anwendungsgebieten.

Speziell die österreichische Gesetzeslage und die therapeutische Kompetenz „Psychologische Behandlung" der PsychologInnen betreffend, orientiert sich diese eingebettet in ein biopsychosoziales Rahmenmodell an den Erkenntnissen der Psychologie insgesamt (siehe Abb. 1). Dazu bietet sich der Terminus „Pathopsychologie" als Grundlage an (siehe Münsterberg, 1912). Psychische Abweichungen werden unter Rückgriff auf Methoden und Kenntnisse der normalen Psychologie zu verstehen versucht, das heißt sowohl hinsichtlich der Ätiopathogenese als auch der, sich aus dieser Hypothesenbildung zur Entstehung von Störungen ergebenden, therapeutischen Konsequenzen werden die verschiedenen Gebiete der Allgemeinen und Angewandten Psychologie herangezogen:

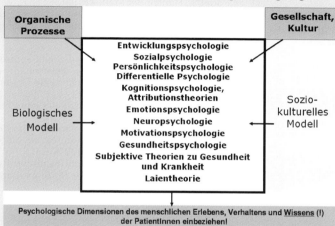

Abb. 1. Pathopsychologische Modelle für Diagnostik und Behandlung

In diesem Zusammenhang erscheint wichtig, die Psychologie als die Lehre vom Erleben und Verhalten durch einen dritten Aspekt, nämlich den des Wissens, zu ergänzen. Die Menschen sind heute über Gesundheit und Krankheit – nicht zuletzt durch die neuen Medien –, in vielfacher Weise informiert (oder glauben es zu sein), sie werden ständig mit neuen, diesbezüglichen Annahmen oder Erkenntnissen konfrontiert, teilweise indoktriniert, und sie können Unmengen davon auch im Internet abrufen (Stetina und Kryspin-Exner, 2009). Wie sie mit diesem Wissen umgehen und ob und in welcher Form sie es dann tatsächlich in Verhalten umsetzen, ist eine andere Frage. Deshalb klaffen hier sehr oft Informationsstand und Verhalten auseinander, und die Klinische sowie Gesundheitspsychologie muss sich zunehmend auch damit befassen, dieses Wissen von PatientInnen/KlientInnen zu erfragen und in die Behandlung zu integrieren, indem beispielsweise Laienkonzepte und subjektive Komponenten über Entstehung von Erkrankungen und deren Behandlung in die Theorienbildung und Praxis einbezogen werden – dies gilt für den ambulanten Bereich ebenso wie für die „Klinische Psychologie im Krankenhaus".

Zusammenfassend ist festzuhalten, dass erst die ständige Wechselwirkung von Modellen und Theorien mit ihrer Anwendbarkeit, sowie ihre Überprüfung in der Realität des Gesundheitswesens praktikable und für das Wohl der den PsychologInnen anvertrauten Menschen nützliche Annahmen mit daraus entwickelten effizienten diagnostischen und therapeutischen Zugängen hervorbringt.

6. Literatur

Bastine R H E (1998) Klinische Psychologie, Kohlhammer, Stuttgart

Comer R J (2008) Klinische Psychologie, Spektrum, Heidelberg

Davison G C, Neale J M (2007) Klinische Psychologie, Beltz, Weinheim

Ehlert U, Bratsikas A (2005) Klinische Psychologie im Krankenhaus. In: Petermann F, Reinecker H (Hrsg) Handbuch der Psychologie. Hogrefe, Göttingen, S 717–725

Ehlert U (2002) Verhaltensmedizin, Springer, Berlin

Huber H P (2008) Allgemeine Klinische Psychologie. Göttingen: Hogrefe

Kraepelin E (1892) Über die Beeinflussung einfacher psychischer Vorgänge durch einige Arzneimittel, Fischer, Jena

Kraepelin E (1895) Der psychologische Versuch in der Psychiatrie. In: Kraepelin E (Hrsg) Psychologische Arbeiten, Band 1, Heft 1, S 1–91

Kryspin-Exner I (2005) Fachliche Zuordnungs- und Ausbildungsfragen der Neuropsychologie. In: Lehrner J, Pusswald G, Fertl E, Kryspin-Exner I, Strubreither W (Hrsg) Klinische Neuropsychologie. Grundlagen – Diagnostik – Rehabilitation. Springer, Wien, S 25–34

Kryspin-Exner I (2004) Wien, Freud und die Globalisierung: Folgerungen für die rechtliche Regelung von Psychologie und Psychotherapie. Verhaltenstherapie und psychosoziale Praxis 36 (3): 639–548

Kryspin-Exner I (2004) Klinische Psychologie. In: Mehta G (Hrsg) Die Praxis der Psychologie. Ein Karriereplaner. Springer, Wien, S 159–166

Kryspin-Exner I (2004) Wien – Stadt der Psychologie? In: Häupl M, Oxonitsch C, Millmann G (Hrsg) Wiener Jahrbuch für Politik 2003/2004. Echo, Wien, S 248–261

Kryspin-Exner I (2001) Beratung, Behandlung, Psychotherapie: Szenen einer Ehe. Psychologie in Österreich 21 (5): 350–358

Kryspin-Exner I. (2001) Psychotherapy and Clinical Psychology in Austria. European Psychotherapy 2 (1): 20–24

Münsterberg H (1912) Psychologie & Pathologie. Zeitschrift für Pathopsychologie 1: 50–66

Nestmann F, Engel F, Sickendiek U (2004) Handbuch der Beratung. Band 1 und 2, dgvt-Verlag, Tübingen

Perrez M, Baumann U (2005) Lehrbuch Klinische Psychologie – Psychotherapie, Hans Huber, Bern

Reinecker H (2003) Lehrbuch der Klinischen Psychologie und Psychotherapie. Modelle psychischer Störungen, Hogrefe, Göttingen

Rief W, Hautzinger M, Rist F, Rockstroh B, Wittchen H U (2007) Klinische Psychologie und Psychotherapie: Eine Standortbestimmung in der Psychologie. Psychologische Rundschau 58 (4): 249–259

Rumpold G, Lettner S, Conrad U (2009) Strukturqualität der Klinischen Psychologie im Krankenhaus. Das Österreichische Gesundheitswesen. ÖKZ 34–37

Stetina B U, Kryspin-Exner I (2009) Gesundheit und neue Medien, Springer, Wien

Witmer L. (1907) Clinical Psychology. The Psychological Clinic 1: 1–9 (Reprint in: American Psychologist, 2000, 51: 248–251)

Wittchen H U, Hoyer J (2008) Klinische Psychologie & Psychotherapie, Springer, Berlin

Klinisch-psychologische Diagnostik

Anne Schienle, Rottraut Ille

1. Einleitung

Psychische Merkmale einer Person, wie Angst vor einer Operation, Depressivität, kognitive Leistungsfähigkeit oder empfundene Lebensqualität sind nicht direkt erfassbar. Es handelt sich um sogenannte latente Konstrukte, die jedoch mittels klinischer Psychodiagnostik beobachtbar und quantifizierbar gemacht werden können (Schumacher und Brähler, 2004). Nach Röhrle et al. (2008) handelt es sich bei klinisch-psychologischer Diagnostik um „die wissenschaftlich begründete Erhebung klinisch-psychologisch bedeutsamer Phänomene mit Hilfe valider und reliabler Methoden, die unterschiedliche Ebenen und Aspekte des zu Diagnostizierenden (Systeme, Situationen, Kognitionen, Verhalten, biopsychologische Indikatoren), Datenquellen und Zeitpunkte nutzen" (S. 19).

Klinisch-psychologische Diagnostik ist ein zielorientierter Prozess, bei dem es darum geht, mittels Informationssammlung, -gewichtung und -integration zu Schlussfolgerungen und Entscheidungen zu gelangen. Sie wird von ExpertInnen durchgeführt, die aufgrund ihrer Ausbildung und Erfahrung in der Lage sind, die theoretischen und empirischen Grundlagen und Prinzipien des klinischen Diagnostizierens zu verstehen, um dies im professionellen Setting umzusetzen. Dieser Anspruch ist in berufsrechtlichen Kriterien (z. B. Psychologengesetz) spezifiziert, die zurzeit jedoch leider europaweit noch nicht einheitlich sind.

2. Funktionen

Klinisch-psychologische Diagnostik hat unterschiedliche Funktionen, zu denen Beschreibung, Klassifikation, Erklärung, Prognose und Evaluation zählen (Röhrle et al., 2008). Zunächst müssen Laienaussagen der PatientInnen bezüglich bestehender Probleme und Beschwerden in klinisch-psychologische Terminologie übertragen werden. Im Rahmen der Beschreibung geht es um die Identifizierung und Benennung von Problemen, Symptomen, aber auch um die Feststellung von Zielverhalten (Ist-Soll-Relation). Dies sollte möglichst objektiv und theoriefrei geschehen, kann aber durch bestimmte Arbeitskontexte (z. B. hierarchische Struktur der Beziehungen im Krankenhaus), die berufliche Sozialisation (z. B. MedizinerInnen bzw. PsychologInnen) oder auch theorieabhängig (z. B. Psychoanalyse bzw. Verhaltenstherapie) beeinflusst werden.

Die Klassifikation strebt die Zuordnung von Personen- oder auch Situationsmerkmalen zu Merkmalsklassen an. Für die diagnostische Arbeit im Krankenhaus ist die nosologische Klassifikation besonders relevant, bei der Krankheitsmerkmale (Symptome) Störungsklassen zugeordnet werden. Das zurzeit in Europa verbindliche Klassifikationssystem ist das ICD-10

(WHO, 2000). Ziel dieses Abschnitts des diagnostischen Prozesses ist es, bestimmte Symptome eindeutig einer Klasse zuzuordnen beziehungsweise festzustellen, dass sie dieser Klasse nicht angehören (Differenzialdiagnose anhand von Ein- und Ausschlusskriterien). Eine solche differenzialdiagnostische Entscheidung kann z. B. zur Klassifizierung einer Person als psychisch auffällig versus psychisch gesund führen, mit der Unsicherheit, die mit einer solchen dichotomen Zuordnung verbunden ist. Inwieweit es einem diagnostischen Verfahren gelingt, eine korrekte Entscheidung zu treffen, wird als dessen Sensitivität (Anteil der korrekt identifizierten Personen mit Störung) beziehungsweise Spezifität (Anteil der korrekt identifizierten Personen ohne Störung) bezeichnet. Durch die klassifikatorische Diagnostik werden auch Fragen der selektiven Indikation relevant: Welche Intervention ist angesichts der Diagnose und der spezifischen Situation der PatientInnen angezeigt und welche nicht? In welchem Behandlungssetting soll die Therapie durchgeführt werden? Bei PatientInnen mit Posttraumatischer Belastungsstörung kann z. B. bei Vorliegen von Sucht- und Abhängigkeitsproblemen eine Expositionstherapie kontraindiziert sein (Kapfhammer, 2008), ebenso bei phobischer Symptomatik im Rahmen einer Generalisierten Angststörung (Schwärzler und Hautzinger, 2009). Bei PatientInnen mit Schizophrenie hingegen kann der Einsatz „aufdeckender" tiefenpsychologischer Methoden zu emotionaler Überforderung und zur Verschlechterung der Symptomatik führen (Weinmann et al., 2006).

Die Erklärung führt zur Formulierung von ‚Wenn-Dann-Aussagen'. Hier werden Antworten auf Fragen, wie „Welche Bedingungen haben das störungsspezifische Verhalten ausgelöst?" sowie „Welche Bedingungen halten es aufrecht?" gesucht. Dieser Abschnitt des diagnostischen Prozesses ist theorieabhängig. So werden PsychoanalytikerInnen störungsrelevantes Verhalten z. B. als Folge unbewusster Beziehungserfahrungen deuten, während VerhaltenstherapeutInnen problematisches Verhalten in erster Linie als Ergebnis von Lernerfahrungen sehen.

Bei der Prognose wird versucht, den Behandlungserfolg beziehungsweise die Konsequenzen des Ausbleibens einer Behandlung vorherzusagen. Schließlich umfasst die Evaluation einen Vergleich des Ist- versus Soll-Zustandes während des Interventionsverlaufs.

3. Methoden

Von grundlegender Wichtigkeit für die Datenerhebung beziehungsweise die Wahl der Erhebungsmethode ist die Güte des diagnostischen Verfahrens. Hauptgütekriterien sind dessen Objektivität (Stabilität), Reliabilität (Zuverlässigkeit) und Validität (Gültigkeit). Darüber hinaus müssen Nebengütekriterien erfüllt sein (z. B. Röhrle et al., 2008), damit die ethische Angemessenheit des Verfahrens gegeben ist (siehe Richtlinien der American Psychological Association (APA, 1992). Dazu zählen Ökonomie (Sparsamkeit), Nützlichkeit, Zumutbarkeit, Verständlichkeit, Vollständigkeit, Angemessenheit der Rückmeldung und Testfairness (Bezugnahme auf Besonderheiten der zu Diagnostizierenden z. B. Geschlecht, eventuelle Behinderungen, sozioökonomischer Status) (siehe Tab. 1). Neben den genannten Gütekriterien sollte auch die Normierung (repräsentative Normen für bestimmte Gruppen, wie z. B. nach Alter, Geschlecht etc.) als ein weiteres Nebengütekriterium berücksichtigt werden. Die Aktualität solcher Normen ist kritisch, da z. B. der durchschnittliche IQ, wie er durch herkömmliche Verfahren erfasst wird, kulturunabhängig zeitlichen Veränderungen unterworfen ist. Der sogenannte Flynn-Effekt bezeichnet die Tatsache, dass bis in die 1990er Jahre die Ergebnisse von IQ-Tests im Mittel anstiegen, während sie seitdem wieder abzunehmen scheinen (Teasdale und Owen, 2005).

Außerdem ist bei der Verfahrenswahl zu beachten, ob ein Test im oberen, mittleren oder unteren Wertebereich am bes-

Tab. 1. Haupt- und Nebengütekriterien klinisch-psychologischer Verfahren

Objektivität	Stabilität des Verfahrens gegenüber Fehlereinflüssen, die sich aus der Art der Durchführung und Auswertung ergeben
Reliabilität	Zuverlässigkeit (Wiederholbarkeit) einer Erhebung
Validität	Ausmaß eines Verfahrens, mit dem das zu Erhebende (z. B. Störungsklasse, Therapieerfolg) auch tatsächlich erfasst wird
Ökonomie	Sparsamkeit
Nützlichkeit	für die zu treffende Entscheidung
Zumutbarkeit	z. B. hinsichtlich Zeitaufwand, Kosten
Verständlichkeit	hinsichtlich Aufgabenstellung (z. B. Antwortmodus)
Vollständigkeit	bezüglich des zu erfassenden Merkmales, der Störung
Testfairness	Bezugnahme auf Besonderheiten der zu Diagnostizierenden (z. B. Geschlecht, eventuelle Behinderungen, sozioökonomischer Status)
Normierung	Aktuelle, repräsentative, gruppenspezifische Referenzwerte (z. B. für Alter, Geschlecht, bestimmte klinische Gruppen)
Angemessenheit der Rückmeldung	z. B. Form (mündlich, schriftlich)

Ethische Angemessenheit

ten differenziert, da sonst Decken- beziehungsweise Bodeneffekte zu erwarten sind. So differenziert das State-Trait-Angst-Inventar (STAI; Laux et al., 1981), welches habituelle Ängstlichkeit erfasst, im oberen Bereich nicht ausreichend, was seine Anwendung im klinischen Bereich einschränkt.

In der Regel werden in der diagnostischen Praxis mehrere Verfahren zur Zustands- und Verlaufsbeschreibung eingesetzt, deren Auswahl eine Kompromissbildung hinsichtlich der Güte darstellt (z. B. bevorzugen PatientInnen häufig das freie Gespräch gegenüber Fragebögen oder Tests).

Die angewendeten Verfahren unterscheiden sich auf verschiedenen Basisdimensionen, z. B. im Grad ihrer Standardisierung oder darin, ob es sich um ein Selbst- oder Fremdbeurteilungsinstrument handelt. Insbesondere im Krankenhaus haben Selbstbeurteilungsverfahren einen hohen Stellenwert, da subjektive Beschwerden und Befindlichkeit besonders gut mit solchen zu erfassen sind. Bei stationärer Aufnahme der PatientInnen wird in aller Regel zunächst ein Selbstbeurteilungsverfahren (z. B. Beck Depressionsinventar, BDI; deutsche Übersetzung:

Hautzinger et al., 1994) zur Abklärung depressiver Symptomatik vorgegeben. Da Selbstbeurteilungsverfahren eine entsprechende Fähigkeit zur Selbstreflexion voraussetzen, werden bei Vorliegen eingeschränkter kognitiver Leistungsfähigkeit, bei Psychosen oder ausgeprägter depressiver Symptomatik, Fremdbeurteilungsinstrumente vorgezogen, z. B. die Hamilton Depression Scale (HAM-D; Hamilton, 1967). Die Anwendung von Selbst- und Fremdbeurteilungsverfahren kann auch parallel erfolgen. Dies ermöglicht den Vergleich zwischen Wahrnehmung der PatientInnen und TherapeutInnen im Rahmen der Symptombeurteilung und ebenso bei der Evaluierung des Therapie-Effektes. Die Korrelationen zwischen Selbst- und Fremdbeurteilungsverfahren sind zu Therapiebeginn, im akuten Stadium der Erkrankung geringer, werden jedoch im Verlauf der Behandlung größer (Stieglitz et al., 2001).

3.1. Konkrete Verfahren

3.1.1. Klinische Beobachtungen

Diese sind in der Regel nicht standardisiert oder lediglich semi-standardisiert.

Als Alternative bieten sich Verhaltenstests an, mit denen z. B. standardisiert eine Symptomprovokation realisiert werden kann. Verhaltensbeobachtungen können durch die DiagnostikerInnen protokolliert oder im Rahmen von Selbstbeobachtungen (z. B. Tagebuch-Methode) durchgeführt werden.

3.1.2. Klinische Interviews

Klinische Interviews bilden häufig im Krankenhaus den ersten Kontakt zwischen DiagnostikerIn und PatientIn. Sie können unstandardisiert als Exploration, aber auch im Rahmen (semi-) standardisierter Interviews eingesetzt werden.

3.1.3. Klinisch-psychologische Tests

Hierbei handelt es sich um, auf wissenschaftlicher Basis entwickelte und überprüfte Verfahren, deren Durchführung und Auswertung klaren Leitlinien folgen und somit standardisiert sind. Die Qualität solcher Tests lässt sich an den sogenannten Hauptgütekriterien (Objektivität, Reliabilität, Validität) sowie Nebengütekriterien (siehe Tab. 1) festmachen.

Inhaltlich werden Persönlichkeits- und Leistungstests unterschieden, wobei psychometrischen Persönlichkeitsverfahren, im Kontext der therapiebezogenen Diagnostik, die größere Bedeutung zukommt. Störungsübergreifende Verfahren beziehen sich auf Merkmalsbereiche, die in Zusammenhang mit unterschiedlichen psychischen Störungen stehen können, während störungsspezifische Verfahren zentrale Merkmalsbereiche (z. B. Angst, Depression) betreffen (Schuhmacher und Brähler, 2007). Während die klassifikatorische Zuordnung zu einer Störungsklasse (z. B. Major Depression) anhand der Kriterien des ICD-10 (WHO, 2000) erfolgt, erhalten die PsychologInnen über die bei einem Testverfahren erreichten Werte von PatientInnen weitere Informationen bezüglich des Ausprägungsgrades bestimmter Symptome (z. B. Schweregrad depressiver Symptomatik über Vorgabe des BDI oder HAM-D).

Besonders psychoanalytisch orientierte PsychologInnen setzen als Explorationshilfe neben objektiven standardisierten psychometrischen Testverfahren auch projektive beziehungsweise semi-projektive Tests ein, die durch Vorgabe ambiger figuraler, verbaler und/oder materieller Reize gekennzeichnet sind. Dabei haben semi-projektive Verfahren, wie z. B. das Multi-Motiv-Gitter (MMG; Schmalt et al., 2000) wegen des standardisierten Antwortformats eine höhere Objektivität und Interpretationseindeutigkeit als projektive Verfahren (z. B. Familie in Tieren; Brem-Gräser, 2001) und sind darüber hinaus normiert. Die Augenscheinvalidität ist bei beiden Verfahren gering, die Gütekriterien Validität und Reliabilität sind nur teilweise erfüllt. Die Auswertung ist nicht standardisiert, und die Interpretation erfolgt inhaltlich-qualitativ nach tiefenpsychologisch oder systemisch orientierten Kriterien.

Die Einzelfalldiagnostik in der Klinik sollte einen Kompromiss zwischen Standardisierung und Individualisierung darstellen, das heißt quantitative standardisierte Testverfahren und Instrumente zur Erfassung qualitativer Daten sind sinnvoll miteinander zu kombinieren.

4. Prototypische Phasen des diagnostischen Prozesses

4.1. Eingangsgespräch/Erstgespräch

Im Eingangsgespräch/Erstgespräch erfolgt zunächst eine freie Problembeschreibung durch den/die PatientIn. In dieser ersten Phase des diagnostischen Prozesses sollen Symptome identifiziert werden. Aber auch solche Fragen sind relevant, die darauf abzielen, wie die PatientInnen mit ihrer Symptomatik umgehen, ob sie bereits früher professionelle Hilfe in Anspruch genommen haben oder inwieweit persönliche sowie externe Ressourcen existieren, die zur Bewältigung der Problematik beitragen können. Darüber hinaus werden schon erste Überlegungen vorgenommen, inwieweit die Symptome einer ICD-10-Diagnose zuzuordnen sind.

4.2. Eingangsdiagnostik

Um störungsrelevante Aspekte korrekt identifizieren und einordnen zu können, wird im Rahmen der Eingangsdiagnostik ein Screening durchgeführt, wie z. B. mit dem Brief Symptom Inventory (BSI; Derogatis, 1993). Darüber hinaus ist es notwendig, sich über die lebensgeschichtliche Einbettung der Probleme zu informieren (Anamnese), Daten zur intellektuellen Leistungsfähigkeit und zur Persönlichkeitsstruktur zu erheben, sowie Informationen über Stressoren im Umfeld der PatientInnen und über deren Ressourcen zu sammeln. Dabei gilt das Prinzip des Doppel- oder Mehrfachbeleges: Mindestens zwei inhaltlich entsprechende Aussagen verschiedener Informationsquellen (z. B. PartnerInnen, Fragebogen) sollten für ein diagnostisches Urteil vorliegen.

4.3. Vertiefende Diagnostik

Die folgende vertiefende Diagnostik ist störungsspezifisch und dient der genauen Beschreibung der Symptomatik in ihrer Intensität, Dauer und Variabilität. Zur Eruierung werden störungsspezifische Verfahren eingesetzt, die durch Informationen von Bezugspersonen (z. B. PartnerInnen, Eltern) und externen ExpertInnen sinnvoll ergänzt werden können (z. B. Informationen der überweisenden ÄrztInnen). Den Abschluss dieser Phase bilden die Formulierung einer Diagnose sowie eines individuellen Störungsmodells für die PatientInnen beziehungsweise die Benennung wichtiger Komponenten eines solchen Störungsmodells.

Direkt daraus ableitbar sind Fragen der Indikation, wie z. B.: Welche Symptome müssen zuerst behandelt werden? Welche Behandlungsstrategien sind am effektivsten beziehungsweise effizientesten? Mit welchen Veränderungen ist aufgrund der gewählten Intervention zu rechnen? Die Antworten auf diese Fragen können in einem Therapieangebot an die PatientInnen zusammengefasst und in konkrete Therapieziele übertragen werden.

4.4. Prozessdiagnostik

Die Erreichung dieser Therapieziele beziehungsweise wichtiger Teilziele wird im Rahmen der Prozessdiagnostik überprüft. Die Feststellung des Interventionsfortschritts kann norm- oder kriteriumsorientiert erfolgen. Durch die Goal Attainment Skalierung (GAS; Kiresuk et al., 1994) werden in Abstimmung mit den DiagnostikerInnen Therapieziele und deren Verhaltensindikatoren konkret formuliert (z. B. Abnahme der Häufigkeit eines bestimmten störungsspezifischen Verhaltens) und deren Erreichung somit überprüfbar. Primäre Therapie-Outcome-Maße sind immer störungsspezifisch, während sekundäre weiter gefasst sind (unter anderem Erwerbsfähigkeit, allgemeine Symptombelastung). Bei der normorientierten Diagnostik wird ein Bezug zu Vergleichsgruppen hergestellt (Normwerte bei Tests).

4.5. Abschlussdiagnostik

Beide Diagnostikansätze werden auch im Rahmen der Abschlussdiagnostik zur Feststellung des Therapieerfolgs eingesetzt. Die Erfolgskontrolle sollte multimodal ausgerichtet sein, das heißt es werden sowohl störungsspezifische als auch störungsübergreifende Verfahren eingesetzt. Der am häufigsten verwendete Ansatz besteht in einer indirekten Veränderungsmessung durch Prä-Post-Vergleiche (z. B. BDI-Wert vor und nach der Therapie). Darüber hinaus existieren direkte Veränderungsmaße (z. B. Veränderungsfragebogen des Erlebens und Verhaltens, Zielke und Kopf-Mehnert, 1978 oder Goal Attainment Skalierung). Außerdem sind globale PatientInnen- und DiagnostikerInnenurteile bezüglich des Therapieerfolges relevant, die im Rahmen der multimodalen Diagnostik durch biopsychologische Tests ergänzt werden können.

4.6. Katamnese

Die Katamnese dient schließlich der Überprüfung der zeitlichen Stabilität des Therapieeffekts. Als Erfolgskriterien werden hierbei der diagnostische Status, die Rückfallrate etc. erhoben.

Der diagnostische Prozess stellt keinen linearen Prozess dar, bei dem die einzelnen diagnostischen Schritte aufeinanderfolgend bearbeitet werden, sondern er ist durch Rückkopplungsschleifen gekennzeichnet (siehe Abb. 1). So kann die Prozessevaluation einen ungenügenden Therapiefortschritt identifizieren, wodurch erneute diagnostische Schritte (zusätzliche Tests, Erweiterung der Diagnose) notwendig werden.

5. Abschnitte des diagnostischen Prozesses

Vereinfacht kann der diagnostische Prozess in drei Abschnitte unterteilt werden: Vorbereitung der Diagnostik, Durchführung diagnostischer Verfahren und Rückmeldung diagnostischer Befunde.

5.1. Vorbereitung der Diagnostik

Vertrauen und Rapport zwischen DiagnostikerInnen und PatientInnen sind entscheidend für die Informationsgewinnung (deren Vollständigkeit und Richtigkeit). Grundvoraussetzung für das Gelingen des diagnostischen Prozesses ist deshalb die Beziehungsgestaltung. Hierbei ist es zum einen wichtig, dass die PatientInnen nachvollziehen können, warum bestimmte Verfahren eingesetzt werden und wie diese den KlinikerInnen dabei helfen, zu einer Einschätzung zu kommen. Den PatientInnen muss versichert werden, dass alle gesammelten Informationen vertraulich behandelt werden und nur durch eine Entbindung von der Schweigepflicht an Dritte weitergegeben werden dürfen. Zum anderen sollte der soziale Kontext der PatientInnen berücksichtigt werden. Erklärungen über die geplanten diagnostischen Schritte sind patientInnengerecht zu formulieren.

5.2. Durchführung diagnostischer Verfahren

Für die Durchführung diagnostischer Verfahren ist zu bedenken, dass Diagnostik bereits zu Veränderungen im Erleben und Verhalten bei den PatientInnen führt und damit Teil der Therapie ist. So führt z. B. Selbstbeobachtung bereits zur Veränderung von Verhalten (Hawthorne-Effekt) und damit im klinischen Kontext zur Symptomveränderung. Darüber hinaus ist die Einstellung der PatientInnen zum diagnostischen Prozess relevant. So konnten Southworth und Kirsch (1988) zeigen, dass bei AgoraphobikerInnen Selbstbeobachtung dann zu einer stärkeren Symptomreduktion führte, wenn diese Form der Diagnostik als Teil der Therapie (und nicht ausschließlich als Diagnostik vor der eigentlichen Therapie) eingeführt wurde.

5.3. Rückmeldung diagnostischer Befunde

Die Rückmeldung diagnostischer Befunde schließt den diagnostischen Prozess ab. Neben der ethischen Verpflichtung für eine solche Rückmeldung (APA, 1992), ist das PatientInnenwissen über die eigene Diagnose sowie über das individuelle Störungsmodell essenziell für den therapeutischen Prozess. Die Rückmeldung dient zum einen als Leitlinie für die PatientInnen, eine informierte Mitentscheidung über die Auswahl und Durchführung geplanter Interventionen zu treffen und realistische Therapieerwartungen zu entwickeln. Das Testfeedback ist aber auch zugleich klinisch-psychologische Intervention. So waren bei PatientInnen, die eine Rückmeldung ihrer diagnostischen Befunde erhielten, im Vergleich zu solchen ohne Rückmeldung, eine größere Abnahme des Leidensdrucks und Zunahme an Hoffnung feststellbar (Finn und Tonsager, 1997). Somit kann ein adäquates diagnostisches Feedback zum Aufbau von Therapiemotivation genutzt werden. Eine autorisierte Rückmeldung diagnostischer Befunde an Dritte (z. B. Familienangehörige, HausärztIn) kann dazu beitragen, dass den PatientInnen in ihrem persönlichen Umfeld mehr Verständnis und adäquate Unterstützung zukommt und damit ein Mittel der Symptombewältigung beziehungsweise Rückfallprophylaxe sein. So beklagen sich insbesondere depressive PatientInnen darüber, dass die mit der Störung einhergehende Beeinträchtigung ihrer Funktionstüchtigkeit von ihren Partnern als Willensschwäche fehlinterpretiert wird (Bodenmann, 2009).

Obwohl positive Effekte der Rückmeldung diagnostischer Befunde in verschiedenen Bereichen feststellbar sind, wird sie in der klinischen Praxis nicht standardmäßig eingesetzt. Immerhin gaben nach einer Umfrage von Smith et al. (2007) 71 % der befragten (Neuro-) PsychologInnen an, ihren PatientInnen in der Regel eine Rückmeldung im Gespräch zu geben beziehungsweise einen schriftlichen Bericht für diese zu erstellen (62 %). Weitaus seltener wurden die Familien der PatientInnen informiert (39 %) oder überweisende Institutionen (52 %). Für die PatientInnen war der wahrgenommene positive Effekt der Rückmeldung positiv mit der dafür aufgewendeten Zeit assoziiert; hier erwies sich eine Mindestzeit von 30 Minuten als sinnvoll.

Diagnostische Prozesse können fehlerhaft sein. Die Fehlerquellen können dabei bei den DiagnostikerInnen, bei den PatientInnen oder aber auch im diagnostischen Verfahren selbst liegen. So kann mangelhafte Objektivität der DiagnostikerInnen zu Fehlern führen, z.B. dadurch, dass im klinischen Interview unklare Formulierungen verwendet werden oder dadurch, dass eine Fehlinterpretation der Daten vorliegt (z.B. unzutreffende Gewichtung von Befunden). Die DiagnostikerInnen filtern die erhobenen Daten aufgrund ihrer persönlichen Erfahrungen, aufgrund ihres Wissens etc., was zur Subjektivität beiträgt. Ein typischer systematischer Beurteilungsfehler ist der sogenannte Halo-Effekt. Einzelne Eigenschaften der PatientInnen (z.B. Attraktivität, sozialer Status) erzeugen einen Gesamteindruck, der die weitere Wahrnehmung der Person „überstrahlt". Auf Seiten der PatientInnen kann es zu Fehlern aufgrund von Erinnerungsbeeinträchtigungen kommen, aber auch zu

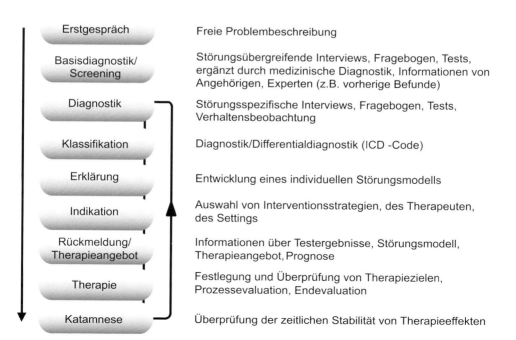

Abb. 1. Prototypischer Ablauf klinisch-psychologischer Diagnostik

mehr oder weniger absichtlichen Verfälschungen, wie Simulation, Dissimulation oder Antworten im Sinne der sozialen Erwünschtheit. Schließlich sind unzureichende oder nicht überprüfte Testgütekriterien (z. B. Verwendung nicht überprüfter Übersetzungen von anderssprachigen Fragebögen) mögliche Fehlerursachen, die im Verfahren selbst liegen. Deshalb ist eine Supervision des diagnostischen Prozesses durch FachkollegInnen (z. B. Besprechung der Befundinterpretation) wünschenswert.

6. Verbesserungsmöglichkeiten

6.1 Genderfaire Diagnostik

Geschlechtsspezifischen Unterschieden bei Symptomen und daraus resultierenden geschlechtsspezifischen Therapieansätzen wurde erst in neuerer Zeit Beachtung zuteil. Das liegt unter anderem daran, dass in der Vergangenheit klinische Testreihen von Medikamenten und therapeutischen Verfahren oft ausschließlich an männlichen Probanden durchgeführt wurden und in der Folge Symptomatik und Symptomerleben von Frauen oft als „atypisch" klassifiziert wurde (Klinge und Bosch, 2005). Männer und Frauen erleben Krankheiten körperlich und psychisch unterschiedlich. Einerseits konsultieren Frauen bei Erkrankungen früher den Arzt/die Ärztin beziehungsweise PsychotherapeutIn als Männer und zeigen eher Bereitschaft, über ihre körperliche und psychische Befindlichkeit zu berichten. Andererseits sind Erkrankungen bei Frauen häufig mit einer anderen Symptomatik verbunden als bei Männern. Männer, die an einer Depression leiden, bevorzugen symptomorientierte Darstellungen, während bei Frauen problemorientierte Berichte im Vordergrund stehen. Dies ist z. B. mit ein Grund dafür, dass Depressionen bei Männern länger unerkannt bleiben und erklärt auch einen Teil der höheren Prävalenzrate von Depressionen bei Frauen. Für depressive Männer ist gereizte Stimmung oft mit Substanzabusus verbunden, besonders von Alkohol (Winkler et al., 2005), bei Frauen werden häufiger Niedergeschlagenheit und Antriebslosigkeit diagnostiziert (Klinge und Bosch, 2005). Das soziale Stigma der Depression, das psychische Erkrankungen als Schwäche auslegt, macht es Männern zusätzlich schwer,

die Diagnose anzunehmen und verringert ihre Compliance. Dementsprechend beinhalten klinische Fragebögen zur Beurteilung von Depressionen oder Angst überwiegend Items, die für Frauen „typische" Symptombilder abfragen, während Symptome, wie eine erhöhte Aggressionsbereitschaft, die für Männer typischer sind, fehlen. Eine zukunftsorientierte klinisch-psychologische Diagnostik sollte geschlechtsspezifische Unterschiede sowohl bei der Anamnese als auch bei der Konstruktion und Vorgabe klinisch-diagnostischer Verfahren und der Interventionsplanung stärker als bisher berücksichtigen.

6.2 Ressourcenorientierte Diagnostik

Im Spannungsfeld zwischen Standardisierung und Individualisierung einer evidenzbasierten Medizin finden sich vermehrt individualisierte diagnostische Ansätze, die sich nicht mehr primär an Defiziten orientieren, sondern auch an den verfügbaren Ressourcen der PatientInnen. Ressourcendiagnostik zielt auf eine systematische Identifizierung und Analyse von mobilisierbaren, von der Person subjektiv wahrgenommenen, personalen, familiären und sozialen Ressourcen ab (Lenz, 2008). Neben den in der Störungsdiagnostik verwendeten Erfassungsinstrumenten werden auch spezifische Ressourcen erfassende Fragebögen eingesetzt (z. B. Psychosoziale Ressourcenorientierte Diagnostik, PREDI; Küfner et al., 2006). Die bis in die 1990er Jahre überwiegend typologie- und defizienzorientierte Diagnostik bei Alkoholabhängigkeit bewegt sich aktuell in Richtung einer dimensionalen, vom Einzelphänomen ausgehenden Suchtdiagnostik, die das Bedingungsgefüge im Rahmen der Suchtentwicklung und -aufrechterhaltung erfasst, also einerseits pathogeneseorientiert ist, andererseits aber auch an den innerpsychischen Ressourcen wie Genussfähigkeit oder Bindungsfähigkeit ansetzt, um Behandlungsmodule besser auf die Bedürfnisse der PatientInnen abstimmen zu können (Musalek, 2008). Ressourcenorientierung könnte sich besonders bei Störungen bewähren, die mit geringer PatientInnen-Compliance verbunden sind, wie z. B. Suchterkrankungen und Schizophrenie (Herbeck et al., 2005; Musalek, 2008). Daher wäre es wünschenswert, dass eine stärker ressourcenorientierte klinisch-psychologische Diagnostik auch in der Testpsychologie und bei der Störungsklassifikation Eingang findet.

7. Zusammenfassung und Ausblick

Klinisch-psychologische Diagnostik ist ein entscheidungsorientierter Prozess, mit dem Ziel einer möglichst objektiven Identifizierung von Problemen und Symptomen und ihrer Klassifikation, der Feststellung von Zielverhalten sowie einer adäquaten Interventionsplanung und -überprüfung. Die diagnostische Abklärung vor der eigentlichen Intervention umfasst das Erstgespräch, die Basisdiagnostik und die störungsspezifische Diagnostik mit ICD-10-Kodierung, was in der Folge die Entwicklung eines störungsspezifischen Modells der Behandlung/Therapie ermöglicht. Die patientInnengerechte Rückmeldung der diagnostischen Befunde und das Therapieangebot schließen den ersten Teil des diagnostischen Prozesses ab, der von der Verlaufs- und Abschlussevaluation im Rahmen der Behandlung/Therapie gefolgt wird. Es wäre zu wünschen, dass in Zukunft geschlechterspezifische und ressourcenorientierte Ansätze das diagnostische Vorgehen stärker als bisher bestimmen.

8. Literatur

American Psychological Association (1992) Ethical principles of psychologists and code of conduct. Am Psychol 47: 1597–1611

Bodenmann G (2009) Depression und Partnerschaft. Hintergründe und Hilfen, Hans Huber, Bern

Brem-Gräser L (2001) Familie in Tieren. Die Familiensituation im Spiegel der Kinderzeichnung. Entwicklung eines Testverfahrens, Ernst Reinhardt, München

Derogatis L R (1993) Brief Symptom Inventory (BSI), administration, scoring, and procedures manual, 3rd edn., National Computer Services, Minneapolis

Finn S E, Tonsager M E (1997) Information-gathering and therapeutic models of assessment: complementary paradigms. Psychol Assessment 9: 374–385

Hamilton M (1967) Development of a rating scale for primary depressive illness. Brit J Soc Clin Psychol 6: 278–296

Hautzinger M, Bailer M, Worall H, Keller F. (1994) Beck-Depressions-Inventar (BDI), 1. Aufl., Hans Huber, Bern

Herbeck D M, Fitek D J, Svikis D S, Montoya I D, Marcus S C, West J C (2005) Treatment compliance in patients with comorbid psychiatric and substance use disorders. Am J Addict 14: 195–207

Kapfhammer H P (2008) Therapeutische Ansätze bei psychischen Störungen nach Traumatisierungen. Psychiat Danub 20: 532–545

Kiresuk T, Smith A, Cadillo J (1994) Goal Attainment Scaling: Application, theory, and measurement, Lawrence Erlbaum Associates, Hillsdale N. J.

Klinge I, Bosch M (2005) Transforming Research Methodologies in EU Life Sciences and Biomedicine. Gender-Sensitive ways of Doing Research. State of the Art. European Journal of Women's Studies 12: 377–395

Küfner H, Coenen M, Indlekofer W (2006) PREDI Psychosoziale ressourcenorientierte Diagnostik, Pabst Science Publishers, Berlin

Laux L, Glanzmann P, Spielberger C D (1981) State Trait Angstinventar (STAI), Beltz Testgesellschaft, Weinheim

Lenz A (2008) Intervention bei Kindern psychisch kranker Eltern. Grundlagen, Diagnostik und therapeutische Maßnahmen, Hogrefe, Göttingen

Musalek M (2008) Neue Wege in der Diagnostik der Alkoholkrankheit: Von einer Defizienz-orientierten zur Ressourcenorientierten Diagnostik. Journal für Neurologie, Neurochirurgie und Psychiatrie 9: 46–52

Röhrle B, Capar F, Schlottke P F (2008) Lehrbuch der klinisch-psychologischen Diagnostik, Kohlhammer, Stuttgart

Schmalt H D, Sokolowski K, Langens T A (2000) Das Multi-Motiv-Gitter (MMG), Swets, Frankfurt

Schumacher J, Brähler E (2004) Psychometrische Diagnostik in der Klinischen Psychologie und Psychotherapie, Handbuch der klinischen Psychologie und Psychotherapie, Hogrefe, Göttingen

Schumacher J, Brähler E (2007) Testdiagnostik in der Psychotherapie. In: Senf W, Broda M (Hrsg) Praxis der Psychotherapie. Thieme, Stuttgart, S 169–183

Schwärzler F, Hautzinger M (2009) Verhaltenstherapie. In: Kaspar F, Volz H P (Hrsg) Psychiatrie und Verhaltenstherapie. Thieme, Stuttgart, New York, S 407–417

Smith S R, Wiggins C M, Gorske T T (2007) A survery of psychological assessment feedback practices. Assessment 14: 310–319

Southworth S, Kirsch I (1988) The role of expectancy in exposure-generated fear reduction in agoraphobia. Behav Res Ther 26: 113–120

Stieglitz R D, Ahrens B, Freyberger H (2001) Fremdbeurteilungsverfahren. In: Stieglitz R D, Baumann I J, Freyberger H (Hrsg) Psychodiagnostik in klinischer Psychologie, Psychiatrie, Psychotherapie. Thieme, Stuttgart, S 95–106

Teasdale T W, Owen D R (2005) A long-term rise and recent decline in intelligence test performance: The Flynn Effect in reverse. Pers Indiv Differ 39: 837–843

Weinmann S, Wobrock T, Falkai P, Gaebel W (2006) Aktuelle Therapieleitlinien Schizophrenie. Im Konsens zur besseren Versorgung. NeuroTransmitter 3: 50–52

Weltgesundheitsorganisation (2000) Internationale Klassifikation psychischer Störungen, ICD 10 Kapitel V, Huber, Bern

Winkler D, Pjrek E, Kasper S (2005) Anger attacks in depression – evidence for a male depressive syndrome. Psychother Psychosom 74: 303–307

Zielke M, Kopf-Mehnert C (1978) Veränderungsfragebogen des Erlebens und Verhaltens, Beltz, Göttingen

Krisenintervention im Krankenhaus

Clemens Hausmann, Gertrude Bogyi

1. Einleitung

Krisenintervention gehört neben Unterstützung bei der Krankheitsbewältigung und Behandlung psychischer Störungen zu den Haupttätigkeiten klinischer PsychologInnen im Krankenhaus. Verschiedene Ereignisse und Lebensveränderungen können PatientInnen und ihre Angehörigen in eine psychosoziale Krise bringen, aus der sie zunächst nicht wieder herausfinden.

Eine psychosoziale Krise bedeutet den Verlust des seelischen Gleichgewichts, wenn Ereignisse oder Lebensumstände nicht bewältigt werden können. Art und Ausmaß der Ereignisse und Umstände überfordern den Betroffenen. Die zur Verfügung stehenden Möglichkeiten und Ressourcen reichen zur Bewältigung der neuen Situation nicht mehr aus. Früher erworbene Fähigkeiten und bisher bewährte Hilfsmittel versagen. Eine Krise ist begleitet von Gefühlen der Hilflosigkeit und des Versagens, starker innerer Gespanntheit sowie von Bedrohung und Gefahr. Die Spannung führt häufig zu Angst bis hin zu Panik oder zu depressiver Verstimmung. Weder wirkungsvolles Handeln noch Rückzug scheinen möglich. Der Selbstwert sinkt, ein psychischer Zusammenbruch ist möglich (Sonneck, 2000).

Beispiel

Die 8-jährige Martina kommt nach einem Autounfall leicht verletzt auf die kinderchirurgische Station. Ihre Mutter ist bei diesem Autounfall verstorben. Dies passierte auf dem Weg zur Schule, fast vor dem Haus, in dem die Familie wohnt. Der 3-jährige Bruder und die Großmutter beobachteten den Unfall, bei dem ein LKW das Auto der Mutter rammte, durch das Fenster. Der Vater steht unter schwerstem Schock. Er will nicht, dass dem Kind die Wahrheit gesagt werde, ebenso will er den 3-Jährigen nicht zu seiner Schwester mitnehmen. Da Martina in der Nacht immer wieder aufschreit, willigt der Vater ein, psychologische Hilfe in Anspruch zu nehmen. In einem langen Gespräch kann die Psychologin den Vater davon überzeugen, dass es für Martina sehr wichtig sei, mit ihr über den Unfall und den Tod der Mutter zu sprechen. Als sie ihr gemeinsam die Mitteilung machen, erklärt Martina, sie habe es ohnehin gewusst, da es ja der Mutter bei diesem Unfall „den Kopf abgerissen habe". Der Vater ist sehr erschrocken, da er dachte, Martina sei ohnmächtig gewesen. Martina sagt auch, dass ihr Vater sie nicht mehr besuchen solle, da er sie immer anlüge.

2. Arten von Krisen

Man unterscheidet zwei Arten von Krisen:

– Traumatische Krisen werden ausgelöst durch ein plötzlich auftretendes Ereignis, das allgemein als schmerzlich angesehen wird. Die psychische Existenz, die soziale Identität und Sicherheit und/oder die fundamentalen Befriedigungsmöglichkeiten sind dadurch bedroht. Auslöser sind unter anderem Verlust oder Tod eines nahestehenden Menschen, Unfall, Krankheit, Gewalt und sexueller Missbrauch, Großschadensereignisse und Naturkatastrophen. Traumatische Krisen verlaufen üblicherweise in vier Phasen: Schock-, Reaktions-, Bearbeitungs- und Neuorientierungsphase (Cullberg, 1978).
– Veränderungskrisen ergeben sich, wenn allgemeine Lebensveränderungen größere Umstellungen (sozial, körperlich, psychisch) erfordern, die für die Betroffenen zu schwierig oder zu umfangreich sind, sodass sie nicht bewältigt werden können. Kritische Übergangszeiten sind unter anderem chronische Krankheit, Pubertät, Schwangerschaft, Berufswechsel, Entwicklungsstillstand (Midlife-Crisis), Pensionierung, Konfrontation mit dem eigenen Sterben. Caplan (1964) beschreibt den Verlauf in mehreren Phasen: Konfrontation mit den Veränderungen, Gefühl des Versagens, Mobilisierung aller Ressourcen zur Bewältigung und anschließend entweder Vollbild der Krise oder Bewältigung und Neuanpassung.

Während die Betroffenen in akuten Krisen meist sehr motiviert sind, Hilfe zu suchen beziehungsweise anzunehmen, zeigen sie in chronifizierten Krisen oft ein ausgeprägtes Vermeidungsverhalten. Sie ziehen sich von anderen Menschen zurück, klagen über verschiedene diffuse Beschwerden und sind oft misstrauisch, wollen aber von Veränderungen und Anstrengungen meist nichts mehr wissen. Für Hilfsangebote und professionelle Unterstützung sind sie nur schwer erreichbar.

Krisen als solche sind keine Krankheit. Sie stellen vielmehr ein aktuelles Zustandsbild dar, das auch als akute Ausprägung im Verlauf verschiedener Krankheiten auftreten kann (Hausmann, 2009; Sonneck, 2000). Insofern bergen sie nicht nur die Gefahr des Scheiterns, sondern auch eine Chance für positive Veränderung und Neugestaltung.

3. Krisenbewältigung und Krisenintervention

Krisenbewältigung umfasst alle Handlungen und Aktivitäten, die den Betroffenen bei der Bewältigung aktueller Schwierigkeiten helfen und innere Anspannung verringern. Dazu zählen emotionale Unterstützung und Gespräche sowie praktische und materielle Hilfeleistungen aller Art. Das Vorgehen ist aktiv und direktiv, wobei der Fokus auf dem Hier und Jetzt sowie auf den sozialen Ressourcen des Betroffenen liegt. Die konkreten Maßnahmen orientieren sich an der jeweiligen Bewältigungsphase und den Möglichkeiten und Bedürfnissen der PatientInnen beziehungsweise der Angehörigen. Wichtig ist die rasch einsetzende Entlastung.

Die übergeordneten Ziele der Krisenintervention lauten:

– körperlich: Überleben sichern, Gesundheit erhalten beziehungsweise wiederherstellen
– emotional: Entlastung, Gefühle ausdrücken können
– gedanklich: Verarbeitung des Ereignisses, seiner Ursachen und Folgen
– verhaltensbezogen: Anpassung des Verhaltens und der Beziehungen an die veränderte Situation
– sozial: die sozialen Systeme (Familie, Schule, Firma) wieder funktionsfähig machen

Die Hilfe durch andere Menschen und das soziale Netz der Betroffen ist für die Krisenbewältigung zentral. Partner-Innen und Familie, FreundInnen, Kolleg-Innen, NachbarInnen sowie professionelle HelferInnen können die Unterstützung bieten, die zur Bewältigung der akuten Probleme notwendig ist. Sie sollten von Anfang an in die Betreuung im Krankenhaus mit einbezogen werden.

Ein Krisengespräch zielt darauf ab, eine rasche Entlastung der Betroffen zu erreichen und Bewältigungsmöglichkeiten so bald und so angemessen wie möglich zu aktivieren. Ein Krisengespräch beginnt immer in der Gegenwart (aktuelle Situation), geht ein Stück in die Vergangenheit (Krisenauslöser, Vorgeschichte kurz), dann ein Stück in die Zukunft (dringende Wünsche) und endet mit einer konkreten Vereinbarung (nächste Schritte). Ein Krisengespräch ist beendet, wenn der Betroffene weiß, was er selbst als nächstes tun wird beziehungsweise wer für ihn als nächstes tätig wird (Hausmann, 2010).

Der häufigste Fehler in der psychosozialen Krisenintervention ist, bestimmte Schritte zu früh zu setzen und die Betroffenen damit zu überfordern. Genaues Beobachten und Einschätzen des psychischen Zustandes sind die Voraussetzung für die jeweils angemessene Hilfe.

Krisenintervention sollte sich nicht auf Einmal-Kontakte beschränken. Häufig sind die Probleme für die betroffene Familie größer, als sie zunächst aussehen. Verschiedene Veränderungen oder psychische Symptome können auch erst nach einiger Zeit auftreten. Nach einem ersten Krisen oder Entlastungsgespräch sollte zumindest ein weiterer Termin ausgemacht werden. Auch ein telefonischer Kontakt ist möglich. Neben dem Patienten sollten unbedingt auch die Angehörigen Gelegenheit für ein weiteres Gespräch und die Klärung ihrer Fragen erhalten. Ein Informationsblatt mit den wichtigsten Hinweisen und Informationen sowie Name und Erreichbarkeit der Kontaktpersonen (PsychologInnen, ÄrztInnen etc.) ist dabei sehr hilfreich.

4. Psychologische Unterstützung nach einem Trauma

Nach Unfällen, Gewalthandlungen und anderen traumatischen Ereignissen werden viele Betroffene zur Erstversorgung, zur genauen Untersuchung und zur Behandlung ins Krankenhaus gebracht. Die psychosoziale Unterstützung im weiteren Sinn kann unter anderem von PsychologInnen, ÄrztInnen, Pflegepersonen, SeelsorgerInnen und SozialarbeiterInnen geleistet werden (Hausmann, 2009). Sie orientiert sich an den jeweiligen Phasen der traumatischen Krise:

– Schockphase – den Betroffenen nicht alleine lassen
   Sicherheit vermitteln, den Kontakt zu halten, auch wenn der Betroffene teilnahmslos oder passiv wirkt; für unmittelbare Bedürfnisse sorgen, die nächsten Schritte nennen. Keinesfalls sollte man jetzt schon versuchen, die Ursachen oder Konsequenzen des traumatischen Ereignisses zu diskutieren: Für eine rationale Bearbeitung ist es zu diesem Zeitpunkt noch zu früh.

– Reaktionsphase – zuhören
   die Betroffenen so viel sie möchten über das Ereignis, die Diagnose etc. sowie über ihre Reaktionen erzählen lassen; Angst, Verzweiflung und Wut ernst nehmen und nicht wegreden; Wünsche, Sorgen und Hoffnungen des Betroffenen sind zumeist Ausdruck für chaotische und verwirrende Gefühle. Gleichzeitig durch Informationen eine behutsame Orientierungshilfe geben, sodass der Betroffene allmählich zu einer realistischen Einschätzung der Lage kommen kann.

– Bearbeitungsphase – besprechen, beraten
   Erst in dieser Phase wird es möglich, die Ereignisse, die Diagnose etc. in ihrer ganzen Tragweite zu erfassen und zu verstehen. Der Betroffene kann die Ereignisse und ihre Folgen in Ruhe besprechen und braucht weitere Infor-

mation und Beratung, um die weiterführenden Entscheidungen zu treffen,
Fragen nach den Ursachen und der
Verantwortung oder Schuld zu klären
usw. Diese Phase beginnt zumeist einige Tage bis Wochen nach dem Ereignis, das die Krise ausgelöst hat. Die
Betroffenen signalisieren selbst, wenn
sie zu einer rationalen Auseinandersetzung bereit und in der Lage sind.
Keinesfalls sollten sie gedrängt werden, sich mit den Fragen dieser Phase
frühzeitig auseinander zu setzen.

Die spezifisch psychologischen Maßnahmen im Krankenhaus gehen auf die akuten und die zu erwartenden psychischen
Folgen des Traumas ein. Sie stabilisieren
den psychischen Zustand des Betroffenen und fördern eine Aufarbeitung der
Ereignisse, soweit das während des Kran-
kenhausaufenthalts möglich ist. Hinzu
kommen unter anderem die Realisierung
und Verarbeitung von Verlusterlebnissen
(irreversible Schädigung, bleibende Behinderung, Amputation), die psychologische Schmerzbehandlung, der Abbau
von Vermeidungsverhalten (nicht über
die Verletzung oder den Notfall sprechen
wollen) sowie der Umgang mit Vorwürfen
und Schuldgefühlen, Trauer, Abschied
und Tod (Bogyi, 2003).

Für schwer verletzte PatientInnen ist
psychologische   Unterstützung   unver-
zichtbar. Früher oder später treten bei
allen PatientInnen mit Unfalltrauma auch
psychische Reaktionen auf, die zu großer
Verunsicherung und Belastung führen,
wenn sie nicht behandelt werden beziehungsweise wenn der Patient nicht darauf
vorbereitet wird. Aber auch Leicht- und
Unverletzte können durch den Notfall
psychisch traumatisiert sein, z. B. wenn
sie selbst im Unfallwagen gesessen sind.
Das gleiche gilt für Angehörige, die den
Verletzten besuchen: Sie können sowohl
von den Verletzungen als auch von den
Umständen des Notfalls sehr betroffen
sein. Alle genannten Personen sollten die
Möglichkeit zu einem psychologischen
Gespräch erhalten.

Beispiel

*Sarah, 16 Jahre alt, wurde bei einem
Unfall, wo ihre langen blonden Haare
in ein Go-Cart-Rad gerieten, gleichsam
skalpiert. Auf der Intensivstation kämpf-
te sie lange um Leben oder Tod. Als es
ihr körperlich bereits besser ging, wurde
ich um Hilfe gebeten, da Sarah immer
wieder die Frage stellte, ob ihre Haare
wieder nachwachsen würden. Es bestand
große Angst, dem Mädchen die Wahrheit zu sagen, da man merkte wie wichtig ihr diese Frage sei. Als ich zu ihrem
Krankenbett kam, fragte sie mich gezielt,
ob ihre Haare wieder wachsen würden.
Als ich es verneinte, schien sie erleichtert und meinte, sie hätte es sich ohnehin
gedacht. Sie betrauerte den Verlust der
Haare massiv. Im Zuge der Aufarbeitung
des Unfallgeschehens war ihr einerseits
wichtig, was sie hätte tun können um dies
zu vermeiden; sie fühlte sich selber sehr
schuldig, da sie zu schnell gefahren sei.
Andererseits setzte sie sich intensiv mit
ihrer eigenen körperlichen Versehrtheit
auseinander. Der Blick in den Spiegel
und die Auseinandersetzung mit ihrem
veränderten   Aussehen   spielten   eine
große Rolle. Sarah musste noch etliche
Operationen über sich ergehen lassen,
die immer wieder erneut massive Ängste mobilisierten. Erst nach einem halben
Jahr konnte sie aus dem Krankenhaus
entlassen werden.*

In der Bewältigung von Unfällen zielt die
psychologische Stabilisierung insbesondere auf folgende Punkte (Hausmann, 2010):

– den Unfall als abgeschlossenes Ereignis betrachten
– den Unfallhergang und das eigene
  Verhalten verstehen können
– den eigenen Einfluss auf die Heilung
  betonen
– PatientInnen und Angehörige bei der
  Problembewältigung zu Hause unterstützen (Vorbereitung auf die Entlassung)
– sinnvolle Lehren aus dem Unfall ziehen, damit er sich nicht wiederholt

Für eine erfolgreiche Behandlung ist die Kooperation aller beteiligten Berufsgruppen unabdingbar. Dazu gehört die wechselseitige Information aller Betreuer ebenso wie die organisatorische Einbettung der psychologischen Behandlung in den medizinisch-pflegerischen Kontext. ÄrztInnen und Pflegepersonen sollten über die momentane psychische Situation und die zu erwartende Entwicklung stets auf dem Laufenden sein. Dazu gehören auch konkrete Informationen, wie sie den PatientInnen bei der psychischen Stabilisierung unterstützen können. Das bezieht sich z. B. auf die Häufigkeit von Visiten und Gesprächen, auf wiederholte ausführliche Information und die Möglichkeit, Fragen zu stellen, aber auch auf bestimmte Formulierungen, die im Gespräch mit dem PatientInnen verwendet beziehungsweise vermieden werden sollten, sowie auf den Umgang mit emotionalen Entgleisungen. Insgesamt ist die rasche Verfügbarkeit von PsychologInnen entscheidend für Qualität und Verlauf der gesamten Behandlung.

Die Arbeit mit Traumatisierten kann auch für die behandelnden ÄrztInnen, PsychologInnen und Pflegepersonen große Belastungen mit sich bringen. Zur Psychohygiene dienen spezielle Fortbildungen und regelmäßige Supervision. Diese erleichtern die Konfrontation mit ungünstigen Behandlungsverläufen, fördern das Verständnis für schwierige Situationen und erleichtern den Umgang mit PatientInnen und Angehörigen in der Zeit nach dem Notfall.

5. Unterstützung von Angehörigen und Familien

Angehörige und Familien sind Helfer und Hilfsbedürftige zugleich. Für die meisten Notfallopfer bilden sie den wichtigsten emotionalen und auch praktischen Rückhalt, um die Ereignisse und ihre Folgen zu bewältigen Gleichzeitig sind Familien und Angehörige oft selbst Betroffene und brauchen Unterstützung. Das ist vor allem der Fall:

– wenn das Leben des Opfers durch den Notfall bedroht war oder ist („Er ist nur knapp davongekommen.");
– bei Unsicherheit über die medizinische Diagnose, das Wohlbefinden und den weiteren Verlauf der körperlichen und psychischen Beeinträchtigung („Wird sie je wieder gesund?");
– bei heftigen Gefühlsreaktionen wie Angst, Wut, Vorwürfen, Schuldgefühlen, Mutlosigkeit etc. („Hat er einen psychischen Schaden? Wird er verrückt?");
– bei der Entlassung der PatientInnen aus dem Krankenhaus, wenn sie pflegebedürftig sind; viele Familien sind auf die Pflegebedürfnisse nicht eingerichtet oder von den anfallenden Tätigkeiten zunächst überfordert;
– bei bestehenden psychosozialen oder finanziellen Belastungen (massive Konflikte, Alkoholprobleme, Schulden, Existenzsorgen), die die Bewältigung der akuten Probleme erschweren oder zu verhindern drohen;
– bei Rückfällen und schlechter medizinischer Prognose;
– bei der Überbringung der Todesnachricht.

In manchen Fällen ist das Notfallerleben von Primäropfern und Angehörigen sozusagen zeitverschoben. Während die Opfer etwa nach einem Verkehrsunfall ins Krankenhaus gebracht werden und aus der Akut- in die Stabilisierungsphase kommen, brauchen ihre Angehörige, wenn sie eben vom Notfall erfahren haben, möglicherweise zunächst psychologische Akuthilfe. Die mögliche vitale Bedrohung des Opfers stellt für sie eine schwere psychische Belastung dar. Zugleich wirken viele Abläufe im Krankenhaus und die weitere medizinische Behandlung zunächst undurchschaubar.

Das Ziel von Angehörigengesprächen ist es, die innerfamiliäre Unterstützung zu fördern. Viele Angehörige wollen etwas tun, sind aber sehr unsicher, wie sie mit dem Notfallopfer umgehen, worüber sie mit ihm sprechen sollen etc. Angehörige brauchen deshalb vor allem Informa-

tionen („Wie ist der aktuelle Zustand?"
„Was ist der nächste Schritt?") und klare
Handlungsanweisungen („Was kann ich
tun?"). Dazu gehört auch, Kinder mit einzubeziehen, sie ans Krankenbett mitzu-
nehmen, auf die Intensivstation zu begleiten (natürlich mit entsprechender Vorbereitung) und ihnen auch die Möglichkeit
zu geben, sich von sterbenden oder toten
Verwandten zu verabschieden.

Die wichtigste Unterstützung für Angehörige besteht darin, sie mit ihren Fragen
und Sorgen nicht allein zu lassen. Vielfach sind es zunächst Pflegepersonen, die
sich um die Angehörigen „kümmern". Im
Optimalfall wird eine PsychologIn oder
SeelsorgerIn hinzugezogen und bleibt
so lange bei den Angehörigen, wie diese
das möchten. Wenn das nicht möglich ist,
sollte auf jeden Fall eine Auskunftsperson
(ÄrztIn, Pflegeperson) regelmäßig zu den
Angehörigen gehen und ihnen den aktuellen Informationsstand mitteilen. Das gilt
auch, wenn es nichts Neues zu berichten
gibt (in diesem Fall die bisherigen Informationen zusammenfassen). Keineswegs
sollten den Angehörigen die Dinge aus
der Hand und wichtige Entscheidungen
abgenommen werden.

Zur Angehörigenunterstützung zählt
insbesondere (Hausmann, 2010)

– die Situation strukturieren: Informationen darüber, was gerade passiert,
   wer die behandelnden Personen sind,
   was einzelne Behandlungsschritte bedeuten, wozu bestimmte medizinische
   Untersuchungen und Geräte dienen,
   wie es mit der Behandlung weiterge-
   hen wird, wie lange sie warten müssen
   usw.
– Verarbeitung fördern: fehlende Informationen ergänzen, irrationale Inter-
   pretationen aufgrund falscher Informationen korrigieren. Wichtig sind dabei
   Formulierungen, die die Abwehrkräfte
   der Angehörigen schonen. Im Vordergrund stehen Informationen, die sich
   auf das Hier und Jetzt beziehungsweise die nächsten Schritte beziehen
– Vorschläge und Hilfsangebote machen: praktische Fragen klären (Tele-

fonate, Versicherungsfragen, Kinderbetreuung usw.), Hinweise geben, wie
die Angehörigen mit dem Notfallopfer
umgehen und worüber sie mit ihm
sprechen sollen,
– weitere Gespräche: offene Fragen klären, Möglichkeiten für weitere Gespräche schaffen (auch in den folgenden
   Tagen, mit anderen Personen etc.).

Beispiel

*Die 4½-jährige Margit war eines Sonn-
tagvormittags mit ihrer Mutter alleine zu
Hause, als diese plötzlich im Badezim-
mer zusammenbrach und mit dem Kopf
auf der Badewannenkante aufschlug.
Zielsicher lief das Mädchen vier Stock-
werke hinunter, läutete beim Hauswart
und teilte ihm mit, dass sie dringend für
ihre Mutter die Rettung brauche. Die
Mutter wurde mit dem Krankenwagen
abtransportiert und Margit wurde von
ihrer 25-jährigen Schwester abgeholt.
Montag früh kam diese mit der Kleinen
an unsere Ambulanz, da Margit sehr auf-
geregt war, ständig nach der Mutter fragte und diese unbedingt sehen wollte. Die
große Schwester erbat Rat und Hilfestellung und äußerte selbst den Wunsch, mit
Margit zur bereits klinisch toten Mutter
zu gehen. Der Zutritt wurde ihr jedoch
vom Stationspersonal verweigert. Fast
gleichzeitig erreichte mich der Anruf
eines Assistenzarztes dieser Station, der
vor acht Jahren die Vorlesung von mir
besuchte, in der ich meine Überzeugung
vertreten hatte, wie wichtig der Besuch
auf der Intensivstation auch für jüngere
Kinder sei. Er bat mich, von dieser Tatsache auch seinen Chef zu überzeugen,
um die kleine Margit zu ihrer Mutter zu
lassen. In einem 10-minütigen Telefonat
mit dem Klinikvorstand konnte ich die
Erlaubnis erwirken.*

*Ich bereitete Margit vor, erklärte ihr,
dass ihre Mutter bereits klinisch tot sei
und dass wir uns nun von ihr verabschieden werden. Ich fragte Margit, was sie
der Mutter mitbringen möchte, worauf
sie eine Zeichnung anfertigte und ein
Stofftier aus meinem Zimmer mitnahm.*

In der Konfrontation mit dem Geschehen des Vortages sprach ich auch an, wie großartig sie reagiert habe, fragte sie aber auch gleichzeitig, ob sie selbst Angst habe etwas falsch gemacht zu haben. Sie erwiderte, wieso ich denn das wisse, worauf ich antwortete, dass ich dies von den Kindern gelernt hätte. Sie meinte daraufhin sofort, sie denke, sie hätte zuerst die Platzwunde am Kopf der Mutter verbinden müssen und dann erst die Rettung holen. Dies wissend bat ich den Klinikvorstand, Margit in seiner hohen ärztlichen Autorität den Vorgang eines plötzlichen Hirntodes zu erklären um sie von ihrer Schuld zu entlasten. Margit streichelte ihre Mutter, gab ihr einen Kuss, legte Zeichnung und Stofftier ans Bett und horchte dann aufmerksam und mit großen Augen dem Klinik-Professor zu, der ihr mit zittriger Stimme erklärte, dass ihre Mutter auch dann gestorben wäre, wenn er als Arzt daneben gestanden wäre. Er zeichnete ihr auch einen Kopf auf und erklärte ihr so anschaulich das Geschehen des plötzlichen Hirntodes. Margit strahlte ihn mit großen Augen an und war sichtlich erleichtert, nichts verabsäumt zu haben. Sie verweilte noch kurz neben ihrer Mutter und meinte, sie wolle mit mir wieder auf mein Zimmer gehen und spielen. Dort spielte sie mit Puppen die Szene nach und sagte abschließend: „Irgendwann suche ich mir eine neue Mama."

Diese berührende Abschiedsszene war prägend für die gesamte Station, es wurde mir anschließend vom Klinikvorstand als auch von Schwestern, Pflegern und ÄrztInnen versichert, sie hätten noch nie von einer PatientIn so einen würdigen Abschied genommen. Es hatte zur Folge, dass ein Umdenken auf dieser Station entstand. So nachhaltig kann ein kleines Mädchen, dem man den Abschied von der Mutter ermöglicht, Erwachsene beeinflussen!

6. Zusammenfassung und Ausblick

Krisenhafte Zustände kommen im Rahmen eines stationären Aufenthalts sehr häufig vor. Krisenbewältigung und Krisenintervention gehören neben Unterstützung bei der Krankheitsbewältigung und Behandlung psychischer Störungen zu den Haupttätigkeiten klinischer PsychologInnen im Krankenhaus. Im Rahmen der psychologischen Unterstützung nach einem Trauma werden psychologische Stabilisierung, Psychosoziale Unterstützung aber auch Angehörigenunterstützung angeboten. Ganz besonders wichtig ist die Interdisziplinäre Zusammenarbeit mit verschiedenen anderen Berufsgruppen. Klinische PsychologInnen werden im Rahmen ihrer Ausbildung intensiv geschult um adäquate Kriseninterventionen durchführen zu können.

Krisenintervention ist ein wesentlicher Bestandteil psychologischer Tätigkeiten im Krankenhaus. Patienten und Angehörige werden in der Bewältigung plötzlich auftretender massiver Belastungen (=traumatische Krise) und zunächst nicht bewältigbarer Lebensveränderungen (=Veränderungskrise) unterstützt. Das Vorgehen ist aktiv und direktiv, wobei der Fokus auf dem Hier und Jetzt sowie den Ressourcen der Betroffenen liegt. Nach einem Trauma orientiert sich die psychologische Unterstützung an der jeweiligen Bearbeitungsphase und den Bedürfnissen und Möglichkeiten der Betroffenen. Angehörige und Freunde sollten wenn möglich in die Betreuung miteinbezogen und keinesfalls mit ihren Fragen und Sorgen allein gelassen werden. Der interdisziplinären Zusammenarbeit zwischen PsychologInnen, ÄrztInnen und Pflegepersonen kommt in der Krisenintervention besondere Bedeutung zu.

7. Literatur

Bogyi, G. (2003): Therapeutische Interventionen bei Kindern und Jugendlichen in akuten Belastungssituationen. In: U. Lehmkuhl (Hrsg.): Wie arbeiten IndividualPsychologInnen heute? Göttingen: Vandenhoeck und Ruprecht, 22–42

Caplan, G. (1964): Principles of Preventive Psychiatry. New York: Basic Books

Cullberg, J. (1978): Krisen und Krisentherapie. Psychiatrische Praxis, 5, 25–34

Hausmann, C. (2009): Psychologie und Kommunikation für Pflegeberufe. Ein Handbuch für Ausbildung und Praxis. 2. aktualisierte und erweiterte Auflage. Wien: Facultas

Hausmann, C. (2010): Handbuch Notfallpsychologie und Traumabewältigung. Grundlagen, Interventionen, Versorgungsstandards. 3. vollst. überarbeitete Auflage. Wien: Facultas

Sonneck, G. (2000): Krisenintervention und Suizidverhütung. Wien: Facultas

Psychologische Beratung unter Berücksichtigung der stationären Rahmenbedingungen

Patricia Göttersdorfer

1. Einleitung

In Anlehnung an Warschburger (2009) soll dieser Beitrag die Aufgabenfelder einer klinisch-psychologischen Beratung im stationären Kontext in Abgrenzung zur klinisch-psychologischen Behandlung und Psychotherapie näher beleuchten. Als gut dokumentiertes Modell der Verhaltensänderung soll das Motivational Interview (Miller und Rollnick, 2002) näher ausgeführt werden.

2. Definition

Schwarzer und Posse (1986, S. 634) definieren Beratung als „eine freiwillige, kurzfristige, oft nur situative, soziale Interaktion zwischen Ratsuchendem (Klienten) und dem Berater mit dem Ziel im Bewertungsprozess eine Entscheidungshilfe zur Bewältigung eines vom Klienten vorgegebenen aktuellen Problems durch Vermittlung von Informationen und/oder Einüben von Fertigkeiten gemeinsam zu erarbeiten."

Dietrich (1981, S. 2) definiert Beratung folgendermaßen: „Beratung ist in ihrem Kern jene Form einer interventiven und präventiven helfenden Beziehung, in der ein Berater mittels sprachlicher Kommunikation und auf der Grundlage anregender und stützender Methoden innerhalb eines vergleichsweise kurzen Zeitraumes versucht, bei einem desorientierten, inad-

äquat belasteten oder entlasteten Klienten einen auf kognitiv-emotionaler Einsicht fundierten aktiven Lernprozess in Gang zu bringen, in dessen Verlauf seine Selbsthilfebereitschaft, seine Selbststeuerungsfähigkeit und seine Handlungskompetenz verbessert werden können."

Beratung kommt in vielen Handlungsfeldern zur Anwendung und eine einheitliche Definition ist nicht auszumachen. Beratung wird im deutschsprachigen Raum oft als Oberbegriff für eine Vielzahl, teilweise stark divergierender Angebote gesehen.

3. Gesetzliche Grundlagen

Seit 1991 ist die Kompetenz zur Behandlung für PsychologInnen im Psychologengesetz, für Psychotherapeuten im Psychotherapeutengesetz geregelt (Kryspin-Exner, 1998).

Im österreichischen Psychologengesetz wurde der Begriff der „psychologischen Behandlung" eingeführt. Dieser Begriff ist im Gesetzestext nicht näher ausgeführt, inhaltlich nicht differenziert und auch nicht von psychologischer Beratung und Psychotherapie abgegrenzt.

Die Ausübung des psychologischen Berufes im Bereich des Gesundheitswesens ist nach dem Psychologengesetz Artikel II, § 3 (1) „die durch den Erwerb fachlicher Kompetenz erlernte Untersuchung, Auslegung, Änderung und Vorhersage des Erlebens und Verhaltens von Menschen unter Anwendung von wissenschaftlich-psychologischer Erkenntnisse und Methoden." Was die Ausübung im Bereich der Behandlung betrifft, so wird diese Tätigkeit als „die Anwendung psychologischer Behandlungsmethoden zur Prävention, Behandlung und Rehabilitation von Einzelpersonen und Gruppen oder die Beratung von juristischen Personen sowie die Forschungs- und Lehrtätigkeit auf den genannten Gebieten" umschrieben (Artikel II, § 3 (2)).

Darüber hinaus stellt sich die Frage inwieweit Berufsgruppen selbst Konzepte der Beratung, Behandlung und Therapie auseinanderhalten. Berufs-, sozial- und versicherungsrechtliche Details und die damit verbundene Vergütung oder finanzielle Unterstützung der Leistungen von Versicherungsträgern, sind im Berufsalltag von PsychologInnen für das wirtschaftliche Überleben von erheblicher Bedeutung. Der Terminus „psychologische Behandlung" ist im Gesetz verankert, viele österreichische PsychologInnen haben aber auch die Qualifikation als PsychotherapeutIn erworben. Als Konsequenz kommt es bei den PsychologInnen mit Psychotherapieausbildung zu einer verständlichen Vermischung von Psychotherapie und psychologischer Behandlung, die für künftige Gesetzesreformen von Bedeutung sein wird.

In der Literatur herrscht Einigkeit darüber, dass die Grenzen zwischen den verschiedenen Interventionsformen verwischen, vor allem im Bereich Beratung im klinischen Setting und Psychotherapie. Eine Beratung kann durchaus in eine Therapie übergehen und umgekehrt. Im Sinne der Transparenz sollte das auch den KlientInnen gegenüber deutlich gemacht werden.

4. Kennzeichen von Beratung

Im Folgenden sollen einige Prinzipien formuliert werden, die für alle Beratungskonzepte gelten sollten (Warschburger, 2009 S. 33).

Beratung sollte

– vertrauensvoll sein. Die Vertraulichkeit der KlientIn-BeraterIn-Beziehung spielt eine zentrale Rolle für das Beratungsgeschehen und ist ein wesentliches Element professioneller Beratung. Sollte die Vertraulichkeit nicht gegeben sein, muss dies transparent gemacht werden.

– theoretisch fundiert sein: das Vorgehen, das zur Lösung des Problems angestrebt wird, sollte auf wissenschaftlichen Theorien beruhen.

– evidenzbasiert sein. Die eingesetzten Techniken und Strategien in der Beratungssituation sollten aktuellen wissenschaftlichen Erkenntnissen zur Lösung des Problems entsprechen. Dies schließt mit ein, dass für das gewählte Vorgehen und die herangezogene Theorie empirische Belege vorliegen sollten.

– problem- und lösungsorientiert sein. Problemorientierung beinhaltet, dass eine Konzentration auf die als problematisch erlebte Situation, die damit in Zusammenhang stehenden auslösenden und kausalen Bedingungen, sowie deren Konsequenzen erfolgt. Beratung konzentriert sich auf das Hier und Jetzt. Nach der Problemanalyse sollen ganz bewusst mögliche Problemlösungen in den Vordergrund rücken.

– ressourcenorientiert sein. Jede Analyse der Problemsituation sollte auch die zur Verfügung stehenden Ressourcen der Person und ihrer Umwelt berücksichtigen. Die Analyse der Ressourcenseite sollte über das konkrete Problem hinausgehen und Bereiche beinhalten, die den KlientInnen verdeutlichen über welche möglichen kompensatorischen Ressourcen er verfügt.

– Handlungskompetenzen aufzeigen und erweitern. Ein wesentliches Ziel von Beratung ist es, das Selbsthilfepotential zu stärken, zu erweitern oder erst aufzubauen. Die Betroffenen sollen ähnlich gelagerte Sachverhalte in der Zukunft alleine bewerkstelligen können.

– partizipativ gestaltet sein. Auf Seiten der KlientInnen bestehen nicht nur Informationsdefizite oder fehlerhafte Informationen, sondern psychosoziale Faktoren behindern die Lösung des Problems. Im kommunikativen Austausch zwischen Ratsuchenden und BeraterInnen bemühen sich beide gemeinschaftlich um eine Lösung. Die aktive Rolle des/der Ratsuchenden wird betont. Damit zeichnet sich zugleich ab, dass besondere Anforderungen an die KlientInnen gestellt werden: Er/Sie muss ein gewisse Reflexionsfähigkeit besitzen und in der Lage sein, die gemeinsam erarbeiteten Schritte in die Realität umzusetzen.

– planvoll sein. Beratung ist ein prozesshaftes Geschehen. Dabei kann zwischen dem Ablauf einer konkreten Beratungsstunde und der Beratungsstruktur über die gesamte Beratung unterschieden werden. Der Ablauf ist damit nicht dem Zufall überlassen, sondern die einzelnen Schritte bauen aufeinander auf.

– klientenspezifisch (zielgruppenspezifisch) und differenziert sein. Die konkreten Inhalte und Methoden der Beratung müssen den KlientInnen und der Fragestellung angepasst werden.

– die Lebenswelt der Betroffenen berücksichtigen. Die Verantwortung der BeraterInnen liegt darin, dass er/sie herausfinden muss, welche Barrieren oder Ressourcen in der mittelbaren Umgebung (Familie) als auch unmittelbaren Umgebung (Schule, Arbeitsplatz) vorliegen, die zur Aufrechterhaltung des Problems, aber auch zu dessen Lösung beitragen können. Idealerweise sollten zentrale Personen aus dem Umfeld direkt in die Arbeit miteinbezogen werden.

– interdisziplinär sein. Die Vernetzung mit anderen Berufsgruppen, sei es in einem multiprofessionellen Team oder in Form der Zusammenarbeit mit anderen Beratungseinrichtungen ist ein wesentliches Merkmal professionellen Handelns.

– qualitätskontrolliert. Die Wirksamkeit der Beratungsarbeit soll überprüft wer-

den. Die evaluative Begleitung der eigenen Arbeit sollte den wissenschaftlichen Standards genügen und quantifizierbar sein.

– offen für neue Formen der Beratung sein. Neue Formen der Kommunikation aber auch neue Zielgruppen und deren spezifische Bedürfnisse (neue Erkrankungen, andere Bevölkerungsgruppen) erfordern eine Anpassung der Beratungsstile (Internet). Auch hier gilt, dass die Effektivität und Effizienz dieser Angebotsstruktur empirisch geprüft werden soll.

– Niederschwellig sein. Beratungen sollten – gerade in Abgrenzung zu psychotherapeutischen Angeboten- eine niedrige Schwelle für die Inanspruchnahme aufweisen.

5. Beraterqualitäten

McLeod (2004) nennt folgende notwendige Fähigkeiten und Fertigkeiten, die BeraterInnen qualifizieren und für Psychologische Beratung unabdingbare Anforderungen darstellen:

– Interpersonelle Fähigkeiten. Zuhören können, Kenntnisse des Kommunikationsaufbaus und -aufrechterhaltung. Empathie, Präsenz, Bewusstsein über nonverbale Kommunikationsstrategien, Ausdruck von Gefühlen, etc.

– Persönliche Überzeugungen (wie die Fähigkeit andere wertfrei zu akzeptieren, der Glaube an die Veränderungsbereitschaft von Menschen, Bewusstsein über ethische und moralische Wahlmöglichkeiten etc.) Darüber hinaus gilt für PsychologInnen die Schweigepflicht, wie sie im österreichischen Psychologengesetz geregelt ist.

– Konzeptionelle Fähigkeiten (wie die Fähigkeit Probleme des Klienten einzuschätzen (Diagnostik) und zu verstehen (Empathie), kognitive Flexibilität, Problemlösefähigkeit, etc.)

– Persönliche Integrität d. h. die BeraterInnen verfolgen keine persönlichen Bedürfnisse, verhalten sich KlientInnen gegenüber wertneutral und können unangenehme Gefühle den KlientInnen gegenüber tolerieren. Die BeraterInnen haben keinen persönlichen Nutzen aus der Beratung etc.

– Beherrschung von Beratungstechniken d.h. das Wissen über die Effektivität von verschiedenen Interventionsstrategien inklusive deren differentielle Indikation, Erfahrung und Übung in der konkreten, sachgerechten Umsetzung von verschiedenen Interventionsstrategien erworben zu haben.

– Fähigkeit soziale Systeme zu verstehen und mit ihnen zu arbeiten (wie Kenntnis der relevanten Familien- und Arbeitsbeziehungen; Fähigkeit für seine Arbeit auch Unterstützungsnetzwerke und Supervision in Anspruch zu nehmen; (kulturelle) Sensibilität gegenüber der sozialen Welt der KlientInnen.

6. Inanspruchnahme von Beratung

Nicht jede beratungsbedürftige Person nimmt tatsächlich professionelle Beratung in Anspruch. Die Entscheidung eine Beratung aufzusuchen, ist oft schon das Ergebnis eines vielschichtigen Prozesses.

Die Person muss ein Problem als solches erkennen. Die Betroffenen haben ihre eigenen Theorien wie das Problem entstanden ist, welche Konsequenzen damit verbunden sind, ob eine Änderung der Situation möglich ist, wer darauf Einfluss hat, um nur einige Informationsschritte zu nennen. Die Erfahrung mit Beratungsangeboten, die Erwartungen an die BeraterInnen, die zu erwartenden Kosten, sowie die Normen in der Subgruppe bezüglich Beratungsangeboten nehmen ebenso Einfluss darauf, ob professionelle Hilfe in Anspruch genommen wird. Die Entscheidung für eine Beratung wird mit der Kontaktierung einer Beratungsstelle oder von BeraterInnen abgeschlossen. Zwischen Problemwahrnehmung und Kontaktaufnahme vergehen bei vielen Betroffenen ein Jahr und mehr. Die meisten Entscheidungen einen konkreten Termin zu vereinbaren

(Saunders, 1996), beruhen auf Empfehlungen von professionell im Gesundheitsbereich Tätigen (z.B. ÄrztInnen).

7. Beratung im klinisch-psychologischen Arbeitsfeld

Im stationären Alltag umfasst Beratung Teilbereiche wie

– allgemeine Informationsvermittlung über Möglichkeiten von Diagnostik und Intervention;

– Information über die diagnostischen Prozeduren und Ergebnisse;

– Information über die Erkrankung/Störung im allgemeinen, die spezielle individuelle Ausprägung und über die Interventionsmöglichkeiten;

– Hilfestellungen, wie die allgemeinen Informationen auf den individuellen Fall übertragen werden können; gemeinsames Entwickeln eines Handlungskonzepts;

– Beraterische Hilfe zur Orientierung, Entscheidungsfindung, Handlungsplanung und Problemlösung bzw. Problembewältigung.

7.1. Gesundheitsberatung

Gesundheitsberatung bezeichnet im weitesten Sinne jegliche Beratung, die gesundheitliche Belange betrifft. Gesundheit bezieht sich nicht nur auf körperliches oder psychisches Wohlbefinden, sondern schließt auch die soziale Situation der Person mit ein. Ziel einer Gesundheitsberatung im Krankenhaus soll die Stärkung der Selbstbestimmung und Autonomie der PatientInnen („Empowerment") sein. Die PatientInnen sollen die Möglichkeit haben, im Gesundheitssystem autonomer zu agieren („mündiger Patient") und Hilfe zur Selbsthilfe zu erhalten. Die Weitergabe von Information

– über die Angebote des Versorgungssystems

– über bestimmte Gesundheitsleistungen und deren Vor- und Nachteil und

– über PatientInnenrechte

sind mögliche Inhalte einer Gesundheitsberatung im stationären Kontext.

Gesundheitsberatung bei chronisch Kranken ist ein weiteres Aufgabenfeld Psychologischer Beratung. Der Anteil an chronisch Kranken nimmt in der Bevölkerung ständig zu. Ziel einer Gesundheitsberatung bei den PatientInnen und ihren Angehörigen können sein:

- Wissensaufbau über die Erkrankung, geeignete Maßnahmen
- Akzeptanz der damit einhergehenden veränderten Lebenssituation
- Compliance/Adherence bei der Medikamenteneinnahme und eventuelle Lebensstilveränderung
- Empowerment und Selbstmanagement
- Reduktion der Symptomatik
- Erhöhung der Lebensqualität

8. Beratungsprozess

Das Beratungsgeschehen ist ein hoch strukturierter Prozess, der sich im wesentlichen in vier Phasen gliedert, die in einander übergehen.

- Problemdefinition
- Zieldefinition
- Intervention
- Evaluation

Ziel der Problemdefinition und der damit verbundenen Diagnostik ist es, Problemlagen zu klären und Entscheidungen über weitere Hilfsangebote zu fällen, z.B. Überweisung an andere Stellen. Die Anforderungen an das diagnostische Vorgehen sind Teil der psychologischen Ausbildung und werden in diagnostischen Lehrbüchern umfassend dargestellt. Eine Herausforderung in der Beratung stellt die verhältnismäßig kurze Zeitspanne innerhalb einer Beratungseinheit dar in der Diagnostik durchgeführt wird.

Im Austausch mit der KlientIn kommt es zu einer gemeinsamen Problemdefinition. Dabei muss beachtet werden, dass die Sichtweise der KlientIn nicht unbedingt auch jene der BeraterIn ist.

Im zweiten Schritt wird die Zielentwicklung auf Seiten der KlientIn angesprochen. Die KlientIn soll mit Hilfe der BeraterIn ein Ziel für die Beratung formulieren. Meistens handelt es sich um mehrere Ziel, die konkretisiert und in eine Zielhierarchie gebracht werden müssen. In der dritten Phase werden die Schritte zur Problemlösung eingeleitet. Auf Seiten der BeraterIn können dies die Vermittlung von notwendigem Wissen zur Lösung des Problems (z.B. bei bestehendem Informationsdefizit) oder Vermittlung von notwendigen Kompetenzen (kritische Reflexion, Problemlösekompetenzen) sein. In Abgrenzung zur Psychotherapie steht das Selbsthilfepotential und der Anstoßcharakter von Beratung im Vordergrund. Vorhandene Ressourcen sollen entdeckt werden, die Umsetzung soll eigenständig erfolgen.

Im letzten Schritt erfolgt die Evaluation. Eine Besserung oder Behebung des Problems wäre der wünschenswerte Zustand, sollte sich dieser, nicht eingestellt haben, wäre der Prozess von vorne zu durchlaufen.

9. Neuere Modelle der Veränderung

Eine der wichtigsten Fragen in der Beratung ist die Frage, wie inhaltlich bedeutsame Veränderungen bei der KlientIn stattfinden und wie Beratung dazu beitragen kann, diesen Veränderungsprozess bei möglichst vielen KlientInnen verlässlich auszulösen. Innerhalb der Psychologie wurden eine Reihe von Modellen entwickelt, die versuchen Verhaltensänderung zu erklären und daraus abzuleiten, wie BeraterInnen diese Entwicklung erkennen und für den Prozess nutzbar machen.

9.1. Das Transtheoretische Modell

Das Transtheoretische Modell (TTM) von Prochaska und DiClemente (1983), stellt einen Versuch dar, die Wirkelemente der einflussreichsten Schulen zu identifizieren. Der theorie- und schulenübergreifende stark prozessorientierte Ansatz des TTM hat zur hohen Verbreitung im Rah-

men der psychologischen Forschung beigetragen. In aller Kürze seien die Kernannahmen vorgestellt, bevor die Anwendung im Motivational Interview erklärt
wird.

9.1.1. Kernannahmen

Das Modell ist durch folgende sieben
Kernannahmen gekennzeichnet:

1. Keine einzige Theorie kann die Komplexität von Verhaltensänderung erfassen. Integration verschiedener Modelle ist sinnvoll.
2. Verhaltensänderung ist ein zeitlicher,
   stufenförmiger Prozess.
3. Die Stufen sind gleichzeitig stabil und
   offen Veränderungen gegenüber.
4. Ohne gezielte Intervention kommt es
   nicht zu einer Veränderung, die über
   die ersten Stufen hinausgeht.
5. Gesundheitsfördernde   Maßnahmen
   sollten sich zu einer stufenspezifischen
   Sichtweise bewegen.
6. Interventionen müssen an diese Stufen
   angepasst sein.
7. Die Interventionsmaßnahmen richten
   sich vor allem auf die Steigerung der
   Selbstkontrolle.

Zum anderen unterscheiden die AutorInnen fünf bis sechs verschiedene Stadien
der Veränderung, die erläutern wann Veränderung stattfindet. Als weitere zentrale
Konzepte stellen sie die Entscheidungs-
balance (Pro und Contra Argumente) und
die Selbstwirksamkeit (Vertrauen, Veränderungen in schwierigen Situationen umzusetzen und beizubehalten) als zentrale
Variablen heraus.

9.1.2. Stufen der Veränderung ("stages of change")

Die AutorInnen unterscheiden in der
Regel fünf bis sechs Stufen, wobei die
sechste kaum nachweisbar ist und oft
nicht erreicht wird. Zentrale Annahme ist,
wann eine Verhaltensänderung erwogen
wird oder wie lange das neue Verhalten
umgesetzt wird. Die Bereitschaft aktiv zu
werden ist der Dreh- und Angelpunkt.

Die einzelnen Stufen sollen nacheinander
durchlaufen werden, wobei es an der Person liegt, wie lange sie in den einzelnen
Stufen verharrt.

– Sorglosigkeit/Absichtslosigkeit ("Pre-
  contemplation")
  Es gibt keine Intention das problema-
  tische Verhalten in den nächsten sechs
  Monaten zu ändern.
  Das Problemverhalten wird nicht als
  solches erkannt und Informationen das
  Problem betreffend werden von der
  Person gerne ausgeblendet oder ba-
  gatellisiert. Ein hoher sozialer Druck
  führt zu Reaktanz.
– Bewusstwerdung/Absichtsbildung
  ("Contemplation")
  Es wird erwogen, das problematische
  Verhalten in den nächsten sechs Mo-
  naten zu verändern.
  Abwägen von positiven und negativen
  Handlungserwartungen (Ambivalenz-
  phase).
– Vorbereiten einer Handlung ("Prepa-
  ration")
  Erste Schritte zur Veränderung werden
  eingeleitet, das erwünschte Verhalten
  wird in den nächsten 30 Tagen ange-
  strebt.
– Handlung ("Action")
  Zielverhalten wird seit weniger als
  sechs Monaten gezeigt.
– Aufrechterhaltung ("Maintenance")
  Angestrebtes Verhalten wird seit mehr
  als sechs Monaten beibehalten (bis zu
  sechs Jahren).
– Beendigung ("Termination")
  Wie Aufrechterhaltung, keine situative
  Versuchung bzw. Rückfallgefahr mehr
  vorhanden.

9.2. Motivational Interviewing

Das „Motivational Interviewing" (MI) ist
Gesprächshaltung, therapeutische Strategie und Gesprächsstil mit eigenständi-
ger Theorie dahinter (Miller und Rollnick,
2002). Das Konzept wurde als Alternative
zu eher konfrontativen Gesprächsfüh-
rungstechniken mit alkoholabhängigen
PatientInnen entwickelt und hat sich vor
allem bei Lebensstiländerungen (Ge-

wichtsreduktion, Rauchstopp, Bewegung/ Sport) aber auch bei der Aufrechterhaltung von Compliance bei Medikamenteneinnahmen (HIV, Tuberkulose) bewährt.

Grundannahme ist, dass ambivalente Gedanken und Gefühle die Motivation des Menschen, Veränderungen herbeizuführen, einschränken und behindern. Ziel ist es daher, die Motivation durch eine Exploration der Ambivalenz zu steigern um so den Weg für Veränderung zu ebnen.

Die Hauptcharakteristika des MI lassen sich wie folgt zusammenfassen:

– „Motivational Interviewing" basiert auf der Identifikation und Mobilisierung der intrinsischen Werte und Ziele der KlientInnen um eine Verhaltensänderung zu bewirken.
– Die Motivation zur Veränderung wird durch die KlientInnen hervorgebracht und nicht von außen erzeugt.
– Motivational Interviewing soll Ambivalenz hervorbringen, diese klären und auflösen, sowie die damit verbundenen Vor- und Nachteile wahrnehmbar machen.
– Die Bereitschaft zur Veränderung ist keine Eigenschaft einer Person, sondern ein sich veränderndes Produkt zwischenmenschlicher Interaktion.
– Reaktanz und „Verleugnung" sind häufig ein Zeichen dafür motivierende Strategien zu verändern.
– Das Hervorbringen und Verstärken des Glaubens an die Fähigkeit ein bestimmtes Ziel zu erarbeiten und erfolgreich zu erreichen (Selbstwirksamkeitserleben) ist wesentlich.
– Die therapeutische Beziehung ist eine Partnerschaft, welche die Autonomie des Klienten akzeptiert.
– MI ist sowohl eine Sammlung von Techniken, als auch ein Beratungsstil.
– MI ist eine direktive und klientenzentrierte Beratung, die sich auf das Hervorrufen und das Verstehen von Verhaltensänderung konzentriert.

Motivational Interviewing – ein Beispiel aus der Praxis:

Berater (B): *Grüß Gott Herr Huber. Wie geht es ihnen heute?*	Berater beginnt Gespräch mit einer offenen Frage
Herr H (H): *Danke, etwas besser.*	
B: *Ich möchte heute mit ihnen kurz übers Rauchen reden. Ist das für sie in Ordnung?*	Berater holt sich die Erlaubnis mit dem Patienten übers Rauchen zu reden. Dabei überlässt der Berater dem Patienten die Kontrolle und stellt Rapport her.
H: *Ja, sie wollen mir bestimmt erklären, dass rauchen schädlich ist und ich aufhören soll.*	Patient zeigt Reaktanz das Thema betreffend.
B: *Ehrlich gesagt habe ich kein Interesse daran, ihnen Dinge zu erklären die sie ohnehin schon wissen oder ihnen einen Schreck' einzujagen. Ich hatte nur daran gedacht sie zu fragen, wie sie übers Rauchen denken.*	Der Berater spielt mit dem Widerstand, indem er die Bedenken des Patienten reflektiert.
H: *Was ich davon halte? Naja, ich weiß dass es mir schadet, meine Frau findet es schrecklich und die Kinder haben mir die Zigaretten auch schon ,mal versteckt. Ich habe schon so oft versucht damit Schluss zu machen aber es geht nicht.*	Patient nennt Gründe für eine Änderung: Rauchen stört ihn und seine Familie.
B: *Sie würden also gerne aufhören, nur es war zu schwierig in der Vergangenheit. Was noch?*	Zusammenfassung und offene Frage
H: *Es kostet sehr viel Geld. Sie glauben gar nicht, was ich schon verraucht habe. Außerdem nervt es mich, wenn meine Frau dauernd vom Aufhören redet.*	Patient nennt weitere Gründe für Veränderung, aber ist widerständig in Bezug auf den Rauchstopp.
B: *Obwohl sie es wirklich versucht haben, ist es so schwierig, dass sie es gar nicht mehr versuchen möchten.*	Berater gibt eine erweiterte Zusammenfassung mit einer Übertreibung dessen, was der Patient gesagt hat.
H: *Naja ich würde nicht sagen dass ich es nicht mehr versuchen will, aber ich glaube wenn ich es wirklich will, dann würde es auch gelingen.*	Patient spricht mehr von Veränderung.
B: *Also sie sind sich eigentlich sicher, dass es mit etwas Wille durchaus gelingen könnte. Wie weit würden sie sagen sind sie davon entfernt?*	Reflektieren. Berater unterstützt die Idee des Patienten etwas zu ändern.
H: *Also ich will schon aufhören, aber ich weiß nicht wie das gehen soll, vor allem wenn ich an die letzten Versuche denke.*	Veränderungsorientiertes Gespräch
B: *Ich kenne da so einiges was schon vielen meiner Patienten geholfen hat. Wenn sie mögen kann ich ihnen darüber etwas erzählen.*	Berater fragt um Erlaubnis, ob er Informationen über Strategien/Hilfsmittel zum Rauchstopp geben darf.
H: *Ja, das interessiert mich schon.*	
B: *Es gibt einige Möglichkeiten und sie können wählen, was am besten zu ihnen passt. Es kann sich auch herausstellen dass nichts für sie dabei ist. Sie sind derjenige der entscheidet, wie sie es angehen möchten.*	Berater gibt Kontrolle wieder an Patienten zurück. Patient weiß, was gut und passend für ihn ist.

10. Zusammenfassung und Ausblick

In Abgrenzung zur klinisch-psychologischen Behandlung und Psychotherapie handelt es sich bei der psychologischen Beratung immer um normative Orientierungs-, Entscheidungs-, Planungs- und Handlungsanforderungen „normaler" Personen in ihrem Lebenslauf mit seinen kritischen Übergängen und problemträchtigen Phasen.

Psychologische Beratung sollte nach Kryspin-Exner (1998, S. 224) zudem für die Ratsuchenden einen Zuwachs oder eine Verbesserung an Selbststeuerungs- und Selbstregulationsbereitschaft beinhalten. Im Gespräch wird ein Prozess des Abwägens verschiedener Überlegungen und Suchen von Alternativen simuliert.

Beratung fokussiert auf Stärken und Ressourcen der Betroffenen und geht davon aus, dass der/die Hilfesuchende über die nötigen Fähigkeiten verfügt, die zum Lösen eines konkreten Problems notwendig sind. Das Ergebnis der Beratung soll Bereitschaft und Kompetenzen beinhalten, die auch auf zukünftige Probleme oder Belastungssituationen anwendbar sind. In Abgrenzung zur Psychotherapie steht das Selbsthilfepotential und der Anstoßcharakter von Beratung im Vordergrund. Vorhandene Ressourcen sollen ent-deckt werden, die Umsetzung soll eigenständig erfolgen.

Ziel einer Beratung im stationären Kontext ist neben der Informationsvermittlung, die Stärkung der Selbstbestimmung und Autonomie der PatientIn („Empowerment"). Der/die PatientIn soll die Möglichkeit haben, im Gesundheitssystem autonomer zu agieren und Hilfe zur Selbsthilfe zu erhalten.

11. Literatur

Dietrich, G. (1981) Allgemeine Beratungspsychologie. Göttingen Hogrefe

Kryspin-Exner I., Lueger-Schuster, B., Weber, G. (Hrsg.) Klinische und Gesundheitspsychologie (1998), WUV Universitätsverlag

McLeod, J. (2004). An Introduction to Counselling. Maidenhead: Open University Press

Miller, W.R., Rollnick, S. (2002) Motivational Interview: Preparing people for change. New York. Guilford Press

Prochaska, J.O. & DiClemente; C.C. (1983) Stages and process of self-change in smoking toward an integrative model of change. Journal of Consulting and Clinical Psychology, 5: 390–395

Saunders, S.M. (1996) Applicants' expertise of social support in the process of seeking psychotherapy. Psychotherapy 33: 617–627

Schwarzer, C., Posse, N. (1986) Beratung. In: Weidemann, B., Krapp, A., (Hrsg.) Pädagogische Psychologie. Weinheim: Beltz, 632–666

Warschburger, P. (2009) Beratungspsychologie. Springer: Heidelberg

Psychologische Tätigkeiten im Krankenhaus – Psychologische Behandlung

Senta Feselmayer, Wolfgang Beiglböck

1. Einleitung

Im wissenschaftlichen Sprachgebrauch sind mehrere Begriffe für psychologisch-wissenschaftliche Interventionen und Behandlungen im klinischen Bereich im Umlauf, die teilweise für Verwirrung sorgen. So finden sich beispielsweise die Begriffe „Psychologische Therapie" (Grawe, 2000), „psychologische Psychotherapie" (gemäß Psychotherapiegesetz der BRD), und „Psychologische Intervention (Amelang et al., 2006) in der relevanten deutschsprachigen Literatur. Im Folgenden sollen neben einer Begriffsklärung vor allem Bedingungen psychologischer Behandlung im Krankenhaus und Prämissen zur Qualitätssicherung dargestellt werden.

2. Klinisch-Psychologische Behandlung – Definition und Abgrenzung

Warum fanden diese Begriffe überhaupt Eingang in die wissenschaftliche Diskussion? Warum findet man nicht mit dem Begriff „Psychotherapie" das Auslangen?

Dazu ist festzuhalten, dass es nicht – wie oft behauptet und in öffentlichen Diskussionen immer wieder gerne zynisch eingeworfen – um berufspolitische Grabenkämpfe und um das Abstecken finanzieller „claims" geht, sondern psychologische Behandlung über das Spektrum der (schulengebundenen) Psychotherapie hinausgeht.

So meint Hautzinger (2009) dass zwar Paradigma (in diesem Fall die im Rahmen der psychologischen Psychotherapie der BRD als Kassenleistungen zugelassenen Paradigmen der Verhaltenstherapie, der psychodynamischen Psychotherapie und mit Einschränkungen der Klientenzentrierten Psychotherapie und der Interpersonalen Psychotherapie) einen entscheidenden Einfluss auf die Erklärung, Untersuchung und Behandlung psychischer Störungen haben, aber dass ein Paradigma nicht ausreicht, ein Störungsbild ausreichend zu erklären und zu behandeln.

Daher findet sich in den Erläuterungen zur Regierungsvorlage zum österreichischen Psychologengesetz, das im Artikel II § 3 Psychologengesetz Psychologische Behandlung als Teil der Ausübung psychologischer Tätigkeit definiert, folgende Präzisierung: „psychologische Behandlungsmethoden beziehen sich ... auf psychische Phänomene somatischer Erkrankungen und auf psychische Störungen und Leidenszustände .... dabei kommt unter anderem auch dem integrativen Einbau verschiedener psychotherapeutischer Ansätze große Bedeutung zu" (Kierein et al., 1991).

Am Ausführlichsten haben sich Baumann und Perrez (2005, 2006) mit der Definition von klinisch-psychologischer Behandlung befasst, wobei sie davon ausgehen, dass auf der Grundlage der klinischen Psychologie nicht nur die Behandlung psychischer Störungen, sondern auch die Behandlung psychischer Aspekte somatischer Störungen zu verstehen ist, was im Hinblick auf den Stellenwert der psychologischen Behandlung im Krankenhaus von großer Bedeutung ist. Während klinisch-psychologische Behandlung in psychiatrischen Einrichtungen eine große Tradition hat, konnte erst mit der Novellierung des Krankenanstaltengesetzes im Jahre 1995 (BGBl Nr. 1/1957) die psychologische Behandlung in Allgemeinkrankenhäusern größere Verbreitung finden.

Perrez und Baumann (2005) definieren dabei folgende charakteristische Merkmale der klinisch-psychologischen Behandlung:

1. Die Wahl der Mittel
2. Die spezifische Behandlungsfunktion
3. Die Zielorientierung
4. Die theoretische Fundierung
5. Die empirische Evaluation
6. Die Professionalität des Handelns

Aus unserer Sicht sollte diese Auflistung noch um den Punkt „spezifische Diagnostik" erweitert werden, da eine adäquate Wahl der Mittel ohne zugrundeliegende Diagnostik nicht zielführend ist. Allerdings könnte dieser Punkt auch unter „Zielorientierung" oder „Professionelles Handeln" Eingang finden.

Diese Bestimmungstücke klinisch-psychologischer Behandlung zeigen einerseits auf, dass Psychotherapie als (nicht unwesentlicher) Teilbereich der klinischpsychologischen Behandlung aufzufassen ist, andererseits aber auch klinisch-psychologische Behandlung ein integraler Bestandteil im multiprofessionellen Behandlungsansatz einer stationären Krankenbehandlung sein muss.

So ist etwa bei der Wahl der Mittel immer der Ansatzpunkt im Erleben und Verhalten und nicht unbedingt in der Veränderung psychischer Merkmale zu sehen. Somit kommt der psychologischen Behandlung auch ein hoher Stellenwert bei Hirnleistungsstörungen unterschiedlicher Genese (traumatisch, drogenindu

ziert, genetisch, etc.) oder anderen somatischen Störungsbildern zu.

Die theoretische Fundierung setzt aber auch voraus, dass die schulengebundene Psychotherapie als solche nur in Teilbereichen in die psychologische Behandlung Eingang finden darf (siehe dazu § 7 Abs. 4 des österreichischen Psychotherapiegesetzes, Kierein et al 1991): „Die jeweilige methodenspezifische Ausrichtung des Ausbildungscurriculums hat sich dabei auf eine wissenschaftlich-psychotherapeutische Theorie des menschlichen Handelns, verbunden mit einer eigenständigen, in der praktischen Anwendung mehrjährig erprobten Methodik, zu gründen." Eine wissenschaftlich-psychotherapeutische Theorie mit mehrjährig erprobter Methodik genügt wohl nicht unbedingt den wissenschaftlich theoretischen Standards, über die heute in der scientific community in der Behandlung krankheitswertiger Störungen Konsens besteht.

Die grundlegenden Arbeiten dazu finden sich bei Grawe (2000, 2004), die der Theorie einer schulenspezifischen Behandlung diametral entgegenstehen. Grawe (1995) entwickelte einen konzeptuellen Rahmen für eine schulenübergreifende Psychotherapie. Bezieht man sich auf die oben angeführten Erläuterungen des Psychologengesetzes zur Psychologischen Behandlung, so kann dieser Rahmen auch als theoretisches Fundament für die Psychologische Behandlung des Psychologengesetzes angesehen werden (BGBL 360/1990).

Grawe (2000) beschreibt zunächst vier empirisch vielfach überprüfte Bestandteile einer allgemeinen psychotherapeutischen Veränderungstheorie, die unserer Meinung auch in der klinisch-psychologischen Arbeit im Krankenhaus, aber auch bei klinischen PsychologInnen in der Praxis zum Tragen kommen:

1. *Ressourcenaktivierung*:   Therapeutische Hilfe soll so gestaltet sein, dass die PatientInnen sich in ihren Stärken und positiven Seiten erfahren kann. Die Eigenarten, die die PatientInnen in die Therapie mitbringen, werden als

positive Ressource für das therapeutische Vorgehen genutzt. Das betrifft vorhandene motivationale Bereitschaften, Fähigkeiten und Interessen der PatientInnen.

2. *Problemaktualisierung*: Die Probleme, die in der Therapie verändert werden sollen, müssen in der Therapie real erlebt werden. Das kann dadurch geschehen, dass TherapeutInnen und PatientInnen reale Situationen aufsuchen, in denen die Probleme auftreten, oder dass sie durch besondere therapeutische Techniken wie intensives Erzählen, Imaginationsübungen, Rollenspiele die Probleme erlebnismäßig aktualisieren.

3. *Problembewältigung*: Die Behandlung unterstützt die PatientInnen mit bewährten problemspezifischen Maßnahmen (direkt oder indirekt) darin, positive Bewältigungserfahrungen im Umgang mit seinen/ihren Problemen zu machen.

4. *Motivationale Klärung*: Die Therapie fördert mit geeigneten Maßnahmen, dass die PatientInnen ein klareres Bewusstsein über die Ursprünge, Hintergründe und aufrechterhaltende Faktoren des problematischen Erlebens und Verhaltens gewinnen. Wir gehen davon aus, dass diesem Faktor gerade bei der psychologischen Behandlung von psychischen Aspekten somatischer Erkrankungen eine besondere Bedeutung zukommt. Bei diesen Krankheitsbildern ist die Einsicht in die Zusammenhänge von Körper und Psyche für einen Heilungsprozess von zentraler Bedeutung.

In seinen letzten Jahren hat Grawe (2004) auch zunehmend die Bedeutung der neurobiologischen Grundlagen menschlichen Verhaltens und deren Einfluss auf die Behandlung psychischer Störungen fokussiert. Obwohl dieser Ansatz so nicht weiter verfolgt werden konnte, zeigen die Forschungsergebnisse der letzten Jahre mit der zunehmenden Verfeinerung bildgebender Verfahren die zukünftige Bedeutung dieses Ansatzes auf.

Diese vier Wirkfaktoren finden in der Ausbildung zum/zur Klinischen PsychologIn leider bisher nur wenig Widerhall.

3. Rahmenbedingungen der klinisch-psychologischen Behandlung im Krankenhaus

3.1. Rechtliche Rahmenbedingungen

Im Rahmen des § 5 des Krankenanstaltengesetzes (in einer Novelle aus dem Jahr 1995, (BGBl Nr. 1/1957)) wurde festgehalten, dass " Durch die Landesgesetzgebung ... die Träger von Krankenanstalten unter Beachtung des Anstaltszwecks und des Leistungsangebotes zu verpflichten (sind), dass auf Wunsch des Pfleglings eine psychologische Unterstützung möglich ist" (neben einer seelsorgerischen Unterstützung).

Obwohl dies eine unzureichende Formulierung darstellt (woher soll ein „Pflegling" nach apoplektischem Insult wissen, dass ein kognitives Funktionstraining zu einer deutlichen Besserung der Merkfähigkeit führen kann? Eine Formulierung wie „auf Wunsch des Pfleglings muss eine medikamentöse Unterstützung möglich sein" würde wohl zu einem berechtigten Aufschrei in der Bevölkerung führen, wurde damit doch eine positive Entwicklung in Gang gesetzt, die eine Ausweitung des Behandlungsangebotes auch in Allgemeinkrankenhäusern zur Folge hatte. Dies obwohl der § 11 dieses Gesetzes („Die Landesgesetzgebung hat sicherzustellen, dass in den auf Grund des Anstaltszwecks und des Leistungsangebots in Betracht kommenden Krankenanstalten eine ausreichende klinisch psychologische und gesundheitspsychologische Betreuung und eine ausreichende Versorgung auf dem Gebiet der Psychotherapie angeboten wird") in den Landeskrankenanstaltengesetzen der verschiedenen Bundesländer – aufgrund unterschiedlicher finanzieller Möglichkeiten – höchst unterschiedlich interpretiert wurde.

Zu einer besseren Verankerung und sicherlich auch zu einer besserer Stellung der Klinischen PsychologInnen im stationären Setting und somit auch der klinisch-psychologischen Behandlung in österreichischen Krankenanstalten hat auch der § 11 beigetragen, demzufolge psychologische Leistungen in der Krankengschichte dokumentiert werden müssen (BGBL 1/1957).

3.2. Chancen und Herausforderungen der multiprofessionellen Zusammenarbeit im Krankenhaus

Die Berücksichtigung psychologischer Aspekte sowohl im Bereich der Diagnostik als auch im Bereich der Behandlung nicht nur psychischer, sondern auch somatischer Erkrankungen hat sich nahezu in allen Bereichen der Medizin als erfolgreich für die Beschleunigung des Heilungsprozesses erwiesen. So konnten mehrere Studien belegen, dass Selbstwirksamkeitserwartungen, Humor und Hoffnung einen Einfluss auf den Umgang mit Schmerzen haben und sich positiv auf das Immunsystem auswirken (Schütz et al. ,2004). Dies sind Ergebnisse, die in der therapeutischen Arbeit mit PatientInnen im Krankenhaus unbedingt Beachtung finden sollten, aber auch in der Ausbildung der verschiedenen Professionen ihren Niederschlag finden müssen.

Dies bedingt das Miteinbeziehen, Integrieren und Vernetzen von psychologischen Leistungen in das Gesamtsystem Krankenhaus. Damit verbunden ist ein Umdenken der im Krankenhaus tätigen Professionen nötig.

Während sich das medizinische Krankheitsmodell mehr auf somatische Prozesse und Strukturen stützt, steht beim psychologischen Krankheitsmodell das subjektive Erleben und Verhalten im Vordergrund. Weiters gestaltet sich die Beziehung zwischen BehandlerIn und PatientIn im ärztlichen Setting eher hierarchisch, im Gegensatz dazu, ist das Arbeitsbündnis zwischen PsychologIn und PatientIn eher kooperativ zu sehen (Greiml, 1999).

Greiml (1999) und Rief und Freyberger (1999) beschrieben wichtige Voraussetzungen für eine effektive multiprofessionelle Zusammenarbeit im Krankenhaus. Neben klar erkennbaren Rollen und abgegrenzten Verantwortlichkeiten sind die Würdigung der gegenseitigen Fachkompetenz, und eine gut funktionierende Kommunikation, Voraussetzung für ein effizientes Miteinander der verschiedenen Berufsgruppen.

4. Prämissen für klinisch-psychologische Behandlung im Krankenhaus

Aus oben Gesagtem ergibt sich somit, dass neben der rechtlichen Voraussetzung für die klinisch-psychologische Arbeit im Krankenhaus auch zumindest folgende professionelle und persönliche Voraussetzungen gegeben sein sollten (als Grundlage „professionellen Handelns" nach Baumann und Perrez 2006). Wobei die folgende Auflistung keinen Anspruch auf Vollständigkeit erhebt, sondern nur Mindestanforderungen definieren soll, denen in der theoretischen, aber auch praktischen Ausbildung Rechnung getragen werden sollte.

4.1. Professionelle Prämissen

4.1.1. Kenntnisse der Motivationsarbeit

Immer wenn es um Veränderung menschlichen Verhaltens geht, ist die Kenntnis der motivationalen Bereitschaft und deren Förderung eine wesentliche Voraussetzung für die Einleitung von Behandlungsmaßnahmen (Prochaska und Diclemente, 1995; Miller und Rollnick, 2002)

4.1.2. Kenntnisse der positiven Psychologie und Ressourcenarbeit

Die in den letzten Jahren immer wichtiger werdenden Modelle der positiven Psychologie stellen eine bedeutende Ergänzung zum problemorientierten, störungsspezifischen Arbeiten besonders im Krankenhaus dar.

Der amerikanische Psychologe Seligman (2002) erinnerte im Rahmen seiner Präsidentschaft der " American Psychological Association" an die drei großen Ziele der Psychologie vor dem 2. Weltkrieg:

1. Heilen von psychischen Krankheiten
2. Beitragen zu einem produktiven und erfüllten Leben
3. Hochbegabungen zu entdecken und zu fördern.

Mit der Erinnerung an das zweite Ziel initiierte er den seit dieser Zeit bekannt gewordenen Begriff der „Positiven Psychologie". Auhagen (2004) definiert „positive Psychologie" wie folgt:

„Positive Psychologie kann bezeichnet werden als Orientierung auf das Mehren des Guten in Forschung, Anwendung und Praxis. Insbesondere in Hinblick auf menschliche Stärken und Ressourcen. Vor dem Hintergrund einer integrativen Ethik der Nächstenliebe und des Verzichts auf jede Form von Gewalt und mit dem Ziele, bessere subjektive und objektive Lebensbedingungen für Menschen zu schaffen".

In der theoretischen Fundierung psychotherapeutischer (und psychologischer) Arbeit kommt nach Grawe (2000, 2004) der Ressourcenaktivierung besondere Bedeutung zu. Dies bedeutet, unter der Vielzahl möglicher Ressourcen jene aufzufinden, die für die individuelle Person im therapeutischen Prozess hilfreich sind und unterstützend eingesetzt werden können. Dazu gehören Ressourcen, die motivational stark besetzt sind und sich steigernd auf das Selbstwertgefühl auswirken. Diese sind besonders geeignet, den Veränderungsprozess zu mobilisieren. Je stärker die individuellen Ressourcen aktiviert werden, umso mehr wird sich die PatientIn in der Therapie wiederfinden und im Selbst aufgewertet fühlen (Feselmayer et al., 2008).

4.1.3. Umfassende Kenntnisse der klinisch-psychologischen Diagnostik für die jeweiligen Krankheitsbilder

4.1.4. Umfassende Kenntnis der psychologischen Theorien der jeweiligen Krankheitsbilder (Entstehung und Aufrechterhaltung)

Theoretische Fundierung ist nach Baumann und Perrez (2006) eine der Grundvoraussetzungen psychologischer Behandlung. Daher muss ein entsprechendes aktuelles, wissenschaftlich fundiertes Wissen über die Entstehung und Aufrechterhaltung des jeweiligen zu behandelnden Krankheitsbildes vorhanden sein.

4.1.5. Umfassende Kenntnis der darauf aufbauenden Behandlungsstrategien

4.1.6. Grundlegende medizinisch-biologische Kenntnisse der zu behandelnden Krankheitsbilder

Theoretische Fundierung betrifft bei der Arbeit mit somatisch erkrankten Personen nicht nur den psychologischen Teil, sondern auch die relevanten Wissensbestände der Medizin und der verwandten Fächer. Dies erfordert von PsychologInnen auch medizinische Grundkenntnisse, die im Studium kaum oder nur in Ansätzen vermittelt werden (Basiskenntnisse der Laborbefunde, Lesen von EEG, internen Befunden, etc.)

Damit verbunden sind auch:

4.1.7. Grundlegende Kenntnisse der Pharmakotherapie

4.1.8. Angehörigenarbeit

Die erweiterte Betrachtungsweise psychischer und somatischer Erkrankungen erfordert zumindest Grundzüge eines ganzheitlich-systemischen Ansatzes (Watzlawick et al., 2007), der im Idealfall auch in der Behandlung seinen Niederschlag findet. Zumindest sollten jedoch Angehörige in den Behandlungsprozess nach Möglichkeit eingebunden werden.

4.1.9. Begleitevaluation

Die empirische Evaluation (Baumann et al., 2006) sollte nicht nur für die Entwicklung und Erprobung (neuer) Behandlungsverfahren eine Grundvoraussetzung darstellen, bevor sie in Anwendung kommen, sondern auch während der Anwendung zumindest in Form einer Basisbegleitevaluation stattfinden.

4.1.10. Grundkenntnisse der „Denkmodelle" der Berufe im multiprofessionellen Team

4.2. Persönliche Prämissen

Die Bereitschaft zur multiprofessionellen Zusammenarbeit ist eine conditio sine qua non im Krankenhausalltag und Bedarf keiner näheren Erläuterung. Während Super- und Intervision mittlerweile professioneller Standard sind, haben Selbsterfahrungsanteile leider in der Ausbildungsordnung zur/zum Klinischen PsychologIn in der Erstfassung des Gesetzes noch keinen Eingang gefunden. Obwohl nicht extra betont werden muss, dass eigene Erfahrungen den Umgang auch mit bestimmten Krankheitsbildern färben. Zumindest seine eigenen „blinden Flecken" sollte man kennen.

5. Beispielhafte Darstellung der Prämissen am Paradigma „Suchterkrankung"

5.1. Professionelle Prämissen

5.1.1. Kenntnisse der Motivationsarbeit

Viele PatientInnen landen in einer (stationären) Suchtbehandlung, bevor kognitive Dissonanz entstanden ist. Überrumpelung und massive externale Motivationsbemühungen führen zwar dazu, dass sich viele „PatientInnen" in Behandlung begeben, aber kaum entgiftet wieder die Station verlassen. Die Frustration auf beiden Seiten wird perpetuiert. Eine „Phasendiagnostik" nach Prochaska und DiClementi (1995) die daraus folgenden Interventionen noch vor Beginn der Einleitung der „eigentlichen" psychologischen Behandlung hilft Frustration auf beiden Seiten zu

vermindern und den Behandlungserfolg zu steigern.

5.1.2. Kenntnisse der positiven Psychologie und der Ressourcenarbeit

Das Erleben positiver Emotionen, wie Freude und Genuss und die Verbundenheit mit der Natur müssen als wichtige Ressource im therapeutischen Prozess angesehen werden. Positive Emotionen sind eine unabdingbare Voraussetzung dafür, dass die PatientInnen das Suchtmittel durch neue Fähigkeiten (Skills) wie vermehrte Selbstfürsorge, Affekt- und Stressregulation ersetzen um dem höchsten Therapieziel, das ist ein selbstbestimmtes und erfülltes Leben ohne Suchtmittel zu führen, näherzukommen (Feselmayer et al., 2008).

5.1.3. Umfassende Kenntnisse der klinisch-psychologischen Diagnostik für die jeweiligen Krankheitsbilder

Dazu gehört nicht nur die Diagnostik des Krankheitsbildes „Sucht" an sich (auch mit Fragebogenverfahren wie dem Alcohol Use and Disorders Indentification Test – AUDIT), sondern auch die diagnostische Erfassung der häufig (jedoch nicht notwendigerweise) auftretenden komorbiden Störungsbilder. Wesentlich ist jedoch dabei den Tag des Entzuges zu berücksichtigen, da sowohl hirnorganische Beeinträchtigungen als auch Komorbiditäten sich mit der Dauer des Entzuges verändern können (Delir!).

5.1.4. Umfassende Kenntnis der psychologischen Theorien der jeweiligen Krankheitsbilder (Entstehung und Aufrechterhaltung) und der darauf aufbauenden Behandlungsmethoden

Vor allem im Bereich der Alkoholismusforschung haben sich mannigfach Theorien zur Entstehung des Krankheitsbildes entwickelt (Leonard et al., 1999). Nach Beiglböck und Feselmayer (2006) sind in der alltäglichen Praxis vor allem folgende Theorien zur Erstellung eines Behandlungskonzeptes von Bedeutung (siehe Tab. 1).

Tab. 1. Theorien zur Erstellung eines Behandlungskonzeptes

Lerntheorie	– Expositions- bzw. Ablehnungstraining
Modellernen	– Herausarbeiten der individuellen Erwartungshaltungen
	– kognitives Umstrukturieren
Attributions-theorien	– Erkennen internaler Auslöser
	– Copingstrategien für den Umgang mit internalen Auslösern entwickeln
	– Generalisierungen auflösen
Systemtheorie	– Etablieren neuer Systembedingungen (Übungsaufgaben)
Alexithymie	– kognitives Differenzieren von Gefühlen
	– Wahrnehmungs- und Verbalisierungsübungen (Erlebnis-/gefühlsaktivierende Maßnahmen, Finden von Ausdrucksmöglichkeiten)
Sensation Seeking	– Entwickeln eines neuen Freizeitverhaltens
	– Stimulus-Ersatz für Drogen-„High" suchen

5.1.5. Grundlegende medizinisch-biologische Kenntnisse der zu behandelnden Krankheitsbilder

Gerade in der Suchtforschung haben sich in den letzten Jahren wesentliche Erkenntnisse ergeben, die nicht nur zum besseren Verständnis des Krankheitsbildes beigetragen haben, sondern auch Konsequenzen für die Behandlung haben. Neben den genetischen Faktoren werden auch substantielle Veränderungen des Gehirns in Folge des Substanzkonsums in Folge einer Suchterkrankung angenommen. Neben Veränderungen des grundlegenden Neurotransmittersystems, die als teilweise reversibel betrachtet werden, scheinen andere Mechanismen irreversibel zu sein und könnten erste Hinweise auf ein sogenanntes „Suchtgedächtnis" darstellen (Long Term Potentiation über das Glutamat-Dopamin-System). Dies dürfte so ziemlich für alle psychotropen Substanzen (und nach neuesten Erkenntnissen auch für die Glücksspielabhängigkeit (Böning et al, 2009) gelten (Saal et al, 2003). Diese Ergebnisse stellen einen deutlichen Hinweis darauf dar, dass es sich bei Suchterkrankungen um Hirnstoffwechselerkrankungen handelt. Damit ist diese Erkrankung auch als somatische Erkrankung zu betrachten, was den PatientInnen zu vermitteln ist und oft auch eine Erleichterung darstellt, da ein Rezidiv somit als weniger schuld- und schambelastet erlebt wird.

In Zusammenhang mit der Besprechung biologischer Faktoren darf auch nicht auf die hirnorganischen Auswirkungen des Alkohols vergessen werden, die auf ein neuropsychologisches Funktionstraining sehr gut ansprechen (Beiglböck et al., 2006). Dabei ist jedoch nicht nur von einem hirndiffusen organischen Psychosyndrom auszugehen, sondern sind auch frontale Schädigungen zu beachten, was sich in Diagnostik und Behandlungsmethoden widerspiegeln muss (Heinz et al., 2005).

5.1.6. Grundlegende Kenntnisse der Pharmakotherapie

Dazu gehören nicht nur die medikamentöse Therapie der psychischen Störungen mit ihren Auswirkungen und Nebenwirkungen, sondern auch die Medikation der Entzugstherapie und allfälliger interner Erkrankungen. Wirkung und Nebenwirkung können psychologisch-diagnostische Prozesse verfälschen und die Effizienz psychologischer Behandlungsmethoden positiv oder negativ beeinflussen.

5.1.7. Angehörigenarbeit

Bateson (1987) hat erstmals darauf hingewiesen, dass Suchtmittel oft eine entscheidende Rolle im (familiären) Beziehungssystem darstellen und sei es nur, dass die Droge das einzige Thema in der Beziehung geworden ist und nach dem Wegfall der Droge jegliche Kommunikation zum Erliegen kommt („Ich schimpfe ja nur weil du trinkst – ich trinke ja nur weil du schimpfst„…). Daher muss die Funktion des Suchtmittels im sozialen Netzwerk der PatientInnen erarbeitet werden und entsprechenden Eingang in das Behandlungskonzept finden.

In der direkten Angehörigenarbeit ist vor allem das Konzept der „Co-Abhängigkeit" zu beachten, wobei trotz der unglücklichen Formulierung damit kein eigenes Krankheitsbild gemeint ist, sondern kommunikative Mechanismen, die sich im Umgang mit Suchtkranken entwickeln. Aus dem Bedürfnis zu helfen wird seitens der Angehörigen in gutem Glauben so geholfen, dass die Folgen der Sucht aus dem Weg geräumt werden unter der Voraussetzung, dass die betreffende Person abstinent wird. Durch das Beseitigen der Suchtfolgen fehlt jedoch die nötige Motivation, das Suchtverhalten zu ändern. Dieser Mechanismus ist jedoch nicht sofort einsichtig, was dazu führt, dass es im Sinne des „immer mehr vom Selben" zu einer symmetrischen Eskalation kommt. Ein behutsamer Umgang mit dieser Problematik ist bei der Beratung Angehöriger von Suchtkranken unbedingt zu beachten.

Der Vollständigkeit halber sei in diesem Zusammenhang auch auf das Problem von Kindern in Suchtfamilien hingewiesen, die bei Alkohol nicht nur direkt während der Schwangerschaft geschädigt werden können, sondern auch durch das Aufwachsen in Suchtfamilien psychische, aber auch neurobiologische Schäden davontragen können (siehe dazu: www.encare.at)

5.1.8. Begleitevaluation

Langfristige Evaluationen sollten zwar im Suchtbereich Standard sein, werden aber aufgrund der hohen Kosten, die von den Versicherungsträgern nicht übernommen werden, nur selten durchgeführt. Daher kann nur eine Art von „Begleitevaluation" erfolgen, die jedoch zumindest im Rahmen der Supervision die Effizienz der eigenen Tätigkeit überprüfen soll.

5.1.9. Grundkenntnisse der „Denkmodelle" der Berufe im multiprofessionellen Team

Hier gelten die allgemeinen Überlegungen für das Allgemeinkrankenhaus.

5.2. Persönliche Prämissen:

5.2.1. Bereitschaft zur multiprofessionellen Zusammenarbeit

Diese ist im Bereich einer multifunktionalen Erkrankung, wie sie die Suchterkrankung darstellt, von besonderer Bedeutung. Die beste psychologische Behandlung ist sinnlos, wenn etwa bei einer obdachlosen Patientin keine Sozialarbeit beigezogen wird. Dies kann bei SpiegeltrinkerInnen, die nicht medikamentös behandelt werden, sogar lebensbedrohlich werden und stellt einen Kunstfehler dar.

5.2.2. Reflexionsbereitschaft der persönlich-professionellen Entwicklung (Selbsterfahrung)

Neben der allgemeinen Selbsterfahrung als Voraussetzung für die psychologische Behandlung sind bei der Arbeit mit Suchtkranken vor allem die eigenen co-abhängigen Mechanismen zu beachten, da diese zu Verstrickungen mit den PatientInnen und somit zu ineffizienten Behandlungen führen können. Weiters sind die eigenen Erfahrungen mit Suchtmitteln zu reflektieren sowie die persönlichen Erfahrungen mit suchtkranken Bezugspersonen zu beleuchten, die oft zwischen Mitleid und massiver Ablehnung schwanken.

5.2.3. Super- und Intervision

Diese sollen eben nicht nur die üblichen Themen beinhalten, sondern umfassen auch die spezifischen Bereiche, die im Rahmen der Selbsterfahrung genannt wurden.

6. Zusammenfassung und Ausblick

Klinisch-psychologische Behandlung hat mittlerweile – trotz der vor allem im deutschsprachigen Raum bestehenden „Sprachverwirrung" – einen bedeutenden Platz im stationären Behandlungsangebot. Klinisch-psychologische Behandlung wurde durch die Krankenanstaltengesetze verankert, jedoch aufgrund finanzieller Einschränkungen teilweise nur in nicht ausreichendem Ausmaß umgesetzt. Es bedarf offensichtlich noch einiger berufspolitischer Arbeit, um die inhaltliche aber auch finanzielle Vorteilhaftigkeit den gesundheitspolitischen Entscheidungsträgern nahe zu bringen. Andererseits sind durch das Psychologengesetz zwar gute Voraussetzungen geschaffen worden, aber einige der in diesem Artikel angeführten Prämissen als Grundlage psychologischer Behandlung bedürfen weiterer Beachtung, die auch in einer Novellierung des Psychologengesetzes Niederschlag finden sollte.

7. Literatur

Amelang, M. & Schmidt-Atzert, L. (2006): Psychologische Diagnostik und Intervention. Springer, Berlin, 4. Korr. und akt. Auflage

Auhagen, E. (2004) (Hrsg.) Positive Psychologie. Beltz Vlg. Weinheim Basel

Bateson, G. (1971) Ökologie des Geistes. Suhrkamp, Frankfurt

Baumann, U. & Perrez, M. (2006): Grundlagen der Klinisch-psychologischen Behandlung. In: Beiglböck, W., Feselmayer, S. & Honemann, E. (Hrsg.): Handbuch der Klinisch-psychologischen Behandlung. Springer, Wien, New York, S1–16

Beiglböck, W., Feselmayer, S.(2006): Psychische und Verhaltensstörungen durch psychotrope Substanzen – Störungen durch Alkohol. In: Beiglböck, W., Feselmayer, S. & Honemann, E. (Hrsg.): Handbuch der Klinisch-psychologischen Behandlung. Springer, Wien, New York, S101–126

BGBl. Nr. 360/1990 „Psychologengesetz" http://www.ris.bka.gv.at/Dokumente/BgblPdf/1990_360_0/1990_360_0.pdf (15.01.2010)

BGBl. Nr. 1/1957 zuletzt geändert durch BGBl. I Nr. 65/2002 „Krankenanstaltengesetz" http://www.ris.bka.gv.at/GeltendeFassung.wxe?Abfrage=Bundesnormen&Gesetzesnummer=10010285 (15.01.2010)

Böning, J. & Güsser-Sinopoli, S. (2009) Neurobiologie des Glücksspiels In. Batthyany D. & Pritz A. (Hrsg.). Rausch ohne Drogen. Springer Verlag Wien

Feselmayer, S., Poltrum, M. & Cervinka, R. (2008) Ressourcenorientiertes Arbeiten mit Suchtkranken am Beispiel der Natur und der Naturverbundenheit, Wr. Zf. F. Suchtforschung 31/1, S49–56

Grawe, K. (1995). „Grundriss einer Allgemeinen Psychotherapie." Psychotherapeut 40: 130–145

Grawe, K. (2000): Psychologische Therapie. Hogrefe, Göttingen, 2. korrig. Auflage

Grawe, K. (2004): Neuropsychotherapie. Hogrefe, Göttingen

Greiml, V. (1999) Unterschiede der medizinischen und psychologischen Sicht bei chronisch Kranken. In: Rief, W. (Hrsg.) Psychologie in der Klinik. Schattauer Verlag Stuttgart

Heinz, A., Smolka M.N., Mann. K. (2005) Alkoholabhängigkeit. In Förstl, H. (Hrsg.) Frontalhirn – Funktionen und Erkrankungen. 2. neu bearb. u. erw. Aufl. Springer Vlg. Heidelberg

Hautzinger, M. & Thies, e. (2009). Psychische Störungen, Beltz PVU, Weinheim, Basel, Berlin

Kierein, M., Pritz, A. & Sonneck, G. (1991): Psychologengesetz/Psychotherapiegesetz. Kurzkommentar

Leonard, K.E., Blane, H.T. (1999) Psychological Theories of Drinking and Alcoholism (2nd Ed.) Guilford Press, New York London

Miller, W.R. & Rollnick, St. (2002). Motivational Interviewing. Sec. Ed.. Guilford Press. New York, London

Perrez, M & Baumann, U. (2005): Lehrbuch klinische Psychologie.Psychotherapie. Huber, Bern, 3. vollst. überarb. Auflage

Prochaska, J.O. & Diclemente, C.C. (1995) The Transtheoretical Approach. Crossing Traditional Boundaries of Therapy.Krieger Publishing. Malabar

Rief, W. & Freyberger, H. (1999) Integration medizinischer und psychologischer Ansätze. In: Rief, W. (Hrsg.) Psychologie in der Klinik. Schattauer Verlag Stuttgart

Rumpf, H.-J., Meyer, C., Hapke, U., & John, U. (2001). „Deutsche Version des Alcohol Use Disorders Identification Test (AUDIT)" In A. Glöckner-Rist, F. Rist, & H. Küfner (Hrsg.), Elektronisches Handbuch zu Erhebungsinstrumenten im Suchtbereich (EHES). Version 1.00. Mannheim: Zentrum für Umfragen, Methoden und Analysen

Saal, D., Tong, Y., Bonci, A., Malenka, R. (2003) Drugs of Abuse and Stress Trigger a Common Synaptic Adaptation in Dopamine Neurons. Neuron 37/4

Schütz, A, Hertel, J. & Heindal, A. (2004) Positives Denken. In: Auhagen, E. (Hrsg.) Positive Psychologie. Beltz Vlg. Weinheim Basel

Seligman, M.E.P. (2002) Positive Psychology, Positive Prevention and Positive Therapy. In. Snyder C.R. & Lopez, S.J. (ed.) Handbook of Positive Psychology. University Press Oxford

Watzlawick, P., Beavin, J.H. & Jackson, D.D. (2007) Menschliche Kommunikation. 11. unver. Aufl. Huber Bern

Strukturqualität der Klinischen Psychologie im Krankenhaus

Gerhard Rumpold, Sandra Lettner, Ulla Konrad

1. Einleitung

Die europäischen Gesundheitsminister stellten Anfang der 90iger Jahre ein eklatantes Defizit in der psychosozialen Versorgung von PatientInnen in Allgemeinkrankenhäusern fest (Herzog et al., 2003).

Stationäre Aufnahmen auf Grund von psychischen Erkrankungen liegen bereits an vierter Stelle der Häufigkeitstabelle, mit steigender prognostizierter Tendenz in den nächsten Jahren. Rund zwei Drittel der psychischen Erkrankungen entfallen dabei auf die Diagnosen Angst und Depression. Diese Zahlen sprechen für sich eine dramatische Entwicklung an (Das Europäische Parlament, 2009)

In einem breit angelegten Forschungsprojekt von Wittchen und Jacobi im Jahr 2005 des European Collegue of Neuropsychopharmacology und European Brain Council waren 1000 Experten in den 25 EU Ländern aufgefordert, psychische Erkrankungen zu evaluieren. Die Ergebnisse bieten klare Aussagen an: Etwa weisen jährlich EU-weit 27 % der Bevölkerung mindestens eine psychische Störung auf. Die Lebenszeitprävalenz liegt bei 50 %, davon sind ca. 40 % chronisch. Häufig finden sich komplexe Phänomene und Multimorbiditäten. Nur 26 % der Betroffenen erhalten aber dabei eine adäquate Behandlung (Wittchen und Jacobi, 2005).

Auf Ebene der Europäischen Union ist in den letzten Jahren mit dem Greenbook of Mental Health (2005) zumindest ein gewisses Augenmerk auf den Bereich der psychischen Gesundheit gelenkt worden. Etwa wurde hier festgehalten, dass psychische Gesundheit und Wohlbefinden von zentraler Bedeutung für die Lebensqualität sind und dass durch die Nichtbehandlung von psychischen Symptomen Folgekosten in der Höhe von 3–4 % des BIP entstehen, in absoluten Zahlen gesprochen, waren das im Jahr 2006 436 Milliarden Euro.

Die aktuellsten österreichweiten Zahlen zur stationären Versorgung mit klinisch- psychologischen und gesundheitspsychologischen Leistungen finden sich in einer vom Österreichischen Bundesinstitut für Gesundheitswesen (ÖBIG) durchgeführten Studie aus 2005: so wurden im Rahmen der Befragung bundesweit 534 Dienstposten rückgemeldet (allerdings ohne Allgemeines Krankenhaus Wien und Universitätsklinik Graz). Eine Erhebung neuerer Zahlen erscheint zielführend, da 60 % aller Einrichtungen Versorgungsmängel zu diesem Zeitpunkt angeben.

2. Strukturiertes Vorgehen zur Implementierung eines Klinisch-Psychologischen Dienstes

Das erste Ziel dieser Arbeit besteht darin, Argumentationshilfen für die Etablierung eines Klinisch-Psychologischen Dienstes zu beschreiben.

In einem zweiten Schritt sollen die notwendigen Strukturbedingungen, vor allem für die Entwicklung eines Klinisch-Psychologischen Dienstes an Allgemeinkrankenhäusern, aufgezeigt werden.

Unter den Strukturbedingungen eines Klinisch-Psychologischen Dienstes, welche im Sinne der Definition von Qualitätsstandards neben den Prozessbedingungen und Ergebnisbedingungen den Rahmen für ein strukturiertes und transparentes Funktionieren von Abläufen gewährleistet, ist zu verstehen: A. die Definition der inhaltlichen Tätigkeit, B. die systemische Positionierung, C. die Kostenstellenklarheit, D. die essentielle Dokumentation, E. der errechnete Personalbedarf, F. der definierte Raumbedarf, G. das Qualifikationsprofil des Personals und H. die Organisationsstrukturen des Klinisch-Psychologischen Dienstes.

2.1. Bedarfsklärung

Bevor Überlegungen zur Strukturqualität eines Klinisch-Psychologischen Dienstes überhaupt Sinn machen, muss der Bedarf oder die Einsicht der Notwendigkeit einer klinisch- psychologischen oder gesundheitspsychologischen Betreuung von PatientInnen in Allgemeinkrankenhäusern vorhanden sein. Prinzipiell gibt es dafür drei sich durchaus ergänzende Wege wie die Krankenhausträger zu dieser Einsicht gelangen könnten.

2.1.1. Gesetzgebung

Das Österreichische Krankenanstalten- und Kuranstaltengesetz (BGBl. Nr. 1/1957 idF BGBl. I Nr. 124/2009) trägt in § 11b dem Landesgesetzgeber auf, sicherzustellen, „dass in den auf Grund des Anstaltenzwecks und des Leistungsangebots in Betracht kommenden Krankenanstalten eine ausreichende klinisch psychologische und gesundheitspsychologische Betreuung und eine ausreichende Versorgung auf dem Gebiet der Psychotherapie angeboten werden".

2.1.2. Epidemiologie

Darüber hinaus gibt es aus epidemiologischer Sicht mittlerweile ausreichende An-

haltszahlen die Punktprävalenz von psychosomatischen Störungen betreffend. In der Literatur besteht ein Konsens, dass im Mittel rund 32 % der PatientInnen in Allgemeinkrankenhäusern an psychosomatischen Störungen leiden (Mayou und Hawton, 1988; Stuhr und Haag, 1989; Ehlert, 2003). Bei der Auswertung von Diagnosen an den einzelnen Krankenhäusern fällt vor allem auf, dass sich diese enorme Punktprävalenz bei weitem nicht in der Dokumentation wieder finden lässt. Psychische Diagnosen werden außer an den spezialisierten Abteilungen (Psychiatrie, Psychosomatik) nur rudimentär vergeben, woraus zu schließen ist, dass bei vielen PatientInnen in den Krankenhäusern die psychische Komorbidität nicht erkannt und somit auch keine adäquate Behandlung durchgeführt werden kann. Besonders Menschen mit einer körperlichen Erkrankung weisen eine deutlich erhöhte Prävalenz für eine psychische Komorbidität auf (Härter et al., 2007), so wie beispielsweise Männer mit Herzerkrankungen (37 % versus 25 % bei Nicht-Herzerkrankten), und Atemwegserkrankungen (33 % versus 25 %), oder bei Frauen vor allem bei muskuloskelettalen (47 % versus. 35 %) und Atemwegserkrankungen (51 % versus 35 %) (Härter et al., 2007).

Nach einer vorsichtigen Schätzung von Herzog et al. (1994) wären bei rund 10 % aller PatientInnen sowohl die PrimärbehandlerInnen als auch die PatientInnen bereit mit PsychologInnen, PsychotherapeutInnen oder FachärztInnen für Psychiatrie Kontakt aufzunehmen.

2.1.3. Ökonomie

Obwohl der Forschungsansatz, ökonomische Analysen in der Erforschung psychologischer Methoden und Psychotherapieforschung zu integrieren, noch keine breite Anwendung findet, konnten Frasch et al. (1999) in ihrem systematischen Literaturüberblick mit 21 Studien belegen, dass es durch psychologische oder psychotherapeutische Interventionen zu einer deutlichen Reduktion der Behandlungskosten kommen kann. Diese Kostenreduktion in einem volkswirtschaftlichen Sinne basiert im Wesentlichen auf drei gut untersuchten Grundannahmen. Erstens führt eine undiagnostizierte und unbehandelte psychische Komorbidität bei PatientInnen mit einer körperlichen Grunderkrankung zu längeren stationären Aufenthalten (z. B. Lyons et al., 1986), zweitens resultiert daraus häufig eine erhöhte Inanspruchnahme medizinischer Leistungen (Smith, 1994), welche drittens die Gefahr von iatrogenen Schäden erhöhen. Darüber hinaus ist die nicht erkannte, fehlende psychische Diagnose ein allgemeiner Risikofaktor für Chronifizierungen.

Für Chiles et al. (1999) Metaanalyse zur Kostenersparnis bei medizinischen Leistungen mit der Fragestellung: „Können psychologische Interventionen medizinische Kosten senken bzw. ihre eigenen Kosten decken?" wurden 91 Studien von 1967 – 1997 ausgewertet. Die Ergebnisse zeigten eine durchschnittliche Einsparung von 25 % der medizinischen Kosten aufgrund der psychologischen Interventionen. Der größte Effekt zeigte sich bei der psychologischen Operationsvorbereitung von PatientInnen vor chirurgischen Eingriffen. Ebenfalls in Studien von Grawe (2001 in Margraf, 2009) zeigte sich eine Reduktion um durchschnittlich 0,9 Spitalstage.

Weiters lässt sich festhalten, dass psychologische Interventionen in vielen Fällen die Wirkungen medizinischer Maßnahmen und die Lebensqualität bei somatischen Krankheitsbildern positiv beeinflussen. Etwa in den Bereichen Compliance und Adhärenz bei chirurgischen Eingriffen sowie in der Rückfallprophylaxe (Margraf, 2009).

Am deutlichsten sieht man das ökonomische Dilemma an den Diagnosen der somatoformen Störung. Nach Smith (1994) beanspruchen PatientInnen mit somatoformen Störungen, solange die Diagnose nicht gestellt wurde und keine adäquate Behandlung begonnen wurde, das Gesundheitssystem neunmal mehr als die Allgemeinbevölkerung, was zu enormen Kosten führt. Lamprecht (1996) stellt dazu fest, dass die Höhe der Pro-Kopf-Ausgaben für PatientInnen mit somatoformen

Störungen entscheidend von der Qualität der diagnostischen Maßnahmen und psychologischen Behandlung abhängt. Er schlägt vor, durch eine standardisierte Diagnostik in der Primärversorgung die Treffsicherheit zu erhöhen und damit die Kosten erheblich zu reduzieren. Eine psychologische Grundversorgung und eine Kompetenzerweiterung primär behandelnder ÄrztInnen sollen helfen, die diagnostisch-therapeutische Lücke zu schließen.

Erst wenn einer der vorangegangen ökonomischen oder patientenorientierten Punkte beim Krankenhausträger zur Einsicht beigetragen haben, dass eine psychosoziale Betreuung zum Standard gehört, kann sich der/die dann in Folge Beauftragte erst Gedanken über ein Modell, wie dieses psychosoziale Angebot aussehen könnte, machen.

3. Strukturbedingungen des Klinisch-Psychologischen Dienstes

3.1. Art des Klinisch-Psychologischen Dienstes (A)

Aus der Vorstellung des Krankenhausträgers und aus dem Versorgungsschwerpunkt des Krankenhauses ergeben sich die hauptsächlich zu versorgenden PatientInnen. Anhand der zu erwartenden psychologischen/psychiatrischen Störungsbilder lässt sich vorab definieren, ob ein psychiatrischer, klinisch-psychologischer, gesundheitspsychologischer, psychotherapeutischer Dienst oder eine Mischform dieser Dienste der Versorgungsrealität am nächsten kommen. Die daraus resultierende Form eines Klinisch-Psychologischen Dienstes muss transparente und nachvollziehbare Angebote und Ziele formulieren und eine klare und eindeutige Organisationsstruktur besitzen.

3.2. Systemische Positionierung (B)

Im strukturierten und hierarchischen System der Krankenhäuser existieren aktuell unterschiedlichste Beispiele, die psychologische Organisationseinheit im Organigramm anzusiedeln, wobei eine Positionierung, beispielsweise als Stabstelle der Geschäftsführung, neben der Pflege-, Verwaltungs- und Ärztlichen Direktion am sinnvollsten ist (siehe Abb. 1).

Kooperationen, wie zum Beispiel Konsiliar- oder Liaisondienstmodelle bleiben von der strukturellen Positionierung unberührt. Je nach Position in dieser Hierarchie ergeben sich naturgemäß zum einen vielfältige Vor- und Nachteile, es werden aber dadurch auch Eindeutigkeiten in der Weisungsbefugnis und Berichtspflicht definiert. Zentral ist eine Positionierung die der Eigenständigkeit und Eigenverantwortlichkeit der klinischen Psychologie, wie sie im Berufsgesetz verankert ist, auch strukturell entspricht.

3.3. Kostenstellenklarheit (C)

Zahlen und Fakten über Umfang und Art der Interventionen dienen zum Einen der Transparenz der angebotenen Leistungen und zum Anderen sichern sie die finanzielle Existenzgrundlage der bestehenden Dienste ab. Dass psychologische Interventionen neben der therapeutischen Wirksamkeit auch aus einer rein betriebswirtschaftlichen Sichtweise gewinnbrin-

gend sein können, haben wir unter 2.1.3 dargelegt. Um diese Daten zur Verfügung zu haben, bedarf es natürlich einer strukturierten Erfassung der psychologischen Leistungen und PatientInnendaten. Für die Erfassung der direkten und indirekten PatientInnenleistungen bietet sich an, einen individuellen Leistungskatalog, dem Dienstauftrag entsprechend, zu erstellen.

Ohne diese leistungsorientierten Daten können keine betriebswirtschaftlich fundierten Budgetforderungen bei den jährlich stattfindenden Budgetverhandlungen gestellt werden und man ist dann ausschließlich vom „good will" der EntscheidungsträgerInnen abhängig.

3.4. Dokumentation (D)

Eine besonders wichtige Stellung nimmt die Dokumentation ein. Gemäß § 10 Abs 1 Z 2 lit. b KAKuG hat die Dokumentation „erbrachte wesentliche Leistungen, insbesondere der pflegerischen, einer allfälligen psychologischen bzw. psychotherapeutischen Betreuung" sowie die leistungserbringende Person zu enthalten. Die Empfehlung lautet jedoch, im Sinne der Transparenz für die am Diagnostik- und Behandlungsprozess beteiligten Personen, in Anlehnung an das Berufsgesetz,

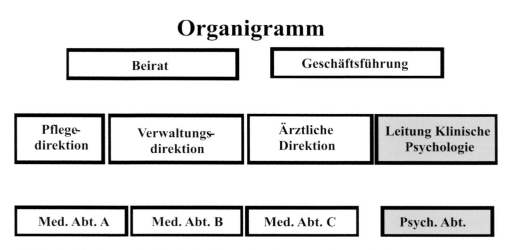

Abb. 1. Positionierung der Psychologischen Organisationseinheit nach dem Berufsgesetz, als Stabsstelle der Geschäftsführung

möglichst genaue Daten über Art und Dauer der erbrachten Leistungen einzufügen. Detailliertere Berichte sind sogar für Teilgebiete, in denen vorwiegend psychometrische Daten zur Diagnosefindung und Therapieplanung gewonnen werden, wie dies im Bereich der Neuropsychologie der Fall ist, sinnvoller. Diese Befunde können folgende Bereiche umfassen: PatientInnendaten, Zuweisungsgrund, Diagnosen und Nebendiagnosen, Fragestellung, Untersuchungszeitraum, Vorbefunde, Anamnese und Exploration, Verhaltensbeobachtung, Datenerhebung, Ergebnisinterpretation, Rehabilitationsziele, Therapieplanung, -durchführung und -verlauf, Evaluation, Nachsorgeplan und zusammenfassende Beurteilung (Gesellschaft für Neuropsychologie Österreich, 2004). Dies widerspricht keineswegs der beruflichen Verschwiegenheitspflicht, welche ebenfalls im Gesetz verankert

ist (§ 14 Psychologengesetz 1990, BGBl. Nr. 360/1990). Durch die Erhöhung der Transparenz in den Befunden, kann beispielsweise die Notwendigkeit für Gerätschaften für VerhandlungspartnerInnen nachvollziehbarer gemacht werden.

Weiters empfiehlt sich die detaillierte Erfassung der direkten und indirekten PatientInnenleistungen in Zusammenarbeit mit dem Controlling.

Die Auswertung der Daten erlaubt dann das Verfassen eines Jahresberichtes mit der Darstellung der Tätigkeitsschwerpunkte und dem Aufzeigen von Versorgungslücken. Dieser kann dann eine sinnvolle Gesprächsgrundlage für Budgetverhandlungen bieten und das Anliegen einer Stellenerweiterung oder eines Materialbedarfes positiv unterstreichen. Die Erstellung eines Jahresberichtet betont auch das wissenschaftliche Vorgehen der PsychologInnen.

Tab. 1. Exemplarische Vorlage einer strukturierten Leistungserfassung am Beispiel einer Klinisch-Neuropsycholgischen Abteilung

Leistungs-Nr.	Bezeichnung	Dauer
1	Untersuchen von Sprechen und Sprache	2 EH
2	Psychopathologische Untersuchung	3 EH
3	Interviewtechnik	1 EH
4	Gruppendiagnostisches Verfahren	2 EH
5	Persönlichkeitsverfahren	2 EH
6	Projektive Testverfahren	2 EH
7	Psychobiologische Verfahren	1 ½ EH
8	Krisenintervention	1 ½ EH
9	Klinisch-psychologische Einzelbehandlung	½ EH
10	Klinisch-psychologische Einzelbehandlung	1 EH
11	Klinisch-psychologische Einzelbehandlung	2 EH
12	Klinisch-psychologische Gruppenbehandlung	1 EH
13	Klinisch-psychologische Gruppenbehandlung	2 EH
14	Psychologische Behandlung mit Einbeziehung von Angehörigen	2 EH
15	Gesundheitspsychologische Intervention	1 EH
16	Präventionsberatung	1 EH
17	Rehabilitationsberatung	½ EH
18	Klinisch-psychologisches Kompetenztraining	½ EH
19	Fallbesprechungen, Visiten, etc.	½ EH
20	Dokumentation und Befunderfassung	½ EH

3.5. Personalbedarf (E)

Die Berechnung von Personalanhaltszahlen ist von der Art des Klinisch-Psychologischen Dienstes, wie viele Folgekontakte im Durchschnitt pro PatientIn und wie viele indirekte Leistungen (z.B. Visiten, Beratungen des Personals) stattfinden, abhängig. Die Arbeitsgemeinschaft der wissenschaftlich-medizinischen Fachgesellschaften (AWMF, 2000) benennt, in den Leitlinien für psychotherapeutische Medizin, dass von einem Mitarbeiter/ einer Mitarbeiterin 140–300 PatientInnen pro Jahr versorgt werden können.

Söllner et al. (1993) gehen davon aus, dass jährlich 4 % der stationären (SP) und 2 % der ambulanten PatientInnen (AP) einen vorhandenen Dienst in Anspruch nehmen würden. Bei einer durchschnittlichen Jahresnettoarbeitszeit pro 100 % Stelle von 1700h/Jahr (JNAZ) kann man anhand folgender Formel, wenn man den durchschnittlichen Zeitaufwand (ZA), zusammengesetzt aus indirekten und direkten Leistungen, kennt, den Stellenbedarf errechnen. Man geht erfahrungsgemäß von einem durchschnittlichen Zeitaufwand zwischen 5 und 6 Stunden pro PatientIn aus.

Summe der Stellen =
$(0,04 \times SP + 0,02 \times AP) \times ZA/JNAZ$

Die auf diese Weise errechneten Personalanhaltszahlen stehen zurzeit in den meisten Krankenanstalten in Österreich mit Sicherheit im diskrepanten Verhältnis zu den zur Verfügung stehenden Stellen.

3.6. Raumbedarf (F)

So selbstverständlich Klinische PsychologInnen und GesundheitspsychologInnen die Notwendigkeit eines ungestörten geschützten Raumes annehmen, so unverständlich ist es oft für betriebswirtschaftlich orientierte VerhandlungspartnerInnen, dass dies zur Durchführung von Diagnostik und Behandlung unabdingbar ist. Die Argumentation, dass ohne entsprechende Räumlichkeiten aus methodischen Gründen keine adäquaten Leistungen erbracht werden können, sollte das Krankenhausmanagement doch überzeugen. Je nach Personalgröße des Dienstes muss auch der Raumbedarf für ein Sekretariat, für gemeinsame Besprechungen, Supervisionen und Fortbildungen mitberücksichtigt werden. Für spezielle Fragestellungen wie zum Beispiel der Mutter-Kind-Interaktion, wären auch speziell ausgerüstete Beobachtungsräume mit Einwegscheiben sinnvoll.

Eine Kernkompetenz der klinischen Psychologie stellt die Diagnostik dar (vgl. § 3 PG). Diese erfolgt mittels Verhaltensbeobachtung, Interviews mit PatientInnen und/oder Angehörigen, psychometrischen und psychobiologischen Testverfahren (paper-pencil, computergestützt). Um wie im Berufsgesetz gefordert (vgl. § 13 PG) adäquat und am letzten Stand der Wissenschaft tätig sein zu können, ist das Bereitstellen und kontinuierliche Erneuern von Diagnostikmaterialien essentiell. Auch gehören für Behandlungen neben den verschiedenen Gesprächstechniken diverse Gerätschaften bereits zum Standard. Hier sind Entspannungsliegen, Materialien für das kognitive Kompetenztraining (paper-pencil und computergesteuert), psychobiologische Trainingsverfahren wie Biofeedback und Ähnliches zu nennen.

3.7. Qualifikationsprofile (G)

Die Art des Klinisch-Psychologischen Dienstes, d.h. der Dienstauftrag, bestimmt natürlich maßgeblich die formale Qualifikation des Personals. Die ProfessionistInnen müssen gesetzlich zur Berufsausübung berechtigte Personen nach dem Psychologengesetz und/oder Psychotherapiegesetz sein.

Qualifikationsprofile für leitende Klinische PsychologInnen bei größeren Diensten sollen zusätzlich eine fachliche und administrative Kompetenz, eine Ausbildungsbefähigung, eine wissenschaftliche Kompetenz und Interesse an Öffentlichkeitsarbeit enthalten. Der Anteil der Klinischen PsychologInnen in Ausbildung sollte sich erfahrungsgemäß nach den Klinischen PsychologInnen mit einer Ausbildungsbefähigung richten, wobei ein Stellenverhältnis von 1:1 erstrebenswert scheint.

Dienst- und gehaltsrechtlich sollten Klinische PsychologInnen FachärztInnen gleichgestellt sein, sofern kein eigenes PsychologInnendienstrecht und keine eigenes PsychologInnen-Gehaltsschema besteht. Dementsprechend sind auch Klinische PsychologInnen in Ausbildung FachärztInnen in Ausbildung gleichzusetzen.

Gemäß § 6 Abs 1 Z 1 PG hat der Erwerb praktischer fachlicher Kompetenz im Sinne des PG durch eine psychologische Tätigkeit im Rahmen des Gesundheitswesens zu erfolgen. Eine solche Tätigkeit ist entgeltlich (und somit kein „Praktikum") und deshalb nach den einschlägigen Bestimmungen des ASVG voll sozialversicherungspflichtig. Analog zur FachärztInnenausbildung sind FachausbildungskandidatInnen in der praktischen Arbeit berechtigt, PatientInnen psychologisch zu betreuen, dies betrifft sowohl die Diagnostik als auch die Behandlung. Bei Ausübung dieser Tätigkeit haben sich die FachausbildungskandidatInnen einer begleitenden Supervision zu unterziehen. (§ 6 Abs 1 Z 2 PG). Da der Gesetzgeber ausdrücklich die Absolvierung einer psychologischen Tätigkeit (und nicht etwa eines Praktikums oder Volontariats) verlangt, ist von der Verpflichtung zur Arbeitsleistung auf Seiten der PsychologIn und der Verpflichtung zur Zahlung eines angemessenen Entgelts (diese richtet sich nach dem einschlägigen Kollektivvertrag) auf Seiten des Dienstgebers auszugehen.

3.8. Organisationsstrukturen (H)

Eine klare Struktur nach außen hilft, Angebote und Ziele für die Öffentlichkeit verstehbar und annehmbar zu machen. Ebensolches Gewicht sollte die klare innere Organisationsstrukturierung mit eindeutigen Zuständigkeiten für definierte Versorgungsgruppen und klaren Arbeitsplatzbeschreibungen bei der Ge-

staltung des Klinisch-Psychologischen Dienstes erlangen. Hierarchien mit Berichtspflichten und Weisungsbefugnissen sollten transparent und nachvollziehbar sein. Für eine Arbeitsprozessstrukturierung sollten verpflichtend wöchentliche Teamsitzungen, Fallbesprechungen und Supervisionen innerhalb der Kerndienstzeiten, sodass alle MitarbeiterInnen daran teilnehmen können, stattfinden. In einem größeren Zeitraum ist die Etablierung von regelmäßigen Fortbildungen, Qualitätsmanagementseminaren und MitarbeiterInnenbesprechungen sinnvoll.

4. Zusammenfassung und Ausblick

Die derzeitige ökonomische Situation im österreichischen Gesundheitswesen lässt wenig Spielraum, um neue Stellen und Strukturen für die dringend notwendige, aber im Augenblick defizitäre, psychosoziale Versorgung in Allgemeinkrankenhäusern zu beantragen. Unter Berücksichtigung dieser schwierigen Ausgangslage wird unter dem Gesichtspunkt der Strukturqualität die Entwicklung von Klinisch-Psychologischen und Gesundheitspsychologischen Diensten an Krankenhäusern skizziert. Die Strukturbedingungen beinhalten eine klare Definition des Angebotes und der Ziele des zu etablierenden Dienstes, eine klare systemische Positionierung mit einer Einbindung bestehender psychosozialer Angebote, Angaben zum Personalvolumen und dessen Qualifikationen, bauliche und räumliche Standards und die interne Organisationsgestaltung.

In der stationären Versorgung haben sich die klinischen- und GesundheitspsychologInnen sehr bewährt. Dies zeigt sich durch den erheblichen Stellenanstieg in den letzten Jahren, obschon noch immer große Versorgungslücken bestehen. PsychologInnen handeln im Dienste der PatientInnen, eine Tatsache die sich beispielsweise in positiven PatientInnenumfragen darstellt. Sie sind gewinnbringend für die Häuser. Dies wiederum spiegelt sich in ökonomischen Aspekten wieder. Sie wirken unterstützend für das Krankenhauspersonal, indem sie erheblich zur Psychohygiene beitragen. Strukturell gut eingesetzt, mit ausreichend Handlungsspielraum versorgt, sind PsychologInnen in jeder Hinsicht ein Gewinn für die multidisziplinäre Versorgung in stationären Einrichtungen. Durch das zur Verfügung stellen von Wissen, den Einsatz von wissenschaftlich fundierten Methoden und einer werteorientierten Grundhaltung tragen Klinische- und GesundheitspsychologInnen in den Krankenhäusern wesentlich zum Erfüllen eines Anstaltszweckes bei, der den Menschen in den Mittelpunkt stellt.

5. Literatur

Arbeitsgemeinschaft der wissenschaftlichen medizinischen Fachgesellschaften AMWF (2000) Konsiliar- und Liaisondienst in der psychosomatischen und psychotherapeutischen Medizin (psmCL) in Krankenhäusern der Akutversorgung. AWMF online, Düsseldorf

Chiles J, Lambert M, Hatch A (1999) The impact of psychological interventions on medical cost offset: A meta-analytic review. Clinical Psychologie 6, 2: 204–20

Das Europäische Parlament (2009) Psychische Gesundheit. Entschließung des Europäischen Parlaments vom 19. Februar 2009 zu der psychischen Gesundheit (2008/2209(INI)), P6_TA(2009)0063

Ehlert U (2003) Verhaltensmedizin, Springer, Berlin

Frasch K, Neumann N (1999) Ökonomische Aspekte psychotherapeutischer Verfahren in Psychosomatik und Psychiatrie. Nervenarzt 70: 387–390

Gesellschaft für Neuropsychologie Österreich: http://www.gnpoe.at/files/Empfehlungen_Aufbau_Befund.pdf

Green Book of Mental Health: http://eur-lex.europa.eu/LexUriServ/LexUriServ.do?uri=COM:2005:0484:FIN:DE:PDF

Härter M, Baumeister H, Bengel J (2007) Psychische Störungen bei körperlichen Erkrankungen, Springer, Berlin

Herzog T, Stein B, European Consultation Liaison Workgroup (ECLW, 1994) Psychotherapeutisch-psychosomatische Konsiliar-/Liaisondienste. Psychologie in der Medizin 3: 10–17

Herzog T, Stein B (2003) Konsiliar- und Liaisonpsychosomatik und -psychiatrie Teil I: Leitlinie und Quellentext für den psychosomatischen Konsilar- und Liaisondienst Teil II: Europäisches Forschungsprogramm, Qualitätsmanagement und Basisdokumentation, Schattauer, Stuttgart

Lamprecht F (1996) Die ökonomischen Folgen von Fehlbehandlungen psychosomatischer und somatopsychischer Erkrankungen. Psychotherapie, Psychosomatik und medizinische Psychologie 46: 283–291

Lyons J, Hammer J, Strain J, Fulop G (1986) The timing of psychiatric consultation in the general hospital and length of hospital stay. Gen Hosp Psychiatr 8:159–162

Margraf J (2009) Kosten und Nutzen der Psychotherapie, Springer, Berlin

Mayou R, Hawton K, Feldman E (1988) What happens to medical patients with psychiatric disorders? J Psychosom Res 32: 541–549

Österreichisches Bundesinstitut für Gesundheitswesen (ÖBIG) (Hrsg) (2006) ÖBIG Bericht 2005, ÖBIG, Wien

Smith T (1994) The course of somatisation and its effect on utilization of health care resources. Psychosomatics 35: 263–7

Söllner W, Egger J (1993) Personalanhaltszahlen für Ärzte und Psychologen in psychotherapeutischen Ambulanzen und im psychotherapeutischen Liaisondienst. Psychologie in der Medizin 3: 2–11

Stuhr U, Haag A (1989) Eine Prävalenzstudie zum Bedarf an psychosomatischer Versorgung in den Allgemeinen Krankenhäusern Hamburgs. Psychother med Psychol 39: 273–281

Wittchen H-U, Jacobi F (2005) Size and burden of mental disorders in Europe – A critical review and appraisal of studies. European Neuropsychopharmacology 15 (4): 357–376

Verwandte Gebiete

Psychotherapie im Krankenhaus

Überblick über Psychotherapie im Krankenhaus am Beispiel des Allgemeinen Krankenhauses Wien (AKH) unter Berücksichtigung stationärer Rahmenbedingungen

Urike Demal, Gerhard Lenz, Martin Aigner, Gertrude Bogyi, Melitta Fischer-Kern, Fabian Friedrich, Helga Hofinger, Katharina Leithner-Dziubas, Henriette Löffler-Stastka, Gabriele Moser, Michael Ossege, Bibiana Schuch, Johannes Wancata

1. Einleitung

Ein Spital mit Schwerpunkt in der Akutversorgung, wie das AKH Wien, ist gekennzeichnet durch die primäre Ausrichtung auf die somatische Versorgung, wobei im Durchschnitt eher eine kurze Aufnahmedauer die Regel ist. Die Indikation für eine stationäre Psychotherapie orientiert sich am Konzept der mehrdimensionalen Genese psychiatrischer Erkrankungen. Psychotherapie ist in der Regel Teil eines mehrdimensionalen Therapieansatzes (Kombination mit Psychopharmakotherapie und soziotherapeutischen Maßnahmen).

Psychotherapie im AKH Wien wird überwiegend von Klinischen PsychologInnen oder (Fach)ÄrztInnen mit entsprechender Zusatzqualifikation durchgeführt, vereinzelt auch von PsychotherapeutInnen, die ausschließlich in dieser Funktion angestellt sind.

Psychotherapie im Krankenhaus umfasst die Erstellung der Diagnose und Indikation für Psychotherapie, das Angebot von stationärer Kurz-Psychotherapie oder ambulanter Therapie, sowie stationäre Einzel- und Gruppenpsychotherapie.

Psychotherapeutische Leistungen werden einerseits schwerpunktmäßig in der Psychiatrie, andererseits an somatischen Kliniken additiv zur medizinischen Versorgung angeboten, wobei derzeit folgende Modelle unterschieden werden können:

Spezifische Psychotherapiestationen an der Universitätsklinik für Psychiatrie und Psychotherapie (Verhaltenstherapiestation 05B und Psychosomatikstation 06B):

Hier werden PatientInnen mit Angststörungen, Zwangsstörungen, Depression, Somatoformen Störungen, Belastungsreaktionen, Anpassungsstörungen, Dissoziativen Störungen, Essstörungen, Persönlichkeitsstörungen mit entsprechender Vorbereitung für ein 8-wöchiges stationäres Behandlungsprogramm mit Einzel- und Gruppenpsychotherapie aufgenommen (siehe auch genauere Beschreibung in der weiteren Folge). Die 8-wöchige Aufenthaltsdauer ermöglicht ein gut strukturiertes, aufbauendes Therapieprogramm, wobei in einem solchen Therapieturnus (z.B. jeweils 20 PatientInnen an der Verhaltenstherapiestation) alle PatientInnen gleichzeitig aufgenommen und gemeinsam nach 8 Wochen entlassen werden.

Das stationäre Setting soll vor allem einen Schutzraum bieten. Weitere Indikationen für eine stationäre Psychotherapie wären:

– Scheitern, Unmöglichkeit oder mangelnde Verfügbarkeit ambulanter Behandlungen
– Abklärung bei diagnostischen Unklarheiten
– Behandlung von Komorbidität
– Verbesserung der Medikamenten-Compliance
– Zeitlich befristetes Herauslösen aus belastendem Umfeld
– Trennung von krankheitsaufrechterhaltenden Interaktionssystemen
– Möglichkeit der kontinuierlichen Verhaltensbeobachtung
– Breites Spektrum ergänzender Therapieangebote
– Übungsfeld für „Soziale Fertigkeiten"
– Vorhandensein verschiedener „Coping"-Modelle

In der Akutpsychiatrie ist die Aufenthaltsdauer meist viel kürzer, die PatientInnen sind wegen der Akuität der Erkrankung oft kognitiv sehr beeinträchtigt, sodass psychotherapeutische Maßnahmen entsprechend angepasst werden müssen. Der Schwerpunkt liegt hier auf Kriseninterventionen sowie Einzel- und Gruppenpsychotherapie mit psychoedukativem beziehungsweise lösungsorientiertem Schwerpunkt, oft unter Einbeziehung von Angehörigen.

Weiters gibt es einen psychiatrisch-psychotherapeutischen Konsiliardienst zur Diagnostik und Behandlung psychischer Probleme und Erkrankungen bei primär körperlich Kranken an den somatischen Kliniken im AKH. Dieser Dienst wird von FachärztInnen der Universitätsklinik für Psychiatrie und Psychotherapie nach Anfrage von zuweisenden ÄrztInnen aus dem ganzen AKH rund um die Uhr, besonders für Akutsituationen, durchgeführt. Psychotherapeutische Interventionen beschränken sich hier derzeit aus Zeit- und Personalmangel auf Diagnostik und medikamentöse Behandlung psych-

iatrischer Komorbidität bei körperlichen Erkrankungen. Es werden aber auch stützende Gespräche, Kriseninterventionen und die Erarbeitung von Problemlösestrategien, meist in Kombination mit Pharmakotherapie, durchgeführt.

Weiters gibt es die psychiatrisch-psychotherapeutische Ambulanz an der Universitätsklinik für Psychiatrie und Psychotherapie, an die neben ambulanten PatientInnen auch stationäre PatientInnen aus dem AKH zur Diagnostik und Therapieeinleitung überwiesen werden (meist pharmakotherapeutische Maßnahmen, aber auch Kriseninterventionen sowie Indikationsstellung und Planung weiterführender Psychotherapie). Dazu kommen noch eine Reihe verschiedener Spezialambulanzen (z.B.: Alkohol-, Drogen-, Essstörungs-, Psychose-, Verhaltenstherapie-, Psychosomatik-, Phasenprophylaxe-Ambulanz), in denen auch Informations- und Motivationsarbeit für Psychotherapie sowie die Planung und Einleitung von Psychotherapie ermöglicht werden.

Im Bereich der Kinder- und Jugendpsychiatrie gibt es ebenfalls einen Akutbereich und eine Ambulanz mit ähnlich gelagerten Aufgaben wie in der Erwachsenenpsychiatrie.

Die Ambulanz der Klinik für Psychoanalyse und Psychotherapie bietet ein ambulantes Angebot zur Diagnostik, Indikationsstellung zur Psychotherapie, Therapieplanung und Management von PatientInnen mit schweren Persönlichkeitsstörungen, sowie ambulante Psychotherapien (auch Langzeitpsychotherapien). Weiters gibt es ein Liaison-Angebot für PatientInnen der Frauenklinik.

Unabhängig davon haben einzelne somatische Kliniken am AKH (z.B. Gastroenterologie, Onkologie oder Herzchirurgie) ein psychotherapeutisches Angebot an somatischen Stationen und Ambulanzen etabliert, welches von Klinischen PsychologInnen, ÄrztInnen mit Psychotherapieausbildung und sonstigen PsychotherapeutInnen getragen wird und in einem übergeordneten Sinn als psychosomatischer Liaisondienst gesehen werden könnte.

Die Bereitschaft in der Gesundheitsversorgung, psychische Probleme bei körperlichen Erkrankungen als bedeutende therapeutische Aufgabe zu verstehen, nimmt zu. Neben den psychosomatischen Erkrankungen im engeren Sinne gibt es eine Reihe von körperlichen Erkrankungen, bei denen begleitend kurz- oder langfristig psychische Probleme oder Störungen auftreten. Für eine große Zahl körperlicher Erkrankungen wurde in den letzten Jahren auf relevante psychische und soziale Aspekte hingewiesen und entsprechende Versorgungskonzepte entwickelt (Bengel et al., 2007).

Häufige Erkrankungen mit Assoziation zu psychischen Belastungen und Störungen (nach Bengel et al., 2007):

- Muskulo-skelettale Erkrankungen (z. B. chronische Rückenschmerzen)
- Tumorerkrankungen
- Atemwegserkrankungen (z. B. Asthma bronchiale)
- Gastroenterologische Erkrankungen (z. B. entzündliche Darmerkrankungen)
- Endokrinologische Erkrankungen (z. B. Diabetes)
- Herz-Kreislauf- Erkrankungen (z. B. Herzinfarkt, Hypertonie)
- HIV-Infektion / Aids
- Neurologische Erkrankungen (z. B. Multiple Sklerose, Schädel-Hirn-Trauma)
- Hauterkrankungen (z. B. Neurodermitis, Ekzeme)
- Gynäkologische Erkrankungen (z. B. Infertilität, chronische Unterbauchschmerzen)

Die psychischen Belastungen sind umso ausgeprägter, je schwerer die Erkrankung und je länger ihre Dauer ist, je mehr Lebensbereiche betroffen sind und je schwieriger eine kurative Behandlung ist.

Im Folgenden werden nun einige ausgewählte Einrichtungen am AKH Wien vorgestellt, die Psychotherapie anbieten.

2. Station für Kognitive Verhaltenstherapie 05B an der Universitätsklinik für Psychiatrie und Psychotherapie

Kognitive Verhaltenstherapie zählt zu den evidenzbasierten Psychotherapien. Ihre Wirksamkeit ist in einem breiten Spektrum psychischer Erkrankungen nachgewiesen (Butler et al., 2006, Ehlert, 2003, Roth und Fonagy, 2005) und sie zählt zu den wichtigsten, im Allgemeinkrankenhaus angewandten Psychotherapieformen und spielt in der modernen stationären und ambulanten Psychotherapie in der Psychiatrie eine zentrale Rolle.

Die Station 05B verfügt über 20 Betten. Personell ist sie derzeit (Stand November 2009) mit 3 FachärztInnen für Psychiatrie und 1 Ärztin in Facharztausbildung, sowie einer Klinischen Psychologin (20 Wochenstunden), 1 Psychologin in Fachausbildung zur Klinischen und Gesundheitspsychologin und FachspezifikumspraktikantInnen ausgestattet. Das Pflegepersonal ist mit verhaltenstherapeutischen Konzepten sehr vertraut und in die therapeutische Arbeit eingebunden. Eine Person des Pflegepersonals ist jeweils nur im Tagdienst tätig und steht für (ko)-therapeutische Aktivitäten zur Verfügung.

Behandlungsschwerpunkte der Station sind Angststörungen, Zwangsstörungen, Affektive Störungen, Posttraumatische Belastungsstörungen und Emotionalinstabile Persönlichkeitsstörungen vom Borderline-Typus.

2.1. Weg zur stationären Aufnahme

Der Erstkontakt erfolgt im Rahmen der Verhaltenstherapeutischen Ambulanz (Voranmeldung erforderlich). Meist von niedergelassenen (Fach-)ÄrztInnen oder PsychotherapeutInnen sowie anderen Institutionen zugewiesene PatientInnen werden hinsichtlich der Indikation für eine stationäre Aufnahme untersucht. Falls eine stationäre Aufnahme als sinnvoll erachtet wird, nehmen die PatientInnen an der „Vorbereitungsgruppe" (geleitet vom Pflegepersonal der Station) teil. In der Vorbereitungsgruppe werden Informationen über die Station erteilt und die Therapiemotivation/Veränderungsmotivation eingeschätzt. Im Rahmen eines weiteren Ambulanztermins wird die Entscheidung für eine etwaige Aufnahme getroffen, und die PatientInnen auf eine Warteliste gesetzt. Es dauert in etwa zwei bis vier Monate bis zur tatsächlichen Aufnahme.

2.2. Ablauf des 8-wöchigen Aufenthaltes (siehe Tab. 1)

Woche 1 und 2:
Information, Diagnostik, Zusatzuntersuchungen, Therapieplanung, Einzeltherapie, Erarbeitung von Therapiezielen („Ursachen"- und/oder „Symptomtherapie"), Psychoedukation in der Gruppe (Prinzipien der Verhaltenstherapie, Bedingungsmodell, Funktionsanalyse).

Woche 3 bis 8:
Je nach Indikation erfolgt die Teilnahme an einer oder mehreren Gruppentherapien:
Störungsübergreifende Therapien: Kognitive Gruppe, Soziales Kompetenztraining, Fertigkeiten-/Skillstraining (Linehan, 1996).

Störungsspezifische Gruppen: Angstbewältigungsgruppe, Zwangsbewältigungsgruppe

Das Therapieprogramm umfasst weiters die Morgenaktivierung, Ergotherapie, Körperwahrnehmungsgruppe, Pflegegruppe und problemspezifische Selbsthilfegruppen. Gegen Ende des Aufenthalts gibt es die Möglichkeit außerstationärer Belastungserprobung mit gezielten Übungen im häuslichen Umfeld.

Die Station für Kognitive Verhaltenstherapie bietet ein umfassendes Therapieangebot, das individuell an die Bedürfnisse der PatientInnen angepasst wird. Dieses Therapieangebot wird laufend evaluiert.

3. Integrierte Psychosomatische Versorgung und Psychotherapie an der Universitätsklink für Innere Medizin III, Abteilung für Gastroenterologie und Hepatologie

3.1. Integrierte Gastroenterologische Psychosomatikambulanz

Der Bedarf an psychischer Betreuung von chronisch gastroenterologisch Kranken

Tab. 1. Ablauf des 8-wöchigen Aufenthaltes

Woche	1	2	3	4	5	6	7	8
Informationsgruppen	X	X						
Basisgruppe	X	X						
Einzeltherapie (2x/Woche)	X	X	X	X	X	X	X	X
Bezugsgruppen (Selbsthilfe)			X	X	X	X	X	X
Morgenaktivierung	X	X	X	X	X	X	X	X
Entspannungstherapie	X	X	X	X	X	X	X	X
Körperwahrnehmungsgruppe		X	X	X	X	X	X	X
Ergotherapie		X	X	X	X	X	X	X
Zwangsbewältigungsgruppe			X	X	X	X	X	X
Soziales Kompetenztraining			X	X	X	X	X	X
Kognitive Gruppe			X	X	X	X	X	X
Medikamentöse Therapie	o	p	t	i	o	n	a	l

ist enorm. Laut mehreren Studien beträgt der Anteil der psychotherapeutisch zu Versorgenden bei Betroffen mit chronisch entzündlichen Darmerkrankungen ein Drittel, bei Betroffenen mit funktionellen gastrointestinalen Strörungen zwei Drittel (Moser, 2007). Die Spezialambulanz für gastroenterologische Psychosomatik wurde 1991 als Terminambulanz an der Universitätsklinik für Innere Medizin IV etabliert. Durch die Neustrukturierung des klinischen Bereichs der Medizinischen Universität ist diese seit 2007 an der Universitätsklinik für Innere Medizin III verortet. Sie dient der psychosomatischen Abklärung und integrierten Betreuung von PatientInnen mit gastrointestinalen Beschwerden und Erkrankungen. Diese Spezialambulanz ist mit der wissenschaftlichen Arbeitsgruppe für Gastrointestinale Psychosomatik assoziiert und wird von der Autorin, Internistin und Psychotherapeutin (mit PSY III Diplom für Psychotherapeutische Medizin) geleitet. Arbeitsgruppenmitglieder besitzen großteils das Zusatzfach für Gastroenterologie beziehungsweise sind in Ausbildung dazu. Alle verfügen auch über eine Zusatzausbildung „Psychosomatische Medizin", „Psychotherapeutische Medizin" und/oder „Psychotherapie" beziehungsweise stehen in Ausbildung für diese Zusatzqualifikation. Im Rahmen dieser Universitätsambulanz werden auch wissenschaftliche Projekte durchgeführt, wie z. B. die Erforschung einer „gut-focussed" Gruppenhypnose für Reizdarm-PatientInnen (randomisiert kontrollierte Studie).

Die Zuweisung von PatientInnen zur Psychosomatik-Ambulanz erfolgt aus den Spezialambulanzen und stationären Bereichen der Klinik, anderen Kliniken des Wiener Allgemeinen Krankenhauses und dem Bereich der niedergelassenen FachärztInnen. Den Schwerpunkt in der PatientInnenversorgung stellt eine psychosomatische Erstexploration (100 Minuten inklusive Befunderstellung und -übermittlung) dar. Auf deren Grundlage erfolgen weitere therapeutische Angebote oder Beratungen und ein schriftlicher,

wenn möglich auch mündlicher Bericht an die ZuweiserInnen. Bei gegebener Indikation werden weiterführende (organische und psychodiagnostische) Untersuchungen veranlasst.

Das therapeutische Angebot umfasst:

- Fokussierende psychosomatische Beratungsgespräche (60 Minuten je Sitzung)
- Supportive oder psychodynamisch orientierte Kurz-Psychotherapie (30 – 60 Minuten je Sitzung)
- Längerfristige psychosomatische Betreuung in größeren Intervallen von PatientInnen mit gastrointestinalen Beschwerden und Erkrankungen
- Krisenintervention (z. B. bei Erstdiagnose von Morbus Crohn oder maligner Erkrankung, bei akutem Bedarf an ambulanter Betreuung wegen Exazerbation einer funktionellen oder chronisch entzündlichen Darmerkrankung)
- „Gut-focussed Hypnotherapie" in Gruppen zu je 6–7 PatientInnen mit funktionellen gastrointestinalen Störungen und gegebenenfalls auch chronisch entzündlichen Darmerkrankungen
- Überweisungsgespräche und Weitervermittlung zu psychotherapeutisch versorgenden Institutionen und Personen

Die Psychosomatikambulanz wird am Nachmittag von 12 – 16 Uhr in den Ambulanzräumlichkeiten der Abteilung für Gastroenterologie geführt. Für die Kranken bietet dies den Vorteil, integriert im selben Bereich eine psychische Erstbetreuung angeboten zu bekommen, ohne „weiter- oder weggewiesen" zu werden. Weiterführende hochfrequente ambulante Psychotherapie wird, falls erforderlich, bei niedergelassenen PsychotherapeutInnen im Wohnbereich vermittelt. Die Überweisung zur Psychotherapie oder auch die Vermittlung an psychotherapeutische Stationen wird durch diese psychosomatische Erstversorgung mit Motivationsgesprächen und Vorbereitung von den Betroffenen deutlich besser angenommen.

3.2. Integrierte psychosomatische Versorgung stationärer PatientInnen

Die psychosomatische Erstabklärung und Versorgung von stationären PatientInnen mit gastroenterologischen Erkrankungen und Beschwerden wird von den stationsführenden OberärztInnen oder bettenführenden AssistenzärztInnen über direkte (persönliche) Kontaktaufnahme mit der psychosomatischen AmbulanzärztIn angefordert. Die PatientInnen werden direkt auf der Bettenstation psychosomatisch exploriert und weiter betreut. Die Besprechung vor einer Exploration und die persönliche Übermittlung des Ergebnisses des internistisch-psychosomatischen Erstgespräches mit den ZuweiserInnen und gegebenenfalls mit dem Pflegepersonal ist ein wesentlicher Bestandteil der integrierten psychosomatischen Versorgung stationärer PatientInnen. Diese Vorgangsweise bringt einen wesentlichen Vorteil durch die regelmäßige Kommunikation zwischen psychosomatisch versorgenden ÄrztInnen und den Betreuungspersonen im eigenen klinischen Bereich. Psychosoziales Verständnis und Kompetenz kann so den Betreuungspersonen gleichzeitig mit der PatientInnenbetreuung vermittelt werden. Weiterführende therapeutische Gespräche werden an der Station (je nach Bedarf auch mehrmals wöchentlich) zu je 30 bis 60 Minuten geführt. Bei Bedarf werden nach der Entlassung der PatientInnen weitere Termine an der gastroenterologischen Psychosomatikambulanz vereinbart und/oder eine weitere ambulante Psychotherapie im Wohnbereich vermittelt.

3.3. Grenzen und Probleme der integrierten psychosomatischen Versorgung – Notwendigkeit der Schaffung integrierter Psychosomatischer Departments

So sehr auch die Vorteile einer integrierten psychosomatischen Versorgung durch psychosomatisch-psychotherapeutisch ausgebildete GastroenterologInnen im Rahmen einer eigenen Spezialambulanz

mit Versorgung stationärer PatientInnen überwiegen, darf die Belastung durch diese „intrapersonelle" Integration nicht unterschätzt werden. Der Druck, in der gastroenterologischen Routine hochqualifizierte Arbeit zu leisten und gleichzeitig die Zusatzausbildung und ständige Weiterbildung in Psychosomatischer Medizin zu bewältigen erfordert einen enormen Mehraufwand, der in vielen Bereichen (noch) nicht entsprechend anerkannt und gewürdigt wird. Letztlich stellt sich für die hier tätigen ÄrztInnen immer wieder die Frage der „Identität" und der „Doppelbelastung". Eine seit längerem beantragte klinisch-psychologische Fachkraft für die psychosomatische Ambulanz wurde leider noch nicht zugeteilt. Diese könnte die enorme Wartezeit der betroffenen PatientInnen auf eine integrierte psychotherapeutische Intervention verkürzen.

Die Schaffung integrierter Psychosomatischer Departments, mit den Strukturqualitätskriterien wie im Strukturplan 2006 vorgesehen, ist ein dringendes Gebot im Sinne der leidenden Kranken. Die interdisziplinäre Kooperation aller im „Psy"-Bereich Tätigen (Psychosomatisch tätige Fach-ÄrztInnen, PsychologInnen, PsychotherapeutInnen, PsychiaterInnen usw.) könnte mit dieser noch zu schaffenden Struktur am AKH Wien deutlich verbessert werden.

4. Psychosomatische Station 06B an der Universitätsklinik für Psychiatrie und Psychotherapie

Ausgehend von einer psychoanalytisch geprägten psychosomatisch-psychotherapeutischen Tradition (die Station hat ihre Wurzeln als erste psychosomatische Station Österreichs bereits in den 50er Jahren) und der Notwendigkeit, neue psychotherapeutische Erkenntnisse und Therapieschulen zu integrieren, wurde das Stationskonzept unter das konzeptionelle „Dach" der therapeutischen Wirkfaktoren nach Grawe (2004) gestellt: (1) Klärung, (2) Ressourcenaktivierung, (3)

Problemaktualisierung und (4) Bewältigung. Initial durch regelmäßige Struktursitzungen, fortlaufend durch regelmäßige Gruppennachbesprechungen (3 Mal wöchentlich) und 14-tägige externe Supervision wird das therapeutische Handeln des multidisziplinären Teams (ÄrztInnen, PflegerInnen, PsychologInnen, PsychotherapeutInnen, PhysiotherapeutInnen, SozialarbeiterInnen, ErgotherapeutInnen, DiätologInnen) nach den genannten Wirkfaktoren abgestimmt. Basis für das therapeutische Handeln ist die therapeutische Beziehung (BezugstherapeutInnen, Bezugspflege).

Die Station verfügt über 20 Betten und arbeitet mit zwei unterschiedlichen Therapieangeboten: (06B-1) Psychosomatischer Turnus: 8–12 PatientInnen können im Rahmen einer geschlossenen Gruppe eine 8-wöchige stationäre Psychotherapie absolvieren; (06B-2) Psychosomatische akut/subakut Aufnahmen: 8–12 Betten stehen zur Abklärung, Vorbereitung und Aufbau von Therapiemotivation für eine weitere Behandlung auf Station 06B-1, zur psychosomatischen Therapie komplexer Fälle, für Schmerzmittelentzüge etc. zur Verfügung.

Personell ist die Station derzeit mit 2 Fachärzten für Psychiatrie und psychotherapeutische Medizin und 2 Ärztinnen in Facharztausbildung, sowie einer Psychotherapeutin/Physiotherapeutin (20 Wochenstunden) und stundenweise zusätzlich mit psychologischen, ergotherapeutischen und physiotherapeutischen Therapieangeboten ausgestattet. Das Pflegepersonal ist in die therapeutische Arbeit eingebunden und führt Achtsamkeitsgruppen unter Supervision nach dem Konzept von Marsha Linehan (1996) durch. Die psychotherapeutische Gruppe findet 3-mal wöchentlich mit 2 TherapeutInnen statt. Mittels Musiktherapie und Konzentrativer Bewegungstherapie wird auch die nonverbale Ebene des Erlebens und Ausdrucks angesprochen.

Das Feld der Psychosomatik ist weit (Neurotische, Belastungs- und Somatoforme Störungen (F40-F48 im ICD-10), Verhaltensauffälligkeiten mit körperli-

chen Störungen und Faktoren (F50-F59), etc.). Schwerpunkte der Station sind Essstörungen, Somatoforme Störungen, Schmerzstörungen, Dissoziative Störungen, Nichtorganische Schlafstörungen, und Psychologische Faktoren oder Verhaltensfaktoren bei anderenorts klassifizierten Krankheiten (vorwiegend PatientInnen aus dem Konsiliar/Liaison-Dienst von „somatischen" Stationen aus dem AKH Wien).

4.1. Weg zur stationären Aufnahme

Die Zuweisung erfolgt über niedergelassene FachärztInnen, andere Spitäler und ambulante Einrichtungen, sowie Stationen und Ambulanzen der Universitätskliniken und durch den psychiatrischen Konsiliar/Liaison-Dienst. Vorgeschaltete Spezialambulanzen sind die Psychosomatische Ambulanz, die Transkulturelle Ambulanz und die Verhaltensmedizinische Schmerzambulanz (Voranmeldung erforderlich). Die PatientInnen werden hinsichtlich der Indikation für eine stationäre psychosomatische Aufnahme untersucht und dem passenden Therapieangebot (06B-1 oder 06B-2) zugewiesen.

Zentrale Punkte der Indikationsstellung sind dabei die Ziele der Aufnahme hinsichtlich medizinischer, inklusive pharmakotherapeutischer Aspekte, psychosomatisch-verhaltens-medizinischer Aspekte und psychotherapeutischer Aspekte.

4.2. Therapieangebote

Die Station für Psychosomatik bietet zwei multimodale Therapieangebote (06B-1 und 06B-2), die individuell an die Bedürfnisse der PatientInnen angepasst werden. Bei 06B-1 steht die „Psychotherapie" im Vordergrund, wesentliche Teile der motivationalen Klärung sollten abgeschlossen sein. Bei 06B-2 steht die „Klärung" im Vordergrund – sowohl die diagnostische als auch die motivationale Klärung sind wesentliche Ziele der Aufnahme. Therapiehindernisse für Psychotherapie (schwere körperliche Beeinträchtigung

z. B. BMI unter 14,2 kg/m², Elektrolyt-
störungen durch exzessives Erbrechen,
massives Somatisierungsverhalten oder
Substanzabusus) stehen im Zentrum der
therapeutischen Bemühungen.

Übergreifendes Therapieziel ist hier
die Konsistenzverbesserung. Gemäß dem
bio-psycho-sozialen Modell der psychischen Störungen wird versucht, gemeinsam mit den PatientInnen ein Krankheitsmodell zu entwickeln (Klärung), das es
erlaubt,   durch   Ressourcenaktivierung
und Problemaktualisierung krankheits-
aufrechterhaltende und krankheitsver-
stärkende Faktoren zu durchbrechen.
Zusätzliche Unterstützung zur Bewältigung wird durch Gruppentherapie (siehe
Tab. 2) und Einzeltherapie geboten.

Konsistenzverbesserung kann so durch
störungsorientierte Behandlung, durch
Erfahrungen im Therapieprozess (insbesondere in der geschlossenen Gruppe

des psychosomatischen Turnus werden
aktuell auftretende Probleme im „Mikro-
kosmos" der therapeutischen Gruppen in
Beziehung zur Makroebene der Patient-
Innen gesetzt) und durch Behandlung individueller Inkongruenzquellen erreicht
werden.

Die Station versteht sich als Teil einer
therapeutischen Kette zur Etablierung
eines therapeutischen Netzwerkes oder
als intermittierende Stützung eines bereits bestehenden therapeutischen Net-
zes. Mittels regelmäßig stattfindender
Angehörigengruppen   wird   versucht,
auch das soziale Netz der PatientInnen zu
entlasten und zu stützen.

Die Qualität des therapeutischen Angebotes wird durch regelmäßige Evaluierung mittels Fragebögen, regelmäßige
multidisziplinäre   Teambesprechungen
und durch 14-tägig stattfindende externe
Supervision gewährleistet.

Tab. 2. Therapieangebot der psychosomatischen Station 06B:

Therapeutische Wirkfaktoren
(1) Klärung
(2) Ressourcenaktivierung
(3) Problemaktualisierung
(4) Bewältigung
Auf Basis der therapeutischen Beziehung (Bezugstherapeut, Bezugspflege)
 – regelmäßige Gruppennachbesprechungen
 – regelmäßige Supervision

Einzeltherapie und Gruppentherapie

Gruppentherapieangebote
 – Achtsamkeitsgruppe
 – Entspannungstraining in der Gruppe
 – Ernährungsgruppe
 – Konzentrative Bewegungstherapie-Gruppe
 – Kreativgruppe
 – Musiktherapie-Gruppe
 – Organisationsrunde
 – Physiotherapeutische Gruppen: Morgenaktivierung, Wirbelsäulengymnastik
 – Planungsgruppe
 – Psychotherapeutische Gruppen
 – „Sonntagsgruppe" (Reflexion des Wochenendes)
 – Angehörigengruppe

Zusätzliche Angebote
 – Diätologische Beratung
 – Ergotherapie
 – Physiotherapie
 – Sozialarbeit

---

5. Universitätsklinik für Psychoanalyse und Psychotherapie

Die Universitätsklinik für Psychoanalyse und Psychotherapie ist eine ambulante psychotherapeutische Einrichtung mit besonderer Berücksichtigung der psychoanalytischen Theorie und Praxis. Sie fungiert als Schnittstelle für die Integration psychotherapeutisch-psychoanalytischen Denkens in den medizinischen Bereich und für die Integration medizinisch-klinischen Denkens in die Psychotherapie. Die Hauptaufgabengebiete sind Forschung, Lehre und Klinik. Forschungsschwerpunkte stellen Fragen zu psychotherapeutischen Theorien und Behandlungstechniken dar. Der Fokus der Lehre richtet sich auf die Vermittlung von psychoanalytisch-psychotherapeutischen und psychiatrischen Lerninhalten. Klinische Schwerpunkte sind Differenzialdiagnostik und Indikationsstellung zur Psychotherapie sowie Therapieplanung und Management von PatientInnen mit schweren Persönlichkeitsstörungen, wie auch die Durchführung von psychoanalytischern Psychotherapien. Zusätzlich besteht seit 1974 die Psychosomatische Frauenambulanz, eine Konsiliar-Liaison Ambulanz der Universitätsklinik für Psychoanalyse und Psychotherapie an der Universitätsfrauenklinik, Klinische Abteilung für Gynäkologie und gynäkologische Onkologie.

5.1. Diagnostik

Für alle PatientInnen werden sowohl eine psycho-strukturelle Diagnose (Kernberg, 1984; Clarkin et al., 2004) wie auch eine deskriptive Diagnose nach ICD-10/DSM-IV-TR gestellt. Diese Diagnostik wird vor allem im Rahmen von Forschungsvorhaben durch ergänzende Interviews ausgeweitet. Ziel des psychoanalytischen Erstgespräches ist die Erstellung einer psychotherapeutisch/psychiatrischen Diagnose und die Klärung von Therapieindikation. Weitere diagnostische Schritte (Tests, qualitative oder (semi-)strukturierte Interviews, Abklärung somatischer

Erkrankungen etc.) sowie die Therapieplanung werden im Rahmen der Ambulanzkonferenz festgelegt.

5.2. Grundlagen der Psychoanalytischen Behandlung

Unbewusste Faktoren, die Gefühle und Verhalten bestimmen, werden oft nicht wahrgenommen, können aber eine Beeinträchtigung, manchmal in Form von deutlich wahrnehmbaren Symptomen und/oder störenden Charaktereigenschaften, Schwierigkeiten in Arbeits- und Liebesbeziehungen oder Störungen der Stimmung und des Selbstwertgefühls hervorrufen.

Die PatientInnen lernen die zugrunde liegenden unbewussten Ursachen der Probleme nicht nur intellektuell kennen, sondern lernen sie auch emotional in der therapeutischen Beziehung zum/zur PsychoanalytikerIn (Übertragungsbeziehung) erleben, verstehen und verändern. Der Deutungsprozess setzt sich aus unterschiedlichen therapeutischen Maßnahmen zusammen: Klärung, Konfrontation, Deutung und Durcharbeiten.

Grundlegend für das Setting sind im Vorhinein fixierte regelmäßige Behandlungstermine und, mit Ausnahme von Kurz- und Fokaltherapie, ein offenes, vom Erreichen des Therapiezieles abhängiges Therapieende.

5.2.1. Psychoanalyse
(4 bis 5-Sitzungen pro Woche)

Der/die PatientIn liegt während der Sitzung auf der Couch, der/die PsychoanalytikerIn sitzt dahinter. Der/die PatientIn ist prinzipiell aufgefordert, alles auszusprechen, was durch den Kopf geht und damit der Methode der „Freien Assoziation" zu folgen. Der/die PsychoanalytikerIn bemüht sich um eine neutrale, wohlwollende Umgangsform (technische Neutralität, Abstinenzregel) und folgt allen Einfällen der Patientin/ des Patienten mit gleichschwebender Aufmerksamkeit. Sie/ er beschränkt sich auf die Aufgabe des Verstehens der so entstehenden Mitteilungen der Patientin/ des Patienten und formuliert Mitteilungen unter Verzicht auf direkte Ratschläge in Form von Deutungen.

Das Wesentliche des psychoanalytischen Prozesses besteht in dem beständigen Klären und Deuten des Verhaltens der Patientin/ des Patienten als Ausdruck und Abkömmling unbewusster Wünsche und unbewusster Erfahrungen mit den primären Beziehungspersonen. Der/die PatientIn gewinnt auf diese Weise nicht nur Einsicht in ihre/seine verschiedenen Konfliktkonstellationen, sondern auch darin, wie jene Bemühungen, die sie/er in der Vergangenheit anwendete, um diese Konflikte zu lösen, auch in der Gegenwart wiederholt werden.

5.2.2. Psychoanalytische Psychotherapie/Psychoanalytisch orientierte Psychotherapie (2 Sitzungen pro Woche)

Die unterschiedlichen psychoanalytischen Therapien haben, trotz unterschiedlicher Akzentsetzung, in Ableitung von der Psychoanalyse immer auch die Bearbeitung lebensgeschichtlich begründeter, pathogener unbewusster Konflikte und krankheitswertiger Störungen der Persönlichkeitsentwicklung in einer therapeutischen Beziehung unter besonderer Berücksichtigung von Übertragung, Gegenübertragung und Widerstand zum Inhalt. Sie unterscheiden sich bereits in gewissen äußeren Bedingungen, durch Aufgabe der Liegehaltung und weiterer Sitzungsdichte, von der psychoanalytischen Standardmethode. Die Bearbeitung des zunächst unbewussten Übertragungs-/Gegenübertragungsgeschehens und der vielfältigen Formen des Widerstands sowie die Handhabung einer technischen Neutralität der psychoanalytischen PsychotherapeutInnen im Sinne des Nichtagierens der unbewussten Rollenerwartungen sind die herausragenden Charakteristika. Eine manualisierte Therapieform stellt die Übertragungs-Fokussierte-Psychotherapie – TFP dar (Clarkin et al., 2008).

Die psychoanalytische Gruppenpsychotherapie wird in einer Kleingruppe mit 6 bis 8 Mitgliedern mit einer Frequenz von einer Sitzung pro Woche (Dauer: 90 Minuten) durchgeführt. Meist wird die Gruppe als halboffene Gruppe mit mehrjähriger Dauer geführt – wenn ein Mitglied ausscheidet, tritt ein neues in die Gruppe ein. Voraussetzungen, die die PatientInnen mitbringen sollen, sind die Fähigkeit zur Introspektion und zum Ertragen von Kränkungen, sowie eine Symptomatologie, deren Äußerungen keine allzu großen sozialen Vorurteile auf den Plan rufen.

Die Gruppe wird entweder als Einheit verstanden und als solche in Bezug auf gemeinsame Phantasien bearbeitet, oder die Gruppe stellt den Bezugsrahmen dar, der den einzelnen Mitgliedern Gelegenheit bietet, ihre Äußerungen einer psychoanalytischen Bearbeitung zugänglich zu machen.

5.3. Behandlungsspektrum

Auf der Basis der psycho-strukturellen Diagnostik (Kernberg, 1984; Clarkin et al., 2004) kann jede/r PatientIn einem der drei strukturellen Niveaus zugeordnet werden: Neurotisches, Borderline- oder Psychotisches Organisationsniveau. Innerhalb des Borderlineniveaus kann noch zwischen High level und Low level differenziert werden. Persönlichkeitsstörungen werden mittels struktureller Diagnostik genau abgebildet. Als grobe Richtlinie gilt, dass neurotische Strukturen und Borderlinestrukturen eine primäre Indikation für Psychoanalyse darstellen, wobei an einer Erweiterung des Indikationsfeldes stets geforscht und gearbeitet wird (Forschungsschwerpunkt: Psychoanalyse bei Psychosen).

Die Gruppe von PatientInnen, die Syndrome mit chronischer Selbstbeschädigung aufweisen, verursachen mit Selbst-("Heilungs")-Versuchen eine objektive Schädigung des eigenen Körpers. Diese PatientInnen (Spezialambulanz für chronische Selbstbeschädigung) funktionieren psychisch zumeist auf Borderline-Struktur-Niveau, wobei die übertragungsfokussierten Psychotherapieansätze eine aussichtsreiche Behandlungsstrategie darstellen.

Depressive, hypomane und manische Zustandsbilder, Belastungsstörungen oder Anpassungsstörungen, können in unterschiedlichen psychischen und psychosozialen Konstellationen entstehen. Entsprechend der strukturellen Zuordnung zu einem neurotischen, Borderline- oder psychotischen Funktionsniveau wird eine Differenzialindikation zu Psychoanalyse, Psychoanalytischer Psychotherapie oder Stützender Psychoanalytischer Psychotherapie vorgenommen.

5.4. Psychosomatische Frauenambulanz

Der Liaisonambulanzbetrieb findet einmal wöchentlich im Bereich der gynäkologischen Ambulanz statt, der Konsiliardienst für die Stationen der Frauenklinik ist auf Anfrage. Die Ambulanz wird von einer Fachärztin für Psychiatrie und Psychoanalytikerin geleitet.

Mit jeder Patientin wird ein psychosomatisch/psychoanalytisches Erstgespräch durchgeführt mit dem Ziel der Erstellung einer psychotherapeutisch/psychiatrischen Diagnose, Klärung von Psychotherapieindikation, sowie Therapieplanung.

Je nach Indikationsstellung gibt es drei Interventionsmöglichkeiten:

1. Beratung:
   Je nach Problemstellung werden 1–2 Beratungsgespräche an der Psychosomatischen Frauenambulanz geführt. Eine weitere Behandlung wird entweder von der Patientin nicht gewünscht oder ist nicht indiziert. Der PatientInnenkontakt ist damit abgeschlossen
2. Behandlung an der Psychosomatischen Frauenambulanz:
   Die Patientin wird im Rahmen einer psychosomatischen/psychoanalytischen Fokaltherapie an der Psychosomatischen Frauenambulanz behandelt, ca. 10 Sitzungen.

3. Überweisung:
   Wenn eine psychotherapeutische Behandlung indiziert und von der Patientin gewünscht wird, erfolgt eine Überweisung entweder an niedergelassene PsychotherapeutInnen/PsychiaterInnen oder an eine ambulante oder stationäre Einrichtung. Die Überweisung erfolgt nach vorheriger persönlicher Rücksprache mit PsychotherapeutIn/PsychiaterIn/Institution, um den Therapieplatz und eine erfolgreiche Überweisung sicherzustellen.

5.5. Qualitätssicherung

Zur internen Qualitätssicherung der laufenden Behandlungen finden regelmäßig 2 Mal wöchentlich Intervisionssitzungen statt, in denen anhand von Verbatimprotokollen Therapiesitzungen von Psychoanalysen oder psychoanalytischen Psychotherapien besprochen werden. Zur externen Qualitätssicherung finden 5 Mal jährlich Supervisionen durch externe SupervisorInnen statt.

6. Universitätsklinik für Kinder- und Jugendpsychiatrie

Als Folge zunehmender Verbesserungen ambulanter Behandlungsmöglichkeiten verstärkt sich im Bereich der Kinder- und Jugendpsychiatrie der Trend zu stationären Kurzaufenthalten. Prinzipiell ergibt sich die Notwendigkeit zur stationären Aufnahme

– bei komplexen, differenzialdiagnostisch unklaren Störungsbildern, zu deren Klärung spezifische Untersuchungen notwendig sind, die nur in einer Klinik zur Verfügung stehen,
– wenn die Notwendigkeit einer 24-Stunden-Beobachtung und Behandlung gegeben ist,
– wenn Diagnostik und/oder Behandlung ohne unmittelbare Anwesenheit der Familie erfolgen muss (Verdacht auf induzierte Störung oder Verdacht,

dass die Symptomatik fast ausschließlich mit Gegebenheiten der familiären Umgebung assoziiert ist),
– wenn die Symptomatik trotz ambulanter Behandlung eskaliert (Schutz der PatientInnen bei Suizidalität, schwerer Parasuizidalität oder sonstigen Formen der Selbstgefährdung; Gefahr der Auflösung der Familie etc.)
und
– für spezifische Interventionen.

6.1. Das Setting

Kinder- und jugendpsychiatrische Kliniken bieten üblicherweise Versorgung auf mehreren Ebenen an:

– Geschlossene Stationen für PatientInnen mit massiver Selbst- und Fremdgefährdung
– Psychiatrische Stationen zur diagnostischen Abklärung, Krisenintervention und Anbahnung der – meist extramuralen – Behandlung
– Tagesklinik
– Psychottherapeutische Einheiten mit längerer Aufenthaltsdauer
– In vielen Kliniken sind Ambulanzen mit spezifischen Schwerpunkten angeschlossen.

Merkmale des stationären Settings:

– Eine stationäre Aufnahme stellt gewisse Anforderungen an die sozialen Kompetenzen eines Kindes, denn das soziale Angebot ist dicht: es soll imstande sein, auf begrenzte Zeit mit anderen Kindern und Jugendlichen zusammen zu sein; es soll imstande sein, mit mehreren Erwachsenen eines multidisziplinären Teams eine Beziehung einzugehen (SozialpädagogInnen und Pflegepersonal, TherapeutInnen, Klinische PsychologInnen, ÄrztInnen, LehrerInnen); eine Trennung von der Familie soll möglich sein.
– Vom Behandlungsteam ist zunächst Flexibilität im Umgang mit sehr unterschiedlichen Bedürfnissen des Kindes und seiner Eltern gefordert. Die Unterschiede betreffen Beziehungsbe-

dürfnis und Beziehungserwartungen, Selbstwahrnehmung und Selbstreflexion, Regelverständnis, Affektregulation und Selbstkontrolle.
– Kontinuierliche Fortbildung und Supervision des betreuenden Teams sollen einen adäquaten Umgang mit den einzelnen PatientInnen und deren Angehörigen gewährleisten (Wissen beziehungsweise Verständnis, Umgang mit schwierigen Situationen wie Parasuizidalität und Verhaltensexzesse aber auch Regressionsneigung). Eskalationen der PatientInnen während des stationären Aufenthaltes sind häufiger das Resultat unglücklich verlaufender Interaktionen zwischen BetreuerIn und Kind als symptombedingte Manifestationen.
– Eine besondere Wachsamkeit für kontaminierende Prozesse (Verschlechterung der Symptomatik aufgrund der Störungsbilder der MitpatientInnen) ist gefordert.
– Intensive Elternarbeit soll die Ausgrenzung des Kindes aus der Familie sowie Konkurrenz-Konflikte zwischen Eltern und BetreuerInnen minimieren.

6.2. Behandlungsziele der Psychotherapie von Kindern und Jugendlichen

Zu den primären Behandlungszielen der Psychotherapie bei Kindern und Jugendlichen zählen:

– Symptomlinderung oder Symptombeseitigung
– Entwicklung von allgemeinen Problemlösefertigkeiten, vor allem in Zusammenhang mit den Entwicklungsaufgaben (Aufbau beziehungsweise Stabilisierung altersentsprechender Autonomie, soziale Kompetenzen, Selbstkontrolle etc.)
– Verbesserung spezifischer und allgemeiner Selbstwirksamkeit

Dahinter verbergen sich eine Differenzierung der Selbstwahrnehmung (Eltern und Kind), bei den Eltern – und zumindest beim älteren Kind – eine Sensibilisierung für einzelne Aspekte des Bedingungsmodells, der Aufbau von Veränderungsmotivation, bei längeren Aufenthalten der Beginn einer kausalen Therapie. Unabdingbar ist eine systemische Betrachtungsweise kindlicher Verhaltensauffälligkeiten; in diesem Zusammenhang wird üblicherweise auch das erweiterte System in die Behandlung miteinbezogen.

6.3. Psychotherapie an der Universitätsklinik für Psychiatrie des Kindes- und Jugendalters

Die Klinik verfügt über zwei Bettenstationen inklusive einem Unterbringungsbereich sowie einer Tagesklinik. Die Aufenthaltsdauer ist sehr unterschiedlich. Sie richtet sich nicht nur nach der Schwere der Symptomatik, sondern ist nicht selten auch ein Spiegel bestehender beziehungsweise fehlender Ressourcen.

Ziele eines stationären Aufenthaltes sind:

– Diagnostische Abklärung und Indikationsstellung für eine weitere Behandlung
– Krisenintervention
– Medikamentöse Therapie
– Planung und Einleitung einer Psychotherapie (Arbeit an Veränderungsmotivation und Compliance von PatientIn und Eltern).

Das stationäre Behandlungsangebot entspricht diesen Zielen:

– Psychotherapeutische Einzelgespräche mit dem Kind während des Aufenthaltes
– Störungsübergreifende Gruppenangebote zur Förderung des sozialen Lernens
– Elternarbeit

Störungsspezifische Angebote erfolgen in Abhängigkeit von der PatientInnengruppe. Sie sind derzeit eher die Ausnahme als die Regel, da die Hauptindikation zur stationären Aufnahme eher durch Akuität als durch die Homogenität einer Störung gestellt wird.

Eine psychotherapeutische Station wäre auch unter dem Aspekt der Forschung wünschenswert und als mittelfristiges Ziel – wie erwähnt in Abhängigkeit der Versorgungslage – zu planen.

7. Zusammenfassung und Ausblick

Für die Psychotherapie im Allgemeinkrankenhaus stehen verschiedene Berufsgruppen in teilweise überlappenden beziehungsweise nicht klar definierten Strukturen zur Verfügung.

In der Akutpsychiatrie spielen psychotherapeutische Maßnahmen schon wegen der meist kurzen Aufnahmedauer eher im Sinne von psychoedukativen Strategien und Motivationsstrategien (Information über Krankheit und Behandlungsmöglichkeiten, Motivierung zu weiteren Therapien) und Kriseninterventionen sowie Problemlösegruppen eine wichtige Rolle. Von zunehmender Bedeutung sind stationäre oder teilstationäre, meist 6 -8 Wochen dauernde und vorgeplante störungsorientierte Psychotherapieprogramme in der Psychiatrie (Herpertz et al., 2008) für z.B. Angststörungen, Zwangsstörungen, Depressionen, Somatoforme Störungen, Essstörungen, Dissoziative Störungen, Posttraumatische Belastungsstörung, Schizophrenien oder Persönlichkeitsstörungen, wobei die Behandlung entweder an speziellen Psychotherapiestationen durchgeführt wird, oder teilweise auch aus dem Allgemeinkrankenhaus ausgelagert wird und in psychiatrisch-psychotherapeutischen Rehabilitationskliniken durchgeführt wird.

Daneben wird im Österreichischen Strukturplan Gesundheit (ÖSG) 2008 (ÖBIG, 2008) die Schaffung von fachspezifischen Psychosomatik-Departments an einzelnen somatischen Kliniken gefordert (Leitung durch FachärztInnen des jeweiligen Faches mit zusätzlicher Psychotherapieausbildung beziehungsweise PSY-III-Diplom der ÖÄK), was bisher z.B. im AKH noch nicht gelungen ist.

Die Konsiliar-Liaisondienste zur Behandlung von psychosozialen Belastungen beziehungsweise psychiatrischen Erkrankungen bei PatientInnen mit primär körperlichen Erkrankungen an somatischen Kliniken können nach dem ÖSG 2008 (Bundesministerium für Gesundheit, ÖBIG 2008) aufgeteilt werden in eine Akutbehandlung psychiatrischer Erkrankungen durch den psychiatrisch-psychotherapeutischen Konsiliardienst, der von PsychiaterInnen rund um die Uhr durchgeführt wird und bei dem es in erster Linie um Diagnostik, Pharmakotherapie, aber auch Kriseninterventionen, Psychoedukation und Problemlösestrategien bei psychiatrischer Komorbidität geht und in einen psychosomatisch-psychotherapeutischen (vorwiegend) Liaisondienst, der vor Ort an einzelnen Kliniken im Sinne multiprofessioneller psychosomatisch-psychotherapeutischer Diagnostik, Kurzinterventionen und Therapie bei PatientInnen mit somatischem Behandlungsbedarf und hohen psychosozialen Belastungen tätig wird. Da in Österreich für psychische Störungen das Fachgebiet der Psychiatrie und Psychotherapie primär zuständig ist (im Unterschied zu Deutschland gibt es in Österreich keinen eigenen Facharzt für Psychosomatik und Psychotherapie) und andere FachärztInnen mit Psychotherapieausbildung oder PSY-III-Diplom der ÖÄK nur fachspezifisch psychotherapeutisch tätig werden können, während PsychotherapeutInnen wiederum fächerübergreifend psychotherapeutisch tätig sein dürfen, gibt es hier noch viele Überschneidungen und Grauzonen, die im nächsten Strukturplan Gesundheit besser definiert werden müssen.

8. Literatur

Bengel J, Barth J, Härter M (2007) Körperlich Kranke. In: Strauß B. et al. (Hrsg) Lehrbuch der Psychotherapie, Teilband 2. Hogrefe, Göttingen

Bundesministerium für Gesundheit (2008): Österreichischer Strukturplan Gesundheit 2008, ÖBIG, Wien

Butler A C, Chapman J E, Forman E M, Beck A T (2006) The empirical status of cognitive behavioral therapy (CBT): a review of meta-analyses. Clinical Psychology Review 26: 17–31

Clarkin J F, Caligor E, Stern B L, Kernberg O F (2004) Structured Interview of Personality Organization (STIPO). Unpublished Manuscript. Personality Disorders Institute. Weill Medical College of Cornell University, New York (Deutsche Übersetzung von S Doering. Universität Münster)

Clarkin J F, Yeomans F E, Kernberg O F (2008) Psychotherapie der Borderline Persönlichkeit. Manual zur Psychodynamischen Psychotherapie, Schattauer, Stuttgart

Ehlert U (2003) Verhaltensmedizin, Springer, Heidelberg

Grawe K (2004) Neuropsychotherapie, Hogrefe, ORT

Herpertz S C, Caspar F, Mundt C (2008) (Hrsg) Störungsorientierte Psychotherapie, Urban & Fischer, München

Kernberg O F (1984) Severe Personality Disorders: Psychotherapeutic Strategies, Yale University Press, New Haven, CT

Linehan M (1996) Trainingsmanual zur Dialektisch-Behavioralen Therapie der Borderline-Persönlichkeitsstörung, CIP-Medien, ORT

Moser G (2007) Psychosomatik in der Gastroenterologie und Hepatologie, Springer Verlag, ORT

Roth A, Fonagy P (2005) What works for whom? A critical Review of Psychotherapy Research, Guildford Press, New York

„Damit die Seele nachkommt …"

Seelsorge im Krankenhaus als spirituell-religiöses Betreuungsangebot

Farag Elgendy°, Mona Elsabagh°, Margit Leuthold', Franz Vock*,
Eva Weisz″, Willy Weisz″, Jeannette Yaman-Rehm*

1. Einleitung

Das Bild der Seelsorge im Krankenhaus hat sich in den vergangenen Jahrzehnten enorm gewandelt. In den Anfängen standen sich Medizin und Religion sehr nahe. Den Ursprüngen der Medizin lag ein leib-seelisches Gesamtkonzept zugrunde. Eine Trennung zwischen Körper, Geist und Seele war dem antiken Denken fremd. Kranke wurden in den Tempel zu den Priestern gebracht, die eine umfassende, den gesamten Menschen betreffende Heilung anstrebten. Die ersten Siechenhäuser des christlichen Abendlandes waren kirchliche Einrichtungen. Erst im Zuge der seit Beginn der Neuzeit rasanten Entwicklung in Medizin und Forschung sowie der zunehmenden Spezialisierung verlor die „seelische" Komponente im Heilungsprozess an Bedeutung, und der Seelsorger im Krankenhaus (zumeist „Pfarrer") wurde zu einer mehr oder weniger gefragten Randerscheinung.

1.1. Neuausrichtung der Seelsorge – Begleitung von Menschen

In den achtziger Jahren erfolgte innerhalb der christlichen Kirchen ein Bewusstseinswandel, der zu einer grundlegenden Neuausrichtung der Seelsorgearbeit führte und der Professionalisierung und Spezialisierung im medizinischen Betrieb Rechnung trug. Bei diesem Wandel im Selbstverständnis der Seelsorgearbeit rückte die Begleitung von Menschen in ihren besonderen Lebenssituationen und dem Umfeld Krankenhaus in den Mittelpunkt. Die Krankenseelsorge wurde zur Krankenhausseelsorge und das Gespräch mit den PatientInnen, die freiwillig den Auftrag dazu und die Themen vorgeben, wurde zum Zentrum der seelsorglichen Arbeit.

Seit dieser Zeit arbeiten TheologInnen mit einer speziellen Ausbildung und regelmäßiger Supervision in den Krankenanstalten. Im Lehrplan der Klinischen Seelsorgeausbildung ist das Erlernen von kommunikativer Kompetenz (Gesprächsführung, Reflexion, etc.), religiös-theologischer Kompetenz (spirituelle Begleitung, Gestaltung von liturgischen Feiern, etc.) und organisatorischer Kompetenz enthalten.

Die Entwicklungen in der Seelsorgearbeit korrespondieren mit der gesellschaftlichen Entwicklung. Dabei wird Krankheit oder gesundheitliches Wohlergehen nicht mehr auf rein physische Gegebenheiten und Fakten zurückgeführt, sondern es werden auch die persönlichen, die psychischen und die sozialen Komponenten ein-

---

* Katholische Seelsorge, ' Evangelische Seelsorge, ° Islamischer Besuchs- und Sozialdienst,
″ Jüdische Krankenbetreuung

bezogen. Vor diesem Hintergrund bemüht sich heute Seelsorge im Krankenhaus um das im weiten Sinne spirituelle Wohl der PatientInnen und ergänzt als eine eigene Säule die anderen Disziplinen im Gesundheitsprozess (Gesetzliche Grundlagen: Konkordat zwischen dem Heiligen Stuhl und der Republik Österreich 1933, Bundesgesetz über äußere Rechtsverhältnisse der Evangelischen Kirche 1961, Krankenanstaltengesetz 1993, Wiener Krankenanstaltengesetz).

1.2. Seelsorge im Krankenhaus hat das „seelische Wohl" der PatientInnen im Blick

Krankheit betrifft den ganzen Menschen. Auch die medizinischen Fächer betrachten inzwischen den Körper mit seinen Funktionen und Gesetzmäßigkeiten nicht isoliert. ÄrztInnen und Pflegekräfte wissen, wenn der Leib krank ist, leiden Seele und der Geist mit. Das moderne Krankenhaus versucht, diesen Dimensionen durch eine umfassende bio-psycho-soziale Betreuung Rechnung zu tragen.

Die Krankenhausseelsorge ist Teil dieser multiprofessionellen Bemühungen und übernimmt als ihren Beitrag zum Heilungsauftrag des Krankenhauses die Sorge um das seelische und spirituelle Wohl der PatientInnen. „Sie geht ein auf die existentiellen, spirituellen und religiösen Bedürfnisse jener, die leiden, und jener, die Sorge für sie tragen. Dabei werden persönliche, religiöse, kulturelle und gesellschaftliche Ressourcen berücksichtigt." Die KrankenhausseelsorgerInnen haben daher „eine theologische, seelsorgliche und ethische Kompetenz" und sind „für Patienten, deren Angehörige und andere ihnen Nahestehende, für Besucher und für das Personal da" (Standards der Krankenhausseelsorge in Europa, 2002).

Oft geht Krankheit mit Sinnsuche und einer spirituellen Krise einher, die die bisherige Lebensgeschichte der Menschen hinterfragt. In dieser Krise sucht der/die PatientIn nach dem Sinn der Krankheit und nach Neuorientierung im Leben. In dieser Lebenssituation macht sich die Seelsorge zusammen mit den Betroffenen auf die Suche nach Sinn, Neuorientierung und Hoffnung: „Kennzeichen dieser Seelsorge ist es, Zeit zu haben, um Menschen Raum zu geben, damit sie ihre eigene Sprache finden und all das ausdrücken können, was Ihnen auf der Seele brennt." (Seelsorge am AKH Wien, 2007). Dabei bietet sie den PatientInnen Hilfen aus ihrer jeweiligen religiösen und spirituellen Glaubenstradition und schöpft aus einem jahrtausende alten Menschheitswissen über die Auseinandersetzung mit Krankheit und Tod.

2. Seelsorge im AKH Wien als ökumenisches und interreligiöses Zusammenspiel

Die architektonische Gestaltung des neuen Allgemeinen Krankenhauses der Stadt Wien – Universitätskliniken (= AKH) erwies sich als programmatisch für ein Näherrücken von Konfessionen und Glaubensgemeinschaften. Im Zentrum der Anstalt, auf der Eingangsebene 5 zwischen dem roten und grünen Bettenturm, befinden sich nebeneinander vier Andachtsräume, die 1991 an die Religionsgemeinschaften übergeben wurden: Eine evangelische Kapelle, eine katholische Kapelle, eine Synagoge und eine Moschee (Interreligiöse Seelsorge im AKH Wien, 2006). Für orthodoxe Gläubige wurden in der katholischen Kapelle Ikonen angebracht. Auch die Sekretariatsräume sind nebeneinander angeordnet.

Diese Vielfalt und zentrale Anordnung der Räume ist einzigartig in Österreich. Sie wird – wie aus Rückmeldungen deutlich wird – von den zahlreichen BesucherInnen hilfreich und wohltuend erlebt. Da derzeit in Österreich nur im AKH die Gebetsräume so angeordnet sind, interessieren sich auch Menschen von außerhalb für die unterschiedliche Ausstattung der Räume, ihr jeweils religionsspezifisches Flair und die interreligiöse Zusammenarbeit. Ausgehend von der Betrachtung der Räume ergibt sich dabei fast immer ein Gespräch über weitaus umfassendere Fragen zu den betreffenden Religionen.

Mit den Jahren hat sich aus der räumlichen Nähe ein für alle Beteiligten anregender Austausch ergeben. Da sich im AKH Menschen verschiedener Herkunft, Schichten, Religionen und Kulturen begegnen, ist es ein Anliegen aller MitarbeiterInnen der Glaubensgemeinschaften, für die PatientInnen, Angehörigen und das Personal Brücken zu einem besseren gegenseitigen Verständnis zwischen den Religions- und Glaubensgemeinschaften zu bauen. Dazu gehört auch die ökumenische, interreligiöse und interdisziplinäre Zusammenarbeit mit den verschiedenen Gruppen und Professionen im Haus.

Zwischen den im Haus mit Räumlichkeiten vertretenen Religionsgemeinschaften finden regelmäßige Treffen statt. Gegenseitige Information und Hilfe prägen das Miteinander. Dies beginnt mit gegenseitiger Information über PatientInnen und deren Bedürfnisse, der allfälligen Vermittlung eines gewünschten Ansprechpartners und reicht vom Austausch über die unterschiedlichen Feste, Riten und Gebräuche der einzelnen Glaubensgemeinschaften bis hin zu gemeinsamen Veranstaltungen und Angeboten zur Weiterbildung auf Stationen, für das Pflegepersonal, oder andere Personengruppen. Die interreligiöse Zusammenarbeit ist inzwischen zu einem Markenzeichen des AKH geworden.

In der gemeinsamen Sorge um die kranken Menschen und deren Angehörige arbeiten die verschiedenen SeelsorgerInnen zum Wohle der PatientInnen, der Angehörigen und der MitarbeiterInnen des Hauses zusammen. Der Respekt vor der jeweils eigenen Persönlichkeit, Herkunft, Identität, Religionszugehörigkeit und Kultur, die Akzeptanz des Anderen und die Dialogbereitschaft bilden die Grundlage für die Zusammenarbeit der Religionsgemeinschaften. Jede Konfession und jede Glaubensgemeinschaft

hat ein je nach Ressourcen, Rahmenbedingungen und Selbstverständnis unterschiedlich ausgeprägtes Betreuungsangebot, auf das im Folgenden genauer eingegangen werden soll. Allen ist gemeinsam, dass sie auf das Recht von PatientInnen auf religiöse Begleitung antworten.

2.1. Christliche Seelsorge im AKH

Die katholische und die evangelische Seelsorge orientieren sich am Wort Jesu Christi: „Ich war krank und ihr habt mich besucht" (Mt 25,36. Die Bibel, 1980) und dem Gedanken der Barmherzigkeit. Ihr Dienst erfolgt im Auftrag der jeweiligen Kirchen. Seit rund zwei Jahrzehnten drückt sich die intensive Zusammenarbeit beider Seelsorgeteams einerseits in einer ähnlichen Ausbildungsgrundlage, einer ähnlichen inhaltlichen Konzeption der Seelsorgearbeit und andererseits in gemeinsamen Veranstaltungen und Gottesdiensten aus. Ökumenische Teamsitzungen tragen zum Austausch bei.

Die katholische und die evangelische Kirche haben speziell für die Krankenhausseelsorge ausgebildete TheologInnen hauptamtlich angestellt, welche jeweils mit einem ehrenamtlich tätigen, ebenfalls für ihren Dienst eigens ausgebildeten Team von MitarbeiterInnen die PatientInnen betreuen.

2.1.1. Katholische Seelsorge

Die Katholische Seelsorge stellt die größte Gruppe der im AKH arbeitenden SeelsorgerInnen. Dazu gehören derzeit acht hauptamtliche TheologInnen (einschließlich Priester) und rund dreißig ehrenamtliche MitarbeiterInnen, die die Kranken besuchen oder auf die Anfragen der PatientInnen, der Angehörigen oder des Personals antworten.

Mit ihrer 24-Stunden-Präsenz dient die Katholische Seelsorge als Drehscheibe und Schnittstelle für die religiöse Betreuung im Haus. Ein/e MitarbeiterIn ist auch in den Abend- und Nachtstunden vor Ort und kann so im Bedarfsfall binnen kürzester Zeit auf der Station sein und auf die aktuellen Wünsche der Betroffenen unmittelbar eingehen, oder aber eine/n SeelsorgerIn beziehungsweise BetreuerIn einer anderen Konfession oder Glaubensgemeinschaft vermitteln.

Die Katholische Seelsorge im AKH ist ökumenisch ausgerichtet und die Bereitschaft zu solider interreligiöser Zusammenarbeit ist ein wesentliches Merkmal des Selbstverständnisses.

Das Angebot der Katholischen Seelsorge:

– Katholische Seelsorge versteht sich zunächst als ein Angebot zum Gespräch, zur Begleitung, zur Lebensdeutung und Begegnung für jede/n Interessierte/n, das heißt auch für Ausgetretene und Menschen ohne Bekenntnis, in Respekt vor der jeweiligen Persönlichkeit und ihrem Glauben. Sie sieht ihre Aufgabe darin, den PatientInnen und deren Angehörigen zuzuhören, ihnen die Möglichkeit zu bieten, sich „etwas von der Seele zu reden" und sie dabei zu unterstützen, die krankheitsbedingten neuen Erfahrungen in ihr Lebenskonzept zu integrieren. Dabei begegnet der/die SeelsorgerIn seinem/ihrem Gegenüber offen, wertschätzend und zweckfrei.

– Während des Tages ist die Katholische Seelsorge über das Haustelefon erreichbar, persönlich von 13.00 – 14.00 Uhr im Sekretariat, beziehungsweise vor und nach den Gottesdienstzeiten.

– Weiters bietet die Katholische Seelsorge Hilfe und Beistand in der akuten Krisenbewältigung, etwa vor einer schweren Operation, nach dramatischen Diagnosen oder als Sterbebeistand. In Notfällen, Akut- und Krisensituationen ist die Seelsorge im Haus über den Pager jederzeit – also 24 Stunden täglich – erreichbar.

– Die Katholische Kapelle ist rund um die Uhr zugänglich, ein Ort des Innehaltens, des Gebetes und des spirituellen „Auftankens". Viele verweilen

hier, bringen ihre Anliegen und Bitten vor, oder zünden für ihre Liebsten eine Kerze an. Manche tun das in Stille, andere schreiben ihre Anliegen in das Dank- und Bittbuch, oder stellen ein Gedenkbild ihrer Angehörigen für den Schaukasten zur Verfügung, damit diese nicht vergessen werden.

– Täglich wird in der Katholischen Kapelle eine Heilige Messe gefeiert, jeden dritten Sonntag im Monat im Rahmen der Sonntagsmesse ein Krankensalbungsgottesdienst. Darüber hinaus gibt es verschiedene anlassbezogene Liturgien wie etwa Gedenkgottesdienste für verstorbene MitarbeiterInnen des AKH oder christliche Feste im Jahreskreis. Auf den Stationen oder in den Krankenzimmern finden je nach Bedarf unterschiedliche Feiern, Gottesdienste und Gebete statt.

– Das Gesprächsangebot umfasst sowohl Krisenintervention als auch allgemeine Lebens-, Trauer- und Sterbebegleitung.

– Das rituelle beziehungsweise sakramentale Angebot beinhaltet gemeinsame Gebete, Segensfeiern und Abschiedsriten, Gedenk- und Trauergottesdienste sowie die Spendung von Sakramenten wie Krankenkommunion, Nottaufe, Beichte oder Krankensalbung. Selbst kurzfristige Eheschließungen oder eine Wiederaufnahme in die Gemeinschaft der Kirche sind möglich.

2.1.2. Evangelische Seelsorge

Die Evangelische Seelsorge arbeitet mit zwei Teilzeitkräften im AKH und geht mit einem Team aus vier bis fünf ehrenamtlichen MitarbeiterInnen einerseits zu den evangelischen PatientInnen im Haus und antwortet andererseits auf Anfragen seitens PatientInnen und ihrer Angehörigen, sowie von PflegerInnen und ÄrztInnen. Die Nachrichten können unter Anderem auch telefonisch übermittelt werden; über Nacht sowie an Wochenenden ist in Wien eine Rufbereitschaft eingerichtet, so dass rund um die Uhr ein Pfarrer/eine Pfarrerin für Krisenintervention, Gottesdienste und

Abendmahl am Krankenbett oder für Verabschiedungen erreicht werden kann. Die evangelische Kapelle ist im AKH Wien einzigartig in Österreich, weil hier Sonntagabends regelmäßig evangelische Gottesdienste stattfinden, sowie mittwochs ein ökumenisches Mittagsgebet.

In der evangelischen Kapelle bietet ein sowohl konfessionell als auch religionsgemeinschaftlich offen gestalteter „Ort der Erinnerung" seit 2010 Angebote zu Trauer und Trost für verwaiste Eltern, die von der Evangelischen Seelsorge betreut werden.

- Evangelische Seelsorge im Krankenhaus geschieht im diakonischen Auftrag Jesu Christi und folgt dem Gedanken der Barmherzigkeit. Sie erfolgt im Auftrag der Evangelischen Kirche in Österreich in ökumenischer Verantwortung und antwortet auf das PatientInnenrecht nach seelsorgerlicher Begleitung.
- Evangelische Seelsorge im Krankenhaus versteht sich als Angebot zur Begleitung, zur Begegnung und zur Lebensdeutung im Horizont christlichen Glaubens. Die Seelsorge erfolgt ressourcenorientiert und geschieht im Respekt vor der Persönlichkeit und dem Glauben jeder und jedes Einzelnen.
- Auch von evangelischer Seite werden die beiden Sakramente (Not-)Taufe und Abendmahl gewährleistet sowie Beichte und Lossprechung zugesagt, sowie Verabschiedungen, Salbung und Segnungen von tot geborenen Babies liturgisch gestaltet.

2.1.3. Orthodoxe Seelsorge

Die Orthodoxe Seelsorge ist im AKH nicht mit eigenen Räumen vertreten. Damit sich orthodoxe Christen dennoch in dem Haus genauso beheimatet fühlen können, wurden in der Katholischen Kapelle Ikonen angebracht. Wird von PatientInnen, Angehörigen oder dem Personal der Wunsch nach einer orthodoxen Seelsorge geäußert, ist die Katholische Seelsorge gerne bereit, den Kontakt zur jeweiligen Glaubensgemeinschaft herzustellen.

Um dies ermöglichen zu können, ist es hilfreich, das genaue Bekenntnis – gegebenenfalls. auch die Sprache – bekannt zu geben (Serbisch-orthodox, Rumänisch-orthodox, Russisch-orthodox, Uniert-orthodox), da die Orthodoxie in Nationalkirchen strukturiert ist. Bei Bedarf für Informationen, Veranstaltungen oder Projekte werden orthodoxe Seelsorger gezielt kontaktiert und in die jeweilige Aktion eingebunden.

2.2. IBS – Islamischer Besuchs- und Sozialdienst

Die Einrichtung des IBS bedeutet nicht nur die Schaffung einer wichtigen Dienstleistung für muslimische BürgerInnen, sondern gleichzeitig auch für MigrantInnen aus zahlreichen Herkunftsländern.

MuslimInnen aus Österreich und anderen Ländern können im Rahmen des Besuchsdienstes/der Seelsorge als MitarbeiterInnen durch ihre sprachlichen und soziokulturellen Kompetenzen einen wichtigen Beitrag zur interkulturellen Kommunikation zwischen unterschiedlichen Interessensgruppen im Sozial- und Gesundheitsbereich leisten.

Auch die interreligiöse Zusammenarbeit in Spitälern, vor allem im AKH, hat seit der Gründung des IBS einen maßgeblichen Aufschwung erfahren, was unter anderem in zahlreichen gemeinsamen Veranstaltungen der SeelsorgerInnen der vertretenen Religionen seinen Niederschlag fand.

Der IBS ist eine auf Grundlage dieser Gegebenheiten und der damit verbundenen Überlegungen im Jahre 2001 mit Unterstützung der Islamischen Glaubensgemeinschaft in Österreich gegründete Einrichtung, mit dem Bestreben, hier Strukturen aufzubauen. Die MitarbeiterInnen haben es sich zur Aufgabe gemacht, kranken Menschen islamischer Prägung während eines Aufenthaltes in einem Spital auf Wunsch Beistand zu leisten.

Da die Ressourcen der Gemeinschaft bescheiden sind, ist der IBS ausschließlich auf Basis ehrenamtlicher MitarbeiterInnen aufgebaut. Dieser Umstand bringt eine starke Schwankung der MitarbeiterInnen-Zahlen mit sich und erschwert häufig eine effektive und nachhaltige Betreuung.

2.2.1. IBS als Kontaktstelle/Brücke zwischen MuslimInnen und Spitalspersonal

Diese Tätigkeit üben muslimische Seelsorgerinnen nunmehr seit Jahren aus. Der persönliche Kontakt zwischen den muslimischen SeelsorgerInnen und dem Personal in den Spitälern kann über die religiös-existenzielle Unterstützung der Kranken und deren Angehörigen hinaus dazu beitragen, dass sich Vorurteile oder etwaige ablehnende Gefühle gegenüber MuslimInnen relativieren und im Krankenhausbereich mehr Verständnis für die speziellen Bedürfnisse muslimischer PatientInnen entsteht. Hemmschwellen auf beiden Seiten können fallen.

Es ist die ausdrückliche Absicht der Seelsorge, neben der Versorgung der Kranken, auch Brücken zwischen MuslimInnen und NichtmuslimInnen zu schlagen, als „Kulturvermittlerin" zu wirken und somit Integrationsprozesse zu fördern.

2.2.2. Die Aufgabe der muslimischen Spitalsseelsorge

MuslimInnen in Spitälern (auf Anfrage auch in anderen öffentlichen Einrichtungen wie etwa Pflegeheimen, Asylanten-Inneneinrichtungen, oder Mutter-Kind-Heimen) werden von kompetenten MitarbeiterInnen/SeelsorgerInnen aufgesucht und auf Wunsch betreut. Der Aufgabenbereich umfasst insbesondere:

– Gespräche und Unterstützung von PatientInnen sowie Angehörigen,
– Seelsorge für PatientInnen und deren Angehörige (seelsorgliches Gespräch, Gebete, Rituale, Unterstützung in Fragen der religiösen Praxis im Krankenhaus, Sterbebegleitung etc.),
– Unterstützung der Angehörigen bei Todesfällen (zum Beispiel Hilfestellung bei der Organisation der rituellen Totenwaschung oder bei der Bestattung),

– Maßnahmen zur Verbesserung der Kommunikation zwischen Pflegepersonal und Kranken/Angehörigen; zum Beispiel interkulturelle Mediation, muttersprachliche Unterstützung, Fortbildungsangebote zum religiös-kulturellen Hintergrund von MuslimInnen (etwa Vorträge),
– Pflege des Kontakts mit dem Krankenhaus-Personal und zu Einrichtungen im Gesundheitsbereich.

2.3. Jüdische Krankenbetreuung im AKH

Die jüdische Krankenbetreuung am AKH, die derzeit aus zwei ehrenamtlichen „Nicht-Seelsorgern" besteht, widmet sich vier Aufgaben:

– Aktivitäten zur Verbesserung der Bedingungen jüdischer PatientInnen, die auch im Spital – soweit es geht – ihren religiösen Bedürfnissen entsprechen und aus der Religion Stärkung ziehen wollen,
– Erweiterung des eigenen Wissens über die jüdische Medizinethik mit dem Ziel, dieses weiterzugeben,
– Betreuung der Synagoge im AKH,
– Mitarbeit im interreligiösen Dialog im AKH.

Da die jüdische Bevölkerung Österreichs recht klein ist, ist das Wissen über die von der Religion herrührenden Erfordernisse beim medizinischen, pflegerischen und in der Verwaltung tätigen Personal gering. Daher ist die Vermittlung diesbezüglicher Kenntnisse die Hauptaufgabe des Betreuungsteams. Das weite Spektrum der Einhaltungsbereitschaft religiöser Vorschriften macht die Vermittlung der „richtigen" Zugangsstrategie unmöglich. Es wird daher versucht, die Fähigkeit des Verstehens durch die Wissensvermittlung aufzubauen und so ein Werkzeug zu liefern, mit dem auf jüdische PatientInnen oder deren Angehörige bestmöglich zugegangen werden kann, damit sie selbst über ihre persönlichen religiösen Bedürfnisse informieren.

Da es derzeit in Wien nur am AKH ein solches Team gibt, werden – soweit es die Arbeitskraft zulässt – entsprechende Aktivitäten auch für andere Spitäler durchgeführt.

2.3.1. Betreuung jüdischer Patientinnen und Patienten in Wien

Die jüdische Religion erfordert die Einhaltung strikter Speisevorschriften sowohl hinsichtlich der verwendeten Lebensmittel als auch der Zubereitung. Wegen der Komplexität der Anforderungen ist es aus ökonomischen Gründen nicht sinnvoll, die wenigen Mahlzeiten im Spital selbst herzustellen. Trotzdem sollte eine entsprechende („koschere") Diät – wie auch andere – vom Spital angeboten werden, und es nicht den PatientInnen oder deren Familien aufgebürdet werden, für koschere Speisen zu sorgen; insbesondere ortsfremden Kranken ist dies nicht zumutbar. Derzeit wird daher die Logistik für die koschere Versorgung von PatientInnen in den Spitälern des Wiener Krankenanstaltenverbunds, der seine prinzipielle Zustimmung bereits bekundet hat, entwickelt.

Es ist Vorschrift für jüdische PatientInnen, am Erhalt des Lebens und der Gesundung aktiv mitzuwirken. Damit dies im Einklang mit der Religion geschehen kann, entwickeln in jeder Generation Religionsgelehrte (Rabbiner) mit medizinischen Kenntnissen gemeinsam mit ÄrztInnen – zum Teil in Personalunion – die jüdische Medizinethik durch Integration der aktuellen wissenschaftlichen Erkenntnisse weiter. Sie stellt den Menschen in seiner Gesamtheit und die Heiligkeit menschlichen Lebens in den Mittelpunkt, um daraus unter Zuhilfenahme der jüdischen Tradition die notwendigen Schritte zu definieren. Die jüdische Medizinethik hat sich der rasanten Entwicklung der Medizin in den letzten Jahrzehnten mit dem gleichen atemberaubenden Tempo gestellt, sodass ihre Erkenntnisse auch innerhalb der jüdischen Bevölkerung kaum verfolgt werden und daher viele Überraschungen bergen. Es ist daher Aufgabe

der jüdischen PatientInnenbetreuung, sich entsprechendes Wissen anzueignen, um einerseits PatientInnen und deren Angehörige und andrerseits das behandelnde und pflegende Personal informieren zu können, damit beide Gruppen besser zusammenwirken können.

Da der Besuch von Kranken eine der wichtigsten religiösen Pflichten eines Juden/einer Jüdin ist – was wir aus dem Besuch des Ewigen beim 99-jährigen Abraham nach dessen sicher schmerzhafter Beschneidung lernen (Gen. 18:1.) – werden PatientInnen aus Wien und Umgebung ohnehin von der Familie und Bekannten sowie auch von Rabbinern ihres Vertrauens besucht. Für Ortsfremde werden Besuche über die ihnen religiös nahe stehenden Organisationen der jüdischen Gemeinde organisiert. Manchmal passiert es jedoch, dass PatientInnen den persönlichen Besuch der jüdischen Betreuung im AKH wünschen, dem selbstverständlich gerne entsprochen wird.

Im AKH gibt es eine funktionsfähige Synagoge, und auch in anderen Krankenhäusern Wiens werden jüdische Gebetsräume geplant. Wegen der geringen Größe der jüdischen Bevölkerung ist jedoch fast nie das Quorum für ein Gemeinschaftsgebet vorhanden. Die Synagoge wird jedoch gerne von mobilen PatientInnen aufgesucht, die sich zu einem persönlichen Gebet zurückziehen wollen. Schon deshalb wird ihrer Betreuung die notwendige Beachtung geschenkt. Die vorhandenen Schaukästen werden für Informationen zum jüdischen Jahreskreislauf genutzt; es konnte festgestellt werden, dass auch viele nicht-jüdische Vorbeigehende stehen bleiben und sich informieren, was sehr erfreulich ist.

Im Rahmen des interreligiösen Dialogs werden nicht nur Informationen mit den KollegInnen der anderen vertretenen Religionen ausgetauscht und gemeinsame Aktivitäten geplant und durchgeführt, auch AKH-externe Gruppen – meist Jugendliche und Erwachsene in Ausbildung – werden in die Grundzüge der jüdischen Religion (auf Wunsch auch der Medizinethik) eingeführt. Die dabei gestellten Fragen zeugen von teilweise grundlegendem Wissensbedarf und teilweise von hohem Wissensstand der BesucherInnen, sodass die adressatenbezogene Beantwortung immer eine Herausforderung darstellt.

Ein wichtiger Aspekt der Zusammenarbeit mit den KollegInnen der anderen Religionen ist, dass deren anwesende SeelsorgerInnen Wünsche jüdischer PatientInnen aufnehmen und an das Betreuungsteam weiterleiten.

3. Zusammenfassung

Krankheit betrifft Menschen ohne Ansehen ihrer Religion oder Glaubensausrichtung, aber immer ganz – das heißt sowohl körperlich als auch in seelischer Weise. Das moderne Krankenhaus trägt diesen Dimensionen durch eine umfassende bio-psycho-soziale Betreuung Rechnung.

Krankenhausseelsorge und die spirituelle beziehungsweise religiöse Begleitung von PatientInnen tragen zum Heilungsprozess bei. Sie können PatientInnen und Angehörige aber auch im Vorfeld von Behandlungen und Operationen begleiten: Sie gehen, wie die internationalen Standards für Krankenhausseelsorge formulieren, dabei auf die existentiellen, spirituellen und religiösen Bedürfnisse jener ein, die leiden, und jener, die Sorge für sie tragen und berücksichtigen persönliche, religiöse, kulturelle und gesellschaftliche Ressourcen.

Gemeinsam ist den drei abrahamitischen Religionen im Krankenhaus die Sorge um kranke Menschen und der Anspruch, diese zu besuchen und zu begleiten. Die KrankenhausseelsorgerInnen arbeiten mit einer entsprechenden Ausbildung. Ihre Zielgruppen sind PatientInnen, deren Angehörige und andere ihnen Nahestehende, BesucherInnen und das Personal.

Die interreligiöse Zusammenarbeit hat zum Ziel, für PatientInnen, Angehörige und das Personal Brücken zu bauen zwischen Menschen unterschiedlicher Herkunft, Kultur und Religionen. Durch die interreligiöse Vernetzung untereinander wird eine optimierte, bedürfnisorientierte spirituelle Begleitung ermöglicht, die sich zusammen mit den Betroffenen auf die Suche nach Sinn, Neuorientierung und Hoffnung macht.

Kennzeichen dieser Begleitung ist es, dass Menschen sich Zeit nehmen, um anderen Menschen Raum zu geben, damit diese ihre eigene Sprache finden und all das ausdrücken können, was Ihnen auf der Seele brennt. Dabei können PatientInnen oder Angehörige Hilfen aus ihrer jeweiligen religiösen und spirituellen Glaubenstradition beziehen..

Durch das gemeinsame Auftreten bei Projekten, in Schulen, bei Weiterbildungen auf den Stationen, bei religiösen Feierlichkeiten und vor den Medien ist eine besondere Qualität von interreligiöser und multikultureller Zusammenarbeit deutlich geworden:

Die Wissensvermittlung durch die SeelsorgerInnen und MitarbeiterInnen der Glaubensgemeinschaften trägt zur Kulturvermittlung und zum Brückenbau zwischen Menschen verschiedener Herkunft, Religionen und Professionen bei. Das kann zu einer Entlastung in der alltäglichen Stationsarbeit führen und zu einem besseren Set-up für das medizinische, pflegerische und sonstige Personal.

4. Literatur

Acherknechte E (1989) Geschichte der Medizin, Stuttgart

Comfort A (1982) Heilen – Der Dialog mit dem Menschen, Frankfurt a Main

Die Bibel. Altes und Neues Testament. Einheitsübersetzung Stuttgart 1980

Engemann W (Hrsg) (2007) Handbuch der Seelsorge. Grundlagen und Profile Leipzig

Interreligiöse Seelsorge im AKH Wien (Hrsg) (2006) Die spirituelle Meile des AKH. Ein Reiseführer durch die vier Gebetsräume der evangelischen und katholischen Christen, der Juden und der Muslime, Wien

Klessmann M (Hrsg) (1996) Handbuch der Krankenhausseelsorge, Göttingen

Körtner U. H. J., u. a. (Hrsg) (2009) Spiritualität, Religion und Kultur am Krankenbett, Wien

Pohl-Patalong U (1996) Seelsorge zwischen Individuum und Gesellschaft. Elemente zu einer Neukonzeption der Seelsorgetheorie, Stuttgart

Riedel-Pfäfflin / Strecker (1998) Flügel trotz allem. Feministische Seelsorge und Beratung, Gütersloh

Seelsorge am AKH Wien (Hrsg) (2007) Dialog des Lebens auf gleicher Augenhöhe. Gemeinsame Botschaft der jüdischen, der christlichen und der muslimischen Seelsorge am Allgemeinen Krankenhaus der Stadt Wien – Universitätskliniken, Wien

Standards der Krankenhausseelsorge in Europa, Chaplaincy, 7th Consultation, Turku, Finnland, 12.-16. Juni 2002

Weiher E (2004) Die Religion, die Trauer und der Trost. Seelsorge an den Grenzen des Lebens, Mainz

Gesetzliche Grundlagen

Konkordat zwischen dem Heiligen Stuhl und der Republik Österreich vom 5.6.1933, Artikel XVI – BGBl II, Nr. 2/1934

„Bundesgesetz über äußere Rechtsverhältnisse der Evangelischen Kirche" vom 6. Juli 1961, BGBl Nr. 182/61, das durch die Stellungnahme des Kultusamtes zur datenschutzrechtlichen Beurteilung der Krankenhausseelsorge vom 12. Oktober 2000, GZ 7.830/6-KA/b/2000 ergänzt wurde.

Krankenanstaltengesetz 1993, § 5a (Patientenrechte) BGBl. 1993/801, so auch: Wiener Krankenanstaltengesetz § 17a (Patientenrechte)

Psychologie in Lehre und Wissenschaft

Psychologische Tätigkeiten im Bereich der Qualitätssicherung für Medizinische Prüfungen der Medizinischen Universität Wien

Ingrid Preusche, Michaela Wagner-Menghin, Michael Schmidts

1. Einleitung

Was kennzeichnet den guten Arzt/die gute Ärztin, und wie bildet man sie aus? Die Diskussion um die Merkmale „Ärztlicher Professionalität" sowie die Strategien zur Gestaltung von Curricula, welche die Entwicklung der gewünschten Merkmale fördern, ist seit Ende der 80er Jahre Gegenstand der Diskussion in einschlägigen internationalen Fachgesellschaften (z.B. Arbeitskreises Medizinerausbildung der Robert Bosch Stiftung, 1989; Association of American Medical Colleges, 1998) und wissenschaftlichen Zeitschriften (z.B. Hawkins et al.2009). In Österreich wird diese Diskussion auch unter Beteiligung der Öffentlichkeit geführt (siehe z.B. den Kommentar von Smolle, 2009). Obwohl weder die internationale, noch die nationale Diskussion darüber, welche Merkmale ein guter Arzt/eine gute Ärztin aufweisen soll, abgeschlossen ist, herrscht Einigkeit darüber, dass angehende ÄrztInnen medizinisches Wissen und Fertigkeiten, sowie adäquate Haltung gegenüber PatientInnen und KollegInnen im Studium erwerben und anschließend erweitern und aufrechterhalten sollen. An der Medizinischen Universität Wien (MedUni Wien) arbeitet daher ein interdisziplinäres Team, in welchem Personen aus verschiedenen Bereichen der Medizin sowie der Psychologie und anderen Professionen zusammenarbeiten, daran, das Curriculum für Studierende der Humanmedizin und der Zahnmedizin so zu gestalten, dass

1. es die in den fünf Bereichen des Qualifikationsprofils (Medizinische Universität Wien, 2007) gelisteten Inhalte abdeckt,
2. die Inhalte darin anhand geeigneter didaktischer Konzepte vermittelt werden (z.B. durch Praktika, Vorlesungen, Methode des problemorientierten Lernens, u.ä.) und
3. die Leistungen der Studierenden mittels geeigneter Methoden (schriftliche Prüfungen mit Multiple-Choice Fragen oder Kurzantwortfragen, praktische Prüfungen, immanente Leistungsüberprüfung) überprüft werden.

Im internationalen Sprachgebrauch werden die oben skizzierten Themen unter dem Begriff „Medical Education" zusammengefasst. Im Deutschen findet sich dafür der Begriff „Medizindidaktik", zunehmend wird aber auch der internationale Begriff „Medical Education" im Deutschen verwendet.

Exemplarisch sollen an dieser Stelle zentrale Aktivitäten zur Qualitätssicherung bei Medizinischen Prüfungen vorgestellt werden. PsychologInnen des Departments für medizinische Aus- und Weiterbildung (DEMAW) bringen hier relevante Kompetenzen als ExpertInnen für methodische und inhaltliche Fragen bezüglich Lernen, Lehren und Prüfen ein.

2. Qualitätssicherung bei Prüfungen im Rahmen der Medizincurricula der MedUni Wien

Bei der Konzeption von Verfahren zur Prüfungen des medizinischen Wissens und ärztlicher Fertigkeiten, berufen sich CurriculumsentwicklerInnen in Wien dem internationalen Trend folgend auf Millers Konzept zur Prüfung ärztlicher Fertigkeiten (Miller, 1990). Demnach ist eine breite Basis an „medizinischem (Fakten-)Wissen" („Knowledge", Stufe 1) wesentlich um zu lernen, wie man eine bestimmte ärztliche Fertigkeit ausführt („Wissen wie"/„Knows-how", Stufe 2), was wiederum die Voraussetzung dafür ist, diese Fertigkeit, oder Teile einer Fertigkeit unter Supervision auszuführen („Zeigen wie"/„Shows How", Stufe 3). Dies stellt erst die Grundlage dafür dar, die Fertigkeit vollständig, auch ohne Supervision, ausführen zu können („Tun"/

„Does", Stufe 4). Diese vier Stufen werden üblicherweise in Form einer Pyramide angeordnet (vgl. Abbildung 1). Zur Überprüfung der Leistungen einer Person sind auf jeder Stufe unterschiedliche Methoden des Prüfens angezeigt.

MedizindidaktikerInnen der MedUni Wien müssen beim Design von Prüfungen aber nicht nur die Art der zu prüfenden Inhalte, sondern auch die im internationalen Vergleich sehr große Studierendenanzahl berücksichtigen: Das medizinische Curriculum in Wien (MCW) ist derzeit ausgelegt für 740 Studierende pro Jahrgang. Am besten geeignet zur objektiven und fairen Organisation und Auswertung einer Prüfung unter diesen Rahmenbedingungen ist ein schriftlicher Prüfungsmodus mit Multiple Choice (MC) Fragen. Bei adäquater Gestaltung der Auswahlfragen und deren Antwortmöglichkeiten ist die Überprüfung der beiden unteren Ebenen der Millerschen Pyramide („medizinisches Wissen" und „Wissen wie") möglich. Die summativen integrierten Prüfungen (SIPs) an der MedUni Wien am Ende jedes Studienjahres sind in diesem Format gestaltet. Mit der Qualitätssicherung bei MC- Prüfungen, einem

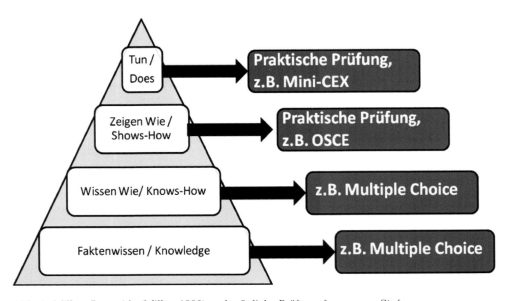

Abb. 1. Millers Pyramide (Miller, 1990) und mögliche Prüfungsformen pro Stufe

Bereich, der von den TestexpertInnen der DEMAW-Abteilung „Methodik und Entwicklung" ständig betreut wird[1], beschäftigt sich nachfolgender Teil 2.1.

Zur Überprüfung der Leistung auf den beiden oberen Ebenen der Millerschen Pyramide sind jedoch andere Formen der Prüfung notwendig. Aspekte des „Zeigen wie" und des „Tuns" („Does") können am besten in Form einer praktischen Prüfung mittels einer Arbeitsprobe im Rahmen einer Simulation oder einer Verhaltensbeobachtung in einer Echtsituation überprüft werden. Prüfungen dieser Art sind für eine Kohorte von 740 Studierenden aber sehr herausfordernd und kostenintensiv, dennoch sind sie in Teilbereichen des Curriculums des MCWs erfolgreich etabliert. Eine genauere Auseinandersetzung mit diesen Thematiken erfolgt in Teil 2.2.

2.1. Qualitätssicherung bei Multiple-Choice Prüfungen

Schon zu Beginn der Entwicklung von MC-Fragen sind die mit der Qualitätssicherung bei Multiple-Choice Prüfungen beauftragten Personen eingebunden. Das interdisziplinäre Team aus TestexpertInnen an der DEMAW-Abteilung „Methodik und Entwicklung" (rund 2/3 sind PsychologInnen) unterstützt die jeweiligen FachvertreterInnen bei der Erstellung geeigneter Auswahlfragen und Antwortmöglichkeiten unter Berücksichtigung des Lerninhaltskatalogs, sowie der Lehr- und Lernunterlagen (durch individuelle Beratung oder Angebot eines Workshops). Anschließend werden die neu entwickelten MC-Fragen in einem Reviewprozess einer kritischen inhaltlichen und methodischen Prüfung unterzogen. Als Grund-

lage hierzu dienen z. B. die Empfehlungen von Case und Swanson (1998) oder Krebs (2004). Die Begutachtung erfolgt dabei durch ein Team aus FachvertreterInnen und TestexpertInnen. Zwei Beispiele von eingereichten MC-Aufgaben, die entsprechenden Anmerkungen der Reviewer sowie die überarbeiteten Aufgaben sind in Abbildung 2 nachzulesen.

Mit der Qualitätskontrolle bei der Entwicklung von MC-Fragen ist die Arbeit der TestexpertInnen zur Qualitätssicherung bei Multiple-Choice Prüfungen aber noch nicht abgeschlossen. Nach einer Prüfung werden neben standardisierten Prüfroutinen zur Überprüfung des Antwortschlüssels („Key Validation") die testtheoretischen Kennwerte pro Item und Skala berechnet, und es erfolgt eine sachgerechte Interpretation durch die TestexpertInnen. Dabei dienen vor allem die Trennschärfe und Schwierigkeit einzelner Aufgaben zur Identifizierung „problematischer" Aufgaben. Diese werden bei den AutorInnen hinsichtlich ihrer Korrektheit recherchiert.

Die TestexpertInnen des DEMAW stehen jedoch hinsichtlich der Erstellung und des Managements der Prüfungsaufgaben an der MedUni Wien vor einer zusätzlichen Herausforderung: Gesetzlich vorgeschrieben ist jede Prüfung sechsmal pro Jahr anzubieten. Die derzeitige Auslegung des „Rechtschutz bei Prüfungen" (Medizinische Universität Wien, 2009) sieht vor, nach jeder Prüfung alle Aufgaben sowie die dazugehörenden richtigen Antworten den TeilnehmerInnen der Prüfung zugänglich zu machen. Obwohl die Dokumente nur für persönliche Verwendung vorgesehen sind, haben studentische Initiativen mittlerweile große Kataloge von Prüfungsfragen angelegt, die von Studierenden zur Prüfungsvorbereitung genutzt werden. Um den international üblichen Qualitätsstandard – den KandidatInnen sind die für die Prüfung eingesetzten Aufgaben unbekannt – zu erfüllen, bräuchte die Prüfungsorganisation für jede Prüfung einen neuen Satz Aufgaben. Ein kleines Rechenbeispiel soll diese schwierige Situation verdeut-

---

[1]   An dieser Stelle möchten wir uns recht herzlich bei Mag. Joachim Punter – stellvertretend für sämtliche MitarbeiterInnen der Abteilung „Methodik und Entwicklung" – für die umfassenden Informationen über diesen Tätigkeitsbereich bedanken. Weiters bedanken wir uns bei Frau Barbara Sommer (Ärztin) für die Bereitstellung von MC-Aufgaben und Reviewkommentaren.

Abb. 2. Beispiele für MC-Fragen im Entwicklungsprozess

Beispiel Frage 1)

Eingereichte Frage:

Was ist nicht Teil einer Familien- und Sozialanamnese?

A. Fragen zur frühkindlichen Entwicklung

B. Fragen zum Erziehungsverhalten

C. Erhebung der Betreuungssituation des Kindes

D. Erarbeiten von Zielen für einen Veränderungsprozess

E. Erhebung von Belastungsfaktoren

Anmerkung der Reviewer:

Zurück an die Autorin – Bitte Frage positiv – d. h. nach der bestmöglichen Antwort fragen – formulieren. So können aus dieser einen Frage 4 neue gemacht werden.

Überarbeitete Frage:

Was gehört zu einer umfassenden Familien- und Sozialanamnese?

A. Fragen zur frühkindlichen Entwicklung

B. Fragen zu allgemeinen Erkrankungen des Kindes

C. Festlegung eines therapeutischen Settings

D. Erarbeiten von Zielen für einen Veränderungsprozess

E. Impfplan des Kindes

Beispiel Frage 2)

Eingereichte Frage:

Welche der unten angeführten Bedingungen sprechen für das Vorliegen einer somatoformen Schmerzstörung

A. Körperliche Mechanismen erklären die Symptome

B. Symptome stehen nicht im Zusammenhang mit seelischen Faktoren

C. Die Störung ist in der Regel mit einer Organpathologie assoziiert

D. Die Störung ist nicht mit einem sekundären Krankheitsgewinn assoziiert

E. Der Symptombeginn erfolgt spontan

Anmerkung der Reviewer:

Zurück an den Autor – Bitte die in den Distraktoren genannten Symptome im Fragenstamm als Fallvignette beschreiben – als Antwort nach der somatoformen Schmerzstörung fragen.

Überarbeitete Frage:

Eine 32jährige Patientin mit Chronischem Unterbauchschmerz seit mehr als 10 Jahren sucht Sie auf. Die Durchführung einer Laparaskopie, sowie mehrfacher gynäkologischer, internistischer, chirurgischer und urologischer Abklärungen sowie mehrfach erhobene Laborbefunde ergaben keinen pathologischen Befund. Wie bezeichnen Sie das vorliegende Krankheitsbild?

A. Endometriose

B. Adenomyose

C. Peutz Jeghers Syndrom

D. Somatoforme Schmerzstörung

E. Tietze Syndrom

(*Anmerkung der Autoren:* Hält man sich an Case & Swanson (1998), gäbe es für die beiden Beispiele immer noch Verbesserungsvorschläge!)

lichen: Nur für die Prüfung über die Inhalte des ersten Studienjahres müssten pro Jahr 1380 neue Aufgaben entwickelt werden. Das Entwickeln einer so großen Anzahl von Aufgaben ist für die Autoren sehr aufwendig und insgesamt sehr kostspielig. Und obwohl für das Thema Erstellen von MC-Fragen die Forschungs- und Anwendungsliteratur viele Anleitungen zur Verfügung stellt (Haladyna und Downing, 1989; Institut für Aus- Weiter- und Fortbildung (IAWF), 1999; Krebs, 2004), wobei gerade die neuere Literatur Möglichkeiten aufzeigt theoretisch unendlich viele Fragen zur Prüfung von „Wissen wie" zu erstellen (Smolle, 2008), stehen der Prüfungsorganisation gegenwärtig nur sehr selten ausreichend Aufgaben zur Verfügung um jede Prüfung mit vollständig neuen Aufgaben zu bestücken.

Studien, die den Prozess des Erstellens und des Rewievs von MC-Aufgaben systematisch dokumentieren und evaluieren, sind in der Literatur selten, lediglich Rotthoff und Soboll (2006) berichten Akzeptanzquoten für MC-Fragen mit klinischen Fallvignetten in Reviews (40 % für MC-Fragen geschulter Autoren, 12 % für MC-Fragen ungeschulter Autoren). ExpertInnen des DEMAW beschäftigen sich daher mit der Frage: „Wie können AutorInnen in der Erstellung hochwertiger MC-Aufgaben unterstützt werden?" Ein Pilotprojekt (Wagner Menghin et. al. 2009) dokumentiert und evaluiert den Prozess des Erstellens und des Reviews um daraus Strategien abzuleiten, die AutorInnen das Aufgabenschreiben erleichtern. Vorerst sind MC-Aufgaben zu den speziellen Themen „Ärztliche Grundfertigkeiten" und „Physikalische Krankenuntersuchung" berücksichtigt, zu denen es bisher kaum publizierte allgemeine Vorlagen (Templates) gibt. Zwar liegen die Akzeptanzquoten für MC-Aufgaben – nach Schulung der AutorInnen anhand vorhandener Templates anderer Themengebiete – mit 44 % (Ärztliche Grundfertigkeiten) und 54 % (Physikalische Krankenuntersuchung) ähnlich hoch, wie die von Rotthoff und Soboll (2006) berichteten Quoten. Nicht nur aus Sicht der Au-

torInnen ist es aber unbefriedigend, dass jeweils mehr als die Hälfte der Aufgaben den Anforderungen nicht gerecht wird. Die Identifikation von Faktoren, welche die Konstruktion guter Aufgaben erleichtern, können hierzu einen wertvollen Beitrag leisten: Ein wesentlicher Teil des Projektes ist es daher, mittels eines inhaltsanalytischen Zugangs, Aufgabenstämme und Antwortoptionen von MC-Aufgaben sowie das dazugehörige Material aus dem Reviewprozess dieser Aufgaben zu analysieren. Die daraus abgeleiteten themenspezifischen Templates sollen es AutorInnen zukünftig ermöglichen, MC-Aufgaben effizienter zu schreiben, und können sozusagen maßgeschneidert für weitere Schulungen eingesetzt werden.

Insgesamt kann für die Umsetzung der Qualitätssicherung bei MC-Prüfungen auf viel internationale Literatur (z. B. Haladyna und Downing, 1989; Institut für Aus- Weiter- und Fortbildung (IAWF), 1999; Krebs, 2004) zugegriffen werden, daher werden spezifische Forschungsfragen im Zusammenhang mit der Methodik von MC-Fragen, wie in der oben zitierten Arbeit (Wagner-Menghin et al., 2009), nur selten bearbeitet. Die MitarbeiterInnen der Abteilung „Methodik und Entwicklung", welche die Qualitätssicherung bei MC-Prüfungen übernehmen, definieren jedoch weiterführende Forschungsfragen, die im Zusammenhang mit diesen Prüfungen stehen: So beschäftigen sich z. B. Himmelbauer und Szente-Voracek (2009) mit Geschlechtsunterschieden bei MC-Prüfungen des MCW. Hierfür untersuchen die Autorinnen zwei Kohorten Studierender, die ohne spezielles Auswahlverfahren in das Studium aufgenommen wurden. Während bei der Prüfung über Inhalte des ersten Studienjahres, in denen vorwiegend medizinische Grundlagenfächer geprüft werden, männliche Studierende besser abschneiden, erzielen bei der Prüfung über Inhalte des sechsten Studienjahres, deren Thema anwendungsorientierte, klinische Fächern sind, weibliche Studierende bessere Ergebnisse. Ein möglicher Erklärungsansatz der Unterschiede in der

Prüfung über Jahr 1, dessen Überprüfung jedoch noch aussteht, führt (geschlechts-spezifische) unterschiedliche inhaltliche Schwerpunktsetzung in der Sekundarstu-fe (naturwissenschaftlich orientierte Se-kundarstufen vs. andere Sekundarstufen) an. Weiters beschäftigt sich Himmelbauer (zur Veröffentlichung eingereicht) mit der Frage, inwieweit bestimmte Lerntypen bei der Bearbeitung von MC-Prüfungen benachteiligt sind.

2.2. Qualitätssicherung bei praktischen Prüfungen

Der Einsatz von praktischen Prüfungen im Rahmen der Medizinischen Aus- und Weiterbildung ist international etabliert, und es liegen in der Literatur verschie-dene Formate vor, eine praktische Prü-fung objektiv und reliabel zu organisie-ren. Eines davon ist die „objektivierte strukturierte klinische Prüfung" (OSCE, siehe z. B. Wass et al. (2001)), die bevor-zugt eingesetzt wird um „Shows How" zu prüfen, ein anderes die „kleine klini-sche Prüfung" (Mini-CEX, Norcini et al. (1995)), die zur Prüfung auf der Ebene von „Does" empfohlen wird. Beide For-mate können formativ oder summativ eingesetzt werden.

Bei einer OSCE rotieren die einzelnen Medizinstudierenden durch einen Prü-fungsparcours mit einer Serie von Prü-fungsstationen, an denen sie definierte klinisch-praktische Fertigkeiten unter Be-weis stellen müssen. An jeder Prüfungs-station wird die Prüfungsleistung durch PrüferInnen anhand von Checklisten und/oder Globalen Beurteilungsskalen beurteilt. Die Aufgabenstellung pro Sta-tion ist standardisiert, dabei werden zur Gestaltung Modelle sowie „standardisier-te PatientInnen" (auch unter dem Namen „SchauspielerpatientInnen" bekannt) eingesetzt. Ebenso standardisiert sind die Checkliste und die Globalen Beur-teilungsskalen. Objektivität in der Beur-teilung wird erzielt durch die pro Station wechselnden BeurteilerInnen. Reliabilität wird durch die Anzahl der durchlaufenen Stationen erzielt (z. B. mit 10–15 Stationen werden Reliabilitäten zwischen 0.60 und

0.80 erreicht (Petrusa, 2002)). Geschätzt wird dieses Format der Prüfung vor allem aufgrund der inhaltlichen Validität (Pet-rusa, 2002; Prescott-Clements et. al.2008). Innerhalb des MCW ist derzeit eine ad-aptierte Form der OSCE implementiert. In der Skills Line des zweiten Studien-jahrs werden Ärztliche Grundfertigkeiten (z. B. Blutabnahme, Infusionen legen), Physikalische Untersuchungen (z. B. Un-tersuchungen des Kopf-Halsbereichs, des Rumpfes) und Ärztliche Gesprächs-führung (z. B. Anamneseerhebung mit dem Schwerpunkt Lebensumstände) unterrichtet. Diese Fertigkeiten weisen Medizinstudierende im Rahmen der ad-aptierten OSCE nach. Die positive Ab-schlussbewertung ist die Voraussetzung für die Zulassung zur ersten Famulatur. Circa 10 % der Studierenden bestehen die Prüfung erst im zweiten Anlauf, nach-dem sie ein weiteres Mal praktisch üben mussten. Ziel dieser adaptierten OSCE ist somit derzeit vor allem, die Studierenden zum vertieften Üben zu animieren (sog. „educational impact", van der Vleuten, (1996)).

Die Studierenden durchlaufen in der adaptierten OSCE sechs verschiedene Stationen, die aus einem Pool von ca. 30 verfügbaren Stationen zugelost werden. Vor Beginn der Prüfung ist also keinem Studierenden bekannt, welche der sechs aus 30 Aufgaben er/sie vorführen wird. Studierende werden durch jeweils einen Beurteiler/eine Beurteilerin pro Station hinsichtlich ihrer Fertigkeiten („Zeigen wie") einerseits auf stationsspezifischen Checklisten (vorzuzeigende Fertigkeiten sequentiell aufgelistet; dient den Studie-renden als Feedback über ihre Leistun-gen, formativer Aspekt der Prüfung) und andererseits auf vier Globalskalen (Un-tersuchungsablauf, Instrumentenhandha-bung, Haltung gegenüber PatientInnen, Gesprächsablauf; dient der Notenge-bung, summativer Aspekt der Prüfung) beurteilt.

Im Rahmen der Mini-CEX arbeiten Studierende im Rahmen der Klinik unmit-telbar mit PatientInnen und werden dabei von erfahreneren FachvertreterInnen be-obachtet und anhand einer standardisierten Checkliste beurteilt. Innerhalb des MCW ist derzeit bereits eine adaptierte Form der Mini-CEX im Rahmen des klinischen-Unterrichts in Jahr 5 und 6 implementiert, die sowohl formative als auch summative Funktionen erfüllt. Agenden der Qualitätssicherung für diese Art der Prüfung werden gegenwärtig aber noch nicht regelmäßig durch MitarbeiterInnen des DEMAW wahrgenommen.

Praktische Prüfungen sind für Qualitätssicherer vor allem hinsichtlich „Objektivität" eine Herausforderung. Zu gewährleisten, dass jeder Studierende dieselben Voraussetzungen bei der Erfüllung seiner Aufgabe vorfindet, und dass die Leistungen der Studierenden adäquat beobachtet werden, ist Voraussetzung für eine reliable und faire Ermittlung der Noten. Auch wenn praktische Prüfungen aufgrund der positiven Auswirkungen auf die Lernsteuerung und der inhaltlichen Validität der Prüfungssituation geschätzt werden, stellt sich die Frage, ob die aus dieser Prüfung ermittelten Leistungskennwerte das Kriterium der Konstruktvalidität erfüllen und ob diese Kennwerte reliabel sind.

An der weiteren Implementierung und Verbesserung von OSCE-Prüfungen im Rahmen des MCWs wird gegenwärtig gearbeitet, Ideen zur weiteren Implementierung und Verbesserung für Mini-CEX-Prüfungen sind derzeit noch im Diskussionsstadium. Daher kann der Bereich „Qualitätssicherung bei praktischen Prüfungen" im Vergleich zum Bereich „Qualitätssicherung bei MC-Prüfungen" als weniger gut strukturiert und etabliert bezeichnet werden. Exemplarisch sollen an dieser Stelle drei kleinere (Forschungs-) Projekte zu Aspekten von Objektivität, Konstruktvalidität und Reliabilität praktischer Prüfungen, die im Rahmen der adaptierten OSCE durchgeführt wurden, dargestellt werden.

2.2.1. Qualitätssicherung durch Ratertraining

Im Vorfeld der adaptierten OSCE entwickelten Preusche et al. (in Vorb.) 2009 auf Basis einer Literaturrecherche ein maßge-

schneidertes Rater-Training, mit dem Ziel, die PrüferInnen (insgesamt 74!) soweit zu schulen, dass Objektivität und Standardisierung in der Prüfungssituation maximiert werden. Diese Ziele sollten durch unterschiedliche Wege erreicht werden: Erstens wurden die PrüferInnen über häufige Beobachtungsfehler (z.B. Halo, Strenge/Milde, Tendenz zur Mitte, etc.) informiert (rater error training), unterstützt durch anschauliche Beispiele (deskriptive Statistiken) früherer Beobachtungssituationen, an denen sie beteiligt waren. Zweitens wurde das Beobachten (als Grundlage für das und im Gegensatz zum Beurteilen) mit den TrainingsteilnehmerInnen erarbeitet (behavioral observation training). In diesem Zusammenhang entwickelte jede Gruppe von RaterInnen (Ärztliche Grundfertigkeiten, Physikalische Krankenuntersuchung und Ärztliche Gesprächsführung) anhand von ausgewählten Videos praktikable bis dato nicht näher definierte standardisierte Vorgehensweisen bei typischen Widrigkeiten im Ablauf (Beispiel: Studierende machen Fehler, durch die das weitere Procedere nicht eingehalten werden kann – standardisierte Anweisung: „Gehen Sie so vor, wie Sie es in der Praxis tun würden."). Drittens wurden die BeurteilerInnen im Rahmen des Trainings mit den für die adaptierte OSCE angepassten standardisierten Ratinginstrumenten, welche eindeutige Markierungen in der entsprechenden Beobachtungssituation zulassen, vertraut gemacht bzw. in die Entwicklung einbezogen (performance dimension training). Viertens spielte im Rahmen des Rater-Trainings, wie in der Literatur empfohlen (Woehr & Huffcutt, 1994), die Vermittlung des „Frame-of-Reference" eine gewichtige Rolle. Das „in einen Bezugsrahmen setzen" des zu Beobachtenden ist vor allem für die „Kalibrierung" der PrüferInnen, also der Angleichung der Gruppe zueinander, unerlässlich. Anders ausgedrückt bedeutet dies, dass die gezeigte Leistung eines Studierenden von sämtlichen PrüferInnen gleich beobachtet und bewertet wird. Generell wurde das Training von den PrüferInnen als sinnvoll empfunden (persönliche Mitteilungen), eine statistische Überprüfung der Annahme, dass die Schulung einen positiven Effekt auf das Beobachtungs- und Prüfverhalten hat, steht allerdings noch aus.

2.2.2. Qualitätssicherung durch Überprüfung der Äquivalenz zweier Formen der Prüfungsdarbietung

Im Rahmen der Station „Gesprächsführung" in der adaptierten OSCE gibt es für die Studierenden seit dem Jahr 2007 die Möglichkeit, anstelle eines „Live"-Gesprächs in der Prüfung ein vorab während der Übungssituation erstelltes, aufgezeichnetes Gespräch (Video) vorzuführen und benoten zu lassen. Dabei hat sich in einer randomisierten Studie (Schmidts, 2008) herausgestellt, dass die Studierenden, die das Video mitbrachten, in der Prüfungsvorbereitungszeit doppelt so lange übten wie die „Live"-Performer, was aus Gründen der Lernsteuerung begrüßt wird. Aus Sicht der Qualitätssicherung interessiert nun in einer Feldstudie, (1) wie häufig diese Option freiwillig von den Studierenden gewählt wird, und (2) ob sich dabei Unterschiede hinsichtlich der Benotung ergeben. Preusche, et al. (in Vorb.) konnten feststellen, das „die Studierenden die Option (Video vorführen) bevorzugt in Anspruch nehmen. Zwar signifikant, jedoch praktisch nicht relevant (geringe Effektstärke), zeigt sich, dass ein „Live"-Gespräch häufiger zu einer „nicht bestanden"-Entscheidung führt.

2.2.3. Qualitätssicherung durch Erhöhung der Reliabilität

Wie in der obigen Beschreibung der OSCE erwähnt (und auch aus anderen psychologisch-diagnostischen Anwendungen bekannt), erzielt erst ein Verfahren im Umfang von 10–15 Aufgaben oder mehr eine akzeptable Reliabilität. Die Administration einer so großen Zahl von Stationen/Aufgaben für 740 Studierende ist aus ökonomischen Gründen aber an der MedUni Wien nicht durchführbar. Ein aktuelles Projekt (Wagner-Menghin & Schmidts, in Vorbereitung) beschäf-

tigt sich daher mit der Frage inwieweit die Abhängigkeit der Stufen in Millers Pyramide genutzt werden kann ein Prüfverfahren zu konzipieren in dem „Wissen wie" – erfasst durch ökonomisch administrierbare MC-Aufgaben – und „Zeigen wie" – erfasst durch die für die Lernsteuerung relevante praktische Prüfung – zu einem gemeinsamen reliablen und konstrvaliden Kennwert aggregiert werden kann (siehe auch (Kramer et al., 2002; Verhoeven et al., 2000). Da („Wissen wie" gemäß Millers Pyramide die Voraussetzung für „Zeigen wie" darstellt, ist also von einem Zusammenhang zwischen den beiden Arten von Wissen auszugehen. Die Hinzunahme eines schriftlichen Teils zur praktischen Demonstration der Fertigkeiten im Rahmen der OSCE, der „Wissen wie" – als Voraussetzung für „Zeigen wie" – prüft, ist eine ökonomische Möglichkeit zur Erhöhung der Reliabilität der Gesamtprüfung. Ein wesentlicher Faktor für den Erfolg dieses Modells ist die Entwicklung inhaltlich relevanter Multiple-Choice Aufgaben (siehe 2.1). Erste Ergebnisse, die auf die Tauglichkeit dieses Ansatzes hinweisen, liegen bereits vor (Schmidts & Wagner-Menghin, in Vorb.). Eine Erhöhung der Reliabilität durch Verlängerung der Prüfung mit ökonomisch durchführbaren Prüfungsteilen ist aber nicht der einzige Ansatz sich der Situationsgestaltung einer reliablen praktischen Prüfung für 740 Studierende" zu stellen. So kann argumentiert werden, dass geringe Reliabilität im Sinne von zu geringer Messgenauigkeit nicht an allen Stellen des Leistungskontinuums gleiche Relevanz besitzt: So kann die Fehlentscheidung eine „sehr gute" Leistung mit „gut" (oder umgekehrt) zu bewerten deutlich weniger gravierende Probleme nach ziehen als die Fehlentscheidung eine „nicht genügende" Leistung mit „genügend" oder eine „genügende" Leistung mit „nicht genügend" zu bewerten. Hohe Messgenauigkeit ist daher vordringlich zur Differenzierung zwischen „genügender" und „nicht genügender" Leistung praktisch relevant. Mittels sequentieller Teststrategie werden zunächst alle Kandidaten einem Screening unterzogen (z.B. anhand von 6 Stationen), aber nur diejenigen, welche hier eine ungenügende oder genügende Leistung vorzeigen, würden weitere Stationen vorzeigen um die Messgenauigkeit des Leistungskennwertes zu erhöhen. Ansätze zur Umsetzung einer sequentiellen Teststrategie sind bereits ausgearbeitet, deren Evaluation steht aber noch aus (Schmidts & Wagner-Menghin, in Vorbereitung).

3. Zusammenfassung und Ausblick

Im interdisziplinären Team der Qualitätssicherung für medizinische Prüfungen leisten PsychologInnen aufgrund ihrer Ausbildung (u.a. in den Bereichen Methodenlehre, Bildungspsychologie und Diagnostik) einen wesentlichen Beitrag. Einerseits sind sie in der Begleitung der FachexpertInnen in der Entwicklung sowie bei der testtheoretischen Analyse von MC-Aufgaben gefordert, andererseits bringen sie ihre Fachkenntnisse, im Hinblick auf die Implementierung und Etablierung praktischer Prüfungen ein. Die Entwicklung von begleitenden Forschungsprojekten, welche – im weiten Themengebiet der Medical Education – auch einen Beitrag zur Qualitätssicherung von Medizinischen Prüfungen leisten, stellt ebenso eine Aufgabe für einzelne am DEMAW tätige Psychologinnen dar, zu der sie mit ihrem Fachwissen entscheidend beitragen können. Im Rahmen des zukunftsorientierten „Pilotprojekts Akkreditierung" (Medizinische Universität Wien, 2009) wird bezüglich des „Assessment of Students" einerseits empfohlen, die zentrale Koordination und Qualitätssicherung der Prüfungen am DEMAW auszubauen und zu stärken. Andererseits werden u.a. „Häufigere, summative schriftliche Prüfungen mit Ausbau der Fragenformate über Multiple Choice Fragen hinaus" und der „Ausbau der OSCEs und die Etablierung von strukturierten Beobachtungen (...) nach einheitlichen Vorgaben" empfohlen, was die Wichtigkeit der psychologischen Tä-

tigkeiten in diesem Berufsfeld auch für die Zukunft deutlich unterstreicht. Bereits vorgezeichnet sind Forschungsprojekte im Zusammenhang mit Bereichen des Qualifikationsprofils (Medizinische Universität Wien, 2007), die gegenwärtig im Curriculum unterrepräsentiert sind. Dabei handelt es sich um Bereiche wie z.B. „Ärztliche Haltung" oder „Soziale und organisatorische Kompetenzen", die in der Diskussion um die Erlangung „Ärztlicher Professionalität" international und national an Bedeutung zunehmen. PsychologInnen des DEMAW bringen zur Klärung von Fragen der Entwicklung, Implementierung und Evaluation von Lehrelementen zu diesen Themen sowohl methodische als auch inhaltliche Fachkenntnisse ein.

4. Literatur

Arbeitskreises Medizinerausbildung der Robert Bosch Stiftung. (1989). Das Arztbild der Zukunft: Analysen kunftiger Anforderungen an den Arzt Konsequenzen fur die Ausbildung und Wege zu ihrer Reform: Abschlussbericht des Arbeitskreises Medizinerausbildung der Robert Bosch Stiftung – Murrhardter Kreis. Gerlingen, Germany: Bleicher

Association of American Medical Colleges. (1998). Learning Objectives for Medical Student Education. Washington, DC: Association of American Medical Colleges o. Document Number)

Case, S., & Swanson, D.B. (1998). Constructing Written Test Questions for the Basic and Clinical Sciences. Philadelphia: National Board of Medical Examinerso. Document Number)

Haladyna, T.M., & Downing, S.M. (1989). A taxonomy of multiple-choice item writing rules. Applied Measurement in Education, 2, 37–50

Hawkins, R.E., Katsufrakis, P.J., Holtman, M.C., & Clauser, B.E. (2009). Assessment of medical professionalism: Who, what, when, where, how, and why? Medical Teacher, 31(4), 385–398

Himmelbauer, M., & Szente-Voracek, S. (2009). Ist Studienerfolg in Medizin Genderabhängig? Analyse der ersten zwei Kohorten im Medizincurriculum Wien (MCW). Paper presented at the Jahrestagung der Gesellschaft für Medizinische Ausbildung

Institut für Aus- Weiter- und Fortbildung (IAWF). (1999). Kompetent prüfen. Handbuch zur Planung, Durchführung und Auswertung von Facharztprüfungen. [Competent assessment. Handbook for planning, adminstration and scoring in postgraduate medical education]. Bern/Vienna

Kramer, A. W. M., Jansen, J. J. M., Zuithoff, P., Dusman, H., Tan, L. H. C., Grol, R., et al. (2002). Predictive validity of a written knowledge test of skills for an OSCE in postgraduate training for general practice. Medical Education, 36(9), 812–819

Krebs, R. (2004). Anleitung zur Herstellung von MC-Fragen und MC-Prüfungen für die ärztliche Ausbildung. [Guidelines for the productions of MC-items and MC-examinations in medical education]. Bern, Swizerland: Institut für Medizinische Lehre, Abteilung für Ausbildungs- und Examensforschungo. Document Number)

Medizinische Universität Wien. (2007). Mitteilungsblatt, 41. Änderung des Curriculums für das Diplomstudium Humanmedizin. 41 Retrieved 29.10, 2009, from http://www.meduniwien.ac.at/files/1/11/28_mb_290607_nov_human.pdf

Medizinische Universität Wien. (2009). Evaluation des Studiums Humanmedizin an der Medizinischen Universität Wien „Pilotprojekt Akkreditierung" Bericht des Review-Teams. Retrieved 18.06, 2010, from http://www.aqa.ac.at/file_upload/MUW2009_Gutachterbericht.pdf

Miller, G. (1990). The Assessment of Clinical Skills/Competence/Performance. Academic Medicine, 65(9), 63–67

Norcini, J. J., Blank, L. L., Arnold, G. K., & Kimball, H. R. (1995). THE MINI-CEX (CLINICAL-EVALUATION EXERCISE) – A PRELIMINARY INVESTIGATION. Annals of Internal Medicine, 123(10), 795–799

Petrusa, E. R. (2002). Clinical Performance Assessments. In G. R. Norman, C. P. M. van der Vleuten & D. I. Newble (Eds.), International Handbook of Research in Medical Education (Vol. 2, pp. 673–709). Dordrecht: Kluwer

Prescott-Clements, L., van der Vleuten, C. P. M., Schuwirth, L. W. T., Hurst, Y., & Rennie, J. S. (2008). Evidence for validity within workplace assessment: the Longitudinal Evaluation of Performance (LEP). Medical Education, 42(5), 488–495

Rotthoff, T., & Soboll, S. (2006). Qualitätsverbesserung von MC Fragen. Ein exemplarischer Weg für eine medizinische Fakultät. GMS Zeitschrift für Medizinische Ausbildung, 23(3), Doc45

Schmidts, M. (2008). Modification of an OSCE station (communication skills) moves student learning from theory to practice. Paper presented at the AMEE 2008, Prague

Smolle, J. (2008). Klinische MC-Fragen rasch und einfach erstellen. Ein Praxisleitfaden für Lehrende. [Writing clinical MQ-Items quick and easy. A teacher's quide.] Berlin: DeGruyter

Smolle, J. (2009). Ein guter Arzt braucht Liebe und Verstand. Der Standard

van der Vleuten, C. P. M. (1996). The assessment of professional competence: developments, research and practical implications. Advances in Health Sciences Education, 1(1), 41–67

Verhoeven, B. H., Hamers, J., Scherpbier, A., Hoogenboom, R. J. I., & van der Vleuten, C. P. M. (2000). The effect on reliability of adding a separate written assessment component to an objective structured clinical examination. Medical Education, 34(7), 525–529

Wagner-Menghin, M., Preusche, I., Punter, J., & Schmidts, M. (2009). Deriving Constructional Rules for a Knowledge on Skills Test. Paper presented at the Granzer Konferenz: Teaching Medicine – an Interprofessional Agenda

Wass, V., Van der Vleuten, C., Shatzer, J., & Jones, R. (2001). Assessment of clinical competence. Lancet, 357(9260), 945–949

Woehr, D. J., & Huffcutt, A. I. (1994). Rater Training For Performance Appraisal – A Quantitative Review. Journal of Occupational and Organizational Psychology, 67, 189–205

Psychologische Forschung im Krankenhaus

Gisela Pusswald, Doris Moser

1. Einleitung

Psychologie als Wissenschaft beinhaltet den Aspekt, dass Forschung betrieben wird, das heißt Hypothesen gestellt, Beobachtungen strukturiert und Behandlungen evaluiert werden. Die PsychologInnen erlernen das Handwerk zur wissenschaftlichen Forschung in ihrem von Statistik und Methodenlehre reich gefülltem Lehrplan an den Universitäten. Sie werden gerne von KollegInnen anderer Studienrichtungen als die methodischen ExpertInnen gesehen und für wissenschaftliche Untersuchungen herangezogen. Forschung und Wissenschaft zu betreiben, gehört zu einem der Eckpfeiler psychologischer Tätigkeiten.

Erkenntnisse in der Psychologie werden nicht ausschließlich aus wissenschaftlichen Studien aus dem Labor gewonnen, sondern oftmals aus Feldstudien. Das „Feld" wird in der klinischen Psychologie durch das Krankenhaus repräsentiert.

Das folgende Kapitel gibt Einblick in die Geschichte der klinischen Psychologie, befasst sich mit potenziellen Inhalten wissenschaftlichen Arbeitens im Krankenhaus und bezieht sich auf die aktuelle Situation der klinischen PsychologInnen im größten Krankenhaus Österreichs, im Allgemeinen Krankenhaus Wien (AKH), ihre Tätigkeitsfelder und ihre Möglichkeiten, wissenschaftlich tätig zu sein. Abschließend erlauben sich die Autorinnen einen Ausblick zu wagen, in Hinblick darauf, was relevante Forschungsbereiche in Zukunft sein könnten und wo eine interdisziplinäre klinische Forschung nicht mehr wegzudenken sein wird.

2. Definition von klinisch-psychologischer Forschung im Allgemeinen

Klinisch-psychologische Forschung gilt als empirische Wissenschaft (Empirie griechisch: Erfahrung, auf Beobachtung beruhend), die die allgemeinen Grundlagen psychischer Störungen und deren Auswirkungen auf Erlebens- und Verhaltensweisen wissenschaftlich untersucht. Ziel klinisch-psychologischer Forschung ist es, anhand von Theorien, Hypothesen beziehungsweise Modellen konkrete Fragestellungen mittels geeigneter wissenschaftlicher Methoden zu überprüfen. Dabei werden sowohl quantitative als auch qualitative Verfahren unterschieden – von denen die quantitative Forschung in der klinischen Psychologie weitgehend vorherrschend ist.

Bei der quantitativen Forschung wird mittels spezieller quantitativer Methoden Verhalten in Form von Modellen und Zusammenhängen erklärt. Quantitative Methoden beinhalten beispielsweise den Einsatz von Fragebögen oder quantitativen Interviews bei einer möglichst repräsentativen Stichprobe, um einen zahlenmäßigen Vergleich von bestimmten Variablen zu ermöglichen und dadurch auf die Grundgesamtheit zu generalisieren. Der Vorteil von quantitativen Verfahren liegt darin, dass große Stichproben untersucht werden können und infolgedessen eine repräsentative Untersuchung vorliegt, womit statistische Zusammenhänge ermittelt werden können. Testtheoretisch bieten quantitative Methoden insbesondere eine hohe externe Validität als auch Objektivität und ermöglichen einen Vergleich der Ergebnisse.

Die qualitative Forschung beinhaltet die Beschreibung, das Interpretieren und das Verstehen von Zusammenhängen mittels qualitativer Interviews oder qualitativer Beobachtungen. Zum Unterschied von quantitativen Methoden zeichnet sich der qualitative Zugang durch eine größere Flexibilität und Offenheit aus. Durch die offene Befragung ergeben sich ein reichhaltiger Informationsgehalt, größere Subjektivität und interne Validität. Qualitative Verfahren sind besonders aufwändig und kostenintensiv und ermöglichen keinen zahlenmäßigen Vergleich mit anderen Variablen.

3. Methoden der klinisch-psychologischen Forschung

Die Forschung der klinischen Psychologie basiert zum großen Teil auf Beobachtungsstudien und experimentellen Studien. Dabei beschäftigt sich die klinisch-psychologische Forschung hauptsächlich mit psychischen Störungen, Evaluation von Diagnostik- und Behandlungsmethoden sowie Gesundheitsthemen wie Rehabilitationsforschung und Präventionsforschung etc.

Die Inhalte der klinisch-psychologischen Forschung basieren auf biologischen, sozialen, entwicklungs- und verhaltensbezogenen sowie kognitiven und emotionalen Grundlagen psychischer Störungen und deren Auswirkungen auf das Erleben und Verhalten. Die Ergebnisse sollen auch dazu dienen, einen Vergleich mit Gesunden zu ermöglichen. Von Bedeutung ist es demnach, mit Hilfe von wissenschaftlichen Methoden und Er-

kenntnissen die Zusammenhänge, Auswirkungen und Wirkungsbedingungen zu untersuchen. Psychische und somatische sowie umweltbezogene Faktoren sollen dabei nicht nur bei der Einzelperson, sondern auch in Gruppen und Systemen systematisch analysiert werden.

Im Wesentlichen wird im Zusammenhang mit der klinisch-psychologischen Forschung zwischen folgenden Methoden unterschieden: Einzelfallstudie, Korrelationsstudie, Experiment (Einzel- und Gruppenexperiment) und gemischte Versuchspläne.

Bei der Einzelfallstudie erfolgt eine detaillierte Beschreibung und Interpretation einer Einzelperson.

Durch Korrelationsstudien und Experimente erhält man generalisierte Informationen einer größeren Stichprobe. Korrelationsstudien dienen insbesondere dazu, Zusammenhänge und allgemeine Schlussfolgerungen psychischer Störungen in der Population zu untersuchen. Die Hauptanwendung von Korrelationsstudien erfolgt in epidemiologischen Studien, zur Bestimmung der Inzidenz und Prävalenz von psychischen Störungen, sowie in Längsschnittstudien zur Überprüfung von bestimmten Merkmalen derselben Stichprobe über einen längeren Zeitraum.

Beim Experiment werden bestimmte Variablen oder Situationen manipuliert, um deren Wirkung explizit zu untersuchen. Neben dem klassischen Experiment werden außerdem das Quasi-, das Natur-, das Analog- und das Einzelfallexperiment unterschieden. Diese Methoden ermöglichen eine Abwandlung des klassischen Experiments, um praktische sowie ethische Einschränkungen zu kontrollieren.

4. Geschichte der psychologischen Forschung

Der Beginn der Psychologie als eigenständiges wissenschaftliches Forschungsgebiet wird in der Literatur mit dem Ende des neunzehnten Jahrhunderts datiert. Dies erscheint relativ spät wenn man bedenkt, dass die Wurzeln der Psychologie in der Antike zu finden sind (Aristoteles, Platon). Verschiedene Persönlichkeiten aus den Bereichen Philosophie, Medizin und Biologie waren im Laufe der Zeit für die Entwicklung der Psychologie hin zur empirischen Wissenschaft von großer Bedeutung. Darunter fallen bekannte Namen wie Humboldt, Le Bon, Herbart, Weber, Helmholtz, Fechner, Gall, Broca oder auch Darwin.

Mit der Gründung des ersten Labors zur Erforschung psychologischer Phänomene im Jahr 1879 durch Wilhelm Wundt an der Universität von Leipzig wurde der Grundstein der Psychologie als eigenständiges Forschungsgebiet an den Universitäten gelegt. Wundt war der erste der in seiner sogenannten Leipziger Schule empirisch methodische Zugänge zur Erforschung der Wahrnehmung, angelehnt an experimentelle Naturwissenschaften, angewendet hat. Von Leipzig aus etablierte sich die Psychologie als eigenständige Wissenschaft an allen internationalen Universitäten.

Neben der Leipziger Schule, gab es die berühmte Heidelberger Schule aus der Kraepelin hervorging, der die ersten experimentell-psychologischen Untersuchungen psychischer Phänomene in der Psychiatrie unternahm. Am Beginn des neunzehnten Jahrhunderts gab es in Deutschland eine lebhafte Diskussion zwischen Jaspers und Münsterberg um die Begriffe Psychopathologie und Pathopsychologie.

Die Anfänge der klinischen Psychologie sind in den USA zu suchen. Neben den ersten Einsätzen von „mental tests" zur Erfassung kognitiver Fähigkeiten, wird Witmer mit der Errichtung einer Ambulanz für „handicaped children" in Philadelphia als Gründer der klinischen Psychologie gesehen. Es wird erstmals der Begriff der „Clinical Psychology" für ambulante Beratungs- und Betreuungseinrichtungen verwendet.

Ein Journal, herausgegeben von Prince mit dem Titel „Journal of abnormal Psychology" und die Eröffnung weiterer Ambulanzen tragen zur Ausbreitung der Psychologie im klinischen Bereich in den USA bei.

In Österreich arbeiten gleichzeitig Freud und Breuer an ihren Studien zur Hysterie und definieren psychische Grundlagen neurotischer Störungen. Weiters werden Adler mit der Eröffnung von Erziehungsberatungsstellen in Wien, Bühler mit der Gründung des psychologischen Instituts und seine Frau Charlotte mit ihrer Arbeit mit Kindern als Gallionsfiguren der Entstehung der klinischen Psychologie in Österreich und speziell in Wien gesehen.

Die Zeit mit Beginn des zweiten Weltkrieges führte zu großen Veränderungen im Bereich der klinisch-psychologischen Forschung. Mit der Flucht prominenter PsychologInnen vor dem Nationalsozialismus ins Ausland kam es zu einem Kahlschlag innerhalb der klinisch-psychologischen Forschung im deutschsprachigen Raum. Damit übernahmen die USA die Führung als „Psychologie-Nation Nummer 1". In der Folge drifteten die Forschungsansätze der Psychologie in den USA und Europa auseinander. Während die amerikanische Forschung eher psychische Störungen in den Fokus rückte, konzentrierte sich die europäische Forschung auf den somatischen Anteil psychischer Erkrankungen. So machten sich die USA mit der Entwicklung psychologischer Skalen zur Erfassung der Persönlichkeit sowie der Entwicklung therapeutischer Ansätze einen Namen, die ursprünglich aus Österreich und Deutschland geflüchtete Wissenschafter mitgebracht hatten.

5. Geschichte der klinisch-psychologischen Forschung im Krankenhaus an den Universitätskliniken der Medizinischen Universität Wien

Die klinische Psychologie an den Universitätskliniken im AKH Wien hat eine lange Tradition. Während nach dem zweiten Weltkrieg die klinische Psychologie an den Universitätskliniken häufig mit Einzelpersonen verknüpft war, hat sich die Anzahl der im AKH tätigen

PsychologInnen mittlerweile vervielfacht und klinisch-psychologische Tätigkeit hat in vielen Kliniken Verbreitung gefunden. Derzeit arbeiten mindestens 70 Klinische PsychologInnen an insgesamt 13 Universitätskliniken.

Klinische PsychologInnen am AKH Wien haben zwei unterschiedliche Dienstgeber, entweder die Medizinische Universität Wien oder die Gemeinde Wien (Krankenanstaltenverbund). Einen Überblick der unterschiedlichen Anstellungsmöglichkeiten im AKH zeigt Tab. 1.

Die Aufgaben und Tätigkeitsbereiche haben je nach Anstellung unterschiedliche Schwerpunktsetzungen. So liegt es vor allem im Aufgabenbereich der PsychologInnen, die von der Med Uni Wien angestellt werden, Forschung, Wissenschaft und Lehre zu betreiben, während der inhaltliche Arbeitsschwerpunkt der gemeindebediensteten PsychologInnen vor allem in der Versorgung der PatientInnen liegt.

Grundsätzlich lässt sich zwischen akademischer Forschung und Drittmittelforschung unterscheiden. Letztere wird von unterschiedlichen Fördergebern finanziert, dazu zählen Forschungsförderungen (regionale, nationale und internationale Fonds, zum Beispiel Fonds zur Förderung wissenschaftlicher Forschung, Nationalbank-Fonds, Bürgermeister-Fonds), Forschungsaufträge (industrielle Partner, andere Einrichtungen) sowie sonstige Zuwendungen (Stipendien, Grants).

Hinsichtlich der Forschungsprojekte wird insbesondere zwischen zwei Arten differenziert: Ad personam-Forschung (Rechtsgrundlage ist § 26 UG) und universitäre Forschung (Rechtsgrundlage ist § 27 UG). Der wesentliche Unterschied zwischen diesen beiden Modellen von Forschungsprojekten liegt in der Art des Zuwendungsempfängers beziehungsweise Vertragspartners. Während bei erstgenannten eine/ein einzelne/er wissenschaftliche/er MitarbeiterIn als VertragspartnerIn gilt, ist bei letztgenannten Forschungsprojekten die Universität der Vertragspartner. Im Auftrag von Dritten oder anderen Rechtsträgern wird wissenschaftliche Forschung durchgeführt.

Als zentrale Einrichtung zur Förderung der Grundlagenforschung stehen in Österreich drei große Fördereinrichtungen zur Verfügung: die Forschungsförderungsgesellschaft (FFG), die Förderbank Austria Wirtschaftsservice (AWS) und der Fonds zur Förderung wissenschaftlicher Forschung (FWF). Neben den genannten Fördereinrichtungen bestehen noch weitere bundesweite Forschungsinstitutionen, wie etwa die Österreichische Nationalbank (ÖNB), die Christian Doppler Forschungsgesellschaft sowie die Österreichische Forschungsgemeinschaft (ÖFG). Für die Finanzierung der Grundlagenforschung im Krankenhaus spielen insbesondere der FWF und die ÖNB eine zentrale Rolle. Gefördert werden zum großen Teil Einzelprojekte, jedoch auch

Tab. 1. Übersicht der Anstellungsmöglichkeiten und Tätigkeitsbeschreibungen im AKH

Arbeitgeber	
Med Uni Wien	*Gemeinde Wien KAV*
Arbeitsvertrag (befristet, unbefristet)	Arbeitsvertrag
Freier Dienstvertrag	Fachausbildungsstelle
Werkvertrag	
DiplomandInnen/DissertantInnen	
Tätigkeitsbeschreibungen	
Lehre	PatientInnenversorgung
Forschung	Forschung
PatientInnenversorgung	

die Schaffung von Forschungsnetzwerken (auf nationaler sowie internationaler Ebene) sowie die Förderung von Einzelpersonen, mit dem Ziel, den akademischen Nachwuchs zu fördern

Forschung – sowohl Grundlagenforschung als auch angewandte Forschung – gilt als zentrale Aufgabe der Universitäten. Einen hohen Stellenwert hat dabei insbesondere die Drittmittelforschung, die etwa ein Fünftel des Gesamtbudgets der Medizinischen Universität ausmacht (siehe auch Tab. 2).

Forschungsarbeiten werden auch im Rahmen von Diplomarbeiten, die seit dem Jahr 2004 fixer Bestandteil des Medizinstudiums sind, vergeben. Dissertationsarbeiten, im Rahmen von PhD-Programmen, aber auch Diplomarbeiten von StudentInnen anderer Universitäten (Psychologie, Soziologie, Pflegewissenschaften, etc.) beziehungsweise Fachhochschulen (Gesundheitsberufe, etc.) werden durchgeführt.

6. Wissenschaftlicher Output der klinischen PsychologInnen an den Universitätskliniken/ Allgemeines Krankenhaus Wien in den Jahren 2000 bis 2009

Im Rahmen dieses Buchkapitels wurde angeregt, eine Analyse des wissenschaftlichen Outputs der klinischen PsychologInnen an den Universitätskliniken/AKH Wien in den Jahren 2000 bis 2009 durchzuführen. Mit der Datenerhebung und Analyse wurde PD. Dr. Johann Lehrner, Universitätsklinik für Neurologie, Medizinische Universität Wien beauftragt.

Ziel der Erhebung war eine Aufstellung aller publizierten Originalarbeiten im Zeitraum vom 1.1.2000 bis 31.12.2009 von klinischen PsychologInnen, entweder als ErstautorIn oder als Co-AutorIn. In einem ersten Schritt wurden alle klinischen PsychologInnen identifiziert, die im definierten Zeitraum in einem aktiven Anstellungsverhältnis zur Medizinischen Universität Wien oder Gemeinde Wien (Bund, Gemeinde, Drittmittel, Sondermit-

Tab. 2. Anzahl der Drittmittelforschung (2008)

Anzahl der Drittmittelprojekte im Jahr 2008 (Innenaufträge)		
$ 27 UG	3373	davon 2227 F & E Projekte
$ 26 UG	988	davon 966 F & E Projekte

tel) standen. Dazu wurden die Wählerevidenzlisten zur Wahl der Vorsitzenden des Klinisch-psychologischen Fachgremiums, eine Adressenliste des Klinisch-psychologischen Fachgremiums sowie persönliche Hinweise verwendet. Insgesamt wurden 116 Personen identifiziert. Anschließend wurde eine Literatur-Recherche in der Medizinischen Datenbank PUB MED der U.S. National Library of Medicine der National Institutes of Health (www.ncbi. nlm.nih.gov), mit den Namen der identifizierten Personen in Hinblick auf Publikationen durchgeführt. Um in die Analyse aufgenommen zu werden, musste neben dem Aufscheinen des Namens auf der Publikation auch die Zugehörigkeit zur Medizinischen Universität Wien bzw. den einzelnen Instituten und Kliniken klar ersichtlich sein. Von den 116 Personen wurden 48 Personen als wissenschaftlich publizierend im betreffenden Zeitraum identifiziert.

Für die einzelnen Publikationen wurde entsprechend dem ISI Web of Knowledge von Thomson Reuters (www.portal. isiknowledge.com) der aktuelle Impact Punkt-Status der jeweiligen Zeitschrift (Stand 2009) ermittelt.

Es konnten 62 Originalarbeiten als Erstautorschaften und 192 Originalarbeiten als Co-Autorschaften im ISI Web of Knowledge identifiziert werden. Reviews, Letters und Comments wurden in die Analyse nicht mitaufgenommen. In Summe wurden für den Erhebungszeitraum 136.1 Impact Punkte im Rahmen einer Erstautorenschaft und 607.7 Impact Punkte im Rahmen einer Co-Autorenschaft ermittelt. Abb. 1 gibt einen Überblick über den Verlauf im Erhebungszeitraum.

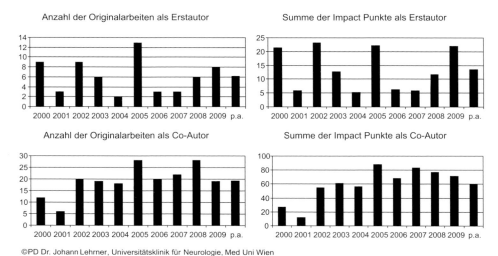

Abb. 1. Wissenschaftlicher Output der klinischen PsychologInnen an den Allgemeines Kranken-haus Wien – Universitätskliniken im Zeitraum von 2000–2009

7. Zusammenfassung und Ausblick

PsychologInnen an der Medizinischen Universität Wien/AKH Wien sind im Bereich der klinischen-psychologischen Forschung tätig, unterstützen die medizinische Forschung mit ihrer Expertise oder bearbeiten und betreuen Forschungsfragen im Rahmen eines Projektes, einer universitären Abschlussarbeit (Diplomarbeit beziehungsweise Dissertation). Was kann die Zukunft bringen? Auf der einen Seite sind, wie bei allen im Dienste des Gesundheitswesens Arbeitenden die zeitlichen Ressourcen knapp. So bleibt neben einer qualitativ hochwertigen PatientInnenversorgung und Lehre wenig Zeit für qualitativ hochwertige Forschung. Weiters werden durch mangelnde öffentliche Finanzierungsmittel die Projekt- und Förderungstöpfe immer knapper und finanziell aufwändigere Forschung ist kaum mehr leistbar.

Andererseits finden psychologische Fragestellungen immer mehr Interesse im klinisch medizinischen wie auch gesundheitspolitischen Kontext. Sowohl Fragen zur primären Prävention, aus dem Bereich der Klinischen- und Gesundheitspsychologie als auch aus dem Bereich der Gerontopsychologie sind heute für Gesellschaft und Politik in Hinblick auf die Kostenexplosion im Gesundheitsbereich sehr wichtige Forschungsfelder.

Sichtbar wird das Interesse an diesen Themenbereichen an den zunehmenden Diplomarbeiten zu gesundheitspsychologischen Fragestellungen, wie Lebensqualität, Prävention etc. Die Beantwortung der vielschichtigen Fragestellungen zum Thema „Psychologie im Krankenhaus" verlangt interdisziplinäre Zusammenarbeit. In der Zusammenschau der verschiedenen wissenschaftlichen Felder kann Forschung im Krankenhaus einerseits zum Wohl der PatientInnen und andererseits zur Erforschung vieler offener Fragen von Krankheiten und psychologischer Aspekte von Krankheiten beitragen.

Das lässt die Autorinnen zu dem Schluss kommen, dass Forschung im Krankenhaus nicht nur eine notwendige, sondern sogar eine zukunftsträchtige Disziplin ist.

8. Literatur

Comer R. J. (2008) Klinische Psychologie. Heidelberg: Spektrum

Psychologische Aspekte der Frauenförderung

Angelika Hoffer-Pober, Susanna Pichler, Sandra Steinböck

1. Einleitung

In der Satzung der Medizinischen Universität Wien sowie in deren Entwicklungsplan und dem darin enthaltenen Frauenförderplan sind die Aufgaben der Stabstelle Gender Mainstreaming als gesellschaftliche Zielsetzungen der Universität verankert. Operatives Ziel ist die Umsetzung des in der Satzung verankerten Frauenförderplans, in dem das Erreichen einer 40 %-igen Frauenquote auf allen Hierarchieebenen der Medizinischen Universität Wien gefordert wird. Im Moment hat die Medizinische Universität Wien 17 Professorinnen gegenüber über 100 Professoren. Die gesellschaftlichen Ziele sind im Entwicklungsplan folgendermaßen definiert: „Es ist wesentliche Aufgabe der Universitätsleitung, Rahmenbedingungen für eine gleichberechtigte Zusammenarbeit von Frauen und Männern innerhalb der Universität zu schaffen. … Insgesamt soll es allen MitarbeiterInnen unabhängig von Geschlecht und Lebenskontext ermöglicht werden, ihre Kompetenzen und Ressourcen sowie ihre Kreativität in die Leistung der Medizinischen Universität Wien einzubringen. Dazu ist eine zweigleisige Strategie zu verfolgen, die zum einen darauf abzielt, strukturelle und organisationskulturbedingte Barrieren und Hürden für Frauen abzubauen und zum anderen Frauen in ihren Karriereverläufen ganz konkret und auf individueller Ebene zu unterstützen…"

An dieser Stelle ist wichtig zu betonen, dass unsere Maßnahmen also auf unterschiedliche Ebenen in der Organisation abzielen und das in Bezug auf den Titel dieses Beitrags „Psychologische Aspekte der Frauenförderung" deshalb wesentlich ist, da Aktivitäten auf struktureller Ebene von Maßnahmen auf individueller, personenbezogener Ebene abzugrenzen sind. Nur auf zweit genannter ist es möglich, psychologische Aspekte im engeren Sinne auszumachen. Im Anschluss an die Vorstellung des Gesamtportfolios der Stabstelle Gender Mainstreaming werden wir uns deshalb auf die Beschreibung der personenbezogenen Frauenförderungsmaßnahmen konzentrieren.

Die Stabstelle Gender Mainstreaming ist auf Organisationsebene dem Vizerektorat für Personalentwicklung und Frauenförderung zugeordnet.

1.1. Aufgaben der Stabstelle Gender Mainstreaming

1.1.1. Frauenförderung zur Stärkung der Berufsposition von Frauen

Eine Reihe an Programmen hat hier zum Ziel, Frauen an bekanntermaßen kritischen Punkten der Karriereentwicklung zu unterstützen.

Frauen netz.werk Medizin ist ein fächerübergreifendes Gruppenmentoring zur gezielten Förderung und Unterstützung von Wissenschafterinnen. Ergänzend zu fachlich-inhaltlichen Förderbeziehungen, legt dieses Mentoring den Schwerpunkt auf den strukturellen Rahmen einer wissenschaftlichen Karriere im Kontext der medizinischen Wissenschaften.

Ziel von „schrittweise" – Curriculum für Nachwuchswissenschafterinnen ist die Unterstützung von Frauen am Beginn ihrer wissenschaftlichen Karriere bei der Planung und Gestaltung der nächsten Karriereschritte. Dies geschieht einerseits über die Vermittlung von skills, die neben fachlichen Kompetenzen entscheidend für eine wissenschaftliche Laufbahn sind, und andererseits über Karrierecoaching im Einzelsetting.

Planungswerkstatt K^3 – Karriere Kinder Klinik ist ein Informations- und Beratungsangebot für Frauen mit Kindern an der Medizinischen Universität Wien, die ihren Werdegang mit professioneller Unterstützung aktiv planen wollen. Das Beratungsangebot ist kostenlos, anonym und streng vertraulich und jeder Mitarbeiterin stehen bis zu 10 Beratungseinheiten zur Verfügung. So sollen kontinuierlich Karriereentwicklungsprozesse von Frauen unterstützt und begleitet werden.

In Ergänzung zur Einzelberatung stehen im K^3 – Gruppencoaching Austausch und Vernetzung von Mitarbeiterinnen mit Kindern im Vordergrund. Dadurch haben die Teilnehmerinnen die Möglichkeit, vom Erfahrungsschatz der Kolleginnen zu profitieren und demzufolge ihre eigenen Handlungsmöglichkeiten zu reflektieren und zu erweitern.

Frauenspezifische Personalentwicklungsseminare wie Medientraining, Berufungstraining, Kommunikationstraining, Konfliktmanagement, Stress- und Zeitmanagement, Selbstpräsentation, Genderkompetenztraining vermitteln den Teilnehmerinnen wesentliche Fähigkeiten und Fertigkeiten für ihren Berufsalltag und ihre Karriereentwicklung.

Mit dem Projekt „Frauenwege – Mut sichtbar machen" stellen wir auf einer eigenen Website Frauen vor, die an der MedUniWien erfolgreich Karriere machen bzw. gemacht haben. Unser Anliegen ist es, durch das Präsentieren von Werdegängen, erfolgreiche Frauen sichtbarer zu machen. Karriere wird lebendig, und es wird deutlich, dass es kein „Patentrezept" gibt, sondern vielmehr eine Menge verschiedener Strategien und Herangehensweisen an die eigene Berufslaufbahn. Individuelle Ansätze und eigene Erfahrungen werden vor dem Hintergrund der eigenen Karriere vorgestellt. So werden Strategien konkret, die dazu genutzt werden können, eigene Handlungsspielräume zu erforschen.

Im Sommer 2005 wurden die ersten nach außen hin sichtbaren Schritte dieses Projekts gesetzt. Dazu wurden alle Frauen, die eine Professur innehaben und/ oder Mitglieder in den universitären Gremien (Senat, Betriebsrat, Arbeitskreis für Gleichbehandlung) sind, kontaktiert. Die Frauen hatten anschließend die Möglichkeit, den beigelegten Fragebogen schriftlich auszufüllen oder ein mündliches Interview zu geben. Frauenwege wird kontinuierlich erweitert und ergänzt.

1.1.2. Gender Mainstreaming

Gender Mainstreaming soll als Verfahren zur Überprüfung, Bewertung und Entwicklung von Strukturen, Maßnahmen und Entscheidungen aus der Perspektive und mit dem Ziel einer Gleichbehandlung von Frauen und Männern in die Medizinische Universität Wien integriert werden. Konkret wird dieses Ziel mit einem Portfolio unterschiedlicher Maßnahmen verfolgt.

Derzeit wird an der Erfassung der quantitativen Daten zur Lage der Frauen und deren Analyse gearbeitet. Diese Daten sollen nicht nur wie bisher in Form eines allgemeinen MedUniWien-Frauenberichts vorgelegt werden, sondern es wird pro Organisationseinheit ein eigener situationsspezifischer Bericht erarbeitet.

Ein weiterer wesentlicher Bestandteil unserer Gender Mainstreaming Maßnahmen ist die Integration von Gender in das Pflichtcurriculum.

Im Oktober 2009 startete die Arbeitsgruppe „Gender im Pflichtcurriculum".

Im Rahmen dieser Arbeitsgruppe wird 16 TeilnehmerInnen die Möglichkeit geboten, mit professioneller Begleitung Integrationsstrategien für Gender in der Pflichtlehre zu konzipieren und umzusetzen. Es handelt sich um ein bedarfsorientiertes Angebot, das die individuellen Wünsche der TeilnehmerInnen in den Mittelpunkt stellt. Eine Trainerin stellt dafür Rahmen und fachlich-methodischen Input zur Verfügung und unterstützt bei der Entwicklung von Werkzeugen und Methoden.

1.1.3. Gender Lehre – gendeRing Ringvorlesungen

Die Abteilung Gender Mainstreaming konzipiert, plant und organisiert seit dem Wintersemester 04/05 zwei jeweils dreistündige Ringvorlesungen pro Semester zu Themen aus dem Bereich der Gender Medizin. Von diesen zwei Ringvorlesungen ist jeweils eine einem semesterweise wechselnden Spezialthemenschwerpunkt gewidmet, während die zweite eine Einführung in die unterschiedlichen Bereiche der Gender Medizin bietet wie Genderaspekte der Sexualität und Reproduktion, Geschlechtsspezifische Aspekte des zentralen und peripheren Nervensystems oder Differentialdiagnose Bauchschmerz – der Genderaspekt in der abdominalen Beschwerdesymptomatik.

2. Frauenförderungsmaßnahmen

Im folgenden Kapitel möchten wir vertiefend auf den Arbeitsbereich Frauenförderung eingehen. Grundsätzlich sind die Frauenfördermaßnahmen, die wir setzen, als Teil einer gesellschaftspolitischen Strategie mit dem Ziel der Gleichstellung von Frauen und Männern zu sehen. In der Umsetzung handelt es sich dann um Aktivitäten auf individueller Ebene sprich um einzelne Frauen, mit denen wir arbeiten.

Auf der Website der Stadt Wien heißt es zum Thema Frauenförderung: „Frau-

enförderung soll die Chancen von Frauen in männerdominierten Berufen sowie in höherwertigen Positionen erhöhen. Nachweislich wurden in der Vergangenheit vorwiegend Männer gefördert. Eine befristete Bevorzugung von Frauen gilt nicht als Diskriminierung von Männern, sofern Frauen ebenso qualifiziert sind. Frauenförderung ist Teil des Wiener Gleichbehandlungsgesetzes (W-GBG) sowie Teil der EU-Richtlinie zur Gleichstellung von Frauen und Männern (http://www.wien. gv.at/menschen/gleichbehandlung/themen/frauenfoerderung.html)."

Wie bereits erwähnt ist Frauenförderung unter anderem in den Universitätsgesetzen, den Satzungen und Entwicklungsplänen verankert. Somit sind die Universitäten seit 2002 verpflichtet, Einrichtungen zur Koordination und Umsetzung der Aufgaben der Gleichstellung und Frauenförderung zu haben. „Nur mit einer Kombination aus verschiedenen frauenfördernden Maßnahmen und Gleichstellungsinitiativen können die Karrierechancen für Frauen im universitären Kontext nachhaltig verbessert werden (http://personalwesen.univie.ac.at/frauenfoerderung/.)"

Zur Veranschaulichung des Bedarfs an Frauenförderung an der MedUniWien spricht folgende Grafik für sich (Abb. 1).

2.1. Mentoring – Frauen netzwerk Medizin

Unter Mentoring versteht man eine unterstützende Austauschbeziehung zwischen einem/einer Mentor/in, der/die über Kenntnisse und Erfahrungen verfügt, und einer/einem Mentee, der/die diese für die Bewältigung einer anstehenden Aufgabe oder eines nächsten Entwicklungsschritts nutzen kann. Mentoring gilt als bewährtes Instrument der Karriereförderung, dem die Erkenntnis zugrunde liegt, dass für den beruflichen Erfolg nicht allein fachliche Qualifikation ausschlaggebend ist, sondern fördernde und unterstützende Beziehungen von großer Bedeutung sind. Frauen kommen traditionellerweise

		Prof.	Doz.	Ass.Prof.	Ass.	Ausbildung	SÄ/SG	Drittmittel	n.b.
2005	weiblich	9,02	22,39	32,81	44,39	40,24	58,46	59,12	47,42
	männlich	90,98	77,61	67,19	55,61	59,76	41,54	40,88	52,58
2006	weiblich	9,02	22,88	30,94	47,92	41,22	66,07	57,07	49,03
	männlich	90,98	77,12	69,06	52,08	58,78	33,93	42,93	50,97
2007	weiblich	9,92	23,56	33,55	45,98	43,88	66,04	61,09	49,59
	männlich	90,08	76,44	66,45	54,02	56,12	33,96	38,91	50,41
2008	weiblich	12,82	24,00	37,66	48,16	42,86	68,97	62,04	47,18
	männlich	87,18	76,00	62,34	51,84	57,14	31,03	37,96	52,82
2009	weiblich	14,16	24,21	38,78	49,02	50,00	70,18	59,59	44,18
	männlich	85,84	75,79	61,22	50,98	50,00	29,82	40,41	55,82

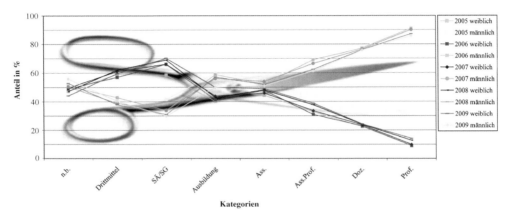

Abb. 1. Geschlechterdisparitäten entlang der Personengruppen (in Prozent)
SÄ/SG: StationsärztInnen/ Sondergruppe
n.b: nicht berücksichtigt z. B. TutorInnen, StudienassistentInnen, Sondermittel,…

seltener als Männer in die Lage, von solchen Förderbeziehungen zu profitieren.

Die Abteilung Gender Mainstreaming konzipiert seit 2004 Mentoringprogramme und setzt diese um. Aufbauend auf den Erfahrungen nationaler und internationaler Projekte wurde ein an die speziellen Bedürfnisse einer Medizinischen Universität angepasstes Mentoringprogramm entwickelt. Das Mentoringprogramm Frauen netz.werk Medizin hat das Ziel, die Chancengleichheit von Frauen im beruflichen Kontext zu erhöhen, da Frauen beim Aufstieg in der universitären Hierarchie nach wie vor auf Barrieren (andere und zusätzliche als Männer) stoßen. Mit

Frauen netz.werk Medizin soll die Position der weiblichen Wissenschafterinnen nachhaltig gestärkt werden, indem sie in der Entwicklung ihrer fachlichen und persönlichen Potentiale und Kompetenzen unterstützt und vor allem auch im Universitätsbetrieb sichtbar gemacht werden. Frauen sollen in karriereentscheidenen beruflichen Situationen gezielt unterstützt werden, um Bruchlinien in der beruflichen Entwicklung zu vermeiden.

Zielgruppe von Frauen netz.werk Medizin sind Wissenschafterinnen in einem Dienstverhältnis zur Medizinischen Universität Wien, insbesondere solche, die sich gerade an einer Schlüsselstelle in

Hinblick auf ihren weiteren Karriereverlauf befinden (z. B. Habilitation).

Ziele des Mentoringprogramms sind die Schaffung von Transparenz in den Karriereverläufen an der Medizinischen Universität Wien, insbesondere in Hinblick auf berufliche Übergänge und daraus resultierende Karrierechancen (z. B. Wechsel von einem Drittmittelangestelltenverhältnis in ein reguläres Dienstverhältnis, Habilitation, Übernahme von Leitungsfunktionen), die Erarbeitung eines Instrumentariums, dass die Verwirklichung beruflicher Ziele erleichtert wie Erarbeitung von Führungsstrategien, Ausbau der Kommunikationstechniken oder Erweiterung der sozialen und methodisch/methodologischen Kompetenzen, weiters der Aufbau vielfältiger und nachhaltiger Netzwerkbeziehungen über die Grenzen der eigenen beruflich-fachlichen Kompetenzbereiche hinaus, um die gegenseitige Unterstützung und den Informationsfluss zu gewährleisten sowie das langfristige Ziel einer Erhöhung des Frauenanteils in den Leitungsfunktionen auf allen Hierarchieebenen.

Die Mentees profitieren von der Teilnahme am Programm indem sie Einblicke in Karriereverläufe an der Medizinischen Universität Wien bekommen, vom Aufbau von Netzwerkbeziehungen, durch das Kennenlernen unterschiedlicher Karrierestrategien und unterschiedlicher Lebensmodelle in Hinblick auf die eigene Work-Life-Balance und durch den Erwerb und das Training von soft skills.

Der Gewinn für die MentorInnen ist gegeben durch Einblicke in die Situation der Nachwuchswissenschafterinnen, durch die Erweiterung der Betreuungs- und Beratungskompetenz sowie die Erweiterung der eigenen Kontaktnetze.

Der Gewinn für die Organisation liegt im Aufbau transparenter und formalisierter Förderbeziehungen und der Tatsache, dass Frauen im Universitätsbetrieb sichtbar gemacht werden und nachhaltig in ihrer beruflichen Entwicklung unterstützt werden.

Die Potentiale, das Wissen und die Fähigkeiten von Nachwuchswissenschafter-innen können so vermehrt in die Leistungen der Universität eingebracht werden.

Am ersten Durchgang von Frauen netz. werk Medizin 2005/2006 nahmen insgesamt 22 Mentees und 5 MentorInnen (3 Frauen und 2 Männer) teil. Im zweiten Durchgang 2008–2010 arbeiten zurzeit 4 Mentorinnen mit insgesamt 17 Mentees.

2.2. „schrittweise" – Curriculum für Nachwuchswissenschafterinnen

Das Curriculum für Nachwuchswissenschafterinnen soll Frauen an der Medizinischen Universität Wien ebenfalls dabei unterstützen, ihre Karriereschritte zu planen und zu gestalten. Die Zielgruppe ist am beruflichen Werdegang gemessen jünger als die des Mentorings. Das Programm zielt auf Mitarbeiterinnen ab, die am Beginn ihrer beruflichen Laufbahn an der Medizinischen Universität Wien stehen. Ähnlich dem Rahmenprogramm des Mentorings sollen themenspezifische Seminare die eigenen Handlungsmöglichkeiten erweitern helfen. „Schrittweise" bietet einer, über die gesamte Dauer des Curriculums bestehenden Gruppe von 14 Teilnehmerinnen, eine Seminarreihe, bestehend aus Stress- und Zeitmanagement, wissenschaftliches Schreiben und Publizieren, Teamkompetenz und Konfliktmanagement, Projektanträge und Forschungsfinanzierung sowie Selbstpräsentation und Kommunikationsstrategien, an. Weiters bekommen die Teilnehmerinnen begleitend Karrierecoaching im Einzelsetting angeboten. Das Karrierecoaching soll dabei unterstützen, nochmals ganz spezifisch die je eigene Situation zu reflektieren und das Gelernte im eigenen Arbeitskontext umzusetzen. Der erste Durchgang mit 14 Teilnehmerinnen wurde im Oktober 2009 abgeschlossen und ein nächstes Curriculum mit weiteren 14 Frauen ist bereits gestartet.

2.3. Planungswerkstatt K³ – Karriere Kinder Klinik

Maßnahmen im Bereich der Verbesserung der Vereinbarkeit von Arbeit und

Privatleben sind im Sinne der im Entwicklungsplan verankerten gesellschaftlichen Zielsetzung der besseren Vereinbarkeit von Beruf und Familie zu sehen. Zudem besteht an der Medizinischen Universität Wien neben dem generellen Bedarf von Studierenden und MitarbeiterInnen an Maßnahmen zur besseren Vereinbarkeit von Beruf und Familie auch spezieller Bedarf, der sich aus folgenden Gegebenheiten ableiten lässt.

Hier ist auf die besondere Situation einer Universitätsklinik zu verweisen mit ihrem Auftrag Klinik, Forschung und Lehre miteinander zu verbinden. Aus dieser Tatsache ergibt sich wiederum, dass viele verschiedene Aufgaben von den wissenschaftlichen MitarbeiterInnen, im Speziellen aber von KlinikerInnen, gleichzeitig zu leisten sind. Konkret ergeben sich häufig Kollisionen zwischen Facharztausbildung und wissenschaftlicher Karriere. Da dieses Dilemma hauptsächlich Menschen unter 35 Jahren betrifft und die Medizinische Universität Wien junges Personal mit vielen Kindern hat, besteht hier der besondere Bedarf an Maßnahmen zur besseren Vereinbarkeit von Beruf und Familie bzw. familienfreundlichen Karrieremodellen. Da das Vereinbarkeitsproblem traditionellerweise Frauen in stärkerem Maß trifft als Männer, sind hier gezielte Frauenförderungsmaßnahmen erforderlich.

Folgende Tabelle zeigt, dass 3487 WissenschafterInnen 1308 Kinder im Alter von 0 bis 14 Jahre haben.

Die Planungswerkstatt K^3 ist ein Beratungsangebot für Mitarbeiterinnen der Medizinischen Universität Wien zur Vereinbarkeitsthematik von Karriere und Leben mit Kind(ern). K^3 ist eine Frauenförderungsmaßnahme, die auf personenbezogene Karriereplanung abzielt. Die Beratung soll dazu dienen, zu definieren und zu planen, wie die persönliche Laufbahn aussehen soll und wie dies zu erreichen ist. K^3 kann hier beitragen, indem diese aktive Planung und Umsetzung unterstützt und begleitet wird und indem benötigte Informationen und Know-How an die Frauen weitergegeben werden.

Das Beratungsangebot selbst ist kostenlos, anonym und streng vertraulich. Die Beratungsgespräche erfolgen nach Terminvereinbarung und dauern etwa eine Stunde. Jeder Frau stehen 10 Beratungseinheiten zu. Die Beratungsstelle ist nicht befugt, direkte Interventionen (z. B. bei Vorgesetzten der Frauen) zu setzen. Aus diesem Grund kooperiert die Abteilung hier mit dem Arbeitskreis für Gleichbehandlungsfragen und dem Betriebsrat und nimmt eine Vermittlerinnenrolle ein, sofern das von den Klientinnen gewünscht wird.

Themen in den Beratungen sind Wiedereinstieg, Familien- und Karrierepla-

Tab. 1. WissenschafterInnen an der MedUniWien mit Kind(ern) – Anzahl MitarbeiterInnen mit Kinder/n ohne Altersbeschränkung/ von 0–3 Jahren/ von 3–6 Jahren/ von 6–14 Jahren 2008

		Prof.	Doz.	Ass. Prof	Ass.	Ausbildung	SÄ/SG	Drittmittel	n.b.
0–3 Jahre	weiblich	0	21	0	65	6	2	22	9
	männlich	3	64	5	93	8	2	14	1
3–6 Jahre	weiblich	2	31	5	45	4	2	13	5
	männlich	3	87	8	59	10	1	7	7
6–14 Jahre	weiblich	3	52	14	48	3	12	17	11
	männlich	14	225	22	72	7	5	11	8
ohne AB	weiblich	9	118	33	147	11	19	52	24
	männlich	92	468	64	189	15	11	25	31

SÄ/SG: StationsärztInnen/ Sondergruppe

n.b: nicht berücksichtigt z. B. TutorInnen, StudienassistentInnen, Sondermittel,…

nung, Schwangerschaft und Arbeitsplatz, Karenz- und Karrieremanagement, Kinderbetreuung und Vereinbarkeit mit dem Beruf. Oft reichen ein bis zwei Beratungsgespräche aus, manchmal geht es aber auch darum, eine Frau über einen längeren Zeitraum zu begleiten und sie zum Beispiel bei der Wiedereinstiegsplanung zu unterstützen. Hier kann ein Beratungsprozess auch über ein Jahr gehen. Manche Klientinnen kommen auch nach einigen Monaten wieder, wenn sich neue Fragestellungen oder geänderte Situationen ergeben haben.

Die Planungswerkstatt K[3] besteht seit Februar 2007 und es haben bisher über 50 Beratungsgespräche stattgefunden.

2.4. K3 – Gruppencoaching

In Ergänzung zur Einzelberatung bieten wir seit Oktober 2009 ein K3 – Gruppencoaching für Mitarbeiterinnen mit Kindern an. Dieses Angebot bietet 15 Wissenschafterinnen die Möglichkeit, ihre Karriere vor dem Hintergrund der Vereinbarkeitsthematik Beruf und Verantwortung für Kinder zu reflektieren. Über ein Jahr wird sich die Gruppe 10-mal treffen.

Ziel des Coachings ist es, durch das Kennenlernen anderer Lebenskonzepte das eigene zu reflektieren sowie durch den Erfahrungsaustausch mit anderen Frauen die individuellen Handlungsstrategien zu erweitern. Folgende Themenbereiche und Fragestellungen werden diskutiert, reflektiert und geplant:

- Welche (beruflichen) Ziele habe ich mir gesteckt?
- Wie kann ich sie erreichen? Was brauche ich an Ressourcen dafür?
- Wie gelange ich persönlich zu einer besseren Vereinbarkeit von Beruf und Familie?
- Welche Unterstützung kann ich mir dafür organisieren?
- Wie eingebunden bin ich in die Abteilung? Was hat sich in meinem Arbeitsumfeld durch die Tatsache, dass ich ein Kind Kinder habe, geändert?

3. Zusammenfassung und Ausblick

„Gender Mainstreaming bedeutet, eine geschlechtssensible Perspektive in alle Aktivitäten und Maßnahmen zu integrieren und alle Vorhaben und Maßnahmen auf ihre geschlechtsspezifischen Wirkungen zu überprüfen. Dabei wird von der Tatsache ausgegangen, dass das Geschlechterverhältnis in unserer Gesellschaft ein Ungleichheitsverhältnis ist, dessen Ursachen sozial und kulturell erzeugt sind. Auch Universität und Wissenschaft sind nach unterschiedlichen Rollen und Positionen von Frauen und Männern organisiert und reproduzieren diese gleichzeitig. Gender Mainstreaming bedeutet auch, dass alle Maßnahmen so gestaltet werden, dass sie die Chancengleichheit von Frauen und Männern fördern. Es ersetzt keineswegs spezifische Maßnahmen der konkreten Förderung von Frauen – die Gleichzeitigkeit, d.h. ein doppelter Ansatz, ist grundlegend für den Erfolg." (Bericht der Arbeitsgruppe GM-Vollrechtsfähigkeit des bm:bwk)

Frauenförderung zur Erreichung von Chancengleichheit ist deshalb unerlässlich solange ein Missverhältnis darin besteht, was Frauen und was Männer erreichen und wie sie dort hin gelangen. Frauenförderung und Gender Mainstreaming müssen Hand in Hand gehen, denn sie sind zwei einander ergänzende Strategien. „Da die geschlechtsspezifische Ungleichstruktur zu Lasten von Frauen geht, ist Frauenförderung unerlässlich, um einen Ausgleich zu schaffen. Gender Mainstreaming identifiziert in allen Bereichen geschlechtsspezifische Ungleichheiten und zeigt auf, wo deshalb ergänzende frauenfördernde Maßnahmen notwendig sind. Wenn man Gender Mainstreaming ernst nimmt, führt es deshalb zu einer Stärkung der Frauenförderung (Bergmann und Pimminger, 2004, S. 21)."

4. Literatur

Bergmann N, Pimminger I (Hrsg.), (2004) Praxishandbuch Gender Mainstreaming, Bundesministerium für Bildung, Wissenschaft und Kultur, Wien

Bolognese-Leuchtenmüller B, Horn S (Hrsg.), (2000) Töchter des Hippokrates. 100 Jahre akademische Ärztinnen in Österreich, Verlag der österreichischen Ärztekammer, Wien

Leemann R J (2002) Chancenungleichheiten im Wissenschaftssystem. Wie Geschlecht und soziale Herkunft Karrieren beeinflussen, Verlag Rüegger, Zürich

Nöbauer H, Genetti E, Schlögl W (Hrsg.), (2005) Mentoring für Wissenschafterinnen. Im Spannungsfeld universitärer Kultur- und Strukturveränderung, Bundesministerium für Bildung, Wissenschaft und Kultur, Wien

Als Sekundärliteratur zu sehen – keine unmittelbaren Zitate:

http://www.wien.gv.at/menschen/gleichbehandlung/themen/frauenfoerderung.html
zuletzt gesehen am 21.10.2009

http://personalwesen.univie.ac.at/frauenfoerderung/
zuletzt gesehen am 21.10.2009

Psychologische Aspekte der Personalentwicklung

Katharina Mallich, Karin Gutiérrez-Lobos

1. Einleitung

An Hochschulen, und insbesondere an medizinischen Universitäten, die mit Krankenanstaltenträgern in Kooperation stehen, hat sich die Personalentwicklung (PE) mit verschiedenen Herausforderungen zu befassen. Zum einen ist die Zielgruppe, die sich aus ÄrztInnen, ForscherInnen, VerwaltungsmitarbeiterInnen, technischen AssistentInnen und vielen weiteren Funktionen zusammensetzt, sehr heterogen und zum anderen gehören MitarbeiterInnen einer Universität unterschiedlichen Personengruppen wie UniversitätsassistentInnen, UniversitätsprofessorInnen, ProjektmitarbeiterInnen u. v. m. an. In diesem Zusammenhang weist Pellert (2006, S. 23) auf ein Spannungsfeld zwischen Wissenschaft und Verwaltung hin, „denn hier stehen einander zwei Bereiche – der akademisch-wissenschaftliche und der verwaltenddienstleistende – relativ verständnislos gegenüber. Sie sind durch unterschiedliche Organisationsstrukturen, aber auch Organisationskulturen gekennzeichnet." Auch Winde (2006, S. 9) macht darauf aufmerksam, „...dass immer noch ein bedeutender Teil der Hochschulen dem Personalmanagement und der Personalentwicklung für Wissenschaftler skeptisch gegenüberstehen. Die Frage, ob es möglich ist, einen deutschen Professor zu managen und zu entwickeln, wird von den Personalverantwortlichen an den Hochschulen eher verneint." Darüber hinaus stellt die Medizinische Universität Wien das gesamte ärztliche Personal des Allgemeinen Krankenhauses Wien und ist somit insgesamt für die Personalentwicklung von mehr als 5.000 MitarbeiterInnen zuständig. Hier gilt es, zum einen ein PE-Angebot zu entwickeln, das sowohl spezifisch auf die unterschiedlichen Personengruppen ausgerichtet und an die Bedürfnisse der MitarbeiterInnen angepasst ist, und zum anderen über ein entsprechendes Budget für die große Anzahl an MitarbeiterInnen verfügt.

Für den Profitbereich beispielsweise wird die Wichtigkeit von Investitionen in die Weiterbildung von MitarbeiterInnen durch die Global Human Capital Study (zit. Jochmann, 2006) verdeutlicht. Dieser zufolge investieren die Top 25 % Unternehmen (gemessen am „Gewinn pro Vollzeitäquivalent") am meisten in die Aus- und Weiterbildung ihrer MitarbeiterInnen. Während die durchschnittliche Anzahl an Schulungstagen bei 87 befragten Unternehmen 5.6 beträgt, liegt die Anzahl bei den Top 25 % Unternehmen bei durchschnittlich 7.6 Schulungstagen pro Jahr – ein Plus von zwei Schulungstagen bei den Top-Unternehmen. Das Aufstellen eines entsprechenden Budgets für die Personalentwicklung ist somit nicht nur eine Investition in die MitarbeiterInnen selbst, sondern auch eine Investition in das Know-How und die Wettbewerbsfähigkeit einer Organisation.

Für die Vizerektorin für Personalentwicklung und Frauenförderung der Medizinischen Universität Wien wird durch ein breites und bedarfsorientiertes Angebot der Personalentwicklung nicht nur die Wertschätzung für die MitarbeiterInnen der MedUni Wien ausgedrückt, sondern auch – als strategisches Ziel – das Erreichen von Chancengleichheit deutlich. Der Ausbau beruflicher Handlungskompetenzen und die Förderung personaler Ressourcen von MitarbeiterInnen sind der Vizerektorin somit ein zentrales Anliegen.

2. Personalentwicklung – Begriffsklärung, Inhalte und Anwendungsbeispiele

2.1. Begriffsklärungen

Die Personalentwicklung als Teilgebiet der Personalwirtschaft verfolgt Schuler (2005) zufolge das Ziel, MitarbeiterInnen dazu zu befähigen, ihre Aufgaben erfolgreich und effizient zu bewältigen und sich neuen Herausforderungen selbstbewusst und motiviert zu stellen. Sie unterstützt dabei, die Potenziale des Personals optimal zu fördern und zu entwickeln (Meka und Jochmann, 2006), wobei in der Regel organisationale Erfordernisse Berücksichtigung finden. „Zentrale Zielsetzung von Personalentwicklungsaktivitäten ist es [daher], die bestmögliche Übereinstimmung zwischen betrieblichen Erfordernissen und persönlichen Bedürfnissen zu erreichen." (Kleinmann und Strauß, 1998, S. 10)

Der Arbeits- und Organisationspsychologe Sonntag (2002) differenziert drei Zielgrößen der Personalentwicklung, und zwar erstens die Wissensvermittlung, zweitens die Verhaltensmodifikation und drittens die Persönlichkeitsentwicklung von Personen. Während die angesprochene Wissensvermittlung zumeist in

Form von Trainings und Schulungen, in welchen Fakten und Wissen vermittelt werden, erfolgt, beziehen sich Verhaltensmodifikationen beispielsweise auf den persönlichen Umgang mit Stress, auf das Arbeiten im Team oder die Zusammenarbeit mit KollegInnen und werden zumeist interaktiv bearbeitet. Die zuletzt angesprochene Persönlichkeitsentwicklung kann in Form von personenzentrierten Maßnahmen wie Coaching behandelt werden und bezieht sich e.g. auf die Klärung von beruflichen Rollen oder die Thematisierung von kritischen Situationen bzw. Konflikten in der Zusammenarbeit. Personalentwicklung kann sich somit direkt auf die Person selbst auswirken, kann aber kurz-, mittel- oder langfristig auch Auswirkungen auf das Arbeitsteam, die Organisationseinheit und schlussendlich auf die Gesamtorganisation haben. Beispiele zu möglichen Auswirkungen auf Person und Organisation finden sich im folgenden Kapitel 2.2.

Für Becker (2005) ist zudem eine Differenzierung der Personalentwicklung in drei inhaltliche Schwerpunkte vorzunehmen. Er unterscheidet zum einen die Berufs- sowie Weiterbildung von MitarbeiterInnen (PE im engen Sinn), des weiteren die Förderung von MitarbeiterInnen (z.B. in Form von job rotation, job enrichment oder Karriereplanung) (PE im weiteren Sinn) sowie drittens – neben den beiden erstgenannten Inhalten – die Organisationsentwicklung (PE im weiten Sinne) (vgl. Abb. 1). Letztere beinhaltet unter anderem die Entwicklung von Teams oder die Zusammenarbeit in Projekten, etc.. Für Bergquist (1992, S. 12) umfasst „Personalentwicklung im weitesten Sinne […] alle Aktivitäten, Aktionen und Prozesse, die eine Organisation entwickelt oder benutzt, um die Leistung zu verbessern und das Potential ihrer Mitglieder (human resources) zu fördern."

Neben den beschriebenen Zielgrößen und Inhalten von Personalentwicklung kann diese zudem an verschiedenen Ebenen ansetzen, wie bei Scholz (2000) beschrieben ist:

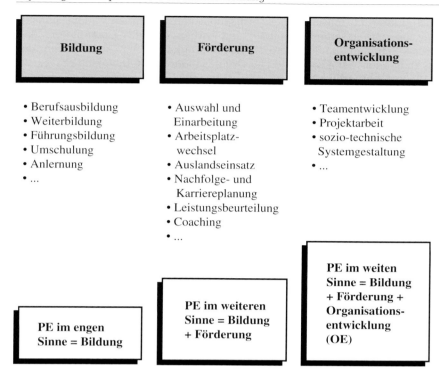

Abb. 1. Inhalte der Personalentwicklung nach Becker (2005, S. 4)

- into the job (Berufsausbildung, Trainee-Programme, Einarbeitung,...)
- on the job (Training, Unterweisung am Arbeitsplatz, qualifikationsfördernde Aufgabengestaltung wie Projektarbeit,...)
- near the job (Qualitätszirkel, Gremienarbeit,...)
- off the job (externe Bildungsveranstaltungen, Inhouse-Schulungen, Selbststudium,...)
- out of the job (Ruhestandsvorbereitung,...)

Darüber hinaus gibt Pellert (2002, S. 13) zu bedenken, dass „Personalentwicklung [...] nur dann von Erfolg gekrönt sein [wird], wenn die Arbeit mit Führungskräften am Anfang steht. Personalentwicklung ist eine nicht delegierbare Aufgabe jeder Führungskraft. [...] Am Anfang der Personalentwicklung muss somit eigentlich Führungskräfteentwicklung stehen."

In diesem Zusammenhang ist die Unterscheidung zwischen zentraler und dezentraler Personalentwicklung zu erwähnen, wobei die Entwicklung von MitarbeiterInnen durch die Führungskraft als dezentrale Personalentwicklung verstanden wird und beispielsweise das Führen von MitarbeiterInnengesprächen und regelmäßige Feedbackgespräche meint. Unter zentraler Personalentwicklung wird im Gegensatz dazu die Etablierung einer zentralen Einrichtung innerhalb einer Organisation verstanden, die Instrumente und Angebote konzipiert bzw. zur Verfügung stellt sowie den MitarbeiterInnen beratend und unterstützend zur Seite steht.

2.2. Einblicke in spezifische Bereiche der Personalentwicklung

Als Beispiele für eine zentral gestaltete Personalentwicklung mit unmittelbarer Wirkung auf den/ die TeilnehmerIn eines

PE-Angebots und kurz- bis mittelfristiger Wirkung auf die Organisationseinheit sind zu allererst Schulungen, Seminare und Trainings zu nennen. Selbstverständlich haben Weiterbildungsangebote zu personal skills wie Konfliktmanagement, Führungskräfteentwicklung und Kommunikationstrainings vorrangig auf psychologischen Erkenntnissen und Theorien zu basieren. Da hier allerdings nicht auf die Konzeption von Einzelmaßnahmen eingegangen werden kann, werden im Folgenden psychologische Aspekte zu weiteren Bereichen der Personalentwicklung vorgestellt.

2.2.1. MitarbeiterInnengespräche

Als Beispiel einer dezentralen Personalentwicklung mit Auswirkungen, die sowohl den/ die MitarbeiterIn, den/ die Führungskraft als auch die Organisationseinheit betreffen, sei hier das Führen von MitarbeiterInnengesprächen erwähnt. Kurz und prägnant lassen sich die Ziele von MitarbeiterInnengesprächen mit den key words „Bilanz ziehen" und „Zukunft planen" umschreiben. Die strukturierten Gespräche beinhalten unter anderem die Vereinbarung von Zielen zwischen Führungskraft und MitarbeiterIn, die Verständigung über Arbeitsaufgaben und -bedingungen und die Konsensfindung über Entscheidungs- und Handlungsspielräume. Damit verbunden ist die Definition von Entwicklungsperspektiven und Karrierezielen. „Das Mitarbeitergespräch ist ein geeignetes Instrument, diese Koppelung zwischen den Anforderungen der Organisation und dem tatsächlichen Leistungsverhalten mit dem betroffenen Mitarbeiter in einem wertschätzenden Gespräch herzustellen." (Oswald et al., 1999, S. 132) Als psychologischer Effekt ist bei entsprechend geführten MitarbeiterInnengesprächen eine Erhöhung der Transparenz und Klarheit (beispielsweise über Ziele der Organisationseinheit) für beide GesprächspartnerInnen als Ergebnis sichtbar. Die wahrgenommene Einbettung der eigenen Tätigkeiten der MitarbeiterInnen in die Ziele der Orga-

nisationseinheit können zudem sinnstiftend wirken und das Commitment und die Identifikation mit den Zielen der Organisation(-seinheit) verstärken.

Psychologische Erkenntnisse spielen im Bereich der MitarbeiterInnengespräche unter anderem bei der Konzeption von Leitfäden für die Vorbereitung, Durchführung und Nachbereitung der Gespräche eine Rolle. So erfassten beispielsweise Hossiep und Bittner (2006) als inhaltliche Schwerpunkte in MitarbeiterInnengesprächen Weiterbildungsmaßnahmen, Feedback, Karriereplanung, wechselseitige Zusammenarbeit und Standortbestimmung. Auch Görtz (2000) beschreibt als häufigste Themen im Rahmen von MitarbeiterInnengesprächen Zielvereinbarungen für das Folgejahr, Aufgabenerfüllung im vergangenen Jahr, konkrete Aufgabenstellungen für das kommende Jahr sowie Stärken und Schwächen der MitarbeiterInnen. Die an der MedUni Wien im Leitfaden empfohlenen Themenbereiche stimmen mit den in der Literatur enthaltenen wesentlichsten Bereichen überein.

Weiters spielen psychologische Faktoren bei der Evaluierung von MitarbeiterInnengesprächen eine Rolle. Diese werden hinsichtlich verschiedener Aspekte wie Organisation, Gesprächsklima, Gesprächsanteile, wahrgenommener Nutzen des Gesprächs, etc. evaluiert, mittels statistischer und inhaltsanalytischer Methoden ausgewertet und in Form von Berichten aufbereitet. Aus der Literatur geht beispielsweise klar hervor, dass MitarbeiterInnengespräche umso konstruktiver und offener erlebt werden, je ausgeglichener der Gesprächsanteil zwischen Führungskraft und MitarbeiterIn ist bzw. wenn der Gesprächsanteil des Mitarbeiters/ der Mitarbeiterin überwiegt (Schirmbrand, 2000). Eine Überprüfung dieses Aspekts fand im Rahmen der Evaluierung an der MedUni Wien statt und die Ergebnisse zeigen, dass die Gesprächsanteile zwischen MitarbeiterInnen und Führungskräften tatsächlich sehr ausgeglichen sind. Als weiteres Beispiel ist das von Möller et al. (2006)

als wesentlichste Herausforderung bei MitarbeiterInnengesprächen bezeichnete Schaffen eines positiven und offenen Gesprächsklimas zu erwähnen. Das an der MedUni Wien evaluierte Gesprächsklima wird sowohl von MitarbeiterInnen als auch von Führungskräften als äußerst positiv wahrgenommen. Weiters wurde im Rahmen der Evaluierung nach dem wahrgenommenen Nutzen von MitarbeiterInnengesprächen gefragt. Während Alberternst (2001) an der Universität Erlangen feststellt, dass 57 % der befragten MitarbeiterInnen der Meinung sind, die Universität profitiere langfristig von der Einführung von MitarbeiterInnengesprächen und nur 41 % positive Auswirkungen für sich selbst erwarten, nehmen die MitarbeiterInnen der MedUni Wien im Gegensatz dazu an, dass die Universität am wenigsten profitiere, während 58 % erwarten, dass der/ die MitarbeiterIn selbst profitiere.

2.2.2. Coaching

Coaching sei hier angeführt als Beispiel der zentralen Personalentwicklung mit unmittelbarer Wirkung auf den/ die MitarbeiterIn, wobei kurz-, mittel- oder langfristig auch Auswirkungen auf die Organisation zu erwarten sind. Fischer-Epe (2009) gliedert Anlässe von Coaching in Rollen- und Wertekonflikte im Zusammenhang mit äußeren Veränderungen (z. B. Umstrukturierungen), in kritische Situationen der Zusammenarbeit (z. B. Kommunikationsprobleme mit dem Team oder dem/ der Vorgesetzten) sowie in Fragen der persönlichen Entwicklung (wie Laufbahnentscheidungen oder Umgang mit Überforderungen). Im Coaching werden Coachees bei deren Selbstreflexion und beim Wechseln von Betrachtungsperspektiven unterstützt. Weiters wird Coaching von Fischer-Epe (2009, S. 20) als „professionelle Reflexions- und Entwicklungshilfe in der beruflichen Praxis mit dem Ziel, Handlungsalternativen zu entwickeln" definiert. Ein systemisch konstruktivistischer Ansatz wird insbesondere bei Radatz (2008, S. 43) hervorgehoben,

in dessen Rahmen Menschen unterstützt werden, „…ihr Wahrnehmungsfeld zu erweitern oder zu verändern, indem sie Dinge anders beschreiben, erklären oder bewerten." Von Schreyögg (1996) wird Coaching als innovative Form der Personalentwicklung beschrieben.

Da Coachings an der MedUni Wien von externen Coaches durchgeführt werden, wird in diesem Beitrag weniger auf die psychologischen Aspekte während des Coachingprozesses an sich eingegangen, als vielmehr auf die Vermittlung eines/ einer Coach an den/ die MitarbeiterIn durch die Mitarbeiterinnen der Personalentwicklung. Dabei spielt zum einen insbesondere die Auftragsklärung eine wesentliche Rolle, bei welcher zunächst durch systemische Fragen das Anliegen des Coachees erörtert wird sowie die anschließende Fokussierung in Richtung eines Auftrages im Vordergrund steht. Hierbei sind Kenntnisse der Gesprächsführung, ein Fragenrepertoire sowie Empathie und aktives Zuhören von Bedeutung. Zum anderen lässt sich als psychologischer Effekt der Inanspruchnahme von Coaching jedenfalls die Wahrnehmung von Coaching durch die MitarbeiterInnen in der Organisation beleuchten. Wird Coaching als Belohnung oder vielmehr als Bestrafung wahrgenommen? Denn Coaching kann als „…konstruktive Unterstützung, als Anerkennung und Wertschätzung der wertvollen Ressource Mitarbeiter oder als Disziplinierungsmaßnahme für nicht funktionierende Systemmitglieder verstanden" werden (Herzer und Hanke, 2004, S. 131). Je nach Auffassung und Verständnis ist von unterschiedlichen Wirkungen auf die Organisation auszugehen. An der Medizinischen Universität Wien wird das Angebot an Coaching und weiteren personenzentrierten Maßnahmen jedenfalls sukzessive ausgebaut und diesen ein hoher Stellenwert zuerkannt.

2.2.3. Berufungsverfahren

„Die Kompetenz einer Hochschule ist geprägt durch die Kompetenzen ihrer

Professorinnen und Professoren. Die strategischen Ziele der Hochschule bzw. des Fachbereichs geben die Anforderungen für die ausgeschriebene Stelle vor. Die Brisanz des Auswahlverfahrens liegt darin, dass es hier um eine Entscheidung geht, die die Hochschule für Jahrzehnte an den Berufenen bindet." (Stelzer-Rothe, 2006, S. 33) Die Entscheidung, welche Qualifikationen und Kompetenzen von Kandidatinnen und Kandidaten von der Universität gefordert werden, ist daher sehr wesentlich. An der Medizinischen Universität Wien spielt neben fachlicher Exzellenz die Berücksichtigung von überfachlichen Qualifikationen wie Führungskompetenzen, sozialen Kompetenzen oder Genderkompetenzen insbesondere bei Berufungsverfahren eine besondere Rolle. Als Beispiel einer zentral geplanten und dezentral ausgeführten Personalentwicklung wirkt diese primär auf die Organisation, da ein/e an die Universität berufene/r ProfessorIn das Renommee und Image der Organisationseinheit und der Universität prägt und zudem einen wesentlichen Einfluss auf die Arbeitsmotivation und -leistung ihrer MitarbeiterInnen ausüben kann. Darüber hinaus wirkt die Betrachtung überfachlicher Qualifikationen auch auf den Kandidaten/ die Kandidatin. Bis dato ist es an Universitäten wenig verbreitet, neben fachlicher Fertigkeiten und wissenschaftlicher Exzellenz überfachliche Qualifikationen einzufordern. Dies führt dazu, dass sich BewerberInnen von einer anderen als bisher üblichen Seite zu präsentieren haben und sich mit sich selbst und ihrer Wirkung auf andere auseinandersetzen (Selbstreflexion). Neben der Wirkung auf die BewerberInnen hat die Betrachtung dieser core competences zusätzlich einen Effekt auf die Mitglieder von Berufungskommissionen, welche aller Voraussicht nach ebenfalls über das Verhalten der KandidatInnen oder sogar deren eigene Wirkung auf andere zu reflektieren beginnen. Die Bedeutung überfachlicher Qualifikationen an der Medizinischen Universität Wien wird so auf vielen verschiedenen Ebenen sichtbar.

In die Erarbeitung eines Kompetenzkatalogs an überfachlichen Qualifikationen floss neben psychologischen Erkenntnissen und Literaturrecherchen die Arbeit einer Steuergruppe mit Schlüsselpersonen der Universität ein. Der Einsatz einer Steuergruppe ist sinnvoll, da bei der Definierung von Schlüsselkompetenzen, welche von Führungspersönlichkeiten erwartet werden, zunächst relevante Konstrukte entwickelt werden müssen, die eine Prognose von zukünftigem Handeln und Verhalten liefern sollen (Domayer, 2002) und diese sollten auf einer gemeinsamen Basis von VertreterInnen der Universität entstehen. Voigt und Richthofen (2007) unterstützen die Erarbeitung von Anforderungsmerkmalen im Rahmen von fachbereichsübergreifenden Workshops mit dem Rektorat, Dekanen und gegebenenfalls Personen aus der Personalverwaltung, um eine möglichst hohe „Passgenauigkeit" zwischen Anforderungen der Hochschule und dem/ der BewerberIn herzustellen. Wenn derartige Kompetenzen gemeinsam erarbeitet werden, müssen einerseits nicht für jede einzelne Professur erneut Schlüsselkompetenzen fixiert werden, andererseits trägt die gemeinsame Beschäftigung mit dem Thema zu einem gemeinsamen Leitbild bei.

3. Zusammenfassung und Ausblick

Wie dem vorliegenden Beitrag zu entnehmen ist, spielen psychologische Aspekte bei der Gestaltung der Personalentwicklung eine wesentliche Rolle. Im Rahmen der zentralen Personalentwicklung – diese wird von einer zentralen Stelle innerhalb der Organisation gesteuert und angeboten – kann die Konzeption von Seminaren und Schulungen sowie das Angebot von Coaching, Supervision und weiteren personenzentrierten Maßnahmen erwähnt werden. Auf dezentraler Ebene, d.h. auf Ebene der Führungskräfte an den Organisationseinheiten, sind die Durchführung von Mitarbeiter-

Innengesprächen oder die Berücksichtigung überfachlicher Qualifikationen in Berufungsverfahren zu nennen.

Um die Personalentwicklung an der Medizinischen Universität Wien – und damit die Mitarbeiterinnen und Mitarbeiter, deren berufliche wie auch persönliche Weiterentwicklung, das Erreichen von Chancengleichheit und die Etablierung eines bedarfsorientierten Angebots – weiterhin zu stärken, bedarf es einerseits einer kontinuierlichen Einbindung von Schlüsselpersonen in die strategische Erarbeitung von PE-Maßnahmen (diese erfolgt bereits mittels Steuergruppen im Rahmen von PE-Plattformen) und andererseits der Bereitstellung von Ressourcen zur Realisierung der an einer medizinischen Universität vielfältigen Anforderungen.

4. Literatur

Alberternst C (2001) Die Akzeptanz der Einführung von Mitarbeitergesprächen an der Friedrich-Alexander-Universität. WiSo-Forschungsbericht, Universität Erlangen-Nürnberg. [http://www.wiso.uni-erlangen.de/forschung/forschungsberichte/forschungsbericht2000.pdf, verfügbar am 15.12.2009]

Becker M (2005) Personalentwicklung, Bildung, Förderung und Organisationsentwicklung in Theorie und Praxis. Stuttgart: Schäffer-Poeschel

Berquist WH (1992). The Four Cultures of the Academy. San Francisco: Jossey-Bass. [zit. n. Pellert, 1995]

Domayer E (2002) Spielarten der Potenzialeinschätzung. Organisationsentwicklung – Zeitschrift für Unternehmensentwicklung und Change Management, 3, 32–41

Fischer-Epe M (2009) Coaching: Miteinander Ziele erreichen. Reinbek bei Hamburg: Rowohlt Taschenbuch Verlag

Görtz A (2000) Zwei Jahre Mitarbeitergespräch im öffentlichen Dienst – Eine Zwischenbilanz (Ergebnisse der Mitarbeiterbefragung 1999). Verwaltung Heute – Beilage zur Wiener Zeitung, 31, 25

Herzer M & Hanke F (2004) Coaching als Instrument betrieblicher Personalentwicklung – Chancen und Herausforderungen in der Begegnung zweier Systeme. In H.J. Kersting (Hrsg.), Supervision intelligenter Systeme (S. 117–138). Nordlingen: Steinmeier

Hossiep R & Bittner JE (2006) Der stille Erfolg des Mitarbeitergesprächs in deutschen Unternehmen. Wirtschaftspsychologie aktuell (2–3), 41–44

Jochmann W (2006) Was können Hochschulen von Unternehmen lernen? Stifterverband für die Deutsche Wissenschaft. Kienbaum Human Resource & Management Consulting. [http://www.che.de/downloads/Keynote_I_Walter_Jochmann_490.pdf, verfügbar am 15.12.2009]

Kleinmann M & Strauß B (Hrsg.) (1998) Potentialfreistellung und Personalentwicklung. Göttingen: Verlag für Angewandte Psychologie

Meka R & Jochmann W (2006) Was können Hochschulen von Unternehmen lernen? (S. 10–15). Akademisches Personalmanagement – Positionen. Essen: Stifterverband für die Deutsche Wissenschaft

Möller H, Meister-Scheytt C & Edlinger G (2006) Die Einführung von MitarbeiterInnengesprächen an österreichischen Universitäten. Organisationsberatung – Supervision – Coaching (4), 363–376

Oswald M, Nagel R & Wimmer R (1999) Mitarbeitergespräch in der öffentlichen Verwaltung – Eine Erfahrungsbilanz. Verwaltung Heute, 20, 132–134

Pellert A (1995) Gedanken zu einer zukunftsorientierten Personalentwicklung an Universitäten. Ausgangspunkte – Ansatzpunkte – Spannungsfelder. Zeitschrift für Hochschuldidaktik. Beiträge zu Studium, Wissenschaft und Beruf, 19(1), 122–140

Pellert A (2002) Qualität der Lehre und Personalentwicklung an österreichischen Universitäten – Gegenwärtiger Stand und Entwicklungsmöglichkeiten. In Altrichter et al. (Hrsg.). Lehre und Personalentwicklung an österreichischen Universitäten. (S. 10–16)

Pellert A (2006) Gestiegene Anforderungen an die Professionalisierung von Leitung und Management. (S. 23–31) Akademisches Personalmanagement – Positionen. Essen: Stifterverband für die Deutsche Wissenschaft

Radatz S (2008) Beratung ohne Ratschlag. Systemisches Coaching für Führungskräfte und BeraterInnen. Ein Praxishandbuch mit den Grundlagen systemisch-konstruktivistischen Denkens, Fragetechniken und Coachingkonzepten. Wien: Verlag systemisches Management

Schirmbrand W (2000) Das Mitarbeitergespräch in Verwaltungsorganisationen. Konstruktion eines Fragebogens zur Evaluation des Mitarbeitergesprächs in Verwaltungsorganisationen. Universität Wien, Grund- und Integrativwissenschaftliche Fakultät: Unveröffentlichte Diplomarbeit

Scholz C (2000) Personalmanagement. Informationsorientierte und verhaltenstheoretische Grundlagen. München: Vahlen

Schreyögg A (1996) Coaching: eine Einführung für Praxis und Ausbildung. Frankfurt am Main: Campus Verlag

Schuler H (2005) Lehrbuch der Personalpsychologie. Göttingen: Hogrefe

Sonntag K (2002) Personalentwicklung und Training. Stand der psychologischen Forschung und Gestaltung. Zeitschrift für Personalpsychologie, 2, 59–79

Stelzer-Rothe T (2006) Die Berufung von Professorinnen und Professoren an Fachhochschulen als strategische Aufgabe. Die Neue Hochschule, 47(4–5), 32–35

Voigt I & Richthofen A (2007) Weiterentwicklung der Berufungsverfahren an Hochschulen. Personal- und Organisationsentwicklung, 2, 30–34

Winde M (2006) Stiefkind Personalmanagement – Ergebnisse einer Stifterverbands-Umfrage. (S. 5–9) Akademisches Personalmanagement – Positionen. Essen: Stifterverband für die Deutsche Wissenschaft

Psychologische Tätigkeiten in spezifischen Klinichen Feldern

Klinische Psychologie in der Dermatologie

Eva Lehner-Baumgartner, Marianne König, Hubert Pehamberger

1. Einleitung

Schätzungen zufolge leiden zu jedem Zeitpunkt ca. 25 % der Menschen der westlichen Welt an einer Hautkrankheit. Zu den Zustandsbildern der Dermatologie gehören neben den Hautkrankheiten auch Erkrankungen der Hautanhangsorgane (Haare, Nägel, Schweiß- und Talgdrüsen) sowie Geschlechtskrankheiten (Fritsch, 2009). Die wechselseitige Beeinflussung von Haut und Psyche reflektiert sich in zahlreichen Redewendungen des täglichen Sprachgebrauchs. Einerseits können psychische Störungen die Manifestation von dermatologischen Erkrankungen oder deren klinische Expression maßgeblich determinieren, andererseits verursachen die meisten dermatologischen Erkrankungen eine signifikante psychische Belastung für die betroffenen PatientInnen. Hier müssen sowohl die psychischen Belastungen durch lebensbedrohliche dermato-onkologische Erkrankungen und Immundefizienzsyndrome genannt werden, als auch die ästhetischen Belastungen vieler chronischer dermatologischer Erkrankungen, die zu beträchtlicher Beeinträchtigung des Selbstbildnises und der interpersonalen Beziehungsebene führen (Niemeier et al., 2009). Psychodermatologie beschäftigt sich dementsprechend mit Themen, die sich aus dem klinischen Alltag und der Erfahrung im Umgang mit den betroffenen HautpatientInnen konfiguriert haben: Krankheitsverarbeitung, Lebensqualität, Stressfaktoren, Compliance, Selbsthilfe, Schulungsprogramme, Entspannungsverfahren und Psychotherapie sind nur einige dieser Themen (zitiert nach Gieler und Harth, 2008).

2. Klinisch-psychologische Diagnostik psychischer Störungen in der Dermatologie

Die Prävalenz psychischer Probleme bei HautpatientInnen liegt bei 25–30 % (AWMF online, Nr. 013/024, 2006). Die komplexen Beziehungen zwischen Hautkrankheiten und psychischen Problemen bedingen, dass sich die psychologische Behandlung nicht nur an der dermatologischen Diagnose orientiert, sondern eine Diagnosestellung nach psychiatrischen Kriterien und eine hierauf aufbauende psychologische Problemstellung unabdingbar sind (Tabelle 1).

Neben einer ausführlichen Exploration haben psychodiagnostische Verfahren (Tabelle 2) einen besonderen Stellenwert. In Abhängigkeit von der zugrunde liegenden Hauterkrankung kommen ergänzend verschiedene psychodermatologisch-diagnostische Verfahren zum Einsatz (Kupfer et al., 2006).

Tab. 1. Psychologische Faktoren und Diagnosen nach ICD-10 bei dermatologischen Erkrankungen

Dermatologischer Befund	Psychologische Faktoren	Mögliche Diagnosen nach ICD-10 (inkl. ICD-10-Code)
Hauterkrankungen	– Psychiatrische Störungen und Symptome (Ängste, Depressionen, etc.) – Persönlichkeitsmerkmale oder ungünstige Bewältigungsstile im Umgang mit Belastungen – Gesundheitsgefährdendes Verhalten – Körperliche Stressreaktionen	– *Psychologische Faktoren oder Verhaltenseinflüsse bei Hauterkrankungen (F54)* – dabei bedarf es zusätzlich der Kodierung der körperlichen Störung (Bsp.: Psoriasis vulgaris, L40.0, F54) – *Anpassungsstörung (F43.2)* – *Affektive Störungen (F30–39)* – *Neurotische, Belastungs- und somatoforme Störungen (F40–48)*
Artefakte	– Unbewusste selbstschädigende Handlungen – Verlust der Kontrolle des Manipulierens an der (vorgeschädigten) Haut – Bewusst vorgetäuschte Verletzungen und Erkrankungen	– *Persönlichkeits- und Verhaltensstörungen (F60–69)* – *Dermatitis factitia (L98.1)* – *Abnorme Gewohnheiten und Störungen der Impulskontrolle (F63.8)* – *Artifizielle Störung (F68.1)* – *Vortäuschung von Krankheit (Z76.8)* – *Sonstige näher bezeichnete Persönlichkeits- und Verhaltensstörung (F68.8)*
Hautbeschwerden ohne bzw. mit einem unbedeutenden dermatologischen Befund	– Überzeugung, dass der Körper entstellt ist, ohne wahnhafte Überformung – Beeinträchtigungen der vegetativen Hautfunktionen (Jucken, Brennen, Schmerzen, etc.) – Anhaltende, übermäßige Beschäftigung mit der Angst oder Überzeugung an einer körperlichen Krankheit zu leiden (dermatovenerologische Hypochondrien: Parasitenphobie, AIDS-Phobie, Mykophobie, Melanomphobie, etc.) – Wahnhafte Überzeugungen (Kutane Psychosen)	– *Persönlichkeits- und Verhaltensstörungen (F60–69)* – *Körperdysmorphe Störung (F45.2)* – *Somatoforme autonome Funktionsstörung (F45.3)* – *Hypochondrische Störung (F45.2)* – *Dermatozoenwahn (F22.8)*

Tab. 2. Allgemeine psychodiagnostische Verfahren in der Dermatologie

Beispiele für allgemeine psychodiagnostische Verfahren	
Interviews zur Erfassung der Psychopathologie	Diagnostisches Interview bei psychischen Störungen – DIPS (Schneider und Margraf, 2006) und Mini-DIPS (Margraf, 1994)
	Strukturiertes Klinisches Interview für DSM-IV, Achse I und II (Wittchen, Zaudig und Fydrich, 1997)
Fragebögen zur Erfassung psychischer Beschwerden	Hospital Anxiety and Depression Scale (Deutsche Version) – HADS-D (Herrmann-Lingen, Buss und Snaith, 2005)
	Beck Depressions-Inventar Revision (Deutsche Version) – BDI-II (2. Auflage, Hautzinger et al., 2009)
	Beck Angst-Inventar (Deutsche Version) – BAI (Margraf und Ehlers, 2007)
	Brief Symptom Inventory (Deutsche Version) – BSI (Franke, 2000)
	Persönlichkeits-Stil- und Störungs-Inventar – PSSI (2. Auflage, Kuhl und Kazén, 2009)

3. Pathogenese von Hautkrankheiten

Immunologische Mechanismen sind in der Pathogenese von Hauterkrankungen von besonderer Bedeutung. Folgende grundlegende immunologische Mechanismen werden unterschieden:

3.1. Intoleranzentwicklungen (sog. Allergien)

Dabei handelt es sich um Überreaktionen des Immunsystems der Haut auf bestimmte und normalerweise harmlose Umweltstoffe (Allergene). Die Sensibilisierung entsteht infolge einer Fehlregulation erworbener, antigen-spezifischer Immunreaktionen und kann das zelluläre (zum Beispiel Kontaktekzeme) oder das humorale (zum Beispiel Neurodermitis) Immunsystem betreffen.

3.2. Entzündungen

Entzündungsreaktionen sind ein Kardinalsymptom der meisten Hauterkrankungen. Sie dienen der Elimination von Gewebeschäden und beruhen auf der Aktivierung von Entzündungsmediatoren.

3.3. Infektionen

Viren werden zumeist durch direkten Kontakt übertragen und gelangen über die Haut oder die Mund- oder Genitalschleimhäute in den Körper. Der Primärinfektion folgt eine latente, subklinische Infektion, die bei einer Schwächung des Immunsystems durch exogene oder endogene Faktoren reaktiviert wird (zum Beispiel: Herpes simplex Viren, viral bedingte Warzen, Geschlechtskrankheiten).

3.4. Hauttumore

Die eminente Exposition gegenüber äußeren Reizen und die besonders hohe Zellproduktion der Haut drücken sich in der Häufigkeit der Tumorrate aus. Die Zahl der Menschen, die weltweit an verschiedenen Formen von Hautkrebs erkranken, steigt kontinuierlich an. Melanome, verschiedene Formen des „hellen Hautkrebses" und anderer bösartiger Hauttumoren sind mittlerweile die häufigste Krebsform beim Menschen. Das Maligne Melanom zählt aufgrund der raschen Metastasierung zu den aggressivsten Tumoren überhaupt. 2007 starben in Österreich 301 PatientInnen an einem malignen Melanom (Statistik Austria, Stand: 2.11.2009).

3.5. Autoimmunmechanismen

Eine Störung der Kontrollmechanismen bewirkt, dass das Immunsystem, insbesondere zytotoxische T-Lymphozyten, körpereigenes Gewebe angreift (zum Beispiel: Kollagenosen oder Alopecia areata, einer Erkrankung mit plötzlich auftretendem, nicht vernarbendem und meist lokalem kreisrunden Haarausfall an behaarten Körperstellen).

4. Auswahl dermatologischer Erkrankungen

Anhand ausgewählter Krankheitsbilder werden psychodermatologische Themen und die damit einhergehenden klinisch-psychologischen (und psychotherapeutischen) Interventionen vorgestellt.

4.1. Psoriasis (ICD-10: L40)

Die Psoriasis („Schuppenflechte") zählt mit einer Prävalenz von 1,5 bis 4 % (Schäfer, 2006) zu den häufigsten, chronisch rezidivierenden entzündlichen Hauterkrankungen in Nordeuropa und Nordamerika. Sie ist durch exogene und endogene Faktoren auslösbar und beruht auf einer genetischen Disposition. Intra- und interpersonelle Stressoren werden seit Jahren als krankheitsauslösende und -aufrechterhaltende Faktoren diskutiert. Zudem wird die „Krankheitslast in Bezug auf die Hautkrankheit" („burden of skin disease") neben der objektiven Schwere der Krankheit in Klinik und Forschung berücksichtigt.

4.1.1. Psoriasis vulgaris
(ICD 10: L40.0, F 54)

Die psoriatische Läsion ist ein anfangs runder, scharf begrenzter, ziegelroter Herd mit leichter Infiltration und charakteristischer, silbrig-weißer, großer, groblamellöser Schuppung. Die Schuppen haften locker und lassen sich komplett abheben. Aufgrund der Ähnlichkeit der abgelösten Schuppen mit Kerzenwachs wird dieses klinische Bild als „Kerzentropfphänomen" bezeichnet. Nach dem Ablösen mehrerer Schuppenlagen kommt es zu punktförmigen kapillaren Hautblutungen, dem sogenannten „Auspitzphänomen". Prädilektionsstellen für die Hautläsionen sind die Streckseiten

der Extremitäten, die Lumbosakralregion und das Kapillitium. Durch mechanische Manipulationen, wie Verletzungen oder Kratzen, können typische Hautläsionen, sogenannte Effloreszenzen auch in klinisch unbefallener Haut ausgelöst werden, welches als „Köbner-Phänomen" bekannt ist. Je nach Schwere der Erkrankung werden lokale (Heil- und Pflegesalben; Phototherapie) und systemische Therapien angewandt (Frisch, 2009).

Exploration psychologischer Faktoren und Verhaltenseinflüsse

Inhalt des Erstgespräches ist die Erhebung

- *der Krankheitsanamnese* (Symptome, Verlauf der Erkrankung, andere Krankheiten wie Unverträglichkeiten oder Allergien, Familienanamnese hinsichtlich Haut- und anderer Krankheiten),
- *der bisherigen Behandlungserfahrungen* (Hautpflege, Lokale Behandlung mit Heilsalben, Phototherapie, Systemische Behandlung, andere Behandlungen wie Homöopathie oder Diäten, Psychologische Behandlung),
- *des subjektiven Krankheitsmodells* („Welche Ursachen sehen Sie als wesentlich für Ihre Krankheit an?"),
- *der aktuellen Belastungsfaktoren* (Ausbildung/Beruf, Freizeit, Partnerschaft, Familie, soziale Kontakte) und
- *der psychosozial besonders belastenden Bereiche* (Auswahl der Kleidung, Friseurbesuch, Sport, Sexualität, etc.).

Die vertiefende Exploration der psychologischen Faktoren und der Verhaltenseinflüsse ist Thema der zweiten Behandlungseinheit. Ausgehend vom Krankheitsverlauf des letzten Jahres werden Veränderungen vor den Krankheitsschüben, aber auch vor den erscheinungsfreien Phasen besonders beachtet. Die erhobenen Informationen hinsichtlich subjektiver Ursachen der Erkrankung, wirksamer Behandlungsmethoden und der Konkretisierung der aktuellen Belastungsfaktoren werden in das Behandlungskonzept eingearbeitet. Am Ende der zweiten Sitzung werden gemeinsam mit dem/der PatientIn ein individuelles multifaktorielles Krankheitsmodell grafisch dargestellt und erste therapeutische Ansatzpunkte besprochen.

Anhand von Verhaltensanalysen werden auslösende Faktoren und aufrechterhaltende Konsequenzen exploriert und schließlich in einem hypothetischen Bedingungsmodell, welches vorläufige Annahmen über Zusammenhänge von bestimmten Problemen mit vorausgehenden, begleitenden und nachfolgenden Bedingungen, sowie Interaktionen und Zusammenhänge mit anderen Lebensbereichen darstellt, zusammengefasst. Verhaltensanalysen beruhen auf der aus lerntheoretischen Annahmen abgeleiteten Verhaltensgleichung von Kanfer und Saslow, die auch als S-O-R-K-C-Modell bezeichnet wird. Sie ermöglichen eine vereinfachte, aber detaillierte Beschreibung des Ist-Zustandes eines problematischen Verhaltens, wobei das Verhalten auf allen Manifestationsebenen (kognitive Ebene, emotionale Ebene, Verhaltensebene und physiologische Ebene) konkretisiert wird. In der horizontalen Verhaltensanalyse lässt sich jedes Verhalten (R) in einem zeitlichen Verlauf (vorher – nachher) darstellen. Ein bestimmter Reiz/eine bestimmte Situation (S) trifft auf die sogenannte Organismusvariable (O). Diese umfasst die biologischen und psychologischen Charakteristika einer Person (genetische Prädispositionen, Geschlecht, Alter, personspezifische Einstellungen, Überzeugungen, Schemata, Kompetenzen, Ressourcen). Die O-Variable stellt auch die Schnittstelle zur sogenannten vertikalen Verhaltensanalyse dar, in welcher alle wichtigen Ziele, Pläne und Schemata einer Person repräsentiert sind. Die Kontingenz (K) bezeichnet die Stärke der Verbindung zwischen Verhalten/Reaktion (R) und Konsequenz (C). Dieses sehr vereinfachte Schema wird schriftlich festgehalten, um zu erklären, dass für das Problemverhalten entweder die auslösende Situation (S) oder die folgende Konsequenz (C) eine „funktionale Qualität" hat.

Ein Verständnis hinsichtlich der Entwicklung des Problemverhaltens, die subjektive Krankheitsüberzeugung und der bisherige Umgang mit der Erkrankung bilden die Basis der medizinischen und psychologischen Behandlungsmotivation.

Psychoedukative Maßnahmen

Zu den Behandlungszielen der Psychoedukation gehören:

- die Förderung eines selbstverantwortlichen Umgangs mit der Erkrankung
- die Steigerung des Informationsstands bezüglich Ursachen, Verlauf und Behandlungsmöglichkeiten
- eine längerfristige Behandlungsbereitschaft.

Auf klinisch-psychologischer Seite werden folgende Inhalte als zentral angesehen:

- Verhaltensmodifikation (gesundheitsgefährdendes Verhalten abbauen)
- Kommunikationstraining
- Erkennen von belastender und adäquater Krankheitsverarbeitung
- Interventionen im Umgang mit irrationalen Ängsten, Stress, Scham- und Schuldgefühlen, sowie mit Stigmatisierungsprozessen.

Nikotinkonsum (> 20 Zigaretten/Tag), regelmäßiger Alkoholkonsum, Übergewicht (BMI 25–29,9) und Adipositas (BMI ≥ 30) haben einen besonders ungünstigen Einfluss auf den Krankheitsverlauf. Psychoedukative Maßnahmen helfen diese Zusammenhänge zu verdeutlichen und PatientInnen zu motivieren, an der Veränderung dieser Verhaltensweisen zu arbeiten (Raucherentwöhnungsseminar, Diäten, etc.). In Abhängigkeit von der Schwere der Beeinträchtigung können psychoedukative Maßnahmen ausreichend sein oder aber nur den Beginn einer längerfristigen klinisch-psychologischen oder psychotherapeutischen Behandlung markieren.

Klinisch-psychologische (und psychotherapeutische) Interventionen

Die individuellen Behandlungsziele lassen sich aus dem funktionalen Bedingungsmodell ableiten. Dabei setzen die Interventionen primär an solchen Verhaltensmustern an, welche die Auslösung von Symptomen beeinflussen. Auf *körperlicher Ebene* gilt es am Abbau der Stressreagibilität durch Senkung des sympathischen Erregungsniveaus und Verbesserung der Körperwahrnehmung zu arbeiten. Dazu eignen sich Entspannungsübungen (Progressive Muskel Relaxation – PMR) und Imaginationstechniken, wobei die Vorstellungen an die individuellen Erfahrungen und bevorzugten Sinnesmodalitäten angepasst werden. Auf *kognitiver Ebene* werden charakteristische automatische Gedanken (= irrationale, negative, unangemessene, selbstdestruktive Gedankengänge, die Angst auslösen und zu einer negativen Sicht des eigenen Selbst, der Umwelt und der Zukunft führen) identifiziert, die mit einer ungünstigen Bewältigung von Belastungen einhergehen und unter Umständen die Krankheitssymptome verstärken. Durch spezielle Fragetechniken (Disputation mittels Sokratischem Dialog) und durch Verhaltensexperimente (zum Beispiel sich bewusst so verhalten, dass die befürchtete Konsequenz eintritt) werden die dysfunktionalen Kognitionen („Nur wenn ich alle Anforderungen erfülle …, werde ich gemocht.") überprüft und können dadurch korrigiert werden. Weitere mögliche Interventionen zielen auf eine Veränderung der *emotionalen Reagibilität* (Imaginationstechniken) oder des *konkreten Verhaltens* (Soziales Kompetenz- und Kommunikationstraining, Selbstkontrolltechniken, Genusstraining) ab.

4.2. HIV – Humanes Immundefizienz-Virus und AIDS – Acquired Immune Deficiency Syndrome (erworbenes Immundefektsyndrom)

Das Humane Immundefizienz-Virus – zumeist als HIV oder HI-Virus bezeichnet – gehört zur Familie der Retroviren und zur Gattung der Lentiviren. Die Ansteckung erfolgt durch Kontakt mit Körperflüssigkeiten (Blut, Sperma, Vaginalsekret, Liquor cerebrospinalis, Muttermilch). Je

höher die Viruslast, das heißt die Konzentration des Virus im Sperma, Vaginalsekret oder Blut, desto größer die Ansteckungsgefahr. Die Inkubationszeit kann zwischen Monaten und mehreren Jahren betragen und wird durch verschiedene Faktoren – Medikamente, Lebensstil, psychische Verfassung, Begleiterkrankungen – beeinflusst.

Ziel der Therapie der HIV-Infektion ist es, den Übergang in eine AIDS-Erkrankung so lange wie möglich hinauszuzögern. Die Behandlung richtet sich in erster Linie gegen das HI-Virus selbst, wobei im komplexen Vermehrungszyklus des HIV mehrere Ansatzpunkte für eine Therapie denkbar sind (Plettenberg und Meigel, 2007). Die Wirkung der HIV-Therapie besteht darin, die Viruslast zu senken. Um dieses Ziel zu erreichen, müssen die HIV-Medikamente nach strengen Regeln eingenommen werden. Um eine optimale Compliance der PatientInnen zu erreichen, bedarf es einer individuellen Therapieplanung und Betreuung.

Klinisch-psychologische Interventionen nach der Diagnosemitteilung

Nach der Vermittlung einer HIV- oder AIDS-Diagnose, suchen viele Betroffene professionelle Unterstützung. Die Auseinandersetzung mit der neuen Situation ist vorerst von überwältigenden Gefühlen, wie Angst und Scham geprägt. Die Akutbetreuung umfasst Handlungen und Aktivitäten, die den Betroffenen bei der Bewältigung der aktuellen Situation helfen und die innere Anspannung verringern. Im Rahmen der psychologischen ersten Hilfe werden durch Stützung, Mitgefühl sowie die Möglichkeit, Gefühle von Trauer, Angst, Schmerz, Scham, Hilflosigkeit und Wut auszudrücken, die individuellen Gefühle und Reaktionen normalisiert. Schritt für Schritt sollen die Betroffenen über den Austausch von Informationen (Biografie der Betroffenen bis zur Diagnosemitteilung, Erklärung der Individualität und Normalität der akuten Reaktionen) und die Normalisierung der auftretenden Emotionen (zum Beispiel Weinen, Gefühl-

staubheit, etc.) und Reaktionen (Schlafstörungen, Konzentrationsstörungen, etc.)
stabilisiert und in ihr Leben mit den veränderten Rahmenbedingungen zurückgeführt werden. Akutbetreuung fokussiert
darauf, rasch die Selbsthilfekapazitäten
(Selbstwirksamkeit) der Betroffenen zu
aktivieren (Angehörige informieren, Freizeitaktivitäten beziehungsweise Besuche
planen). Das soziale Netzwerk der Betroffenen (LebenspartnerIn, Familie und
Angehörige, FreundInnen, KollegInnen)
ist ebenfalls Thema der Akutbetreuung.
Ein gutes soziales Netzwerk erleichtert
die Verarbeitung der Diagnose. Haben
Betroffene kein ausreichendes soziales
Netz, gilt es Weiterbetreuungsangebote
zu thematisieren (Psychotherapie, Tagesklinik, weitere stationäre Aufnahme).

*Klinisch-psychologische Interventionen
im weiteren Verlauf der HIV-Infektion*

HIV-positive PatientInnen zeigen unterschiedliche Bewältigungsreaktionen.
Eine erfolgreiche Akutbetreuung gilt als
wesentliche Maßnahme zur Ausbildung
eines adaptiven Bewältigungsstils. Ver-
harren die Personen in einer evasiv/re-
gressiven Haltung, kommt es unweigerlich zum Auftreten von Depressionen und
psychischem Leid.

Aufgaben der klinisch-psychologischen (und psychotherapeutischen) Behandlung sind:

– Förderung eines selbst- und (fremd-)
  verantwortlichen Umgangs mit der Erkrankung
– Steigerung des Informationsstands bezüglich Verlauf und Behandlungsopti-
  onen
– Umgang mit den HIV-Medikamenten
– Abbau von Stress mit Hilfe von *Problem-
  analysestrategien*
– Abbau der Angst (vor Schuldzuweisung und Bloßstellung, realer Zurückweisung und Ausgrenzung von außen,
  der Zukunft, Schmerz, Krankheit und
  Tod) und Depression (Verlust der Le-
  bensperspektive und der körperlichen
  Integrität, Einschränkungen des Sex-

uallebens, innere Schuldzuweisung)
durch kognitive und emotional-aktivierende Techniken
– Verbesserung der sozialen Unterstützung durch Kommunikationstraining
  und Aufbau sozialer Kompetenz
– Erhöhung des Selbstwertgefühls durch
  Stärkung der internalen Konrollüber-
  zeugungen

Durch das Erlernen effektiver Entspan-
nungsmethoden (Progressive Muskel Entspannung), gepaart mit Elementen zum
Aufbau positiven Erlebens und Handelns,
wird die Einflussnahme auf das eigene
Wohlbefinden erlernt. Zur Erhaltung dieses Wohlbefindens wird unter anderem
der wechselseitige Einfluss von Gedanken,
Gefühlen und Aktivitäten erarbeitet und so
eine internale Kontrollüberzeugung aufgebaut. Weitere Inhalte sind das Erstellen
und Einhalten von Tagesplänen und die
Verbesserung der Alltagsstruktur. Die Veränderungen können mit Hilfe von Stim-
mungskurven erfasst und so transparent
gehalten werden. Die individuelle Persönlichkeitsstruktur stellt das Hauptkrite-
rium dar, ob eine klinisch-psychologische
Behandlung zu einer zufriedenstellenden
Lebensqualität führt oder eine weiterführende psychotherapeutische Behandlung
angestrebt werden soll.

4.3. Paraartefakte

PatientInnen mit Paraartefakten leiden
an einer Störung der Impulskontrolle,
wobei sie zumeist die selbstschädigenden
Manipulationen offen angeben, gleichzeitig aber betonen, dass sie diese nicht
unterlassen können. Häufig werden die
manipulativen Handlungen als Zwang
oder automatisierte Handlung beschrieben (Harth und Gieler, 2006). Tabelle 3
gibt eine Übersicht über die häufigsten
Paraartefakte in der Dermatologie.

Exploration psychologischer Faktoren

In der Explorationsphase wird 1) der *individuelle Krankheitsverlauf* (charakteristi-
scherweise wird am Beginn der Störung

Tab. 3. Übersicht Paraartefakte in der Dermatologie

Paraartefakte in der Dermatologie	

Haut/Schleim-
haut
	– Skin-picking-Syndrom (neurotische Exkoriationen)
	– Acne excoriée
	– Cheilitits factitia (Leckekzem)
	– Pseudo-knuckle-Pads
	  (durch ständiges Reiben, Saugen, etc.)
	– Morsicatio buccarum
	  (Einsaugen der Wangenschleimhaut)

Hautanhangs- einheiten	Onychophagie, Onychotillomanie, Onychotemnomanie (Manipulationen an den Nägeln) Trichotillomanie, Trichotemnomanie, Trichoteiromanie (Manipulationen an den Haaren)

an einer minimalen Primäreffloreszenz exzessiv manipuliert) erfasst, 2) der psychopathologische Status erhoben und 3) das Selbstkonzept erfragt.

Im psychopathologischen Status wird der Schwerpunkt auf die sogenannten thymopsychischen Funktionen (Stimmung, Befindlichkeit, Affekt, Affizierbarkeit, Antrieb, Psychomotorik, Biorhythmus, Essverhalten, Sexualverhalten und Vegetativum) gelegt, da psychiatrische Komorbiditäten dieses Störungsbild häufig begleiten. Das Selbstkonzept beinhaltet die Elemente a) Selbsteinschätzung (Selbstvertrauen, Selbstwertgefühl, Selbstwertschätzung), b) Fähigkeitskonzept (Wahrnehmung, Kenntnis und Bewertung eigener Fähigkeiten), c) Selbstbewertung und Selbstbild (Idealselbst – Realselbst – Soziales Selbst) und d) Körperkonzept (Körperbewusstsein – Körperausgrenzung; die Körpereinstellung – Aussehen, (Un-)Zufriedenheit mit dem eigenen Körper; Körperausdruck).

Klinisch-psychologische (und psychotherapeutische) Interventionen

In den folgenden Sitzungen wird den PatientInnen mit Hilfe von Verhaltens- und Bedingungsanalysen die wesentliche aufrechterhaltende Bedingung ihrer Manipulationen – Spannungsabbau – verdeutlicht. Dieser Prozess dient der Störungseinsicht und dem Aufbau einer längerfristigen Behandlungsmotivation (Problemreflexion).

Die psychologischen Interventionen bauen auf drei Säulen auf:

1. Motivationsarbeit: Obwohl sich die PatientInnen zumeist ihrer aktiven Rolle hinsichtlich der Hautläsionen bewusst sind, haben sie doch primär ein somatisches Krankheitskonzept.

2. Spannungsabbau und Fertigkeitentraining: Neben dem Erlernen einer effektiven Entspannungsmethode (zum Beispiel Progressive Muskelentspannung) gilt es die individuelle Stresstoleranz zu erhöhen und zeitgleich Maßnahmen gegen die selbstschädigenden Verhaltensweisen zu ergreifen. Zur Ablenkung von selbstschädigendem Verhalten wird mit den PatientInnen unter anderem eine Liste alternativer ungefährlicher Aktivitäten erstellt und nach Betätigungen gesucht, die mit Freude und Wohlbefinden assoziiert sind (die Interventionen orientieren sich dabei an der Dialektisch-Behavioralen-Therapie nach M. Linehan, einer Variante der Kognitiven Verhaltenstherapie).

3. Bearbeitung des Selbstkonzeptes: Kognitive Techniken helfen beim Erfassen und Infragestellen der dysfunktionalen Kognitionen (automatische Gedanken, Grundannahmen, Schemata). Es ist jedoch essentiell, dass die Interventionen nicht auf die rein kognitiv-verbale Ebene beschränkt bleiben. Emotional-aktivierende und verhaltensbezogene Interventionen sind für die Bearbeitung negativer Grundannahmen und maladaptiver Schemata von zentraler

Bedeutung. Verdichten sich in den ersten Behandlungseinheiten Hinweise auf eine komorbide psychiatrische Störung, ist eine testpsychologische Diagnostik indiziert, gegebenenfalls eine Überweisung an einen Facharzt für Psychiatrie zu initiieren und eine psychotherapeutische Behandlung anzustreben.

5. Zusammenfassung

Psychodermatologie befasst sich mit der wechselseitigen Beeinflussung von Psyche und Haut. Prinzipiell gilt es primäre psychische Störungen, die von einer Hautsymptomatik begleitet werden (zum Beispiel Dermatozoenwahn, körperdysmorphe Störungen, artifizielle Störungen oder somatoforme autonome Störungen), von multifaktoriellen Dermatosen, welche hinsichtlich Manifestation und Verlauf von psychischen Faktoren beeinflusst werden (zum Beispiel Psoriasis, atopische Dermatitis oder Kollagenosen), und von sekundären psychischen Störungen infolge von schweren, teils entstellenden Hauterkrankungen (zum Beispiel Hauttumore, Pigmentstörungen, Fehlbildungen der Haut oder Narben), zu unterscheiden. Dementsprechend vielschichtig gestaltet sich die klinisch-psychologische Tätigkeit in der Dermatologie. Während bei primär psychischen Störungen, die von einer Hautsymptomatik begleitet werden, mit Hilfe klinisch-psychologischer Interventionen die Bereitschaft und die Motivation der PatientInnen für eine psychiatrische und psychotherapeutische Behandlung geschaffen und aufrechterhalten werden soll, gilt für alle anderen Hauterkrankungen, die PatientInnen in den Bereichen zu entlasten und zu unterstützen, welche als belastend und einschränkend wahrgenommen und erlebt werden. Die dermatologische Diagnose per se bedeutet nicht, dass eine begleitende klinisch-psychologische Behandlung indiziert ist. Zum einen korreliert der objektive Hautbefund nicht zwingend mit dem psychischen Befinden und zum anderen

kann die Bereitschaft der PatientInnen sich mit den begleitenden psychischen Faktoren auseinanderzusetzen gering sein. Oftmals ermöglicht erst eine vertrauensvolle ÄrztIn-PatientIn-Beziehung den PatientInnen, die psychischen Anteile ihrer Hauterkrankung zu beachten und damit die Bereitschaft für eine klinisch-psychologische und/oder psychotherapeutische Behandlung. Dementsprechend erachten wir die Integration psychologischer Inhalte und Methoden in die Dermatologie als einen zentralen Bestandteil der Klinischen Psychologie in der Dermatologie.

6. Literatur

AWMF S2-Leitlinie „Psychosomatische Dermatologie", Reg.-Nr. 013/024; http://www.uni-duesseldorf.de/WWW/AWMF/ll/(25.10.2009)

Gieler, U. und Harth, W. (2008). Psychodermatologie. Hautarzt, 59, 287–288

Franke, G.H. (2000). Brief Symptom Inventory von L.R. Derogatis (Kurzform der SCL-90-R) – Deutsche Version. Göttingen: Beltz Test GmbH

Frisch, P. (2009). Dermatologie und Venerologie: Lehrbuch und Atlas. Heidelberg: Springer Verlag

Harth, W. und Gieler, U. (2006). Psychosomatische Dermatologie. Heidelberg: Springer-Verlag

Hautzinger, M., et al. (2006). Das Beck Depressionsinventar II. Deutsche Bearbeitung und Handbuch zum BDI II. Frankfurt am Main: Harcourt Test Services

Herrmann-Lingen, C., Buss, U. und Snaith, R.P. (2005). HADS-D – Hospital Anxiety and Depression Scale – Deutsche Version: Ein Fragebogen zur Erfassung von Angst und Depressivität in der somatischen Medizin. 2. Auflage. Bern: Verlag Hans Huber

Kuhl, J. und Kazén, M. (2009). Persönlichkeits-Stil-und-Störungs-Inventar (PSSI). Manual (2., überarbeitete und neu normierte Auflage). Göttingen: Hogrefe

Kupfer, J. Schmidt, S. und Augustin, M. (2006). Psychodiagnostische Verfahren für die Dermatologie. Göttingen: Hogrefe

Margraf, J. (1994). Mini-DIPS. Diagnostisches Kurz-Interview bei psychischen Störungen Berlin: Springer

Margraf, J. und Ehlers, A. (2007). Beck-Angst-Inventar. Deutschsprachige Adaption des

Beck Anxiety Inventory von A. T. Beck and R. A. Stern. Frankfurt: Harcourt

Niemeier, V., Stangier, U. und Gieler, U. (2009). Hauterkrankungen: Psychologische Grundlagen und Behandlung. Göttingen: Hogrefe

Plettenberg, A. und Meigel, W. (Hrsg.).(2007). Dermatologische Infektiologie. Kapitel 2.1 Retroviren. S. 49–99. Thieme Verlag

Schäfer, T. (2006). Epidemiology of psoriasis – Rewiew and the the German persepctive. Dermatology, 212, 327–337

Schneider, S. und Margraf, J. (2006). DIPS. Diagnostisches Interview bei psychischen Störungen (3. Auflage). Heidelberg: Springer

Stangier, U. (2002). Hautkrankheiten und Körperdysmorphe Störung. Göttingen: Hogrefe

Statistik Austria, Malignes Melanom (C43) – Krebsmortalität (Sterbefälle pro Jahr), Österreich ab 1983; http://www.statistik.at/web_de/statistiken/gesundheit/krebserkrankungen/haut/index.html/(2.11.2009)

Wittchen, H. U., Zaudig, M. und Fydrich, T. (1997). SKID-I und SKID-II – Strukturiertes Klinisches Interview für DSM-IV. Göttingen: Hogrefe

Klinische Psychologie in der Chirurgie – Herzchirurgie, Transplantation, Kinderchirurgie, Plastische Chirurgie

Brigitta Bunzel, Edith Freundorfer, Agnes Panagl, Beate Smeritschnig, Anna Pittermann, Manfred Frey, Lars-Peter Kamolz, Walter Klepetko, Ferdinand Mühlbacher, Winfried Rebhandl, Ernst Wolner

1. Einleitung

Wie in anderen Gebieten der Medizin ist auch in der Chirurgie die emotionale Betreuung der PatientInnen ein wesentlicher Faktor zur Förderung von Genesung und Wohlbefinden. In enger Zusammenarbeit mit dem chirurgischen Team, der Pflege und den PhysiotherapeutInnen ist die klinische Psychologie in der Chirurgie des AKH für die fachlich-psychologische Betreuung (PatientInnen und Angehörige) und Behandlung (PatientIn) zuständig. Der Kontakt zu den PatientInnen erfolgt auf verschiedene Art: auf Wunsch des Patienten oder seiner Angehörigen, nach Ersuchen vonseiten einer ÄrztIn oder der Pflegepersonen bzw. TherapeutInnen, oft ist auch durch Beobachtung der PatientInnen am Gang oder im Zimmer der Bedarf an psychologischer Hilfestellung ersichtlich. Gespräche mit PatientInnen sowie Angehörigen finden an vielerlei Orten und in vielerlei Formen statt – was die tägliche achtstündige Präsenz der PsychologIn in der Klinik erlaubt. Gespräche prä- und postoperativ, in der Intensivstation, der Station, am Bett, auf dem Gang oder im freigehaltenen Untersuchungsraum. Gesprächsanlass und „Eintrittskarte" in eine fachlich-psychologische Beratung und Behandlung ist meist folgendes:

2. Klinische Psychologie in der Herzchirurgie

2.1. Angst und Depression

Ziel der – meist akuten – Kontaktaufnahme ist es, PatientInnen mit Angst vor der Herzoperation und depressiven Reaktionen rechtzeitig adäquat zu unterstützen und das langfristige Ergebnis der Operation zu sichern. Obwohl Herzoperationen wie Herzklappenersatz und Bypass-Operation bereits seit langem Routineeingriffe mit guter postoperativer Lebensqualität sind (Bunzel, 1995), werden sie als sehr bedrohlich erlebt und als massiver Eingriff in die Integrität des Körpers. Das Herz hat aber aufgrund seiner symbolischen Besetzung als Sitz der Seele und der Gefühle auch eine besondere Stellung innerhalb des Organsystems inne, und ein Eingriff in dieses „Zentralorgan" bedeutet für die Beteiligten mehr als eine

Routineoperation. Die Herzoperationen, vor allem Bypass – und Herzklappenoperationen, haben in der Regel ein geringes operatives Risiko, das jedoch im individuellen Erleben subjektiv beeinflusst wird durch

a. die besondere Stellung der Herzchirurgie innerhalb der Chirurgie („bei der Operation machen die Ärzte ja, dass mein Herz stillsteht. Da bin ich ja für eine Zeitlang tot, nicht?"). Das bedingt auch die besondere Stellung der Herzchirurgen innerhalb der Chirurgie. Ihnen wird sehr viel Macht zugeschrieben: sie sind es, die den Patienten „sterben lassen" (während die Herz-Lungen-Maschine den Kreislauf übernimmt), um ihn dann gesundet wieder aufwachen zu lassen. Die Ängste kreisen also meist um Tod und Wiedergeburt.
b. die Bedrohung von allem, was den Herzpatienten unerhört wichtig ist: der eigenen Unverwundbarkeit, von Selbstbild, Unabhängigkeit, Selbstkontrolle, Kontrolle der Situation.

In der präoperativen Zeit erleben die PatientInnen, aber auch die Angehörigen, Angst, Verzweiflung, Hilflosigkeit, Depression und die gedankliche Auseinandersetzung mit dem möglichen Tod. Fitzsimons und MitarbeiterInnen (Fitzsimons et al., 2003) haben 5 Hauptursachen von Angst in der Wartezeit auf die Herzoperation gefunden: Schmerzen in der Brust, Unsicherheit, Angst vor der Operation, physische Verschlechterung mit verminderter Leistungsfähigkeit, sowie Unzufriedenheit mit der Betreuung, Mit diesem „Rucksack" im Gepäck kommen die PatientInnen meist ein oder zwei Tage vor der Operation in die Klinik – in einer Zeit in der die Operationsangst am höchsten ist (Koivula et al., 2002). Krannich und MitarbeiterInnen (Krannich et al., 2007) haben in einer neuen, die älteren Arbeiten bestätigenden Untersuchung zeigen können, dass ein Drittel der PatientInnen (34 %) vor Bypassoperation klinisch gesichert ängstlich und ein Viertel aller PatientInnen (25,8 %) depressiv waren. Postoperativ waren die psychischen Be-

einträchtigungen Angst / Depression immerhin noch 17,5 % und 24,7 % (wobei die Reduktion an Angst statistisch signifikant nur die jüngere Altersgruppe betraf). Aus der Literatur ist aber seit langem bekannt, dass sowohl prä- und postoperativ Angst (z. B. Grossi et al., 1998) als auch Depression (z. B. Szekely et al., 2007) eindeutige Risikofaktoren für die Prognose nach offener Herzchirurgie (d. h. mit Einsatz der Herz-Lungen-Maschine) sind. Im Krankenhaus selbst zeigt sich dies an längerem Krankenhausaufenthalt, mehr Komplikationen und einer höheren Mortalität. Je ängstlicher also der Patient / die Patientin vor einer Herzoperation ist, desto schlechter das Ergebnis, je depressiver der Patient / die Patientin ist, desto mehr folgende Krankenhausaufenthalte sind zu erwarten – unabhängig von allen erhobenen medizinischen Covariablen. Präoperative Angst und postoperative Depression erhöhen das Risiko einer wiederholten Spitalsaufnahme auf das Doppelte, verglichen mit nicht-ängstlichen und nicht-depressiven PatientInnen der Herzchirurgie (Tully et al., 2008). Klinisch-psychologische Interventionen zum ehestmöglichen Zeitpunkt ist bei gefährdeten PatientInnen die Prophylaxe der Wahl, und sowohl das Herausfiltern von RisikopatientInnen als auch das Setzen von Interventionen zur Verhinderung, dem Erkennen und Reduzieren von Angst und Depression wird auch in der medizinischen Literatur immer wieder gefordert (z. B. Gallagher, 2007). Gespräche gegen die Angst, stützende Interventionen, aber auch Entspannungstraining und viel an Informationsweitergabe ist das Handwerkszeug der klinischen PsychologInnen. Es ist oft erstaunlich, wie wenig sich die PatientInnen unter den Begriffen „Herzklappenersatz" und „Bypassoperation" vorstellen können, wie wenig sie von den einweisenden Kardiologen dahingehend aufgeklärt wurden bzw. wie wenig sie davon verstanden hatten und sich nicht nachgefragt getraut hatten. Viel an Angst löst sich durch Verständnis einer Gegebenheit, und da Angst die Mutter der Depression ist, ist individuell gefasste Informationsweitergabe im ruhigen Setting neben therapeutischen Interventionen die beste Prävention, um Angst, Spannung und depressive Reaktionen gering zu halten und auch langfristig ein bestmögliches Operationsergebnis zu erzielen.

2.2. Postoperative psychopathologische Auffälligkeiten nach Herzoperation

Postoperative psychopathologische Auffälligkeiten als multifaktoriell ausgelöstes Phänomen („Durchgangssyndrom" „Postkardiotomie-Delirium", „acute confusional state") nach Herzoperationen sind häufig. In der Literatur wird je nach Ausprägung und Schwere ein Prozentsatz von mindestens 25 % bis 80 % mit einer nahezu konstanten mittleren Häufigkeit um die 30 % (ein Drittel aller PatientInnen) berichtet. Die Auffälligkeiten äußern sich einzeln oder in Kombination in a) einem deliranten Zustandsbild (Bewusstseintrübung, Desorientierung, Verkennungen), b) einem paranoid-halluzinatorischen Zustandsbild (Illusion, Halluzination, paranoiden Ideen) und c) einer Stimmungsstörung (Affekt, Antrieb, psychische Labilität). Klinisch zeigt sich das Bild einer schwer zu definierenden Verwirrtheit und Orientierungslosigkeit mit Schlafstörung, die mehrere Stunden bis mehrere Tage (höchste Inzidenz zwischen 1. und 3. postoperativem Tag) andauern kann und sowohl den Patienten / die Patientin als auch deren Angehörige massiv ängstigt. Prädisponierende Faktoren sind vielgestaltig, eine einheitliche Erklärungsmöglichkeit gibt es nicht. In der Literatur wird demgemäß als prädisponierend aufgezählt: fortgeschrittenes Alter (besonders disponiert: 60–80 Jahre), erworbene Herzerkrankung (im Gegensatz zu angeborener), reduzierter Allgemeinzustand, Auftreten von Mikroemboli, postoperativer Schlafentzug, Stress, sensorische Deprivation bzw. Überflutung in der Intensivstation, mehrfach verschobene Operation, Herzoperation unter Einsatz der Herz-Lungen-Maschine) (Bunzel, 1985, van der Mast & Roest, 1996). Für die betroffene PatientInnengruppe wird sowohl eine erhöhte Morbidität (Brustbein-Instabilität, Infekte, Pneumonie) als auch erhöhte

Mortalität (12,5 % bei PatientInnen mit postoperativer Verwirrtheit gegenüber 4,5 % ohne) und auch eine längere Verweildauer im Spital beschrieben. Ferner sind mehr kognitive Beeinträchtigungen (36,8 % vs. 20,2 %) und Schwierigkeiten in der Konzentration (47,4 % vs. 23,8 %) postoperativ zu erwarten (vgl. Koster et al., 2009). Review-Studien konnte zeigen, dass subtilere neuropsychologische Defizite sowohl bei ÄrztInnen als auch bei den Pflegepersonen deutlich unterdiagnostiziert werden: Shaw (Shaw, 1993) untersuchte 312 PatientInnen nach Bypass-Operation. Nur 4 davon wurden psychopathologisch auffällig geschätzt. Bei einer neuropsychologischen Testung am 7. postoperativen Tag ließen sich jedoch Veränderungen im Sinne eines Durchgangssyndroms bei 79 % desselben Kollektivs nachweisen. Die Hälfte von ihnen war im Klinkalltag asymptomatisch, 38 % zeigten leichte, 10 % schwerwiegende Störungen. Die betreuende Situation im Spital wird umso schwieriger, je sprachlich beeinträchtigter der Patient ist (z.B. durch Intubation) und je misstrauischer er / sie in seiner / ihrer paranoiden Verkennung verhält. Es erfordert in der akuten Situation viel an Verständnis und psychotherapeutischem Rüstzeug, dem ängstlichen, oft aggressiv-feindlichen oder weinerlichen PatientInnen nahezukommen und eine Orientierung zumindest immer wieder zu versuchen. Genauso wichtig ist es, den Angehörigen die Situation zu erklären und auf den vorübergehenden, reversiblen Charakter dieser häufigen Komplikation der PartnerIn hinzuweisen: er / sie ist nicht ab nun verrückt!

2.3. Verarbeitung akuter koronarer Ereignisse

Wenn PatientInnen zur Herzoperation einberufen werden, so haben sie zumeist ein (aversives) kardiales Ereignis oder mehrere in ihrer Vergangenheit: ein Myocardinfarkt, eine erfolgreich überstandene Reanimation, Kammerflimmern, Schocks des implantierten Defibrillators sind Ereignisse, die meist völlig überraschend „passieren" und den betroffenen Patienten / die Patientin aus der Bahn werfen. Den Betroffenen ist dabei die überlebte Lebensbedrohung deutlich bewusst, sie müssen Strategien erwerben, um mit dieser Grenzerfahrung par excellence fertig werden zu können. Dies klingt leicht, ist aber als „near to death event" eine enorme intrapsychische Leistung – oft auch Verdrängungsleistung. Diese ist wichtig in der Initialphase und schützt vor massiver Angstüberflutung mit all ihren körperlichen Begleiterscheinungen (Katecholaminausschüttung). Angst vor Wiederholung des Ereignisses wird aber oft zum lebensbestimmenden Faktor und ist der Grund für häufige Inanspruchnahme von notfallmedizinischer Versorgung. Psychopathologische Folgen der koronaren Ereignisse sind nicht selten generalisierte Angststörung und posttraumatische Belastungsreaktion. Im Anschluss an einen Myocardinfarkt ist aber auch eine nicht-pathologische Trauerarbeit zu erwarten, die aus der Verabschiedung des bisher gewohnten, sorglosen Lebensstils, der Unversehrtheit resultiert und bei gesunder Persönlichkeit in einer Akzeptanz der körperlichen Versehrtheit und Einschränkungen endet. Mit diesem ganzen Paket an Ängsten, Sorgen, Unsicherheiten kommt der Kranke zur Operation und trifft in vielen Fällen auf die Psychologin, der / die oft nur wenige Stunden bis Tage Zeit hat, mit den Mitteln der Krisenintervention die Betroffenen einigermaßen zu stabilisieren und Ziele für die Zeit nach der Operation festzusetzen.

Neben den oben erwähnten PatientInnen-orientierten Hauptaufgaben gibt es zahlreiche individuelle PatientInnenbezogene Beratungen und Behandlungen wie auch klinikbezogene Aufgaben, z. B.

– psychoedukative Gespräche (z. B. Lebensstil, Sexualität)
– Überleitung zu Rehabilitationsmaßnahmen
– Krisenintervention bei zeitlichen Verzögerungen im Heilungs- und Genesungsverlauf, bei Defektheilung (Hilfen zur Bewältigung der Realität)
– Krisenintervention bei Todesfall eines Mitpatienten im Krankenzimmer, bei familiären Belastungen

– Überleitung zu Psychotherapie (extramural), wenn gewünscht
– Kontakt zu KollegInnen der *Rehabilitationszentren*, Information über Therapiemöglichkeiten und Selbsthilfegruppen
– Entspannungstraining bei Schlafstörungen
– Beratung bei postoperativen kognitiven Defiziten (*Konzentration*, Kurzzeitgedächtnis...) vor allem bei älteren / alten PatientInnen
– *Familiengespräche*, Paargespräche, Betreuung der Angehörigen
– *Unterrichtstätigkeit* (Studierende, ÄrztInnen, Pflegepersonen)
– *Durchführung* wissenschaftlicher Studien national und international, Publikation, Vortragstätigkeit auf Kongressen, Mitgliedschaft in internationalen Gesellschaften und Arbeitsgruppen

3. Klinische Psychologie in der Organtransplantation

3.1. Grundlagen der Organtransplantation

Schon in frühester Zeit erschien es erstrebenswert, Organe bei irreversiblem Ausfall ersetzen zu können. Aus verschiedenen Kulturkreisen sind Berichte von Transplantationen überliefert. Der älteste Bericht aus dem 12. Jahrhundert v.Chr. beschreibt detailliert, dass Ganesha der Kopf eines Elefanten transplantiert wurde. Die frühesten Zeugnisse aus China stammen von ca. 500 v.Chr.: der berühmte Medizinlehrer Pien Ch'iao soll alten Überlieferungen gemäß bereits Herzen zwischen zwei Menschen ausgetauscht haben, und im 3. Jahrhundert n.Chr. wird den Ärzten Cosmas und Damian die Transplantation eines Beines zugeschrieben. 1900 kann als Anfang der eigentlichen Transplantationschirurgie gelten, die mit der Transplantation fast eines gesamten Gesichtes einer Frau ihren derzeitigen Höhepunkt gefunden hat (s. Tab. 1: Geschichte der Transplantationschirurgie).

Tab. 1. Geschichte der Transplantation

1888	Erste erfolgreiche Hornhautübertragung
1900	Entdeckung der Blutgruppen
1902	Erste Nierentransplantation (Hund, Niere in die Halsregion verpflanzt)
1905	Erste heterotope Transplantation (Organ an einer anderen Körperstelle) eines Herzens (Herz eines kleinen Hundes in den Hals eines größeren)
1950	Erste orthotope Herztransplantation (an gleicher Körperstelle) von Hund zu Hund
1954	Erste erfolgreiche Nierentransplantation (bei eineiigen Zwillingen)
1960	Technik der Herztransplantation beschrieben
1962	Gewebetypisierung möglich (Spender – Empfänger)
1958	Entdeckung des HLA-Systems (immunologische Grundlage der Abstoßung fremden Gewebes)
1963	Erste erfolgreiche Lebertransplantation
1963	Erste Xenotransplantation (= von Tier auf Mensch) einer Schimpansenniere
1964	Erste Xenotransplantation einer Schimpansenleber
1964	Erste Xenotransplantation einer Schimpansenherzens
1965	Erste Nierentransplantation im AKH Wien
1967	Erste erfolgreiche Lungentransplantation
1967	Erste erfolgreiche Herztransplantation
1967	Erste erfolgreiche Pankreastransplantation (Bauchspeicheldrüse)
1968	Hirntoddefinition (irreversibles Koma)
1972	Erste Lebertransplantation im AKH Wien
1981	Erste erfolgreiche Herz-Lungentransplantation
1982	Beginn der Therapie mit Wirkstoff Ciclosporin A (Fa. Sandoz) zur Unterdrückung der Organabstoßung und folgendem sprunghaften Anstieg an Transplantationen weltweit
1984	Erste Xenotransplantation eines Pavianherzens („Baby Fae")
1984	Erste orthotope Herztransplantation in Österreich im AKH Wien, eine Psychologin im Herztransplantteam (B. Bunzel)
1988	Erste multiviszerale Transplantation (Transplantation mehrerer Bauchorgane)
1988	Erste Pankreastransplantation (Bauchspeicheldrüse) in Wien
1988	Erstmalige Teilung einer Transplantatleber und Übertragung auf ein Kind und einen Erwachsenen
1989	Erste Lungentransplantation in Österreich
1994	Aufnahme einer klinischen Psychologin ins Team der Nieren-Leber-Pankreastransplantation (E. Freundorfer)
1997	Aufnahme einer klinischen Psychologin ins Lungentransplantations-Team (B. Smeritschnig)
1998	Erste erfolgreiche Handtransplantation in Lyon (2001 auf Wunsch des Patienten wieder entfernt)
2000	Erste erfolgreiche Transplantation einer Gebärmutter in Saudiarabien
2000	Beidseitige Handtransplantation in Innsbruck (zweite weltweit)
2005	Erste (partielle) Gesichtstransplantation (Dreieck von Nase, Lippen, Wangen)
2008	Erste Transplantation eines fast vollständigen Gesichts (80 %) Cleveland Clinic

Hinsichtlich der Transplantation von Organen (in Abgrenzung zu Geweben und Blut) ist in diesem Jahrhundert viel passiert. Der derzeitigen Statistik nach wurden weltweit bereits ca. 80.000 Herzen (in Österreich im Jahr 2008: 59), ca. 26.000 Lungen (2008 Österreich: 116), zahlreiche, nicht genau dokumentierte Lebern (2008 Österreich: 116, davon 4 Lebendspenden), und Nieren (2008 Österreich: 361, davon 58 Lebendspenden) und ca. 4.000-mal Herz und Lunge en bloc (2008 Österreich: 3) transplantiert (ÖBIG 2010).

Die rechtliche Situation der Organentnahme ist in Österreich im Krankenanstaltengesetz von 1982 im Sinne einer Widerspruchsregelung erfasst. Sie bestimmt, dass ein Verstorbener jederzeit als Spender in Frage kommt, es sei denn, er hat zu Lebzeiten ausdrücklich einer Spende widersprochen (Meldung im Widerspruchsregister). In anderen Ländern wie z.B. in Deutschland gilt im Gegensatz dazu die (erweiterte) Zustimmungslösung: die Organe eines Toten dürfen nur entnommen werden, wenn entweder der Verstorbene sich zu Lebzeiten für eine Organspende ausgesprochen hat (z.B. durch Organspenderausweis) oder die nächsten Angehörigen der Organentnahme zustimmen. Auch die Angehörigen sind dabei an den mutmaßlichen Willen des Verstorbenen gebunden.

3. 2. Psychologische Aspekte der Organtransplantation und die klinisch-psychologische Arbeit mit PatientInnen und Angehörigen

Nach Ausschöpfung aller medikamentösen und chirurgischen Möglichkeiten stellt die Transplantation für Menschen mit schweren, chronischen und früher unheilbaren Erkrankungen eine lebensrettende und lebensqualitätsverbessernde Therapie dar. Allerdings stellt die Leistung der Chirurgie hohe psychische Anforderungen an den einzelnen Patienten / die einzelne Patientin und dessen/deren Angehörige: alle Phasen des Transplantationsgeschehens sind oft mit hohen psy-

chischen Belastungen und Anpassungsprozessen verbunden.

3.3. Die Phase der Evaluation

PatientInnen, die vor der Entscheidung für oder gegen eine Transplantation stehen, leiden unabhängig vom Organ unter einer wesentlichen Einschränkung ihrer Lebensqualität (Feltrim et al., 2008; Taylor et a., 2008). Immer häufigere und längere Krankenhausaufenthalte aufgrund vermehrter Infekte, Atemnot, massive Einengung der Bewegungsfreiheit, damit verbunden geringere Sozialkontakte, der Verlust der beruflichen Identität und das Wissen um eine geringe Lebenserwartung führen die PatientInnen nach Absprache mit der behandelnden ÄrztIn zu einem Erstgespräch in die Transplantationsambulanz.

Die Mitteilung, dass eine Transplantation für den Erhalt / die Qualität des Lebens notwendig ist, löst zunächst Betroffenheit aus. Einen Teil der PatientInnen trifft diese Nachricht völlig unvorbereitet. Die Auseinandersetzung mit dem Thema bedeutet Schock, Angst und Verleugnung (Ullrich, 2008). Dies kann in der ersten Zeit dazu führen, den Schweregrad der Erkrankung zu verleugnen oder zu bagatellisieren, sich an ein irrationales Hoffen auf Gesundwerdung zu klammern oder sich mit Hoffnungslosigkeit und Resignation in das Geschehen zu fügen. PatientInnen mit langer Krankheitsdauer, die ihre Identität als chronisch Kranke schon erworben haben, reagieren meist mit Dankbarkeit und Hoffnung auf diese Möglichkeit. Viele Fragen tauchen auf, Unsicherheiten und Befürchtungen und das Abwägen von Vor- und Nachteilen können im Sinne einer hohen Ambivalenz belastend für die PatientInnen und deren Familie sein (Bunzel et al., 1991, Levenson, 1993, Zipfel, 2002). Ein spezieller Bereich der klinischen Psychologie ist die Evaluation bei Lebendspenden (z.B. bei Nierentransplantation). Hier geht es in zeitintensiven Gesprächen mit SpenderInnen und EmpfängerInnen im Wesentlichen um Abklärung von ethischen Grundlagen (z.B. Ausschluss finanzieller Gebarung), Freiwilligkeit der Spende, Akzeptanz, Abhängigkeiten und Psychopathologie bei SpenderInnen und EmpfängerInnen (Gründel, 2002, Freundorfer, 2006).

Aufgaben der klinischen Psychologie in der Phase der Evaluation sind vor allem

- Hilfen zur Bewältigung der Unsicherheit der Zukunft gegenüber (Umgehen mit Ambivalenz) zur Entscheidung für, aber auch gegen eine Transplantation
- Hilfen zur Akzeptanz der Realität (allmähliches Ende jeglicher anderer Therapieoption)
- Gespräche gegen die Angst (auch über Sterben, Tod, sowie über Themen, mit denen die PatientInnen sowohl die Angehörigen als auch die ÄrztInnen verschonen)
- psychosoziales Screening der Eignung als Organempfänger, vor allem in Bezug auf Compliance (die für das postoperative Überleben und die Lebensqualität von großer Bedeutung ist)
- Einleitung der extramuralen Entzugstherapie bei alkoholkranken (Leber) (Berlakovich et al., 2004) bzw. nikotinabhängigen (Herz, Lunge) PatientInnen
- Informationsweitergabe über den Ablauf der Transplantation, Chancen und Risiken, Rehabilitation, Lebensqualität (Ziel: individuell ihrem Verständnis und Wissensstand gemäß informierte PatientInnen und Angehörige mit realitätsangepasster Angst)
- klinisch-psychologische Evaluation von LebendspenderInnen und EmpfängerInnen bei Nieren- und Leberteiltransplantation

3.4. Die Wartezeit

Werden die PatientInnen auf die Warteliste genommen, beginnt für manche wegen der zu geringen Organverfügbarkeit ein Wettlauf mit der Zeit. Die Wartezeit bedeutet Konfrontation mit widersprüchlichen Gefühlen: Freude über die

Listung und Angst, den Zeitpunkt der Transplantation nicht mehr zu erleben. Verschlechtert sich die Erkrankung, sind der Wunsch und die Hoffnung groß, so schnell wie möglich transplantiert zu werden. In einer stabileren Phase der Erkrankung treten jedoch oft Zweifel an der Entscheidung auf. Sich ferner das Organ eines anderen (hirntoten) Menschen für das eigene Überleben zu wünschen, bedeutet eine hohe psychische Belastung, die zu massiven Gefühlen von Schuld und Scham führen kann.

Aufgaben der klinischen Psychologie in der Wartezeit sind vor allem

- Gespräche über die (berechtigte) Angst zu versterben, bevor das Spenderorgan eintrifft
- Gespräche über Spenderproblematik (religiöse Themen, Identität, Phantasien...)
- Kontakt halten, Beziehung aufbauen für eine stabile Team-PatientInnen-Beziehung
- Vermittlung zu extramuraler psychischer Unterstützung bis zur Transplantation
- Kriesenintervention bei langdauernder Wartezeit und stetiger unaufhaltsamer Verschlechterung des Gesundheitszustandes (Hilflosigkeit, Hoffnungslosigkeit)
- laufender intensiver Kontakt mit PatientInnen an der mechanischen Pumpe („Kunstherz") als Überbrückung vor Herztransplantation und mit deren PartnerInnen über Monate und Jahre intra- und extramural
- supportive Gespräche mit Angehörigen

3.5. Der stationäre Aufenthalt

Bei komplikationslosem Verlauf sind die ersten Tage nach der Transplantation geprägt durch große Erleichterung, Euphorie und labiler Stimmungslage. Abstoßungskrisen oder neurologische Phänomene (wie z.B. Durchgangssyndrome (Weiß et al., 2002) oder Cortisonpsychosen) beeinflussen jedoch abermals das

Selbstvertrauen der betroffenen Patient-Innen und verstören die Angehörigen. Erst die Erfahrung, dass Komplikationen in den meisten Fällen medikamentös erfolgreich behandelt werden können, stärkt das Vertrauen der PatientInnen in sich und das Team wesentlich. Die Aus-einandersetzung mit dem/der SpenderIn ist postoperativ ein wichtiges Thema, das transplantierte Organ wird jedoch relativ rasch ins eigene Körperbild integriert, v.a. wenn die PatientInnen schnell eine Verbesserung ihrer körperlichen Befind-lichkeit spüren.

Aufgaben der klinischen Psycholo-gie beim stationären Aufenthalt sind vor allem

– Diagnostik und Therapie von psycho-pathologischen Auffälligkeiten (z.B. Durchgangssyndrom)
– Krisenintervention bei kompliziertem und protrahiertem Genesungsverlauf (bei PatientInnen und Angehörigen) sowie bei Defektheilungen, auch Ster-bebegleitung
– supportive Gespräche bei Ambivalenz vor Entlassung aus dem stationären Umfeld (Freude/Angst)
– psychoedukatives Abschlussgespräch vor der Entlassung gemeinsam mit Fa-milienangehörigen, das alle Bereiche des postoperativen Geschehens bein-haltet

3.6. Die Zeit nach der Transplantation

Schon im Krankenhaus und anschließend auf Rehabilitation lernt der/die Betref-fende, eine transplantierte PatientIn zu sein, was eine Auseinandersetzung im Umgang mit den Medikamenten, den re-gelmäßigen Ambulanzterminen und der alltäglichen Routine bedeutet. Es kommt zu einer psychischen Stabilisierung, je-doch die Ängste vor Rückschlägen oder vor einer Abstoßungsreaktion sind immer noch aktuell. Mit zunehmender Mobilität steigt auch die Freude über die neu ge-wonnene Lebensqualität.

Das erste postoperative Jahr ist für Transplantierte eine Phase der Neuori-entierung. Parallel zu wieder gewon-nener physischer und psychischer Leis-tungsfähigkeit werden sie nun mit den schwierigen Seiten der Transplantation konfrontiert: lebenslange Medikation, Abhängigkeit von der Klinik, Neuorien-tierung in der Partnerschaft, Rückkehr in die Arbeitswelt bzw. Suchen nach neuen Aufgaben oder auch Ansuchen um Pen-sionierung mit Auseinandersetzung mit der Rolle des/der chronisch Kranken. Das Streben nach Leistung, Prestige und Sta-tus wird aufgegeben, das Leben an sich wird am höchsten bewertet.

Chronisch kranke Menschen, befreit von der Abhängigkeit medizinischer Ge-räte, PatientInnen, die die neu gewonne-ne Lebensqualität genießen, die sie lange Zeit vermissen mussten, die Urlaube pla-nen, Partnerschaften eingehen, Kinder bekommen, Sport betreiben – dies alles rechtfertigt die Organtransplantation trotz ihrer Erschwernisse und der gefor-derten Einschränkungen (Smeritschnig et al., 2005).

3.7. Spezifische Aufgaben der Psycho-logie in der Transplantationschirurgie

Die PsychologInnen sind oft lebenslang Ansprechpersonen für viele psychosoziale Probleme der PatientInnen – auch für sol-che, die nicht unmittelbar mit der Trans-plantation in Verbindung stehen. Bei kör-perlichen Problemen, die einen weiteren Krankenhausaufenthalt erforderlich ma-chen (z.B. bei späten Abstoßungskrisen, Retransplantationen, Krebserkrankun-gen), klinken wir uns auch nach Jahren und Jahrzehnten wieder ein und führen die psychische Betreuung und Behand-lung weiter. Im Gegensatz zu den zyk-lisch wechselnden ärztlichen Betreuern sind wir fortlaufend für die PatientInnen da, was für Sicherheit, Kontinuität und eine Vertrauensbasis sorgt. Wir erfahren daher, auch weil wir die PatientInnen lang und gut kennen, oft mehr und früher von Problemen (vorrangig von Compliance-problemen, also Eingeständnis von man-gelhafter Medikamenteneinnahme, die in direkter Folge zu Organverlust führen kann) als die behandelnden ÄrztInnen – ein Umstand, der zu einer gewissen Dolmetsch- und Katalysator-Funktion zwischen ÄrztIn und PatientIn führt. Letztlich ist auch die Arbeit im social networking während der gesamten Transplantationsgeschichte wichtig: wir stellen Verbindungen her zu und zwischen sämtlichen Berufsgruppen, die mit der Transplantation zu tun haben: der OP-Leitstelle, der Ernährungsberatung, der Sozialarbeit, der Physio- und Ergotherapie, der Spitalsschule bei Kindern, der Seelsorge. Die klinische Psychologie in der Transplantation ist, mit Schnitzler zu sprechen, ein „weites Land", und mit dem Ausbau der Möglichkeiten der Transplantationsmedizin (neue technische Überbrückungshilfen, kompletter mechanischer Organersatz, mögliche Xenotransplantation von Tier auf Mensch u. a.) werden innerhalb des Fachgebietes neue Therapieansätze wichtig, die erarbeitet werden müssen.

4. Klinische Psychologie in der Plastischen Chirurgie

4.1. Einleitung

Die Plastische Chirurgie basiert auf den vier Säulen Ästhetische Chirurgie, Rekonstruktive Chirurgie, Verbrennungschirurgie und Handchirurgie. Alle vier Teilbereiche haben die Wiederherstellung oder Verbesserung von Körperform und -funktion zum Ziel.

4.2. Rekonstruktive Chirurgie und die psychologische Betreuung von onkologischen PatientInnen in der Plastischen Chirurgie

Die Rekonstruktive Chirurgie befasst sich in erster Linie mit der Wiederherstellung von Form und Funktion nach Unfällen, Tumoroperationen sowie mit der Korrektur angeborener Fehlbildungen. In das Aufgabengebiet fallen somit die Rekonstruktion der Haut, der Weichteile, aber auch die Rekonstruktion von Muskeln, Sehnen und Knochen, sowie die Chirur-

gie der peripheren Nerven. Einen wichtigen Bestandteil der Rekonstruktiven Chirurgie stellt die Mikrochirurgie dar. Durch ihre vielfältigen Möglichkeiten der Rekonstruktion hat die Plastische Chirurgie eine größere Radikalität bei Organerhalt bei Organrekonstruktion in der Tumorentfernung möglich gemacht und damit das Outcome erheblich erhöht. Diese besseren Heilungschancen sind manchmal jedoch nur dadurch zu erreichen, dass schwerwiegende, das äußere Erscheinungsbild stark verändernde, Eingriffe durchgeführt werden. Diese Operationen bedeuten für die PatientIn eine radikale Veränderung der Lebensumstände sowie des Eigen- und Fremdbildes. Eine psychologische Begleitung der PatientInnen soll hier vom Moment der Diagnosestellung an bis zur Rekonstruktion, im Sinne einer Unterstützung in der Krankheitsverarbeitung und bei der Entscheidungsfindung, erfolgen. Nach der Operation gehören die Vorbereitung auf den veränderten Anblick, das Monitoring hinsichtlich Affektivität und die Hilfe bei einer positiven Entwicklung von Selbst- und Körperbild zu den zentralen Aufgaben (Nitzan et al., 2004; Rankin und Borah, 2009).

4.3. Handchirurgie und die psychologische Betreuung von handchirurgischen PatientInnen

Auch wenn die Hand flächenmäßig einen relativ kleinen Teil unseres Körpers darstellt, so birgt sie doch eine Vielzahl hoch entwickelter Funktionen in sich. Die Hand spielt, ähnlich wie das Gesicht, eine Schlüsselrolle im zwischenmenschlichen Kontakt, daher kommt der Handchirurgie (z.B. Fingerreplantation, Operationen an den Nerven, Sehnen und Blutgefäßen) eine extrem große Bedeutung in der Plastischen Chirurgie zu. Neben der vorübergehenden oder bleibenden Einschränkung und Unselbständigkeit haben viele handchirurgische PatientInnen ein Trauma durchlitten, in dessen Rahmen sie Teile ihrer Extremitäten verloren haben oder temporäre Einschränkungen erleiden mussten. Es kommen bei diesen Pati-

entInnen psychologische und psychotherapeutische Behandlungsmethoden zum
Einsatz, die ihren Fokus nicht nur auf die
Erhaltung eines positiven Selbstwertgefühls, sondern auch auf die Bearbeitung
psychischer Traumafolgen legen (Huber,
2009).

4.5. Verbrennungschirurgie und die psychologische Betreuung von Schwerbrandverletzten

Brandverletzungen gehören zu den
schlimmsten Verletzungen, die ein
Mensch erleiden kann, vor allem dann
wenn funktionell und ästhetisch wichtige
Regionen, z.B. Gesicht und Hände, betroffen sind.

Bei der Behandlung von Verbrennungen (Kamolz et al., 2009) geht es zunächst darum, die verbrannten Teile der
Körperoberfläche zu entfernen und die
offenen Stellen tiefenspezifisch zu behandeln (z.B. Hauttransplantation). Sehr
großflächige Verbrennungen bedürfen
manchmal über Wochen und Monate
einer Behandlung auf einer dafür spezialisierten Verbrennungsstation und häufig
mehrmaliger Operationen (EBA, 2002).
Zur Vermeidung von funktionellen und
ästhetischen Beeinträchtigungen werden
die brandverletzten PatientInnen auch
nach ihrer Entlassung engmaschig nach-
kontrolliert. Eine Brandverletzung stellt
nicht nur aus medizinischer Sicht eine
der größtmöglichen Verletzungen dar, die
ein Mensch erleiden kann. Auch psychologisch gesehen, befinden sich schwerbrandverletzte PatientInnen in einer völligen Ausnahmesituation.

Je nach aktuellem Behandlungsfort-
schritt stehen dabei unterschiedliche
Hauptaufgaben einer psychologischen Betreuung im Mittelpunkt (Titscher, 2009a).

In der akuten Phase sind die PatientInnen häufig sediert und beatmet. Bereits in
dieser Phase erfolgt jedoch in wacheren
Momenten die erste Kontaktaufnahme,
bei der es vorwiegend darum geht, den
PatientInnen eine Orientierung zu ermöglichen, ihnen dabei zu helfen, wichtigen Anliegen und eventuellen Fragen

eine Stimme zu geben und ein erstes Monitoring hinsichtlich der Affektivität vorzunehmen.

Sobald sich der körperliche Zustand
und die Ansprechbarkeit der PatientInnen
bessern, kann auch die psychologische
Begleitung erweitert werden. Während
zunächst psychologische und psychotherapeutische Behandlungsmethoden zum
Einsatz kommen, die sich schwerpunktmäßig auf Angstreduktion, Entspannung,
Krankheitsverarbeitung sowie Stimmung
konzentrieren, wird gegen Ende des stationären Aufenthaltes stärker in Richtung
Körperbild und Selbstwert als Überleben-
der gearbeitet (Wisely et al., 2007). Spezifische Komorbiditäten, die sich im Rahmen einer Brandverletzung immer wieder
zeigen können, wie etwa Alkohol, Drogen, Depression (Titscher et al., 2009b;
Titscher et al., 2009c), müssen ebenfalls,
in multidisziplinärer Zusammenarbeit mit
einem Psychiater, beachtet werden.

Die Begleitung der Angehörigen stellt
einen weiteren wesentlichen Teil der psychologischen Versorgung auf einer Intensivstation für Schwerbrandverletzte dar.
Durch psychologische und psychotherapeutische Behandlung soll dafür gesorgt
werden, dass die Angehörigen einerseits
trotz der multiplen Belastungen, denen sie
ausgesetzt sind, eine wirkliche Stütze für
die PatientInnen darstellen können und
andererseits ihre eigene psychologische
Stabilität nicht gefährden. Die dabei angewendeten Interventionen reichen von
akuter Krisenintervention unmittelbar
nach Auftreten der Brandverletzung über
die Vorbereitung auf den Anblick der PatientIn bis hin zur optimalen Entlassungs-
planung (Vila, 2005; Phillips, 2007).

5. Klinische Psychologie in der Kinderchirurgie

5.1. Einleitung

Ein Krankenhausaufenthalt ist für Kinder und Jugendliche sowie deren Familie ein belastendes Lebensereignis. Wenn
zudem eine Operation notwendig ist, sind

zu den Anforderungen, die allein schon die Krankheit und der Spitalsaufenthalt mit sich bringen, noch Erwartungsängste bezüglich der Narkose, des Eingriffs, postoperativer Schmerzen und möglicher Folgekomplikationen zu bewältigen.

Um die kinderchirurgischen PatientInnen und ihre Familien im Umgang mit den vielfältigen Herausforderungen mit ihrer Erkrankung und den Behandlungsmaßnahmen zu unterstützen, bedarf es einer ganzheitlichen multidisziplinären Versorgung. Dazu ist ein klinisch-psychologisches Betreuungsangebot als Teil des gesamten Behandlungskonzepts erforderlich, das speziell die psychischen und sozialen Aspekte der Erkrankung berücksichtigt.

5.2. Krankheitsbilder und Arbeitsfelder in der Kinderchirurgie

Das weite Arbeitsfeld der Klinischen Psychologie in der Kinderchirurgie reicht von der Behandlung in der kinderchirurgischen Ambulanz bis hin zur Begleitung während des stationären Aufenthaltes. Das psychologische Angebot versteht sich als familienorientiert und richtet sich sowohl an die PatientInnen der Kinderchirurgie (im Alter von null bis achtzehn Jahren) als auch an deren Eltern und Geschwisterkinder. Bei einer pränatal diagnostizierten Fehlbildung setzt die psychologische Begleitung bereits während der Schwangerschaft ein, wenn im Rahmen von Beratungsgesprächen mit den KinderchirurgInnen und den Eltern Zukunftsentscheidungen über die Behandlung des Kindes getroffen werden müssen.

Das Spektrum der Erkrankungen in der Kinderchirurgie reicht von den funktionellen bzw. somatoformen Störungen über die akuten somatischen Erkrankungen bis hin zu chronischen Krankheiten und angeborenen Fehlbildungen. Eine Kurzübersicht über die prototypischen Krankheitsbilder in der Kinderchirurgie bietet Tab. 2.

Die Heterogenität der medizinischen Diagnosen erfordert den Einsatz adaptiver psychologischer Betreuungskonzepte, die auf die spezifischen Belastungen und Probleme der Krankheitsbilder abgestimmt sind.

Tab. 2. Exemplarische Darstellung typischer kinderchirurgischer Diagnosen

Organ/ Fachgebiet	akut	chronisch
Thorax	– Fremdkörperaspiration – Emphysem – Pneumothorax – Hämatothorax	– Trichterbrust – Zwerchfellhernie – Lungensequester – Ösophagusatresie
Abdomen	– Appendizitis – Invagination – Volvulus – Nekrotisierende Enterokolitis	– Chronischer Abdominalschmerz – Chronisch entzündliche Darmerkrankungen – Kurzdarmsyndrom – Morbus Hirschsprung – Atresien
Urogenitaltrakt	– Hernien – Hodenhochstand – Hodentorsion – Ovarialzyste, -torsion	– Hydronephrose – Urethralklappen – Blasenextrophie – Hypospadie – Vesico-urethraler Reflux
Onkologische Krankheitsbilder	– Blutungen – Metastasenchirurgie – Hämangiome – Palliativchirurgie	– Wilmstumor – Rhabdomyosarkome – Neuroblastom – Endokrine Neoplasie – Lymphangiome

Um einen Einblick in die klinisch-psychologische Arbeit in der Kinderchirurgie zu ermöglichen, sollen entlang des Krankheitsspektrums die Anforderungen/Belastungen für die PatientInnen sowie spezifische klinisch-psychologische Interventionsansätze exemplarisch skizziert werden.

5.3. PatientInnen mit akuten Erkrankungen. Psychologische Betreuung in der prä- und postoperativen Phase

Die stationäre Aufnahme eines Kindes oder Jugendlichen aktiviert Erwartungsängste und Sorgen angesichts des bevorstehenden operativen Eingriffs. In der präoperativen Phase ist es daher erforderlich, eine altersgemäße, individuumszentrierte Vorbereitung auf die Operation anzubieten, die sich daran orientiert, was die PatientIn schon verstehen kann und wie viel Informationen sie erhalten möchte (Kröner-Herwig und Pothmann, 2007). In diesem Kontext dient eine ausführliche psychologische Exploration dazu, bestehende Ängste und belastende Phantasien hinsichtlich des Operationsgeschehens zu identifizieren. Mit Hilfe entsprechender Interventionen (Information, spielerische Vorbereitung, Entspannungstechniken zur Angstreduktion) kann in einem weiteren Schritt dafür gesorgt werden, dass Kinder und Jugendliche mit ausreichender Sicherheit auf die Operation zugehen. Unerlässlich ist es, auch die Eltern in die Vorbereitungen einzubinden, damit sie ihr Kind in der sensiblen Situation adäquat unterstützen und begleiten können.

In der **postoperativen Phase** sind die PatientInnen zum einen mit Schmerzerfahrungen konfrontiert, zum anderen sind Behandlungsmaßnahmen (z.B. Wundversorgung, Diätvorschriften, Mobilisierungsmaßnahmen) notwendig, die eine hohe Compliance des Kindes oder Jugendlichen erfordern. In dieser Phase geht es darum, die PatientInnen in ihrer Motivation zur Kooperation zu unterstützen und ihr Selbstwirksamkeitsgefühl zu stärken. Der Einsatz von Instrumenten zur Schmerzerfassung (Schmerzskalen, Fragebögen) ermöglicht den PatientInnen, sein/ihr subjektives Schmerzerleben adäquat auszudrücken, wodurch die analgetische Versorgung im Rahmen des Schmerzmanagements suffizient auf den individuellen Bedarf abgestimmt werden kann (Kröner-Herwig und Pothmann, 2007, Zernikow und Hechler, 2008).

Mit Hilfe von psychologischen Entspannungsverfahren erwerben die Kinder und Jugendlichen eigenständige Kompetenzen, ihr Angst-, Schmerz- und Stresserleben positiv zu beeinflussen (Kröner-Herwig und Pothmann, 2007, Zernikow und Hechler, 2008). Verhaltenstherapeutisch orientierte Verstärkerpläne können erfolgreich eingesetzt werden, wenn es darum geht, Kinder und Jugendliche postoperativ zu mobilisieren und in die Behandlung (Medikamenteneinnahme, Diät etc.) aktiv einzubinden.

5.4. Behandlung von PatientInnen mit angeborenen Fehlbildungen und chronischen Erkrankungen

Im Unterschied zu Kindern und Jugendlichen mit einer Akuterkrankung müssen PatientInnen mit angeborenen Fehlbildungen und/oder chronischen Krankheiten auch im Alltagsleben mit multiplen Belastungen zurechtkommen. Faktoren, wie notwendige Pflege- und Therapieanforderungen (Stomaversorgung, Katheterisierung, Spülungen, Spezialdiäten), erschwerte Alltagsbewältigung durch die Krankheitsanforderungen (Einschränkungen in der Freizeitgestaltung, Integrationsprobleme), Klinikaufenthalte und ambulante Behandlungen haben einen bedeutsamen Einfluss auf die soziale und emotionale Entwicklung (Selbstkonzept, soziale Kompetenz) der PatientInnen und auf die Lebensqualität der gesamten Familie (Noecker und Petermann, 1996).

In der Erhaltung bzw. Verbesserung der Lebensqualität liegt auch ein übergeordneter Schwerpunkt der psychologischen Betreuung dieser PatientInnengruppe(n). Voraussetzung dafür ist eine erfolgreiche

Krankheitsbewältigung auf individueller und familiärer Ebene. Die psychologische Beratung unterstützt die Familien im Prozess der Krankheitsbewältigung, indem sie eine offene Kommunikation über das individuelle Belastungserleben durch die Erkrankung initiiert und Orientierungshilfen in der Zeit der Diagnoseverarbeitung anbietet (Noecker und Petermann, 1996).

Um den Umgang mit der Erkrankung zu erleichtern, wird mit den Familien auch daran gearbeitet, persönliche, innerfamiliäre und externe soziale Ressourcen zu aktivieren, um Entlastungsmöglichkeiten zu schaffen. Die Eltern werden unterstützt, ihr Kind in der Autonomieentwicklung zu fördern und es zu einem selbstverantwortlichen, altersadäquaten Umgang mit der Erkrankung zu führen. In der psychologischen Behandlung von Kindern und Jugendlichen liegt der Fokus auf der Förderung der Selbstständigkeit und der sozialen Kompetenz sowie der Stärkung des Selbstwirksamkeitsgefühls.

5.5. Die Behandlung von PatientInnen mit funktionellen bzw. somatoformen Störungen

Eine beträchtliche Anzahl an PatientInnen, die in der kinderchirurgischen Ambulanz vorgestellt werden, sind Kinder und Jugendliche mit chronisch rezidivierenden Bauchschmerzen. Der chronisch rezidivierende Bauchschmerz ist assoziiert mit einer starken emotionalen Belastung, einem eingeschränkten körperlichen und sozialen Funktionsniveau und vielen Fehltagen in der Schule (Zernikow und Hechler, 2008). Die Prävalenz chronischer Bauchschmerzen beträgt zwischen 10 und 30 Prozent im Kindesalter (Berger und Damschen, 2000). Wenn die organmedizinische Abklärung – wie bei 90 Prozent dieser Kinder – keine somatischen Verursachungsfaktoren ergibt, spricht man von „rezidivierendem idiopathischen Bauchschmerz" (Apley, 1975) im Sinne einer somatoformen Störung (Blanz et al., 2005).

Die Häufigkeit und der Schweregrad idiopathischer Bauchschmerzen werden von psychischen Faktoren stark moduliert, wenngleich man mittlerweile von der Annahme einer rein psychogenen Verursachung dieser Beschwerden abgegangen ist (Berger und Damschen, 2000; Körner-Herwig und Pothmann, 2007). Nachweisbar ist auch eine hohe Komorbidität somatoformer Störungen mit psychischen Störungen wie Depressionen, Panikstörungen oder Posttraumatischen Belastungsstörungen (Blanz et al., 2005).

Im Sinne einer multimodalen Differentialdiagnostik bedarf es daher zusätzlich zur organmedizinischen Untersuchung einer umfassenden psychodiagnostischen Abklärung (kognitive Leistungsfähigkeit, Persönlichkeit, Familiendynamik, Stressverarbeitung etc.). Entsprechend der psychodiagnostischen Ergebnisse werden mit der PatientIn und der Familie Interventionsmaßnahmen erarbeitet, die von schuladministrativen Maßnahmen über ambulante Förderung und/oder Psychotherapie bis hin zu einer Aufnahme auf einer psychiatrischen oder psychosomatischen Station für Kinder- und Jugendliche reichen können.

6. Zusammenfassung und Ausblick

In diesem kurzen Abriss kann selbstverständlich nur ein minimaler Einblick in die Diagnosenvielfalt sowie die komplexen Therapiekonzepte der Chirurgie und der sich daraus ergebenden Implikationen für die Psyche der PatientInnen gegeben werden. Die krankheitsbedingten psychosozialen Belastungen erfordern eine umfassende medizinische, pflegerische und psychologische Betreuung. Die psychologische Behandlung in der Chirurgie erfolgt in enger interdisziplinärer Kooperation und ist konzeptuell auf die krankheitsspezifischen Anforderungen und medizinischen Behandlungspläne abgestimmt.

Übergreifendes Ziel der klinisch-psychologischen Arbeit in der Chirurgie ist es, die PatientInnen in einem psychisch stabilen Zustand und gut informiert der Operation zuzuführen und sie und ihre Angehörigen postoperativ während des stationären Aufenthalts bis zur Entlassung zu begleiten, um bei einer möglichen körperlichen und/oder psychischen Krise jederzeit eingreifen zu können.

Oft können sich die Aufgaben der klinischen Psychologie im ambulanten und stationären Kontext über viele Jahre hin erstrecken. Die klinischen PsychologInnen der jeweiligen Abteilung sind oftmals AnsprechpartnerInnen, Vertrauenspersonen und Anlaufstellen für vielerlei psychosoziale Probleme: Schwierigkeiten in der Partnerschaft, innerhalb der Familie, im Berufsleben bzw. mit der Pensionierung und vieles mehr.

Viele spezifische Aspekte der psychologischen Tätigkeit auf einer Chirurgie, etwa Lehre, Forschung und Präventivveranstaltungen müssen hier unerwähnt bleiben. Es wird jedoch klar, dass die psychologische Begleitung in der Chirurgie einen wichtigen Stellenwert hat und den Behandlungsprozess intensiv unterstützt.

7. Literatur

Apley J (1975) The child with abdominal pains. Blackwell, London

Berger T und Damschen U (2000) Rezidivierende Bauchschmerzen. Der Schmerz 14: 346–350

Berlakovich G. A., Soliman T., Freundorfer E., (2004) . Pretransplant screening of sobriety with carbohydrate deficient transferring in patients suffering from alcoholic cirrhosis. Transplant International 17: 617–621

Bunzel B (1985) Psychopathologische Auffälligkeiten bei Patienten nach herzchirurgischen Eingriffen. Österr. Ärztezeitung 40 (5): 33–40

Bunzel B, Titscher G, Grundböck A, Wollenek G. (1991) Sie brauchen ein neues Herz. Das Problem der Diagnoseübermittlung aus der Sicht der betroffenen kardiologischen Patienten. Psychother Psychosom Med. Psychol 41, S. 419–428

Bunzel B (1995) Aortokoronarer Bypass und Herzklappenersatz. Langzeitergebnisse hinsichtlich psychischer Befindlichkeit, intellektueller Leistung und Arbeitswieder-

aufnahme. Münch Med Wschr 137 (46): 744–748

Blanz B, Remschmidt M, Schmidt M, Warnke A (2006) Psychische Störungen des Kindes und Jugendalters. Ein entwicklungspsychopathologisches Lehrbuch. Schattauer-Verlag, Stuttgart-New York

EBA – European Burns Association (2002). European Practice Guidelines for Burn Care. www.euroburn.org

Feltrim MI, Rozanski A, Borges AC, Cardoso CA, Caramori ML, Pego-Fernandes P (2008). The quality of life of patients on the lung transplantation waiting list. Transplant Proc., Apr 40(3): 819–21

Fitzsimons D, Parahoo K, Richardson SG, Stringer M (2003) Patient anxiety while on a waiting list for coronary artery bypass surgery: a qualitative and quantitative analysis. Heart Lung 32 (1): 23–31

Freundorfer E. (2006). Nierenlebendspende. Vortrag Graz, unveröffentlicht

Gallagher R, McKinley S (2007) Stressors and anxiety in patients undergoing coronary artery bypass surgery. Am J Crit Care 16 (3) : 248–257

Grossi G, Perski A, Feleke E, Jakobson U (1998) State anxiety predicts poor psychosocial outcome after coronary bypass surgery. Int J Behav Med 5 (1): 1–16

Gründel J. (2000). Ethische Probleme bei Lebendspende bei Organen

Ethik in der Medizin, Reclam Ditzingen, 295–299

Huber M. (2009). Trauma und Traumabehandlung. Junfermann Verlag, Paderborn

Kamolz L. P., Herndon D. N., Jeschke M. G. (2009). Verbrennungen – Diagnose, Therapie und Rehabilitation des thermischen Traumas. Springer Verlag, Wien

Koivula M, Turkka MT, Turkka M, Laippala P, Paunonen-Ilmonen M (2002) Fear and anxiety in patients at different time-points in the coronary artery bypass process. Int J Nurs Stud 39 (8): 811–822

Koster S, Hensens AG, van der Palen J (2009) The long-term cognitive and functional outcomes of postoperative delirium after cardiac surgery. Ann Thorac Surg 87 (5): 1469–1474

Krannich HJ, Wevers P, Lueger S, Herzog M, Bohrer T, Elert O (2007) Presence of depression and anxiety before and after coronary bypass graft surgery and their relationship to age. BMC Psychiatry 12 (7): 47–52

Kröner-Herwig B und Pothmann R (2007) Schmerz bei Kindern. In: Kröner-Herwig B, Frettlöh J, Klinger R und Nilges P (Hrsg) Schmerzpsychotherapie. Grundlagen, Diagnostik, Krankheitsbilder, Behandlungsmöglichkeiten, 6. Auflage, Springer Medizin Verlag, Heidelberg, S 171–193

Levenson, J.L. und Olbrisch, M.E. (1993). Psychosocial evaluation of organ transplant candidates. A comparative survey of process, criteria, and outcomes in heart, liver, and kidney transplantation. Psychosomatics, 34 (4), S. 314–323

Nitzan D., Kronenberg J., Horowitz Z., Wolf M., Bedrin L., Chaushu G., Talmi Y.P. (2004). Quality of Life following Parotidectomy for Malignant and Benign Disease. Plastic and Reconstructive Surgery, 114(5), S. 1060–1067

Noecker M, Petermann F (1996) Körperlich-chronisch kranke Kinder: psychosoziale Belastungen und Krankheitsbewältigung. In: Petermann F (Hrsg) Lehrbuch der Klinischen Kinderpsychologie. Modelle psychischer Störungen im Kindes- und Jugendalter, 2. korrigierte und ergänzte Auflage, Hogrefe-Verlag, Göttingen, S 517–554

ÖBIG (2010) http://www.goeg.at/de/Bereich/Daten-Statistik.html

Phillips C., Fussell A., Rumsey N. (2007). Considerations for psychosocial support following burn injury – A family perspective. Burns, 33, S. 986–994

Rankin M. & Borah G. (2009). Psychological Complications: National Plastic Surgical Nursing Survey. Plastic Surgical Nursing, 29(1), S. 25–30

Shaw PJ (1993) the neurological sequelae of cardiopulmonary bypass. In: Smith PL, Taylor KM (Hrsg) Cardiac surgery and the brain. edward Arnold, London, 24–33

Smeritschnig B, Jaksch P, Kocher A, Seebcher G et al (2005). Quality of life after lung transplantation: a cross-sectional study. J Heart Lung Transplant., Apr 24(4): 474–80

Székely A, Balog P, Benkö F, Breuer T, Székely J, Kertai MD, Horkay F, Kopp MS, Thayer JF (2007) Anxiety predicts mortality and morbidity after coronary artery and valve surgery – a 4 year follow-up. Psychosom Med 69 (7): 625–631

Taylor JL, Smith PJ, Babyak MA, Barbour KA et al (2008). J Psychosomatic Res., Jul 65(1): 71–79

Titscher A. (2009a). Psychologische Betreuung von Brandverletzten. In: Kamolz L.P., Herndon D.N., Jeschke M.G. (2009). Verbrennungen – Diagnose, Therapie und Rehabilitation des thermischen Traumas. Springer Verlag, Wien, S. 229–232

Titscher A., Lumenta D.B., Belke V., Kamolz L.P., Frey M. (2009b). A new diagnostic tool fort the classification of patients with self-inflicted burns (SIB): The SIB-Typology and its implications for clinical practice. Burns, 35, S. 733–737

Titscher A., Kamolz L.P., Frey M. (2009c). Suizidversuch oder Hilfeschrei eines Überforderten – Eine neue Typologie zur Einteilung von Patienten mit Selbstverbrennungen. Ärztewoche, 6, S. 13

Tully PJ, Baker RA, Knight, JI (2008) Anxiety and depression as risk factors for mortality after coronary artery bypass surgery. J Psychosom Res 64 (3): 285–290

Ullrich G (2008). Lungentransplantation aus Sicht von Betroffenen. Books on Demand GmbH, Norderstedt, Hannover

Van der Mast RC, Roest FH (1996) Delirium after cardiac surgery: a critical review. J Psychosom Res 4 (1): 13–30

Vila V. da S.C., Zago M.M.F, Ferreira E. (2005). The stigma of burns. Perceptions of burned patients' relatives when facing discharge from hospital. Burns, 31, S. 37–44

Weiß G, Kliese D et al. (2002). Postoperatives Psychosyndrom in der chirurgischen Intensivmedizin. Viszeralchirurgie 37, S. 418 – 424

Wisely J.A., Hoyle E., Tarrier J., Edwards J. (2007). Where to start? Attempting to meet the psychological needs of burned patients. Burns, 33, S. 736–746

Zernikow B und Hechler T (2008) Schmerztherapie bei Kindern und Jugendlichen. Deutsches Ärzteblatt 105 (28–29): 511–22

Zipfel, S., et al. (2002). Effect of depressive symptoms on survival after heart transplantation. Psychosom Med, 64 (5), S. 740–7

Klinische Psychologie in der Frauenheilkunde

Gabriele Traun-Vogt, Anita Weichberger, Renate Lichtenschopf,
Karin Tordy, Angela Maar, Christian Singer, Peter Husslein

1. Einleitung

Klinisch-psychologische Arbeit in der Frauenheilkunde umfasst frauenspezifische gesundheitliche Belange in allen Lebensphasen. Beratung und Behandlung haben psychische Reaktionen und Verarbeitungsprozesse zum Inhalt, die einerseits im Zuge einer Schwangerschaft oder anderseits bei medizinischer Diagnostik, Operation, Therapie und Nachbetreuung an (primären oder sekundären) weiblichen Geschlechtsorganen auftreten.

In Einzelfällen werden Männer ebenfalls klinisch-psychologisch betreut, häufig in ihrer Rolle als Partner, in Einzelfällen aber auch als Patienten.

Ziel klinisch-psychologischer Interventionen sind vor allem Stützung während eines medizinischen Behandlungsprozesses, Prävention von reaktiven psychischen Störungen und Erkrankungen, die Bearbeitung aufgetretener psychischer Reaktionen und Förderung der Compliance.

2. Klinisch-psychologische Diagnostik

Diagnostik erfolgt als systematische Sammlung und Aufbereitung anamnestischer und explorierter Informationen beziehungsweise Verhaltensbeobachtung mit dem Ziel, Entscheidungen und daraus resultierende Interventionen zu begründen, zu kontrollieren und zu optimieren (Jäger und Petermann,1995).

Testpsychologische Untersuchungen werden mittels standardisierter, wissenschaftlich geprüfter und abgesicherter Testverfahren im Rahmen wissenschaftlicher Studien durchgeführt.

3. Klinisch-psychologische Behandlung

Die häufigsten psychologischen Diagnosen in der Frauenheilkunde sind nach ICD10-Klassifikation (Dilling et al., 2000) Akute Belastungsreaktionen (F43.0), Anpassungsstörungen (F43.2), Angststörungen (F41.0), Depressive Episoden (F32), Posttraumatische Belastungsstörungen (F43.1) und Sexuelle Funktionsstörungen (F52). Krisenintervention, non-direktive Beratung in Entscheidungsfindungsprozessen, klinisch-psychologische Beratung und Behandlung, Behandlungsbegleitung und Psychoedukation sind daher die häufigsten klinisch-psychologischen Interventionsformen.

4. Die wichtigsten Arbeitsfelder

4.1. Geburtshilfe und fetomaternale Medizin

Schwangerschaft und Geburt eines Kindes sind einschneidende Ereignisse (life events) im Leben jeder Frau und gelten potentiell als krisenhaft (Springer-Kremser et al., 2001). Zunächst sind körperliche und psychische Veränderungen in der Schwangerschaft nicht als pathologisches Geschehen anzusehen (Rhode und Dorn, 2007), können allerdings bei psychischer Vulnerabilität und unter bestimmten Bedingungen zu Krisen und behandlungsbedürftigen psychischen Störungen führen. Die Identifikation und Behandlung betroffener Frauen sollte nicht einem Schwerpunktkrankenhaus vorbehalten werden, sondern vielmehr in Präventionsprojekten flächendeckend erfolgen (wie z. B. das Pilotprojekt „Prävention von postpartalen Depressionen" des Wiener Programms für Frauengesundheit, Wimmer-Puchinger und Riecher-Rössler, 2006).

Eingebettet in eine medizinische Universität stehen dem Perinatalzentrum am Allgemeinen Krankenhaus Wien technische und wissenschaftliche Ressourcen und speziell ausgebildetes Personal zur Verfügung, die auf die Behandlung besonders belasteter Patientinnen spezialisiert sind. Der Großteil der hier betreuten Frauen ist psychisch gesund. Ein psychologischer Behandlungsbedarf ergibt sich meist aus jenen Belastungen, die durch pathologische Veränderungen in der Schwangerschaft oder durch medizinischen Diagnose und Behandlungsverfahren verursacht werden. In diesem Umfeld zielt die klinisch-psychologische Intervention auf den Umgang mit der entstandenen Belastung. Als Behandlungsziel gilt es, adäquate Bewältigungsstrategien zu entwickeln, autonome Entscheidungen zu treffen und pathologische Adaptationsmuster zu vermeiden.

4.1.1. Die wichtigsten Diagnosen

Fetale Auffälligkeiten wie Chromosomenstörungen und Fehlbildungen lassen sich mittels pränataldiagnostischer Untersuchungen feststellen. Dies sind Verfahren, die zum Ziel haben, Aussagen über den Gesundheitszustand des Ungeborenen zu treffen. Es gibt nicht-invasive Methoden, wie Ultraschalluntersuchungen und Magnetresonanztomographie, sowie invasive Verfahren wie die Fruchtwasser-, Plazenta- und Nabelschnurpunktion. Erstere bergen für das Kind keine Gefahr, letztere können allerdings mit 0,5–2 % Risiko eine Fehlgeburt auslösen (Wassermann und Rhode, 2009). Fetale Auffälligkeiten können zu jedem Zeitpunkt einer Schwangerschaft entdeckt werden, derzeit bilden das Ersttrimester-Screening in der 12., und das Organscreening in der 21. Schwangerschaftswochen die häufigsten Diagnosezeitpunkte. Weitere fetalen Komplikationen sind höhergradige Mehrlinge mit erhöhtem Fehl- und Frühgeburtsrisiko, intrauterine Wachstumsretardierung sowie intrauteriner Fruchttod.

Trotz immer genauer werdender pränataldiagnostischer Verfahren entstehen immer wieder Situationen, wo eine fetale Normabweichung keinerlei prognostische Aussagen über den tatsächlichen Gesundheitszustand des Kindes nach der Geburt zulässt. Zusätzlich stehen derzeit bei festgestellter Pathologie noch sehr begrenzt Behandlungsalternativen zur Verfügung. Fetalchirurgische Eingriffe können nur bei ausgesuchten Krankheitsbildern angewendet werden und bergen hohes Früh- beziehungsweise Fehlgeburtsrisiko. Festgestellte Chromosomenanomalien sowie einige Fehlbildungen ziehen häufig das Angebot eines medizinisch indizierten Schwangerschaftsabbruchs nach sich, wenn diese Störungen – entweder noch während der Schwangerschaft oder kurz nach der Geburt – den Tod oder eine schwere Behinderung des Kindes zur Folge haben. Die rechtlichen Rahmenbedingungen werden durch § 97 Abs. Nr. 2 StGB, geregelt, wonach ein Schwangerschaftsabbruch nicht strafbar ist, wenn die „ernste Gefahr einer schweren körperlichen oder geistigen Schädigung des Ungeborenen" droht. Wird eine schwerwiegende Behinderung/Erkrankung/ Fehlbildung des Ungeborenen erst nach der potentiellen Lebensfähigkeit festgestellt, so ist auch der Fetozid (Töten des Kindes im Mutterleib) eine – wenn auch selten gewählte – Möglichkeit.

Maternale Auffälligkeiten

Bei Hyperemesis gravidarum treten Übelkeit und Erbrechen unterschiedlicher Ausprägung besonders im 1. Trimenon häufig auf, können aber auch länger anhalten und zu Unfähigkeit der Nahrungsaufnahme führen. Als Ursache wird eine „komplexe Interaktion von biologischen, psychologischen und soziokulturellen Faktoren" (Rhode und Dorn, 2007) angenommen.

Hypertensive Schwangerschaftserkrankungen sind die Präeklampsie und eine Sonderform, das HELLP-Syndrom. Pathophysiologisch ist die Präeklampsie auf eine plazentare Durchblutungsstörung zurückzuführen, die Entstehungsmechanismen sind noch nicht eindeutig geklärt. Beide Erkrankungen können zu einer raschen Entgleisung führen, die sowohl für die Frau als auch für den Fötus lebensbedrohliche Ausmaße annehmen kann.

Anzeichen drohender Fehl- oder Frühgeburt sind vaginale Blutung, Gebärmutterkontraktionen, vorzeitiger Blasensprung oder verkürzte Zervix. Die Therapie ist je nach Ausgangssituation und Schwangerschaftswoche unterschiedlich: relative Bettruhe (oft wochenlanges Liegen stationär), wehenhemmende Medikamente und das Zusammennähen der Zervix (Cerclage) sowie vorzeitige Entbindung.

Belastende Anamnese: Verlust- und traumatische Erlebnisse in einer früheren Schwangerschaft können aktualisiert werden und die momentane Schwangerschaft in besonderer Weise belasten.

Traumatische Geburt: Kindliche oder mütterliche Komplikationen können die Geburt zu einem lebensbedrohlichen Ereignis und in manchen Fällen auch intensivmedizinische Versorgung für Mutter und/oder Kind notwendig machen.

Postpartale Depressionen sind alle schweren, lang andauernden und behandlungsbedürftigen depressiven Erkrankungen, die im ersten Jahr nach der Entbindung auftreten oder bestehen (Wimmer-Puchinger und Riecher-Rössler,

2006). Eine Gefährdung kann aus der Anamnese abgeleitet werden, akut auftretende Fälle können durch den späteren Zeitpunkt der Manifestation nur selten im Setting der Geburtshilfe erkannt werden.

Psychosoziale Probleme: häufige Themen sind Ängste, Depression, Panikerkrankungen, Drogenproblematik, Wunsch nach Adoptionsfreigabe, Gewalterfahrung, psychiatrische Erkrankungen und vieles mehr.

Fertilitätsprobleme im Vorfeld der aktuellen Schwangerschaft können bewirken, dass Frauen häufiger unter vermindertem Selbstwertgefühl leiden, ihre Schwangerschaft ängstlicher und stressbehafteter und sich selbst als insuffizient erleben (Euguster und Vingerhoets, 1999). Psychologische Unterstützung wäre oft bereits während der Fruchtbarkeitsbehandlung notwendig.

4.1.2. Die wichtigsten klinisch-psychologischen Interventionen

Hauptaufgabengebiet der klinischen Psychologie an der Geburtshilfe eines Perinatalzentrums ist die Betreuung von Frauen/Paaren im Rahmen ihrer (Risiko) Schwangerschaft, insbesondere bei Feststellung einer fetalen Auffälligkeit. Je nach persönlicher Vulnerabilität, protektiven Faktoren beziehungsweise Risikofaktoren (biologisch, biographisch, soziodemografisch), Bewältigungsstrategien und sonstigen Variablen wird das Betreuungsangebot sehr individuell genützt.

Krisenintervention unmittelbar bei/nach der Befundbesprechung ist in vielen Fällen der erste Einstieg in das Betreuungssetting. Typische Anlassfälle sind die Mitteilung eines pathologischen fetalen Befundes, eines intrauterinen Fruchttodes, unerwartete Fehl- oder extreme Frühgeburt oder vorzeitiger Blasensprung. Gemeinsam ist diesen Situationen, dass eine bis dahin meist unauffällige Schwangerschaft abrupt zu einem behandlungsbedürftigen pathologischen Zustand wird. Frauen reagieren mit Fassungslosigkeit, Nicht-Wahrhaben-Können, alle Zukunftspläne werden plötzlich in Frage gestellt. Auf die Frage nach dem „Warum" gibt es meist keine befriedigenden Antworten.

In der Krisenintervention geht es nun darum, Frauen vorerst in ihrem Schockzustand, in ihrem inneren Strukturverlust und dem damit einhergehenden psychischen Zustandsbild (Einengung der Wahrnehmungs-, Entscheidungs- und Handlungsfähigkeit, emotionale „Taubheit" = Belastungsreaktion) wahrzunehmen und zu begleiten, die medizinischen Informationen behutsam so aufzubereiten, dass handlungsrelevantes Wissen daraus abgeleitet werden kann und vorschnelles Reagieren („Agieren") – sowohl auf Seiten der Schwangeren als auch im medizinischen Ablauf – zu verhindern. Damit werden Rahmenbedingungen geschaffen, die der Schwangeren einen autonomen, selbstbestimmten Umgang mit der unerwarteten Situation ermöglichen, wie das Schaffen von Zeit und Raum für entlastende Gespräche (um die kognitive Funktionsfähigkeit wieder herzustellen), Einbeziehen des Partners, Evaluierung von Zeitfaktoren (z. B. innerhalb welchen Zeitraumes muss die Entscheidung getroffen werden), Organisation von Gesprächen mit relevanten ExpertInnen, Strukturierung der unmittelbaren Zukunft (konkrete nächste Schritte überlegen) und ein kontinuierliches Kontaktangebot mit der Psychologin. Gibt man in der Krise Orientierung, verkürzt das den Schock, die Ohnmacht und die Hilflosigkeit.

Psychologische Behandlung/Beratung von Frauen/Paaren im Rahmen der Geburtshilfe und Pränataldiagnostik gestaltet sich in Abhängigkeit von der Anlassproblematik sehr vielschichtig. Neben der generellen „Containing"- und „Holdingfunction" psychologischer Gespräche geht es um „ernst nehmen, aushalten, respektieren, sortieren und ordnen" auch widersprüchlicher Gefühle, Fragen und Gedanken der Frau/des Paares (Heinkel, 2000, zit. nach Lammert et al, 2002). Durch Verbalisieren und Bewusstmachung dieser zum Teil auch sozial unerwünschten Gefühle wie Scham, Schuld, Angst, Wut, Insuffizienzgefühl oder Ablehnung des Kindes, wird die Selbstexploration gefördert, eventuelle Ambivalenzen deutlich gemacht und auch Platz geschaffen für sehr grundlegende Fragen („Inwieweit dürfen Eltern über das Leben ihres Kindes entscheiden?"). Schwangere werden mit gezielten Interventionen befähigt, eigene Ressourcen zu entdecken, um wichtige Entscheidungen treffen beziehungsweise auch um belastende Situationen (z. B. Diagnoseunsicherheit) durchhalten zu können. Gerade weil manchmal das Überleben des Kindes ungewiss sein kann, ist es in den Gesprächen wesentlich, die emotionale Verbindung zum Ungeborenen zu thematisieren und wertzuschätzen.

Entscheidungsberatung für Frauen/Paare konzentriert sich schwerpunktmäßig auf zwei potentielle Konfliktsituationen: Soll invasive Diagnostik (Plazentapunktion, Amniozentese) zur Abklärung einer fetalen Auffälligkeit in Anspruch und ein Fehlgeburtsrisiko von 0,5 – 2 % in Kauf genommen werden?

Soll bei Vorliegen einer schwerwiegenden kindlichen Pathologie die Schwangerschaft fortgesetzt oder abgebrochen werden?

Eine überstürzte Entscheidung wird in beiden Situationen im Nachhinein oft bereut, im Sinne von rascher Entlastung von emotionalem Druck der Schockreaktion zugeschrieben und verursacht massive Schuldgefühle. In der Beratung wird antizipatorisches Denken (ganz besonders im Hinblick darauf, ob die gewählte Alternative als ich-synthon erlebt wird und in das eigene Selbstbild integriert werden kann) gefördert. Da es bei diesen Entscheidungen nicht um „richtig" oder „falsch" geht, braucht jede Frau/jedes Paar Zeit, den für sie stimmigen Weg zu entwickeln.

Paarberatung wird in den meisten Fällen angeboten, um die gegenseitige Wahrnehmung beziehungsweise das Verständnis unterschiedlicher Positionen und Gefühle der Partner zu fördern und die Basis zu einem gemeinsamen Umgang mit der belastenden Situation zu schaffen.

Kurzpsychotherapeutische Interventionen unterscheiden sich von der psychologischen Beratung/Behandlung durch das engmaschige, regelmäßige, mit ca. 10 Einheiten begrenzte Setting. Mit Hilfe von Methoden der Katathym Imaginativen Psychotherapie (KIP), systemischer und hypnotherapeutischer Verfahren werden in stützenden, lösungsorientierten Gesprächen bestimmte Themen beziehungsweise Symptome wie Ängste, depressive Verstimmung, Partnerprobleme, frühere Verlustkrisen, Anpassungsstörungen behandelt.

Unter Psychoedukation versteht man in diesem Arbeitsbereich z.B. das Angst-Nehmen vor der normalen Trauerreaktion, indem man die Unterschiede zwischen Trauer und Depression bespricht, eine heftige Trauerreaktion bei unglücklich verlaufender Schwangerschaft als gesunde, normale Reaktion auf den Verlust des Kindes erklärt und keinesfalls bagatellisiert oder pathologisiert. Sollte es bereits Geschwisterkinder in der Familie geben, so wird die kindgerechte Vermittlung von Informationen und der dem Alter des Kindes entsprechende Umgang mit der Situation thematisiert.

Bei unglücklichem Schwangerschaftsausgang wird einige Wochen nach der Entlassung der Patientin eine Nachbesprechung angeboten, um den psychischen Status und einen eventuellen weiteren Betreuungsbedarf zu erheben. Rückmeldungen von Patientinnen zeigen eindeutig, dass der Kontakt zum Kind nach der Geburt eine große Hilfe dabei ist, die Realität zu akzeptieren, die Trauerarbeit zu beginnen und Schuldgefühle zu vermindern. Das Betreuungsangebot wird durchwegs als sehr positiv erlebt, die eigene emotionale Befindlichkeit größtenteils der Trauerreaktion zugerechnet.

Insofern gelingt durch entsprechend intensive psychologische Betreuung während der aktuellen Krisensituation die Prävention pathologischer/protrahierter Trauer und schwere psychiatrischen Krankheitsbilder (Depression, Angst-, Schlafstörungen, posttraumatische Belastungsstörung, psychosomatische Erkrankungen, etc.).

Die Angebote werden sowohl im ambulanten als auch im stationären Setting in gleichem Ausmaß genutzt. Im Durchschnitt ergeben sich 3,7 Kontakte pro Patientin (Jahresbericht der Universitätsklinik für Frauenheilkunde, 2008).

4.2. Gynäkologie, gynäkologische Onkologie und genetische Beratung bei erblichem Brust- und Eierstockkrebs

4.2.1. Gynäkologie

Die Psychosomatische Frauenambulanz der Klinik für Psychoanalyse und Psychotherapie bietet fokussierende Beratung bei unklaren psychosomatischen Beschwerden, chronischen Unterbauchschmerzen, chronischen Infektionen, Zyklusstörungen, sexuellen Problemen, Kinderwunsch, Klimakterium, Inkontinenz und sexuellem Missbrauch an.

Die Opferschutzgruppe der Universität für Frauenheilkunde betreut multidisziplinär Patientinnen mit Gewalterfahrung.

Die Österreichische Gesellschaft für Familienplanung bietet neben Beratung bei ungeplanter Schwangerschaft, Empfängnisverhütung und sexuell übertragbaren Krankheiten auch Beratung für Menschen mit Behinderung, muttersprachliche türkische Beratung und sexualpädagogische Veranstaltungen an (www.oegf.at).

4.2.2. Gynäkologische Onkologie

Gynäkologische Malignome haben in Österreich eine große gesundheitspolitische und -ökonomische Bedeutung. Sie sind verantwortlich für frauenspezifische Morbidität und Mortalität. Die hohe Inzidenz von Brustkrebs (Lebenszeitrisiko in der EU 1:8) stellt bei Frauen zwischen 35 und 50 die häufigste Todesursache in Österreich dar (Statistik Austria, 2008).

An großen onkologischen Zentren sind zahlreiche klinische PsychologInnen beschäftigt, die eine besondere Expertise in der psychoonkologischen Behandlung von KrebspatientInnen aufweisen.

Psychoonkologie ist eine interdisziplinäre Fachrichtung, die in Forschung und Behandlung die Psyche und die sozialen

Belange von KrebspatientenInnen und deren Bezugspersonen zum Gegenstand hat (ÖPPO, 2006).

Diagnose von gynäkologischen Malignomen

Betroffene Frauen werden von FachärztInnen dem gynäkologisch-onkologischen Zentrum am Allgemeinen Krankenhaus Wien zugewiesen. Dort wird nach weiteren diagnostischen Schritten die Krebsdiagnose gestellt.

Aus klinisch-psychologischer Sicht ist diese Phase der Diagnosefindung, die mitunter mehrere Wochen dauern kann, von großen psychischen Belastungen geprägt (Mehnert, 2005). Angst und Anspannung sind extrem hoch, die Mitteilung einer Krebsdiagnose löst häufig eine massive Krise aus; betroffen ist in der Regel nicht nur die Patientin, sondern auch ihre Familie. Die Krebsdiagnose ist stark mit den Themen Schuld, Tod und Siechtum konnotiert und häufig Anlass klinisch-psychologischer Krisenintervention. Die Einleitung einer psychopharmakologischen Behandlung erfolgt oft in dieser Phase.

Dem Umstand der hohen Belastung in der Phase der Brustkrebsdiagnostik wurde Rechnung getragen und deshalb ist bei jeder ärztlichen Mitteilung einer Brustkrebsdiagnose routinemäßig eine spezialisierte Onko-Psychologin anwesend.

Behandlung von erstmals aufgetretenen gynäkologischen Malignomen

a) Neoadjuvante Therapieformen (Chemotherapie, antihormonelle Therapie)

Bei größeren Brustmalignomen beziehungsweise bei fortgeschrittenen gynäkologischen Malignomen ist eine sofortige Operation oft nicht indiziert oder möglich. In derartigen Fällen wird durch eine primär systemische („PST" oder „neoadjuvante") Therapie eine Verringerung der Tumorlast angestrebt. Dies hat bei gynäkologischen Malignomen den Vorteil, dass der nachfolgende operative Eingriff weni-

ger ausgedehnt ist und mit geringeren operativen Risiken einhergehen kann. Bei Mammakarzinomen wird dadurch die Rate an brusterhaltenden Operationen erhöht (Steger et al., 2007).

Von psychologischer Relevanz ist, dass Frauen das Ansprechen einer neoadjuvanten Chemotherapie als ermutigenden Behandlungserfolg erleben, das Ausbleiben einer Tumorverkleinerung oder gar ein Tumorwachstum aber sehr beängstigend sein kann.

In dieser Phase ist das Ziel der psychologischen Behandlung, eine Einordnung der Fülle der Informationen in den persönlichen Alltag zu unterstützen, prägende Vorerfahrungen mit Krebs und Krebsbehandlung innerhalb der Familie zu beachten, Angst vor Chemotherapie und ihren Nebenwirkungen zu bearbeiten, gemachte Erfahrungen zu integrieren und den Kommunikationsfluss zwischen Patientinnen und Angehörigen zu ermutigen.

b) Gynäko-onkologische Operationen

Brustkrebsoperationen können das Körperbild von betroffenen Frauen negativ beeinflussen. Bei gynäkologischen Malignomen steht eher der Verlust eines reproduktiven Organs und dessen Funktionsfähigkeit im Vordergrund. Mögliche Verletzungen der Intimität und Schamgrenzen spielen eine große Rolle.

Bei Operationen an der Brust steht die Integration des veränderten Selbst im Zentrum psychoonkologischer Arbeit. Bei gynäko-onkologischen Operationen am Unterleib geht es um das Verarbeiten des Verlusts des betroffenen Organs (vorzeitiger Abschluss der Fertilität und Veränderung sexueller Erlebnis- und Funktionsfähigkeit). Angst vor Narkose und Operation als massiver Kontrollverlust, Bewältigung von möglichen Operationsergebnissen (z. B. künstlicher Darm- oder Blasenausgang), die die Gestaltung des Alltags und der Sexualität massiv beeinflussen können, stehen im Mittelpunkt klinisch-psychologischer Arbeit.

c) Adjuvante Therapieformen (Chemotherapie, antihormonelle Therapie, zielgerichtete Therapien, Strahlentherapie)

Nach erfolgter Operation sollen systemische Therapien oder lokale Strahlentherapie mögliche im Körper verblie-
bene Krebszellen abtöten und so eine
Rezidivierung oder Metastasierung verhindern. Der Einsatz dieser Therapie-
strategien dient der Vorbeugung und ist
daher unterstützend, d. h. „adjuvant".
Erste zielgerichtete Therapien sind ein
neuer, vielversprechender Therapiean-
satz und auch beim Mammakarzinom
zugelassen (Kubista, 2010).

Klinisch-psychologische Interventionen und Behandlungen sind von
Dauer, Nebenwirkungen und antizipierter Belastung der durchgeführten
onkologischen Therapien geprägt. Bei
Chemotherapien, die sich über mehrere Monate erstrecken können, stehen
Therapiebegleitung (mit Schwerpunkt
Angst, Nebenwirkungsmanagement,
Alltagsgestaltung, familiäre Kommunikation) im Vordergrund. Bei antihor-
monellen Therapieformen, die ambu-
lant eingenommen werden und unmittelbar vorzeitig die Menopause einleiten oder menopausale Beschwerden
verstärken können, sind Förderung
der Compliance und die Auswirkungen auf die sexuelle Erlebnisfähigkeit
von zentraler psychologischer Bedeutung. Strahlentherapie nimmt eine
besondere Stellung ein (siehe Kapitel
„Strahlentherapie").

Behandlung von metastasierten
gynäkologischen Malignomen

a) Fortgeschrittenes („palliatives") Krankheitsstadium

Generell bedeutet das Auftreten von
Fernmetastasen einen grundlegenden
Paradigmenwechsel in der Behandlung einer bösartigen Erkrankung: der
Nachweis von Tochtergeschwülsten in
anderen Organen führt das Malignom
aus einem potentiell heilbaren in ein
unheilbares, essentiell lebensverkür-

zendes Stadium. Nun steht die Stabilisierung von Metastasen über einen
möglichst langen Zeitraum bei möglichst hoher Lebensqualität im Vordergrund. Prinzipiell kommen auch in
diesem Stadium jene systemischen Behandlungsstrategien zum Einsatz, die
bereits in der adjuvanten Phase eingesetzt wurden. Bei der Auswahl der
Therapien wird nun jedoch neben der
Wirksamkeit auch großes Gewicht auf
Verträglichkeit, Nebenwirkungsprofil
und ein patientenfreundliches Verab-
reichungsschema gelegt. Die psychopharmakologische Behandlung von
Depressionen und Angstattacken kann
zu einer deutlichen Verbesserung der
Lebensqualität beitragen.

Klinisch-psychologisch wird die Mitteilung dieser Prognoseänderung intensiv begleitet; Themen wie Endlichkeit,
Abschied, Nutzung der verbliebenen
Zeit, Veränderung der Prioritäten stehen im Mittelpunkt.

b) Krankheitsfortschritt und Tod

Ist der nahende Tod einer Patientin
absehbar, so sind medizinisch vor allem
die Bereiche Schmerztherapie, Pflege-
gestaltung, Angstfreiheit, Schlafqualität und die Möglichkeit der Rund-um-
die Uhr-Betreuung durch Angehörige
zentral.

Auch klinisch-psychologisch ändert
sich der Focus der Betreuung: direkte
psychologische Arbeit mit der Patientin wird immer stärker abgelöst durch
die Unterstützung der Angehörigen
(Dorn et al., 2007). Krisenintervention
kommt häufig vor. Dem Verabschieden
von der sterbenden Person kommt eine
große Rolle zu; dabei ist vor allem der
Abschied der Kinder von ihrer sterbenden Mutter und die Unterstützung und
fachliche Beratung der verantwortlichen Erwachsenen ein wichtiges Feld
klinisch-psychologischer Arbeit.

c) Angehörigenarbeit und Trauerbegleitung

Nach dem Tod ist die Gestaltung
des Abschieds von der verstorbenen
Person und die Bewältigung der Trau-

er, oftmals unter der Prämisse der Aufrechterhaltung der familiären Ressourcen für Kinder, im Mittelpunkt psychologischer Tätigkeit. Weiterführende
Trauerbegleitung wird aus Ressour-
cenmangel in der Regel an die extra-
murale psychoonkologische Betreuung
weiterüberwiesen.

4.2.3. Genetische Beratung bei erblichem Brust- und Eierstockkrebs

Jede 8. Frau erkrankt heute an Brustkrebs
(Lebenszeitinzidenz LZI 12,5 %), jede 70.
Frau (LZI 1–2 %) wird im Laufe ihres Le-
bens an Eierstockkrebs erkranken (Jahr-
buch der Gesundheitsstatistik, Statistik
Austria 2007). Die frühe Diagnostik des
Ovarialkarzinoms ist schwieriger, deshalb
steht diese Erkrankung bei den durch gy-
näkologische Krebsarten verursachten
Todesfällen an erster Stelle.

Bei etwa 5 % aller Brustkrebserkrank-
ten sind angeborene Veränderungen der
Brustkrebsgene 1 und 2 die Ursache. Bei
weiteren 5 % liegen Hinweise auf Muta-
tionen in noch unbekannten Genen vor
(Schmutzler et al., 2008). Das Risiko, bei
einer angeborenen BRCA1-Mutation an
Brustkrebs zu erkranken, beträgt bis zu
85 %, das Risiko Eierstockkrebs zu bekommen, bis zu 53 % (Kroiss et al., 2005).
Bei einer BRCA2 Mutation liegt die Wahrscheinlichkeit für eine Brustkrebserkran-
kung bei 84 % und 29 % für Eierstockkrebs (Ford et al., 1998) – beides zumeist
familiär gehäuft in jungen Jahren.

Österreichweit gibt es über 40 spezialisierte Beratungsstellen, die molekularge-
netische Analytik erfolgt zentral in einem
Speziallabor am Allgemeinen Krankenhaus Wien. Gemäß dem österreichischen
Gentechnikgesetz (1994) werden die Beratung sowie die Befundbesprechung von
einer FachärztIn in Kooperation mit einer
Onko-Psychologin durchgeführt.

a) Genetische Beratung ist sinnvoll, wenn
   familiär gehäuft Brust- und/oder Eier-
   stockkrebserkrankungen aufgetreten
   sind und wenn der Wunsch nach Information über das persönliche Erkrankungsrisiko oder starker psychischer

Leidensdruck besteht. Eine genetische
Untersuchung mittels Blutabnahme
wird non-direktiv dann angeboten,
wenn in der Familiengeschichte eine
hinreichende Risikokonstellation gegeben ist.

Auf psychologischer Ebene wird
dazu angeregt, die Bedeutung sowohl eines ungünstigen als auch eines
günstigen Untersuchungsergebnisses
in der individuellen Lebenssituation zu
reflektieren. Um Entscheidungsfreiheit
zu gewährleisten und vermeidbaren
psychischen Belastungen vorzubeugen, ist es bereits im Erstberatungsge-
spräch vor der genetischen Untersuchung wichtig, über potentielle psychische und psychosoziale Konsequenzen
(z. B. eine mögliche Vererbung an Kinder, unterschiedliche Betroffenheit in
der Herkunftsfamilie) sowie Möglichkeiten der medizinischen Maßnahmen
und psychologischen Betreuung zu
informieren. Am Ende des Beratungs-
gesprächs treffen die Beratenen eine
freie, informierte Entscheidung, ob
eine genetische Untersuchung durchgeführt werden soll.

Ziel der genetischen Beratung ist
es, mittels Gendiagnostik Informationen über den eigenen genetischen
Status zu lukrieren, um damit eine
Grundlage für medizinische (spezielle Früherkennungsprogramme oder
prophylaktische Operationen wie vor-
beugender Entfernung der Eierstöcke
oder der Brüste) und persönliche Entscheidungen (Familienplanung) zu
gewinnen.

b) Befundaufklärung: Die möglichen
   Auswirkungen genetischer Untersuchungen gehen über jene von anderen
   medizinischen Untersuchungen hinaus. Daher ist bei der Beratung und der
   Befundaufklärung, unabhängig vom
   Untersuchungsergebnis, eine klinische
   Psychologin anwesend. Abhängig von
   der Art der Erkrankung, dem Untersuchungsergebnis sowie familiären und
   individuellen Faktoren können unterschiedliche Belastungen auftreten.

c) Die klinisch-psychologische Tätigkeit erstreckt sich über den gesamten Ablauf der genetischen Erstberatung über die Wartezeit auf das Untersuchungsergebnis bis zur Befundmitteilung und nach Wunsch darüber hinaus. Insbesondere die genaue Abklärung der Motivation sowie das gezielte Besprechen möglicher psychosozialer Konsequenzen sind wirksame präventive Mittel, um vermeidbaren psychischen Belastungen vorzubeugen.

5. Zusammenfassung und Ausblick

Der Einsatz klinischer PsychologInnen in zentralen Bereichen der Frauenheilkunde ist bereits State-of-the-Art an der Frauenheilkunde des AKH Wien. In Zukunft wird es wichtig sein, auch andere gynäkologische Arbeitsfelder, die zahlenmäßig weniger Frauen betreffen, aber spezielle psychologische Kompetenzen erfordern, klinisch-psychologisch zu versorgen (z.B. Reproduktionsmedizin, Transgender-Arbeitsfeld, Urogynäkologie).

6. Literatur

Dilling H, Mombour W, Schmidt MH, Schulte-Markwort E, (Hrsg.) (2000) Weltgesundheitsorganisation Internationale Klassifikation psychischer Störungen, ICD -10 Kapitel V (F) Klinisch-diagnostische Leitlinien; Bern: Verlag Hans Huber

Dorn A, Wollenschein M, Rohde A (2007) Psychoonkologische Therapie bei Brustkrebs, DÄV Köln

Eugester A, Vingerhoets AJ (1999) Psychological aspects of in vitro fertilization: a review. Soz Sci Med. 1999 Mar;48(5): 575–89

Ford D, Easton DF, Stratton M, Narod S, Goldgar D, Devilee P, Bishop DT, Weber B, Lenoir G, Chang-Claude J, Sobol H, Teare MD, Struewing J, Arason A, Scherneck S, Peto J, Rebbeck TR, Tonin P, Neuhausen S, Barkardottir R, Eyfjord J, Lynch H, Ponder BA, Gayther SA, Zelada-Hedman M, et al. Genetic heterogeneity and penetrance analysis of BRCA1 and BRCA2 genes in breast cancer families. The Breast Cancer Lonkage Consortium. Am J Hum Genet. 1998 Mar;62(3):676–89

Gentechnikgesetz (510. Bundesgesetz) (12.7.1994)

Jahrbuch der Gesundheitsstatistik; Hrsg.: Statistik Austria, Wien 2007

Jahresbericht 2008, Medizinische Universität Wien und Allgemeines Krankenhaus Wien, Universitätsklinik für Frauenheilkunde, S. 62

Jäger R, Petermann F, (Hrsg.) (1995).Psychologische Diagnostik. Weinheim: PVU

Kroiss R, Winkler V, Bikas D, Fleischmann E, Mainau C, Frommlet F, Muhr D, Fuerhauser C, Tea M, Bittner B, Kubista E, Oefner PJ, Bauer P, Wagner TM; Austrian Hereditary Breast and Ovarian Cancer Group. Young birth cohort correletes with higher breast and ovarian cancer risk in European BRCA1 mutation carriers. Hum Mutat. 2005 Dec;26(6):583–9

Kubista E, Seifert M, Singer CF, (Hrsg.) (2010). Moderne zielgerichtete Therapien beim Mammakarzinom –Wirkprinzip und klinische Anwendung. Bremen: Uni-Med Verlag

Mehnert, A (2005) Akute und Posttraumatische Belastungsstörungen bei Patientinnen mit Brustkrebs. LIT, Münster

Lammert, Christiane; Cramer, Elisabeth; Pingen-Rainer, Gisela; Schulz, Jutta; Neumann, Anita; Beckers, Ulla; Siebert, Sybille; Dewald, Axel; Cierpka, Manfred; Sammet, Kornelia [Mitarb.]; Steffens, Tomas [Mitarb.]: Psychosoziale Beratung in der Pränataldiagnostik. Ein Praxishandbuch (2002) Goettingen: Hogrefe. S. 73

ÖPPO-Österreichische Plattform für Psychoonkologie (2006). Broschüre: Was KrebspatientInnen brauchen, S. 10–12

Rhode A, Dorn A (2007) Gynäkologische Psychosomatik und Gynäkopsychiatrie. Schattauer Stuttgart

Schmutzler R, Schlehe B; Hereditary breast cancer. Chirurg. 2008 Nov;79(11):1047–54.

Springer-Kremser M, Ringler M, Eder A (2001) Patient Frau. Psychosomatik im weiblichen Lebenszyklus. Springer, Wien

Statistik Austria, Österreichisches Krebsregister (Stand 16.09.2008)

Steger GG, Galid A, Gnant M, Mlineritsch B, Lang A, Tausch C, Rudas M, Greil R, Wenzel C, Singer CF, Haid A, Pöstlberger S, Samonigg H, Luschin-Ebengreuth G, Kwasny W, Klug E, Kubista E, Menzel C, Jakesz R; ABCSG-14. Pathologic complete response with six compared with three cycles of neoadjuvant epirubicin plus docetaxel and granulocyte colony-stimulating factor in operable breast cancer: results of ABCSG-14. J Clin Oncol. 2007 May 20;25(15):2012–8

Wassermann K, Rhode A (2009) Pränataldiagnostik und psychosoziale Beratung. Schattauer Stuttgart

Wimmer-Puchinger B, Riecher-Rössler A (2006) Postpartale Depression. Springer, Wien

Klinische Psychologie in der Hals-, Nasen- und Ohrenheilkunde

Gabriela Maria Diendorfer-Radner, Wolfgang Bigenzahn

1. Einleitung

Das Gebiet der Hals-Nasen-Ohren-Heil-kunde (HNO) umfasst die Prävention, Diagnostik und Behandlung von Erkran-kungen und Störungen des Kopf-Halsbe-reichs. Die Aufgabenschwerpunkte liegen im Bereich der Sinnesfunktionen Gehör, Gleichgewicht, Geruch und Geschmack, in der Prävention, Diagnostik und The-rapie onkologischer, immunologischer, allergologischer und audiologischer Er-krankungen und der plastischen Chirur-gie sowie der speziellen HNO–Chirurgie. Die Phoniatrie beschäftigt sich als Ad-ditivfach zur HNO – sowohl klinisch als auch wissenschaftlich – mit der Präventi-on, Diagnostik und Therapie von Stimm-, Sprech-, Sprach- und Schluckstörungen sowie kindlichen Hörstörungen.

Die Klinische Psychologie in der HNO umfasst Diagnostik und Intervention bei Kindern, Jugendlichen und Erwachsenen im kognitiven Funktions- und Leistungs-bereich und im psychischen Bereich der Persönlichkeit und des Verhaltens. Neben der klinischen Tätigkeit in der PatientIn-nenversorgung zählen auch Aktivitäten in Wissenschaft, Forschung und Lehre zu den Aufgaben der klinischen Psycholog-Innen.

2. Arbeitsgebiete der Klinischen Psychologie

Die Diagnostik- und Behandlungsschwer-punkte bilden unter anderem Sprech-und Sprachstörungen, Stimmstörungen, Schluckstörungen, Hörstörungen, Schwin-delsymptomatik und Allergien.

Für klinisch-psychologische Fragestel-lungen erscheinen folgende Krankheits-bilder besonders relevant:

– im Sprachbereich sind dies Redefluss-störungen (Stottern, Poltern),
– Sprachentwicklungsstörungen und Mu-tismus,
– im Hörbereich Tinnitus, psychogene Hörstörung und Cochlear-Implantat,
– im Bereich der Stimme funktionel-le/psychogene/organische Dys- und Aphonien,
– weiters Schluckstörungen, Globusge-fühl, psychisch oder organisch beding-ter Schwindel.

3. Klinisch-Psychologische Diagnostik in der HNO

Für die Abklärung klinisch-psychologi-scher Fragestellungen gelten allgemein, und daher auch innerhalb der HNO, grundsätzlich alle zu Verfügung stehen-den Diagnosen nach der Internationalen Klassifikation der Weltgesundheitsorga-nisation ICD 10, Kapitel V, Psychische Störungen (Dilling et al., 2008). Aufgrund spezifischer Störungscharakteristika er-geben sich jedoch Häufungen bei spezi-ellen Diagnose-Codes.

Im kognitiven Funktions- und Leis-tungsbereich werden vor allem mögliche Entwicklungsdefizite bei Kindern, aber auch kognitive Leistungseinschränkungen bei PatientInnen aller Altergruppen erfasst. Die entsprechenden Diagnosestellungen können nach ICD-10 innerhalb der umschriebenen Entwicklungsstörungen des Sprechens und der Sprache (F80), der schulischen Fertigkeiten (F81), der tiefgreifenden Entwicklungsstörungen (F84), der hyperkinetischen Störungen (F90) und der Intelligenzminderung (F7) liegen.

Für den psychischen Bereich der Persönlichkeit und des Verhaltens kommen Diagnosestellungen aus der Formengruppe der Schizophrenie, schizotype und wahnhafte Störungen (F2), der affektiven Störungen (F3), der neurotischen, Belastungs- und somatoformen Störungen (F4), der Verhaltensauffälligkeiten mit körperlichen Störungen und Faktoren (F5) und der Persönlichkeits- oder Verhaltensstörungen (F6) zur Anwendung.

Der Bereich Psychosomatik umfasst alle Störungsbilder mit Wechselwirkungen zwischen somatischen und psychischen Faktoren. Der Psychosomatik kommt daher eine zentrale Bedeutung in der interdisziplinären medizinischen und klinisch-psychologischen Diagnostik zu. Im Kontext eines bio-psycho-sozialen Krankheitsbegriffs ergeben sich im Zusammenhang mit Krankheitsformen beziehungsweise Gesundheitsbeeinträchtigungen des Organismus drei Basissituationen für das Auftreten psychischer Auffälligkeiten und somit für den klinisch-psychologischen Handlungsbedarf:

– eine primär psychische Störung bewirkt als Folge eine Erkrankung, Funktionsstörung oder Störung der Befindlichkeit (es liegt kein oder ein zu geringer Organbefund vor, um das Ausmaß des vorliegenden Leidens zu erklären),
– begleitende psychische Einflussfaktoren haben im Sinne einer Wechselwirkung auf eine bestehende Erkrankung oder Funktionsstörung eine negative verstärkende Wirkung,
– psychische Störungen entstehen als Auswirkung oftmals chronischer, teils schwerer Erkrankungen im Sinne einer übermäßigen psychischen Krankheitsbelastung.

Unter allen drei Bedingungen treten psychische und somatische Faktoren zu verschiedenen Zeitpunkten des Krankheitsprozesses in unterschiedlichem Ausmaß in eine Wechselwirkung. Die Aufgabe der Klinischen Psychologie im ärztlichen Diagnostik- und Behandlungsprozess besteht daher darin, psychische Faktoren vor, während oder als Folge einer Erkrankung in der interdisziplinären Zusammenarbeit erkennbar zu machen und eine entsprechende Intervention einzuleiten.

Für die Diagnosestellung im Bereich der Psychosomatik stehen nach ICD-10 folgende Kodierungen zu Verfügung: dissoziative Störungen (Konversionsstörungen, F44), somatoforme Störungen (Somatisierungsstörung, hypochondrische Störung, somatoforme autonome Funktionsstörung etc. F45), Formen der Neurasthenie und Depersonalisation (F48), Verhaltensauffälligkeiten mit körperlichen Störungen und Faktoren (Essstörungen F50, psychische Faktoren oder Verhaltenseinflüsse bei andernorts klassifizierten Erkrankungen, F54, etc.) und Belastungs- und Anpassungsstörungen (F43).

4. Häufige Diagnosen innerhalb der HNO

4.1 Sprech- und Sprachstörungen

Sprache ist von zentraler Bedeutung im Lebens- und Entwicklungsprozess des Menschen. Die Kommunikation erfolgt sowohl im gesprochenen als auch im schriftsprachlichen Bereich. Sprache beeinflusst unsere Denkprozesse und ist Ausdrucksmittel unserer Gefühle und unseres Verhaltens. Sie erscheint demnach eng verknüpft mit der kognitiven, sozialen und emotionalen Entwicklung des Menschen. Bei Störungen des Sprechens und der Sprache ist eine umfassende Analyse von allen miteinander in Verbindung stehenden Bereichen erforderlich, um Ätiologie, Pathogenese und Behandlung zu erfassen.

Die Diagnostik erfordert ein interdisziplinäres Vorgehen, indem organische Komponenten wie Entwicklungssyndrome, Fehlfunktionen der Sprechorgane, Hörstörungen etc. ausgeschlossen werden. In der klinisch-psychologischen Testdiagnostik werden kognitive, emotionale und soziale Entwicklungsparameter erhoben. Mittels einer erweiterten störungsspezifischen Anamnese werden neben den allgemeinen Angaben auch folgende Aspekte abgeklärt: der Verlauf der Sprachentwicklung in der Kindheit, der familiäre und soziale Kontext und eventuelle Zusammenhänge mit der Sprachstörung, Reaktionen des familiären und sozialen Umfeldes und vor allem Bedeutung und Auswirkung der Sprechstörung auf die Lebens- und Alltagssituation der Betroffenen.

4.1.1 Sprechstörungen

Zu den Sprechstörungen zählt man Störungen des Redeflusses beziehungsweise Redeablaufs, sie werden synonym auch als Redeflussstörungen beziehungsweise Redeablaufstörungen bezeichnet. Beim Sprechen treten Unterbrechungen innerhalb eines Satzes oder innerhalb eines Wortes auf. Dabei werden ganze Wörter, Silben oder einzelne Buchstaben wiederholt, können nicht flüssig gebildet werden beziehungsweise werden verschluckt oder ausgelassen. Den vorherrschenden Störungscharakteristika entsprechend unterscheidet man Poltern und Stottern. Poltern (F98.6) ist charakterisiert durch eine übermäßig rasche, hastige, undeutliche und daher schwer verständliche Sprechweise. Beim Stottern (F98.5) liegt eine Unterbrechung des Sprechens durch Stocken beziehungsweise Laut-, Silben- und Wortwiederholungen vor. Es existieren auch Mischformen aus Polter- und Stottersymptomatik: Stottern mit Polterkomponente oder Poltern mit Stotterkomponente (Ward, 2008).

Diagnostik bei Sprechstörungen

Die Abklärung erfolgt meist interdisziplinär, von medizinischer Seite sind HNO-ärztliche, phoniatrische und neurologische Untersuchungen zum Ausschluss von Hörbeeinträchtigungen und neurologischer Erkrankungen notwendig. Von psychologischer Seite werden mittels einer umfassenden klinisch-psychologischen Diagnostik der Persönlichkeits-, Verhaltens- und kognitive Bereich untersucht.

Unter Verwendung von wissenschaftlich evaluierten Testverfahren werden nach einer störungsspezifisch erweiterten Anamnese sprachliche Funktionen erfasst (rezeptive, expressive und artikulatorische Fähigkeiten, Sprechflüssigkeit, Sprechgeschwindigkeit und Verständlichkeit) und in weiterer Folge kognitive, emotionale und soziale Parameter.

4.1.2 Sprachstörungen

Verläuft die kindliche Sprachentwicklung auffällig, können organisch-pathologische Mechanismen verantwortlich sein im Sinne einer sekundären Störung: sensorische Behinderungen (Hörstörungen, Blindheit), neurologische Schädigungen, mentale Retardierung (Down-Syndrom, Williams-Beuren-Syndrom und andere) oder tiefgreifende Entwicklungsstörungen wie Autismus und andere (Friedrich et al., 2008). Treten sprachliche Defizite als primäre Störungen auf, spricht man von einer spezifischen beziehungsweise umschriebenen Entwicklungsstörung des Sprechens und der Sprache. Dabei zeigen Kinder Einschränkungen bei Artikulation, Wortschatz und Grammatik mit einer Diskrepanz zwischen weitgehend normalem Intelligenzniveau und der Fähigkeit sich altersadäquat sprachlich auszudrücken. Die Sprachentwicklung läuft nicht nur zeitlich verzögert ab, es bestehen auch qualitative Unterschiede. Zusätzlich zeigen sich oft Verhaltens- und emotionale Auffälligkeiten wie aggressives, oppositionelles Verhalten, depressive Reaktionen oder sozialer Rückzug (Willinger et al., 2003; Schaunig et al., 2004). Begleitend werden Einschränkungen bei Aufmerksamkeit, Gedächtnis und grob- und feinmotorischen Fähigkeiten beobachtet. Als Spätfolgen treten oft Schulschwierigkeiten besonders im Bereich des Lesens und Rechtschreibens auf.

Nach den Internationalen Diagnosekriterien der WHO gelten für umschriebene Entwicklungsstörungen des Sprechens und der Sprache (F80) folgende Charakteristika: „Bei diesen Störungen sind die normalen Muster des Spracherwerbs von frühen Stadien der Entwicklung an beeinträchtigt. Die Zustandsbilder können nicht direkt neurologischen Veränderungen, Störungen des Sprechablaufs, sensorischen Beeinträchtigungen, einer Intelligenzminderung oder Umweltfaktoren zugeordnet werden. Das Kind kann in bestimmten, sehr vertrauten Situationen besser kommunizieren oder verstehen, die Sprachfähigkeit ist jedoch in jeder Situation beeinträchtigt." (Dilling et al., 2008, S. 286). Die Prävalenz wird in unterschiedlichen Angaben mit einer Häufigkeitsrate zwischen 5 und 10 % aller Kinder eingeschätzt (Grimm, 2003; Suchodoletz, 2004).

Diagnostik bei Sprachstörungen

Wie bei den Redeflussstörungen erfolgt die Abklärung interdisziplinär. Neurologische und HNO-ärztliche beziehungsweise phoniatrische Untersuchungen erfassen Hirnschäden, spezielle neurologische Erkrankungen, Hörbeeinträchtigungen, Dysglossien, orofaziale Dysfunktionen unter anderem Die differenzierte klinisch-psychologische Abklärung mittels psychologischer Sprach-, Intelligenz- und Teilleistungstests erfasst rezeptive und expressive Sprachfähigkeiten, sprach- und handlungsgebundene beziehungsweise nonverbale Intelligenz, ebenso Konzentration, Gedächtnis, Arbeitsgeschwindigkeit, psychopathologische Auffälligkeiten sowie das psychosoziale Funktionsniveau und bei Schulkindern Lese-, Rechtschreib- und Rechenfähigkeiten. Die Testdiagnostik erfolgt mittels wissenschaftlich evaluierter, standardisierter psychologischer Testverfahren (Diendorfer-Radner, 2008).
Die umschriebenen Entwicklungsstörungen des Sprechens und der Sprache nach ICD-10 werden klassifiziert nach Artikulationsstörungen (F80.0), Expressive Sprachstörungen (F80.1), Rezeptive Sprachstörungen (F80.2), Erworbene

Aphasie mit Epilepsie (F80.3) und den allgemeinen Kategorien ‚Sonstige (F80.8)' beziehungsweise ‚Nicht näher bezeichnete (F80.9)' Entwicklungsstörungen des Sprechens und der Sprache.

4.1.3 Behandlung bei Sprech- und Sprachstörungen

Die qualitative und quantitative Entscheidung zu Art und Schwerpunkt der Behandlung basiert auf Grundlage der Ergebnisse der interdisziplinären Diagnostik. Für unterstützende Maßnahmen kommen wissenschaftlich evaluierte Therapiemethoden aus dem psychologisch/ psychotherapeutischen, sprachtherapeutischen und dem medizinischen Bereich entsprechend den vorrangigen Defiziten zur Anwendung.

4.2. Dysphonie (Stimmstörung)

Unter Stimmstörung versteht man eine Störung der Phonation mit akustischen Auffälligkeiten (Rauigkeit und Behauchtheit). Die gestörte Stimmgebung kann durch inkompletten Verschluss der Glottis, unregelmäßigen Luftfluss in der Glottis oder vokale Schwingungsasymmetrien, deren Symptom die Heiserkeit ist, verursacht werden.
Eine Dysphonie liegt vor, wenn sich die Stimme einer Person von der Stimme anderer Personen gleichen Geschlechts, gleichen Alters und gleicher kultureller Herkunft unterscheidet (Aronson, 1990). Dabei können unter anderem Stimmklang und -leistung, Stimmeinsatz, Klarheit und Lautstärke sowie Flexibilität im Tonhöhenverlauf beeinträchtigt sein.
Es werden organische und nicht-organische Stimmstörungen (funktionelle Dysphonien) unterschieden. Zu den organischen Ursachen zählen einerseits pathologische Veränderungen im Bereich des Larynx, wie akute und chronische Entzündungen, anatomische Veränderungen (Asymmetrien und Dysplasien), traumatische Einwirkungen und Tumore, andererseits können auch hormonelle und neurologische Störungen oder Allgemeinerkrankungen vorliegen. Sowohl konstitutionelle,

habituelle und psychische Einflussfaktoren führen zu Auffälligkeiten der Phonation (Schneider & Bigenzahn, 2007), wobei eine körperliche Disposition im Zusammenspiel mit psychischem Trigger eine multifaktorielle psychosomatische Symptomatik auslösen kann.

Anlagebedingte muskuläre Schwäche mit unvollständigem Stimmlippenschluss kann von sich aus oder in Wechselwirkung mit psychischen Komponenten eine hypofunktionelle Dysphonie zur Folge haben. Erhöhte Anstrengung bei anlagebedingter Stimmschwäche oder psychische Belastungen bewirken eine Überanstrengung im Stimmgebrauch (hyperfunktionelle Dysphonie). Führt eine chronisch funktionell abweichende Stimmgebung sekundär zu organischen Veränderungen in Form von Phonationsverdickungen oder Stimmlippenknötchen spricht man von einer sekundär organischen Dysphonie.

Psychische beziehungsweise emotionale Faktoren können – entsprechend dem psychosomatischen Bedingungsgefüge – ursächlich, begleitend oder als Konsequenz einer organischen Erkrankung (im Sinne einer gesteigerten Krankheitsbelastung) eine Rolle spielen (Schneider et al., 2006).

Ätiologie und Pathogenese funktioneller Dysphonien stehen in enger Wechselwirkung mit psychischen Einflussfaktoren. Die Modellvorstellungen gehen grundlegend von zwei Aspekten aus, zum einen von einem „psychologischen Ungleichgewicht" und zum anderen von einer stressbedingten erhöhten Muskelspannung (Aronson, 1990; Morrison et al., 1986). Ebenso konnte eine erhöhte Disposition zu Angststörungen und depressiven Störungen nachgewiesen werden (Willinger et al., 2005).

4.2.1. Diagnostik der Dysphonie

Die ärztliche Abklärung beinhaltet nach einer endoskopischen Untersuchung des Kehlkopfes einen Stimmbefund mit Beurteilung der Sprech- und Singstimme sowie einer Stimmfeldmessung (Stimmprofil). Die klinisch–psychologische Untersuchung erfasst neben der allgemeinen klinisch-psychologischen Diagnostik im psychopathologischen Bereich aktuelle stressinduzierte Veränderungen, störungsrelevante Lebensstilvariablen beziehungsweise Verhaltens- und Persönlichkeitsmerkmale und das psychische Belastungsausmaß der Erkrankung.

Nach den klinisch-diagnostischen Leitlinien des ICD 10, Kapitel V, besteht bei einem vollständigen oder teilweisen Verlust der Beweglichkeit einer oder beider Stimmlippen, unter der Voraussetzung eines unauffälligen laryngoskopischen Befundes, das Bild einer psychogenen Aphonie, die im ICD-10 unter den dissoziativen Störungen (F44) definiert und beschrieben wird. Ein vollständiger Verlust der Stimme kann einige Stunden bis Tage, Wochen oder Monate andauern. Symptomatisch ist ein oft plötzliches und nach dem Verschwinden immer wiederkehrendes Auftreten. Charakteristisch ist ein tonloses Flüstern, während oft Husten, Räuspern und Lachen stimmhaft klingen. Psychische Auslöser können akute traumatische Erlebnisse sein, oder auch bereits länger bestehende emotionale Belastungen und psychische Konflikte (Bigenzahn und Gathmann, 1989; Kößler, 1997). Bei nicht eindeutigem Nachweis einer psychischen Verursachung erfolgt eine Diagnose aus dem Bereich der somatoformen Störungen (F45).

4.2.2. Behandlung

Auf Basis der Untersuchungsergebnisse erfolgt eine individuelle Therapieplanung, wie Entscheidung für operative Verfahren oder logopädische Stimmtherapien. Eine psychologische Behandlung ist in allen Fällen psychosozialer Stresssituationen beziehungsweise bei psychogenen Stimmstörungen indiziert (Seifert & Kollbrunner, 2005).

4.3. Globusgefühl und Dysphagie (Schluckstörung)

4.3.1. Globusgefühl

Das Globusgefühl ist charakterisiert durch ein subjektives Fremdkörper- und Engegefühl im Bereich des Pharynx. Die

Empfindungen umfassen das Gefühl von Trockenheit, Brennen, Kratzen, zähem Schleim, Hängenbleiben von Nahrung, „Kloß im Hals", „Zuschnüren der Kehle". Dies bewirkt einen vermehrten Drang zu Räuspern und Schlucken, was die Missempfindung verstärkt.

Als Ursache können unterschiedliche Erkrankungen und Störungsbilder im organischen, funktionellen und psychischen Bereich beteiligt sein (Bigenzahn und Gathmann, 1989). Ätiologisch müssen von organischer Seite eine Refluxerkrankung, neurologische Störungen (Koordinationsstörungen der Pharynx- und Ösophagusmuskulatur), Sekretionsstörungen der Pharynxschleimhaut (durch Entzündung und Trockenheit etc.), endokrine Störungen (Über- oder Unterfunktion der Schilddrüse, Veränderung der Stereoidhormonproduktion) und tumoröse Erkrankungen ausgeschlossen werden (Strutz, 2001). Zu funktionellen Beeinträchtigungen kann es zum Beispiel durch muskuläre Verspannungen der Schluck- und Halsmuskulatur und Erkrankungen der Halswirbelsäule kommen.

Es besteht eine hohe Komorbidität mit affektiven Störungen, vor allem der Depression. Bei vorrangig psychisch bedingtem Globusgefühl wirken, oft in Verbindung mit einer allgemeinen muskulären Verspannung des Kopf-Hals-Schulter-Bereichs, stressbedingte psychovegetative Reaktionen auf die Schluck- und Halsmuskulatur. In stark emotional überlagerten Situationen werden die Symptome als „Zuschnüren der Kehle" erlebt (bei starken Angsterlebnissen, Wut, Ekel etc.). Das Engegefühl ist beim Essen oder Trinken nicht spürbar. Zusätzlich können Mechanismen wirken, die einer Konditionierung entsprechen, und so für die Aufrechterhaltung des Globusgefühls nach auslösenden Reizen verantwortlich sind. Spannungsauslösende Initialreize sind oft Missempfindungen nach Pharyngolaringitis oder nach Verschlucken, die als spezifisch konditionierte Wahrnehmung bestehen bleiben.

4.3.2. Dysphagie (Schluckstörung)

Krankheitsbedingte, funktionelle und psychische Faktoren können auf die am Schluckvorgang beteiligten organischen Strukturen einwirken und in der Folge eine Dysphagie-Aspiration bewirken.

Die Symptome einer Dysphagie bestehen in einer unangenehmen Erschwernis des Hinunterschluckens von Nahrung mit Aspiration, Druck- und Kloßgefühl, Hochwürgen (Regurgitation) bereits geschluckter Nahrung, Verschlucken mit nachfolgendem Husten als Abwehr und Schutzreaktion des respiratorischen Systems bis zum generellen Unvermögen zu schlucken und der Weigerung, Nahrung aufzunehmen.

Die Auswirkungen reichen von Aspiration mit Gefahr einer Pneumonie bis zu Unter- und Fehlernährung, geringem Flüssigkeitshaushalt, Gewichtsverlust, Appetitlosigkeit, sowie sozialer Isolation und somit großer psychischer Belastung (Bigenzahn & Denk, 1999; Herbst-Rietschel, 2002).

In der HNO stehen tumoröse Erkrankungen an erster Stelle, ätiologisch sind neurologische Mechanismen abzuklären, oft im Zusammenhang mit spezifischen Erkrankungen (Morbus Parkinson, Schlaganfall, etc.).

Bei einer funktionellen Dysphagie tritt die Schluckstörung ohne erklärbare organische Ursachen auf. Es können Auffälligkeiten im motorischen Bewegungsablauf des Ösophagus beobachtet werden, auf die mit einer spezifischen atypischen motorischen Aktivierung reagiert wird. Diese wird subjektiv als unangenehmes Gefühl beim Schlucken (vor, während und nach dem Essen oder Trinken) interpretiert mit dem Gefühl, dass die Speisen oder Flüssigkeiten die Speiseröhre nur eingeschränkt oder gar nicht passieren können. Es gibt Hinweise darauf, dass bei PatientInnen mit Schluckstörungen eine erhöhte Empfindlichkeit für intraluminale Reize im Ösophagus besteht (Uexküll, 2003). Dabei lässt sich ein emotionaler Symbolcharakter erkennen: Im übertragenen Sinn kann die Aussage, „etwas schlucken zu müssen" oder „nicht schlucken zu können" bedeuten, dass man sich in einer emotionalen Konfliktsituation mit schwer erträglichen Umständen befindet.

4.3.3. Diagnostik und Behandlung bei Globusgefühl und Dysphagie

In der klinischen Dysphagie-Diagnostik werden Komponenten des Schluckaktes untersucht (HNO-ärztlich, neurologisch, internistisch, videoendoskopisch beziehungsweise videokinematographisch, etc.). Werden keine oder nur ungenügende Kausalzusammenhänge gefunden, müssen in der klinisch-psychologischen Untersuchung psychosomatische Einflussfaktoren abgeklärt werden.

Zur Erfassung psychopathologischer Auffälligkeiten werden freie und strukturierte Interviews, standardisierte Fragebögen und bei Bedarf spezifische Testinventare eingesetzt.

Wenn die Schluckbeschwerden oder das Globusgefühl tatsächlich mit einer identifizierbaren psychischen oder psychosozialen Problematik zusammenhängen, kann nach ICD-10 in bestimmten Fällen eine dissoziative Schluckstörung (F44) diagnostiziert werden. Diese drückt nach psychoanalytischer Auffassung auf körperlicher Ebene unbewusste Konflikte aus. Am häufigsten wird die Symptomatik im Bereich der somatoformen Störungen (F 45.8) eingeordnet. Der im ICD-10 noch aufscheinende Begriff „globus hystericus" sollte dafür nicht mehr herangezogen werden (Marek, 2009).

5. Zusammenfassung und Ausblick

Bei jeder organischen Erkrankung können psychische Faktoren beteiligt sein, die den Krankheitsprozess wesentlich steuern (als Auslöser, verstärkend, oder als Folge der Belastung durch die Erkrankung selbst). Körperliche Symptome können ohne organischen Befund beziehungsweise mit nur unzureichender organischer Ursache auftreten. Treten bei einer Erkrankung psychische Leiden auf, sollten eine klinisch-psychologische Abklärung und zusätzlich psychologische Behandlungsmaßnahmen eingeleitet werden.

Unter folgenden Bedingungen muss im klinischen Kontext an eine psychische Mitbeteiligung am Krankheitsbild gedacht werden:

– Schwere und Ausmaß der Krankheitssymptome sind nicht durch die organische Befunderhebung erklärbar.
– Eingeleitete therapeutische Maßnahmen zeigen innerhalb eines bestimmten Beobachtungszeitraumes nicht die erwartete Besserung der Symptomatik.
– Es treten zusätzlich multiple, diffuse Beschwerden in Bereichen auf, für die keine fassbaren Diagnosen vorliegen.
– Aus dem Verhalten und Angaben der PatientInnen muss auf das Vorliegen einer Depression oder einer anderen psychischen Erkrankung geschlossen werden.

Die klinisch-psychologische Tätigkeit im Bereich der Hals-, Nasen- und Ohrenheilkunde umfasst ein breites Spektrum an klinisch-psychologischen Diagnostik- und Behandlungsmethoden. Einerseits durch die große Variabilität der Symptomatik, andererseits auf Grund des unterschiedlichen Altersbereiches der PatientInnen – von Kindheit und Jugend bis in alle Stadien des Erwachsenenalters – verlangt der klinisch-psychologische Arbeitsbereich flexibles Handeln und stellt zugleich eine interessante und abwechslungsreiche Herausforderung an die tätigen PsychologInnen dar.

6. Literatur

Aronson AE (1990) Clinical Voice Disorders. Thieme, Stuttgart, New York

Bigenzahn W, Gathmann P (1989) Psychosomatic aspects in otorhinolaryngology exemplified by the „globus" sensation. Laryngorhinootologie, 68:388–91

Bigenzahn W, Denk DM (1999) Oropharyngeale Dysphasien. Ätioloie, Klinik, Diagnostik und Therapie von Schluckstörungen. Thieme, Stuttgart

Diendorfer-Radner G (2008) Entwicklungs- und Wahrnehmungspsychologie. In: Friedrich G, Bigenzahn W, Zorowka P (Hrsg) Phoniatrie und Pädaudiologie. Einführung in die medizinischen, psychologischen und linguistischen Grundlagen von Stimme, Sprache und Gehör. 4. korrigierte Auflage, Huber, Bern, S 253–271

Dilling H, Mombour W, Schmidt MH (Hrsg) (2008) Internationale Klassifikation psychischer Störungen, ICD-10 Kapitel V (F). Klinisch-diagnostische Leitlinien. 6. vollständig überarbeitete Auflage, Huber, Bern

Friedrich G, Bigenzahn W, Zorowka P (Hrsg) (2008) Phoniatrie und Pädaudiologie. Einführung in die medizinischen, psychologischen und linguistischen Grundlagen von Stimme, Sprache und Gehör. 4. korrigierte Auflage, Huber, Bern

Grimm H (2003) Störungen der Sprachentwicklung. 2. Auflage, Hogrefe, Göttingen

Herbst-Rietschel W (2002) Dysphagie. Schluckstörungen nach Schlaganfall und Schädel-Hirn-Trauma. Schulz-Kirchner Verlag, Idstein

Kößler M (1997) Konversionsstörungen. Diagnose, Klassifikation und Therapie. Schattauer, Stuttgart, New York

Marek A (2009) Psychosomatik in der HNO-Heilkunde. Thieme, Stuttgart, New York

Morrison M, Nichol H, Rammage LA (1986) Diagnostic criteria in functional dysphonia. Laryngoscope, 94,1–8

Schaunig I, Willinger U, Diendorfer-Radner G, Hager V, Jörgl G, Sirsch U, Sams J (2004) Parenting Stress Index and specific language impairment. Praxis Kinderpsychologie Kinderpsychiatrie, 53,395–405

Schneider B, Bigenzahn W (2007) Stimmdiagnostik. Ein Leitfaden für die Praxis. Springer, Wien, New York

Schneider B, Enne R, Cecon M, Diendorfer-Radner G, Wittels, P Bigenzahn W, Johannes B (2006) Effects of vocal constitution and autonomic stress related reactivity on vocal endurance in female student teachers. Jvoice 20,242–50

Seifert E, Kollbrunner J (2005) Stress and distress in non-organic voice disorders. Swiss Med Wkly, 135: 387–397

Strutz J (2001) Praxis der HNO-Heilkunde, Kopf- und Halschirurgie. Thieme, Stuttgart,

vSuchodoletz W (2004) Zur Prognose von Kindern mit Sprachentwicklungsstörungen. In: vSuchodoletz W (Hrsg) Welche Chancen haben Kinder mit Entwicklungsstörungen? Hogrefe Verlag für Psychologie, Göttingen, Bern, Toronto, Seattle, S 155–201

vUexküll T (Hrsg) (2003) Psychosomatische Medizin. 6. Auflage, Urban & Fischer, München

Ward D (2008) The aetiology and treatment of developmental stammering in childhood. Archives of diseases in childhood, 93,68–71

Willinger U, Brunner E, Diendorfer-Radner G, Sams J, Sirsch U, Eisenwort B (2003) Behaviour in children with language development disorders. Canadian Journal of Psychiatry, 48: 607–14

Willinger U, Völkl-Kernstock S, Aschauer HN (2005) Marked depression and anxiety in patients with functional dysphonia. Psychiatry Res. 134,85–91

Klinische Psychologie in der Inneren Medizin I – Klinisch-psychologische Betreuung von ambulanten und stationären PatientInnen bei malignen Erkrankungen

Andras Acel, Robert Jank, Sandra Schranz, Christoph Zielinski

1. Einleitung

Jährlich erkranken in Österreich etwa 36.000 Menschen an Krebs, jede/r Fünfte stirbt auch daran (Zielonke, 2010). Auch wenn die Diagnose „Krebs" dank modernster Diagnose- und Behandlungsmöglichkeiten oft keine letalen Folgen mehr hat, sondern in vielen Fällen einer chronischen Erkrankung gleichkommt, löst sie, wie kaum eine andere Krankheit, bei Betroffenen und deren Angehörigen Gefühle der Ohnmacht und der Gefährdung aus. Dank modernster Behandlungsmethoden können KrebspatientInnen jedoch heute ein lebenswertes Leben führen.

Die Psychoonkologie ist ein relativ junger Wissenschaftszweig, der sich mit den Zusammenhängen zwischen Krebserkrankung und Psyche beschäftigt. In der alltäglichen Praxis besteht die generelle Aufgabe der klinischen PsychologInnen darin, Krebskranken und deren Angehörigen dabei zu helfen, die besonderen psychosozialen Belastungen, die mit einer Krebserkrankung verbunden sind, zu bewältigen.

2. Ausgangssituation

Die Diagnose Krebs wird von Betroffenen oft mit Leiden und dem Gefühl einer Lebensbedrohung assoziiert, auch als Anfang eines langen und unsicheren Kampfes mit unsicherem Ausgang. Dies kann im sozialen Bereich zu Rückzug und Isolation führen, im beruflichen Bereich stehen neben den erlebten Leistungseinschränkungen vor allem der drohende Ausstieg aus dem Arbeitsleben und den damit oft verbundenen finanziellen Problemen im Vordergrund. Wenngleich die Mortalitätsraten in den letzten Jahren aufgrund verbesserter diagnostischer Verfahren und Therapien rückläufig sind, bleiben Tumore nach Herz-Kreislauf-Erkrankungen die zweithäufigste Todesursache in Österreich (Statistik Austria, 2006).

Wie auch bei vielen anderen chronisch körperlichen Erkrankungen sind die Ursachen meist multifaktoriell bedingt, jedoch kommt der Lebensweise im Sinne der Vermeidung eines Risikoverhaltens (vor allem des Rauchens, aber auch der Hormoneinnahme bei Frauen nach der Menopause oder der Sonnenexposition) der PatientInnen eine wichtige Rolle zu. So hat der Lebensstil nicht nur im Bereich der Primärprävention Bedeutung, sondern besitzt auch für bereits Erkrankte im Sinne einer Sekundär- und Tertiärprävention einen wichtigen Stellenwert (Weis et al., 2006).

Das heute am weitesten verbreitete Modell zu Erklärung dieser multifaktoriellen Zusammenhänge ist das bio-psycho-soziale Modell, basierend auf dem Modell von Engel (Egger, 2005). Gesundheit beziehungsweise Krankheit werden als mehrdimensionales Geschehen mit gegenseitiger Beeinflussung zwischen den Ebenen gesehen. Krankheitsentstehung stellt sich in diesem Modell somit als ein multikonditionaler Prozess dar, das heißt ein Zusammenwirken biologischer (angeborener und erworbener), psychologischer und sozialer Faktoren.

Jede Verbesserung der Diagnose- und Therapiemöglichkeiten bedeutet nicht nur bessere Überlebenschancen für PatientInnen, sondern auch eine Verbesserung ihrer Lebensqualität. Unter Lebensqualität wird in der Onkologie ein multidimensionales Konstrukt verstanden, welches die subjektive Bewertung seelischen, körperlichen und sozialen Erlebens, bezogen auf einen definierten Zeitraum, enthält (Weis et al., 2000).

2.1. Psychosoziale Problembereiche bei Tumorerkrankungen

– Psychische Befindlichkeit (Angst, Depression, Selbstwert)
– Partnerschaft und Familie (Kommunikation, Rollenveränderung, Sexualität)
– Krankheitsverarbeitung (Akzeptanz, aktive Krankheitsverarbeitung, Werte, Selbstfindung)
– Funktionelle Störungen (Therapiefolgen, neuropsychologische Störungen)
– Soziale Integration (Rückzug, soziale Isolierung)
– Berufliche Integration (Frührente, Arbeitsplatzwechsel)

Die genannten Probleme stellen an die betroffenen PatientInnen, an ihre Familien und das soziale Umfeld in allen Phasen hohe Anforderungen in den Bereichen Verarbeitung, Bewältigung und Anpassung an die veränderten Rahmenbedingungen (Weis et al., 2006). Zur Verbesserung und Aufrechterhaltung der Lebensqualität onkologischer PatientInnen im therapeutischen Prozess wird immer mehr die fachliche Kompetenz von klinischen

PsychologInnen benötigt. Mittlerweile stellen diese PsychologInnen an den onkologischen und hämatologischen Stationen auch einen unverzichtbaren Bestandteil des ständigen Behandlungsteams dar.

2.2. Krankheitsphasentypische emotionale Belastungen onkologischer PatientInnen

Eine maligne Erkrankung zu haben, bedeutet sowohl für die Betroffenen als auch für ihre Angehörigen eine außerordentliche Belastung. Die PatientInnen sind im Verlauf ihrer Krankheit mit einer Vielzahl von Problemen konfrontiert, die unterschiedliche Bereiche des Lebens betreffen, unterschiedlich gravierend sein können und in unterschiedlichen Phasen der Erkrankung auftreten.

– Die prädiagnostische Phase ist vorwiegend gekennzeichnet von Ängsten und Befürchtungen, welche jedoch in dieser Phase meist verdrängt beziehungsweise verleugnet werden.
– Die Diagnose- beziehungsweise Initialphase verursacht aufgrund der Wartezeit auf Untersuchungsergebnisse ambivalente Gefühle zwischen Hoffnung und Verzweiflung.
– In der Behandlungsphase mit Chemo- beziehungsweise Strahlentherapien treten naturgemäß deren Nebenwirkungen in den Vordergrund und bedingen ein erhöhtes subjektives Krankheitserleben. Im Verlauf der Behandlung zeigen sich primär Zukunftsängste, welche vor allem den sozialen Bereich (z.B. berufliche Veränderungen) betreffen.
– Die Nachsorgephase im Anschluss an die Therapie aktiviert oft alte Ängste, aber auch die Angst vor einem Rezidiv oder Metastasen verstärkt sich.
– Die progrediente Phase bezeichnet das Auftreten eines Rezidivs beziehungsweise die Bildung von Metastasen. Häufig kommt es zu einer Reaktivierung des ersten Schocks der Diagnose mit verstärkter depressiver Stimmungslage (Rieg-Appelson, 2002).

2.3. Belastungen während der stationären Behandlung

Die Behandlungsphase und der damit verbundene stationäre Aufenthalt ist eine jener Etappen, wo die psychische Belastung kontinuierlich zunimmt. Stabilisierende Faktoren wie Arbeit, Familie, Tageseinteilung oder Intimsphäre fallen plötzlich weg. Oft geraten PatientInnen in eine Isolation und verstärkt tritt eine Abhängigkeit in verschiedenen Bereichen auf. Manchmal werden MitpatientInnen zu MitleidensgefährtInnen – ein Faktor, der durch seine sozialisierende Wirkung auch einen positiven Effekt haben kann. Der Alltag wird im Wesentlichen von Behandlungen und medizinischen Untersuchungen bestimmt. Therapiebedingte körperliche Veränderungen wie Haarausfall oder Gewichtsverlust werden sichtbar und bedeuten eine zusätzliche Belastung.

2.4. Psychoonkologische Betreuung

Die klinisch-psychologische Unterstützung des psychoonkologischen Teams an der Universitätsklinik für Innere Medizin I am Wiener Allgemeinen Krankenhaus (AKH) soll dazu beitragen, Konflikte, Belastungen und Störungen im Erleben und Verhalten von PatientInnen frühzeitig zu erkennen und mit wissenschaftlich überprüften Methoden zu behandeln. Durch das feste Eingebundensein der PsychologInnen in die interdisziplinären Teamabläufe und den stationären Kontext an den onkologischen und hämatologischen Stationen, wird der Kontakt zwischen den betreuenden PsychologInnen und den PatientInnen automatisch hergestellt.

Nach Schätzungen bewältigt etwa die Hälfte der Betroffenen die auftretenden Belastungen mit eigenen Ressourcen, seien es interne Ressourcen wie bestimmte Persönlichkeitsmerkmale, Einstellungen etc. oder externe Ressourcen wie soziale Unterstützung (Tschuschke, 2002).

Da die subjektive Bedürftigkeit sehr unterschiedlich ist, ist es wichtig, zunächst den Behandlungsbedarf und die Indikation einer psychosozialen Intervention festzustellen. Ein wichtiger Baustein in der Umsetzung ist eine frühzeitige Information der Betroffenen über die Möglichkeiten psychologischer Betreuung. Daher erhält jede/r onkologische PatientIn, sowohl im ambulanten als auch im stationären Bereich, im Rahmen der Basisdiagnostik ein entsprechendes Informationsblatt zur psychoonkologischen Betreuung. Weiters wird derzeit ein flächendeckendes Screening zur Erhebung des Behandlungsbedarfes evaluiert. Die Feststellung eines psychosozialen Interventionsbedarfes erfolgt durch Evaluierung dreier Informationsquellen: durch den Betroffenen selbst, durch das psychosoziale Team und durch ein Screening-Instrument (Tschuschke, 2002).

Zu beachten ist, dass eine psychiatrische Komorbidität zwar einen wichtigen Indikator für einen Behandlungsbedarf darstellt, jedoch weist der Großteil der Betroffenen keine psychiatrische Störung auf. Diese Gruppe benötigt daher ein strukturiertes Angebot aus dem Bereich der Psychoedukation und kurzfristige Unterstützung bei der Krankheitsverarbeitung, die auf die individuellen Bedürfnisse ausgerichtet sind und außerhalb der klassischen Einzelpsychotherapie stehen (Weiss, 2005).

2.5. Psychische Belastung versus psychische Störung

Spricht man von psychologischer Diagnostik in der Onkologie, ist es wichtig, eine konzeptuelle Trennung zwischen einer „psychischen Belastung" und einer „psychischen Störung" vorzunehmen. Das Konzept der „Belastung" wird in der Literatur ziemlich uneinheitlich und unscharf verwendet. Es besteht keine Einigkeit darüber, welche Teilaspekte unter diesem Begriff zusammengefasst werden. Im Unterschied dazu kann das Konzept der „psychischen Störung" klar definiert werden. Kriterien wie Zahl, Intensität und Dauer der psychischen Symptome, sowie ihre Auswirkung auf die Bewältigung des Alltags geben eine klare Leitlinie bezüg-

Tab. 1. Prävalenz psychischer Störungen in Abhängigkeit des Krankheitsstadiums

Behandlungsphase	Kurativ	Palliativ	Final
Schmerz	39 %	68,2 %–85 %	13,4 %
Posttraumatische Belastungsstörung PTB	5–22 %		
Fatigue		84 %[a]	60–80 %
Depressive Symptome	25–50%	77 %	
Anpassungsstörungen[b]		7,5 %	
Major Depression		3,2 %	9,2 %
Angststörungen	1–44 %	9–33 %	
Generalisierte Angststörung		1,1 %	
Delirium	25–44 %[c]	25–40 %	61–85 %
Demenz		10,7 %	
Amnesie		3,2 %	
Neuropsychologische Symptome		19,8–44 %	61 %
Suizidalität	0,2 %		0,027 %

[a] Nach Radio- oder Chemotherapie.
[b] Nach *Derogatis* (1983) erhielten 47 % der PatientInnen eine psychiatrische DSM-III-Diagnose, ca. 68 %
davon bestanden in Anpassungsstörungen.
[c] Diese sehr hoch erscheinenden Angaben entstammen Arbeiten zum Delir von *Breitbart* (1998) bzw. *Stiefel*
und *Holland* (1991).

lich psychologischer Interventionsbedürftigkeit. Grundsätzlich werden die zwei gängigen Klassifikationssysteme ICD-10 bzw. DSM IV verwendet (Koch, 2006).

2.6. Epidemiologie psychischer Störungen bei TumorpatientInnen

Die Epidemiologie psychischer Störungen bei KrebspatientInnen ist eines der meist untersuchten Gebiete der Psychoonkologie. In der Literatur werden Prävalenzen von bis zu 50 % für Ängstlichkeit und Depressivität angegeben, wobei eine starke Abhängigkeit vom jeweiligen Krankheitsstadium (kurative oder palliative Therapie) und der Art der Erkrankung zu beobachten ist (vgl. Tab. 1, Pouget-Schors und Degner, 2002).

3. Klinisch-psychologische Diagnostik

3.1. Die Relevanz klinisch-psychologischer Diagnostik bei TumorpatientInnen

Eine kontinuierliche klinisch-psychologische Diagnostik bei onkologischen PatientInnen während der gesamten Krankheitsphase stellt einen essenziellen Bestandteil des therapeutischen Gesamtkonzepts dar. Diese wird nicht nur während der akuten Behandlung eingesetzt, sondern dient auch als Monitoringinstrument für Langzeitüberlebende. Durch die frühzeitige Erkennung etwaiger psychischer Störungen und entsprechende Unterstützung sollen Chronifizierungen und Probleme der Compliance vermieden werden.

3.2. Merkmale klinisch-psychologischer Diagnostik

Neben vorhandenen Symptomen von Ängstlichkeit und Depressivität werden auch kognitive Merkmale (z. B. Kontrollüberzeugungen oder Attributionsstile), die im Zusammenhang mit den erlebten Belastungen stehen, testpsychologisch untersucht. Weitere Bereiche, die testpsychologisch abgeklärt werden, sind die persönlichen und sozialen Ressourcen der PatientInnen (z. B. Copingstile, soziale Unterstützung), Therapiemotivation und gesundheitsbezogene Lebensqualität. Die eingesetzten diagnostischen Instrumente sind durch hohe Objektivität und Reliabilität gekennzeichnet. Klinische Interviews, Fragebögen, Checklisten, psychologische Tests und Verhaltensbeobachtung kommen zur Anwendung, z. B.: Hospital Anxiety and Depression Scale (HADS-D, Herrmann et al., 1995), EORTC Quality of Life Questionnaire (QLQ C-30, Sprangers et al., 1993), Freiburger Fragebogen zur Krankheitsverarbeitung (FKV, Muthny, 1989).

3.3. Besonderheiten der klinisch-psychologischen Diagnostik bei TumorpatientInnen

Durch die Nebenwirkungen der onkologischen Therapien (neuropsychologische Veränderungen, Übelkeit, Schlafstörungen, Anämien) ist eine klare Unterscheidung zwischen körperlichen Symptomen und psychischen Symptomen oft schwierig (Stanton, 2006). Dementsprechend arbeitet seit Mitte der 1990er Jahre eine internationale Forschergruppe mit dem Ziel, der Theorie des bio-psycho-sozialen Krankheitsmodells folgend, diagnostische Kriterien für psychosoziale Problemlagen, die im Zusammenhang mit somatischen Erkrankungen auftreten, zu entwickeln (Grassi et al., 2004). Zum gegenwärtigen Zeitpunkt werden diese Entwicklungen als Ergänzung zur üblichen klinisch-psychologischen Diagnostik eingesetzt (Reuter und Härter, 2007).

4. Klinisch-psychologische Interventionen

Generell besteht in der Behandlung depressiver Störungen und Angststörungen, wie auch bei anderen psychiatrischen Störungen, die Notwendigkeit einer engen Zusammenarbeit zwischen PsychologInnen, InternistInnen und PsychiaterInnen zur adäquaten Behandlung.

4.1. Unterstützung nach Diagnoseeröffnung / Rezidiv

In dieser Situation werden die äußeren Belastungsfaktoren oft als lebensbedrohlich und nicht bewältigbar erlebt. Inhalt der psychologischen Arbeit ist daher in erster Linie eine psychische Stabilisierung, die Mobilisierung vorhandener Ressourcen und die Reduktion von Angstsymptomen.

4.2. Psychoedukation

Anhand vorgegebener thematischer Schwerpunkte werden Informationen bezüglich der psychologischen Auswirkungen einer Krebserkrankung im Einzel- wie auch im Gruppensetting vermittelt.

4.3. Therapiebegleitende supportive Einzelgespräche

Da die psychische Befindlichkeit im Behandlungsverlauf oft sehr eng mit der körperlichen Verfassung korreliert, variiert die Frequenz stützender psychologischer Gespräche. Durch die integrierte Arbeitsweise der Klinischen PsychologInnen ist während des stationären Aufenthaltes ein ständiger Kontakt zu den PatientInnen vorhanden, um auf die entsprechende psychische Befindlichkeit unmittelbar reagieren zu können.

4.4. Kriseninterventionen

„Eine psychische Krise beschreibt den Verlust des seelischen Gleichgewichts, den ein Mensch verspürt, wenn er mit Ereignissen und Lebensumständen konfrontiert wird, die er im Augenblick nicht bewältigen kann, weil sie von Art und Ausmaß her seine durch frühere Erfahrungen erworbenen Fähigkeiten und erprobten Hilfsmittel zur Erreichung wichtiger Lebensziele oder zur Bewältigung seiner Lebenssituation überfordern" (Juen, 2004). Solche psychischen Notfallsituationen sind im Verlauf der Erkrankung zu jedem Zeitpunkt möglich. Im Vordergrund steht dann eine emotionale Entlastung der PatientInnen.

4.5. Vermittlung von Entspannungstechniken

Zur Senkung der psychophysiologischen Anspannung beziehungsweise des Stressniveaus der PatientInnen werden

Entspannungstechniken, wie z. B. Progressive Muskelrelaxation nach Jacobsen, Autogenes Training und Imaginationsverfahren eingesetzt.

4.6. Arbeit mit Angehörigen

Eine zentrale Ressource in der Versorgung und Begleitung der PatientInnen ist durch deren Angehörige gegeben. Familienmitglieder, PartnerInnen oder FreundInnen sind die engste soziale Gruppe um den erkrankten Menschen. Nach systemischem Verständnis ist durch eine schwere Krankheit das gesamte System Familie betroffen. Die Situation erfordert Adaptionen der etablierten Rollenzuteilung, zusätzliche Verantwortlichkeiten und Neuorganisationen. Ungefähr ein Drittel der Angehörigen zeigt ein erhebliches Belastungsniveau (Wibmer und Rechenberg-Winter, 2002).

5. Spezielle Arbeitsbereiche

5.1. Klinische Psychologie an der Hämato-Onkologie und Knochenmarkstransplantation (KMT)

Hämato-onkologische PatientInnen sind solche mit malignen Erkrankungen des Blutes, wie z. B. akute oder chronische Leukämien, Morbus Hodgkin, Lymphome oder Multiple Myelome. Die psychologische Betreuung erstreckt sich therapiebedingt über einen sehr langen stationären Zeitraum, meist über Wochen oder Monate. Durch Verabreichung der Hochdosis-Chemotherapien sinken die Blutwerte für die weißen und roten Blutkörperchen und Blutplättchen stark ab, so dass die PatientInnen in dieser Phase extrem infektionsgefährdet sind. Das bedeutet, dass alle BesucherInnen strengen Schutzmaßnahmen unterworfen werden müssen und sich somit der Kontakt und soziale Interaktionen auf ein Minimum reduzieren. Klinisch-psychologische Interventionen müssen sich diesen Gegebenheiten (z. B. Gespräche in steriler Kleidung mit Mundschutz) anpassen (Bumeder und Frick, 2002).

5.2. Klinische Psychologie in der Palliativmedizin

Die psychologische Begleitung schwerkranker und sterbender PatientInnen sowie ihrer Angehörigen ist eine zentrale Aufgabe der palliativmedizinischen Versorgung. Die Weltgesundheitsorganisation (WHO) definiert „Palliative Care" als einen „Ansatz zur Verbesserung der Lebensqualität von PatientInnen und deren Familien, die mit Problemen konfrontiert sind, welche mit einer lebensbedrohlichen Erkrankung einhergehen" (Sepulveda et al., 2002). Dies geschieht durch Vorbeugen und Lindern von Leiden durch frühzeitige Erkennung, sorgfältige Einschätzung und Behandlung von Schmerzen sowie anderen Problemen körperlicher, psychosozialer und religiöser/spiritueller Art.

Im Bereich der Palliativmedizin stehen Symptomkontrolle und Symptomlinderung im Vordergrund. Dies ist auch für palliativmedizinisch tätige PsychologInnen das primäre Behandlungsziel (z. B. Affektregulierung, Förderung der Selbstkontrolle, psychologische Schmerztherapie etc.). Psychologische Unterstützung im palliativmedizinischen Kontext dient etwa dem Ausdruck von Gefühlen, Stärkung freundschaftlicher und familiärer Bindungen, Enttabuisierung von Tod und Sterben, Sinnfindung, Förderung von Prozessen der Lebensbilanzierung beziehungsweise des Lebensrückblicks und Verbesserung der Krankheitsbewältigung.

5.2.1. Begleitung der PatientInnen

Oft steht im palliativen Kontext zunächst die Unheilbarkeit der Erkrankung im Vordergrund. Mit der Diagnose geht häufig eine Verschlechterung des Allgemeinzustandes der PatientInnen einher. PsychologInnen können hier für das Familiensystem als „Katalysator" für Tabuthemen oder angstbesetzte Themen fungieren, die Endgültigkeit der Situation benennen, der empfundenen Hilflosigkeit Ausdruck verleihen und Kommunikationsschwierigkeiten durch gegenseitiges Rücksichtnehmen entgegenwirken.

Wichtig sind Kontakte mit den Angehörigen, um auch deren Belastungen wahrzunehmen. So leiden viele Angehörige, welche die Betreuung der PatientInnen zu Hause nicht mehr leisten konnten, unter Schuldgefühlen, weil sie vorher das Versprechen gegeben hatten, dass der Patient/die Patientin zu Hause sterben dürfe. Von großer Bedeutung sind dabei die Würdigung des Geleisteten und die Achtung der eigenen Grenzen. Bei ambivalenten Beziehungen von Angehörigen dem Patienten/der Patientin gegenüber, wirkt das Aussprechen der negativen Gefühle bei einer neutralen Person entlastend. Oft gibt es Unsicherheiten darüber, inwieweit Kinder, die erleben, dass ein Elternteil an Krebs erkrankt, miteinbezogen werden sollen. PsychologInnen können hier den Eltern stützend zur Seite stehen und die Familien mit den Kindern begleiten.

Ein weiterer Aspekt dieser Begleitung ist die antizipatorische Trauer. Bereits vor dem Tod des Patienten/der Patientin wird Abschied von der gemeinsamen Zukunft genommen. Auch Gedanken an die Bestattungszeremonie und das spätere Leben ohne den Patienten/die Patientin finden Platz. Auch ist es Aufgabe der PsychologInnen, zu Angehörigen, zu denen die Verbindung abgebrochen war, Kontakt aufzunehmen. Generell ist die Klärung der Erwartungen und Befürchtungen der Beteiligten wichtig.

5.2.2. Nachsorge nach dem Tod des Patienten/der Patientin

Neben der Beratung in der palliativen Phase ist besonders für die Zeit nach dem Tod des Patienten/der Patientin das Angebot einer Trauerbegleitung von Bedeutung. In den letzten Wochen und Tagen sind Angehörige oft sehr auf die Versorgung des Patienten/der Patientin ausgerichtet. Die eigene Hilfsbedürftigkeit wird zu Gunsten des Erhalts von Stabilität ausgeblendet. Daher können Angehörige häufig erst einige Zeit nach dem Tod des Patienten/der Patientin eigene Bedürfnisse und Nöte formulieren. Da dies in einer Phase des Rückzugs geschieht, bietet ein bereits bekannter Psychologe/eine bereits bekannte Psychologin des Palliativteams eine niederschwellige Kontaktmöglichkeit. PsychologInnen können dann zu einem Gespräch einladen, sowie an TrauerbegleiterInnen und Trauergruppen weiter vermitteln. Dies ist im Sinne einer prophylaktischen Wirkung zur Verhinderung späterer depressiver Verstimmungen oder Anpassungsstörungen zu sehen.

5.2.3. Zielsetzung der Teamarbeit in der Palliative Care

Teamarbeit ist ein integraler Teil palliativmedizinischer Konzepte und kann bei gelungener Zusammenarbeit Synergieeffekte zum Vorteil aller Beteiligten freisetzen (Crawford, 2003). Die wesentlichen Kennzeichen der Teamarbeit sind eine gemeinsame Entwicklung von Behandlungszielen und Behandlungsstrategien und eine gemeinsame Entscheidungsfindung. Dies findet unter anderem in regelmäßigen multiprofessionellen Besprechungen statt. Eine große Herausforderung dieser Besprechungen liegt darin, zu akzeptieren, dass es oftmals verschiedene Einstellungen, ethische oder medizinische Normvorstellungen und Ziele gibt, diese wertzuschätzen und schließlich zu einem Konsens bezüglich der optimalen Behandlung der PatientInnen zu finden.

6. Zusammenfassung und Ausblick

Im alltäglichen Betreuungs- und Behandlungskontext obliegt es den psychoonkologisch tätigen PsychologInnen, PatientInnen bei der Krankheitsverarbeitung mittels unterschiedlicher Techniken zu unterstützen (zum Beispiel Krisenintervention, ressourcenorientierte Interventionen, imaginative Verfahren). Hierbei ist auch immer das persönliche soziale Umfeld der betroffenen Person zu integrieren. Psychoonkologische Versorgung sollte in allen Phasen der Erkrankung sichergestellt sein, also während der Akutbehandlung, der Nachsorge und auch während des Sterbeprozesses. Der flächendeckende Einsatz psychologischer Screening-Instrumente ergänzt die Indikationsstellung zur psychologischen Betreuung durch das interdisziplinäre Team.

Die wissenschaftlichen Schwerpunkte der psychoonkologischen Arbeitsgruppe liegen im Bereich der Lebensqualitätsforschung und der Epidemiologie von Angststörungen und Depression sowie soziodemografischer Merkmale. Durch die Integration der klinischen PsychologInnen in das multiprofessionelle Team ist eine umfassende Betreuung von schwer kranken Menschen und deren Angehörigen in dieser schwierigen Lebensphase möglich.

7. Literatur

Aaronson N K, Ahmedzai S, Bergman B, Bullinger M, Cull A, Duez N J, Filiberti A et al. (1993) The European Organization for Research and Treatment of Cancer QLQ-C30: A quality-of-life instrument for use in international clinical trials in oncology. J Nat Cancer Inst 85: 365–376

Bumeder I, Frick E (2002). Therapiebegleitung – Psychoonkologische Aspekte in der autologen und allogenen Stammzellentransplantation. In: Sellschopp A, Fegg M, Frick E, Gruber U, Pouget-Schors D, Theml H, Vordermaier A, Vollmer T (Hrsg) Manual Psychoonkologie. Empfehlungen zur Diagnostik, Therapie und Nachsorge. Zuckerschwerdt, München, S. 119–123

Crawford G, Price C (2003) Team working: Palliative care as a model of interdisciplinary practice. Medical Journal of Australia. 179: 32–34

Egger J W (2005) Das biopsychosoziale Krankheitsmodell – Grundzüge eines wissenschaftlich begründeten ganzheitlichen Verständnisses von Krankheit. Psychologische Medizin 16 (2): 3–12

Grassi L, Sabato S, Rossi E, Biancosino B, Marmai L (2005) Use of the diagnostic criteria for psychosomatic research in oncology. Psychotherapy and Psychosomatics 74: 100–107

Herrmann C, Buss U, Snaith R P (1995) HADS-D. Hospital Anxiety and Depression Scale –

Deutsche Version. Ein Fragebogen zur Erfassung von Angst und Depressivität in der somatischen Medizin, 1. Aufl., Huber, Bern

Juen B (2004) Handbuch der Krisenintervention, STUDIA Universitätsverlag, Innsbruck

Koch U (2006) Psychosocial assessment in cancer patients [www Dokument]. Verfügbar unter: http:/www.ipos-society.org/ professionals/meetings [Datum des Zugriffs: 19.04.2010]

Muthny F A (1989) Freiburger Fragebogen zur Krankheitsverarbeitung, Beltz, Weinheim

Pouget-Schors D, Degner H (2002) Erkennen des psychosozialen Behandlungsbedarfs bei Tumorpatienten. In: Sellschopp A, Fegg M, Frick E, Gruber U, Pouget-Schors D, Theml H, Vordermaier A, Vollmer T (Hrsg) Manual Psychoonkologie. Empfehlungen zur Diagnostik, Therapie und Nachsorge. Zuckerschwerdt, München, S. 30–36

Reuter K, Härter M (2007) Diagnostik psychischer Belastungen und Störungen bei körperlichen Erkrankungen. In: Härter M, Baumeister H, Bengel J (Hrsg) Psychische Störungen bei körperlichen Erkrankungen. Springer, Heidelberg

Rieg-Appelson, C (2002) Die psychische Situation und das psychische Erleben von Tumorpatienten während der Krankheitsphasen. In: Sellschopp A, Fegg M, Frick E, Gruber U, Pouget-Schors D, Theml H, Vordermaier A, Vollmer T (Hrsg) Manual Psychoonkologie. Empfehlungen zur Diagnostik, Therapie und Nachsorge. Zuckerschwerdt, München, S. 2–6

Sepulveda C, Marlin A, Yoshida T, Ullrich A (2002) Palliative Care: The World Health Organization's Global Perspective. Journal of Pain and Symptom Management 24 (2): 91–96

Sprangers M A G, Cull A, Bjordal K, Groenvold M, Aaronson N K (1993) The European Organization for Research and Treatment of Cancer Approach Quality of Life Assessment: Guidelines for Developing Questionnaire Modules. Quality of Life Research 2: 287–295

Stanton, A L (2006) Psychosocial Concerns and Interventions for Cancer survivors. Review Article. J Clin Oncology 24 (32): 5132–5137

Statistik Austria (2006) [www Dokument]. Verfügbar unter: http://www.statistik.at/fachbereich_03/gesundheit_txt.shtml [Datum des Zugriffs: 19.04.2010]

Tschuschke, V (2002) Psychoonkologie: Psychologische Aspekte der Entstehung und Bewältigung von Krebs, Schattauer, Stuttgart

Weis J, Moser M T, Fachinger D, Erbacher G, Steuerwald M, Bartsch H (2000). Lebensqualität als Evaluationskriterium in der stationären onkologischen Rehabilitation. In: Bullinger M, Siegrist J und Ravens- Sieberer U (Hrsg) Lebensqualitätsforschung aus medizinpsychologischer und -soziologischer Perspektive. Hogrefe, Göttingen, S. 43–58

Weis J, Heckl U, Brocai D, Seuthe-Witz S (2006) Psychoedukation mit Krebspatienten. Therapiemanual für eine strukturierte Gruppenintervention, Schattauer, Stuttgart

Weiss K (2005) Entwicklung eines ambulanten psychosozialen Nachsorgeangebots für onkologische Patienten. Musik-, Tanz- und Kunsttherapie, Huber, Bern

Wibmer W, Rechenberg-Winter P (2002) Paar- und Familientherapie. In: Sellschopp A,

Fegg M, Frick E, Gruber U, Pouget-Schors D, Theml H, Vordermaier A, Vollmer T (Hrsg) Manual Psychoonkologie. Empfehlungen zur Diagnostik, Therapie und Nachsorge. Zuckerschwerdt, München, S. 84–87

Zielonke N (2010) Krebsinzidenz und Krebsmortalität in Österreich [www Dokument]. Verfügbar unter: http://www.statistik.at/web_de/statistiken/gesundheit/krebserkrankungen/index.html [Datum des Zugriffs: 12.04.2010]

Klinische Psychologie in der Kinder- und Jugendheilkunde

Renate Fuiko, Sigrid Jalowetz, Ulrike Salzer-Muhar,
Maria Theresia Schubert

1. Einleitung

Die Wiener Universitätsklinik für Kinder- und Jugendheilkunde (UKKJ) im Allgemeinen Krankenhaus ist ein großes pädiatrisches Zentrum mit pro Jahr fast 79.000 ambulanten PatientInnenkontakten und 7.800 stationären Aufnahmen (Jahresbericht Kinderklinik, 2007/2008).

Die Behandlung und Betreuung akut, chronisch und psychosomatisch kranker Kinder und Jugendlicher im stationären und ambulanten Bereich erfolgt an den Klinischen Abteilungen und in hochspezialisierten klinischen Kompetenzzentren (für Pädiatrische Kardiologie, für Neonatologie, für Pädiatrische Intensivmedizin, für Pulmologie, Allergologie, Endokrinologie und Stoffwechsel, für Nephrologie, Gastroenterologie und Rheumatologie, für Neuropädiatrie, Neuroonkologie und Epileptologie) und an einer Psychosomatischen Spezialeinheit. Alle Organisationseinheiten sind im Allgemeinen Krankenhaus medizinisch-interdisziplinär vernetzt und gewährleisten so die bestmögliche Behandlung und Nachbetreuung der kranken Kinder und Jugendlichen.

Die Einbindung von PsychologInnen an der UKKJ begann in den späten 50er Jahren; diese waren damals an der Heilpädagogischen Station (erste Forschungs- und Behandlungseinrichtung für psychisch auffällige Kinder auf universitärem Boden, gegründet 1911) sowie im Bereich Stoffwechsel in die klinische Versorgung und wissenschaftliche Tätigkeit eingebunden und betreuten konsiliarisch die übrigen Abteilungen des Hauses.

Anfang der 1980er Jahre gelang es, weitere PsychologInnenstellen für die Betreuung chronisch kranker Kinder zu etablieren. Mitte der 90er Jahre schlossen sich die PsychologInnen zur Arbeitsgruppe „Klinische Psychologie in der Pädiatrie" zusammen. Ziel war und ist die interne Kooperation und Vernetzung im Hinblick auf die fachspezifische klinische, wissenschaftliche und lehrende Tätigkeit (Tabelle 1).

2. Klinische PsychologInnen in der PatientInnenversorgung – die Bandbreite des klinischen Versorgungsauftrags

Alle Kinder/Jugendliche, die an der Kinderklinik nach den Kriterien einer hochqualitativen pädiatrischen Spitzenmedizin behandelt werden, sind komplexe Persönlichkeiten mit oft primären oder sekundären psychosozialen Problemen. Sie sind eingebettet in Familien, die stark unter der Situation leiden, häufig aber auch als Multiproblemfamilien zusätzliche Belas-

Tab. 1. Kommunikation und Vernetzung der Arbeitsgruppe „Klinische Psychologie in der Pädiatrie"

Art der Besprechung	Teilnehmer	Inhalte
Intervision	PsychologInnen der UKKJ	Fachspezifische, organisatorische und inhaltliche Themen, fallbezogene Intervision
PsychologInnen-konferenz	PsychologInnen der UKKJ, fallweise GastreferentInnen	Interne Fortbildung, übergeordnete organisatorische Themen, Austausch über Projekte
Psychosomatische Fallkonferenz	Interdisziplinäres Team der Psychosomatik, PsychologInnen der UKKJ	Fallbesprechungen und Austausch über zusätzliche Ressourcen der Psychosomatik
Kinderschutz-besprechung	Kernteam der Kinderschutzgruppe der UKKJ	Fallbezogener interdisziplinärer Austausch über aktuelle Kinderschutzfälle, Organisation, interne und externe Fortbildungen
(Psychosoziale) Visiten	Ambulanz/Stationsteam	Fallbezogener interdisziplinärer Austausch über aktuelle PatientInnen und deren Familien

tungen mitbringen. Dieser Komplexität im medizinisch-psychosozialen Bereich kann nur ein patientInnenzentriertes und familienorientiertes Betreuungskonzept gerecht werden, das möglichst alle bio-psycho-sozialen Aspekte der Erkrankung eines Kindes/Jugendlichen umfasst. Die Mitarbeit Klinischer PsychologInnen an der UKKJ ist somit integraler Bestandteil dieser multidisziplinären und multiprofessionellen klinischen Versorgung.

An den *pädiatrischen Stationen, Intensivstationen und Ambulanzen* liegt das Hauptaufgabengebiet der Klinischen PsychologInnen im Akutbereich sowie in der sekundärpräventiven Betreuung in den ersten Jahren nach Diagnosestellung einer (chronischen) Erkrankung oder Behinderung. Die Klinischen PsychologInnen sind in der *psychosomatischen Grundversorgung* der PatientInnen und deren Familienangehörigen tätig (Begleitung, Beratung, Krisenintervention); weiters in der psychologischen Diagnostik und der Behandlung bei spezifischen Krankheitsbildern (z. B. Operationsvorbereitung, neuropsychologisches Training, Biofeedback, Stärkung der Compliance). Unter den Szenarien, die in der klinischen

Akutmedizin eine besonders enge und akkordiert gelebte Kooperation mit den Klinischen PsychologInnen erfordern, sind vor allem die Krisenintervention bei fassungslosen Eltern akut schwerstkranker Kinder zu nennen, die Begleitung von Eltern sterbender Kinder, aber auch das Konfrontationsgespräch mit Eltern bei begründetem Verdacht auf eine Kindesmisshandlung. Durch ihre klare Zuordnung zu bestimmten medizinischen Spezialteams sind die PsychologInnen in die jeweiligen somatischen Gegebenheiten gut eingedacht. Sie haben als ständige MitarbeiterInnen im Team Zugang zu patientInnenbezogener Information und tragen ihrerseits – bei Wahrung der Verschwiegenheit – zum Informationsfluss bei.

In den *psychosomatischen Organisationseinheiten* (Ambulanz und Tagesklinik) werden Kinder/Jugendliche mit komplexen psychischen und psychosomatischen Störungen vorgestellt und einer Spezialbehandlung zugeführt. Neben den eigentlich psychologischen Aufgaben führen Klinische PsychologInnen hier eigenständig PatientInnen („Fallkoordination"). Die hoch entwickelte Interdisziplinarität, Methodenvielfalt, Beziehungs- und Ressourcenorientierung sowie Vernetzung an der Psychosomatischen Tagesklinik hatte auch für andere in diesem Fachgebiet arbeitende, moderne Einrichtungen in Österreich Vorbildcharakter.

An der Schnittstelle zwischen den pädiatrisch-somatischen Stationen und der Psychosomatischen Organisationseinheit finden regelmäßig *„Psychosomatische Fallkonferenzen"* statt, die hauptsächlich von den Klinischen PsychologInnen getragen werden. Das Ziel ist, Ressourcen der Psychosomatik (z.B. eine tagesklinische Aufnahme) für chronisch kranke PatientInnen mit schweren psychosozialen Problemen zu rekrutieren und einen Austausch zwischen somatisch und psychosomatisch arbeitenden Teams herzustellen.

3. PatientInnengruppen – ein breites Krankheits- und Altersspektrum

Die Krankheits- und Störungsbilder sind in der Pädiatrie so breit gefächert wie kaum in einem anderen Bereich der Medizin. Sie weisen darüber hinaus einen hohen Komplexitätsgrad auf, dem Auftrag an einer Universitätsklinik zur Tertiärversorgung entsprechend. Auch umfassen sie ein breites Altersspektrum – vom frühgeborenen Säugling über das Kleinkind, Schulkind bis zum Jugendlichen und Adoleszenten.

Im Bereich der somatischen Erkrankungen werden zum Großteil Kinder/Jugendliche mit schweren akuten und chronischen Krankheiten, wie beispielsweise Hirntumore, Diabetes, Herzerkrankungen, Zystische Fibrose und Epilepsie behandelt. Weiters zählen Kinder mit Risikofaktoren für eine Entwicklungsstörung oder Behinderung (z.B. bedingt durch Frühgeburtlichkeit) zur Kerngruppe.

Man geht heute davon aus, dass durchschnittlich 15 % der Kinder/Jugendlichen in den westlichen Industriegesellschaften chronisch körperlich krank oder behindert sind (Schwankungsbereich: 5–18 %).

Die Zunahme von Behinderungen und chronischen Krankheiten wird als Kehrseite sinkender Mortalitätsziffern angegeben (Steinhausen, 2006). Hinzu kommt, dass bei chronischen körperlichen Krankheiten oder Behinderungen sehr häufig psychische Störungen auftreten. Die Rate psychischer Störungen gegenüber gesunden Kindern ist bei chronisch körperlich kranken Kindern um das zwei- bis vierfache erhöht.

Im Bereich „Psychosomatik" werden vor allem Kinder/Jugendliche mit somatoformen Störungen, psychomotorischen Auffälligkeiten, Beeinträchtigungen im Spiel-, Lern- und Leistungsverhalten sowie Auffälligkeiten im Sozialverhalten behandelt. Emotionale Störungen treten häufig als Komorbiditäten auf. Die Rate der Kinder und Jugendlichen, die an psychischen Gesundheitsproblemen leidet, wird weltweit um die 20 % angegeben. In Deutschland wurden 21.9 % Kinder/Jugendliche als psychisch auffällig eingestuft. In Österreich gibt es bis dato keine bundesweiten Daten; es ist aber davon auszugehen, dass die Versorgung weit unter dem erforderlichen Niveau liegt (Ravens-Sieberer et al., 2007; Thun-Hohenstein, 2008).

4. Besonderheiten in der Arbeit mit Kindern und Jugendlichen

Die psychologische Arbeit mit Kindern/Jugendlichen erfordert ein spezielles Wissen in den Bereichen Entwicklungspsychologie und Entwicklungspathologie. Diagnostische Zugänge mit klinisch-psychologischen Tests und Methoden müssen ebenso beherrscht werden, wie besondere Bedingungen des Kontakts, der Interaktion und des Spiels.

Die Gruppe der jungen PatientInnen stellt in der Regel besonders hohe Ansprüche an die PsychologInnen, da sie ein Höchstmaß an Authentizität, Sicherheit und Flexibilität einfordert. Jede Intervention muss an das kognitive Niveau, den Entwicklungsstand und die Vorerfahrungen der jeweiligen Altersgruppe angepasst werden. Auch ruft die geringere Reflexions- und Verbalisierungsfähigkeit von Kindern oft andere Ausdrucksmöglichkeiten (Weinen, Schreien, aggressives oder oppositionelles Verhalten) auf den Plan. Im Belastungsfall sind abrupte Änderungen im Verhalten, wie Leistungseinbrüche, Affektausbrüche, regressives Verhalten und zusätzliche körperliche Reaktionen (z. B. Einnässen, Schlafstörungen) meist unmittelbarer und intensiver.

Zusätzlich zur Arbeit mit den jungen PatientInnen muss immer mit dem Eltern- oder Familiensystem gearbeitet werden; meist ist ein Familienangehöriger als Begleitperson mitaufgenommen. Durch die starke existentielle und emotionale Abhängigkeit des Kindes/Jugendlichen von den Bezugspersonen hat das Familiensystem hohe Bedeutung, besonders dann, wenn im Zuge der Erkrankung zusätzliche Probleme in den Familien auftreten. Auch sind psychische Auffälligkeiten der Eltern selbst nicht selten, sie können die Probleme des Kindes/Jugendlichen verstärken oder sogar (mit)bedingen. Diese Wechselwirkungen zu erkennen, zu durchbrechen oder zu verhindern, ist für Klinische PsychologInnen eine wichtige Aufgabe. Sie ist ebenso bedeutsam wie die Arbeit mit den PatientInnen selbst.

Andere Systeme, wie Schule, Kindergarten, Ausbildungsstellen, Jugendamt müssen häufig in die Arbeit einbezogen und miteinander vernetzt werden, da sie bei Kindern/Jugendlichen für Entstehung, Aufrechterhaltung und Veränderung von psychosozialen Problemen eine große Rolle spielen.

5. Szenarien klinisch-psychologischer Tätigkeit

Die Tätigkeit der Klinischen PsychologInnen reicht von der punktuellen Beantwortung spezifischer Fragen, über Kriseninterventionen, Teilnahme an Diagnosegesprächen, Begleitung von invasiven ärztlichen Maßnahmen, aufwendigen psychologischen Testungen bis zu langfristigen Beratungen, psychologischen Behandlungen und dem Kinderschutz.

Es würde den Rahmen sprengen, alle Subspezialitäten der Pädiatrie aufzulisten in die Klinische PsychologInnen eingebunden sind. Exemplarisch sollen daher einige Szenarien klinisch-psychologischer Tätigkeit anhand von Fallbeispielen beschrieben werden.

Szenario 1: NEONATOLOGIE

Wird sich mein Kind trotz Frühgeburt „normal" entwickeln können?

Paul kommt mit zwei Jahren (korrigiertes Lebensalter nach Frühgeburt) zu einer standardisierten entwicklungspsychologischen Untersuchung in die Nachsorgeambulanz für Frühgeborene und Risikokinder. Er kam nach jahrelang unerfülltem Kinderwunsch nach einem zweiten IVF-Versuch in der 28. Schwangerschaftswoche mit einem Geburtsgewicht von 1150 Gramm zu Welt.

Paul ist das erste Kind der Familie. Die Mutter, 33 Jahre, ist Büroangestellte in Karenz. Der Vater, 35 Jahre, arbeitet im eigenen Betrieb. Die Beziehung der Eltern weist keine besonderen Belastungsfaktoren auf und wird von beiden als harmonisch beschrieben.

Paul war nach der Frühgeburt neun Wochen stationär aufgenommen. Er hatte keine zusätzlichen medizinischen Probleme, jedoch gestaltete sich der Ernährungsaufbau schwierig. Diese Problematik, wie auch eine erhöhte Neigung zu Bronchitis blieben in den ersten zwei Lebensjahren bestehen.

Im ersten Lebensjahr wies Paul eine Gedeihstörung (Gewicht unter der 3. Perzentile) und eine verzögerte motorische Entwicklung auf. Die Psychologin arbeitete mit der Familie an den psychologischen Aspekten der Essenssituation. Das Vermeiden von sekundärer Auffälligkeiten wie Essensverweigerung durch zu viel Druck und das Aufarbeiten der Ängste der Eltern, standen dabei im Vordergrund. Auch wurden die unterschiedlichen Sichtweisen der Eltern zu Erziehung und Ernährung bearbeitet.

Bei der Zwei-Jahres-Untersuchung ergaben sich weiterhin Fragen hinsichtlich des Gedeihens. Paul esse laut Mutter nur sehr kleine Portionen und tue sich schwer bei Tisch sitzen zu bleiben. Die Psychologin geht auch diesmal auf die sekundären Probleme bezüglich der Esssituation ein. Der Fokus der Gespräche liegt darauf, Interaktionsprobleme infolge der erschwerten Ernährungssituation zu vermeiden. Die Eltern können dies gut annehmen und erarbeiten mit der Psychologin Möglichkeiten der Essensgestaltung. Die Angst, Paul könnte durch zu wenig Essen Entwicklungsprobleme und/oder gesundheitliche Probleme davon tragen, ist gemindert.

Die Psychologin bespricht mit den Eltern die Ergebnisse des Entwicklungstests. Sie informiert das interdisziplinäre Team der Nachsorgeambulanz und bleibt in Kontakt mit den Eltern.

Szenario 2: KARDIOLOGIE

Wird mein Kind mit dieser schweren angeborenen Herzerkrankung das Schulalter erreichen?

Maximilian befindet sich aufgrund einer angeborenen, sehr komplexen Herzerkrankung seit Geburt in Betreuung an der Abteilung für Pädiatrische Kardiologie. Die erste Operation erfolgte am fünften Lebenstag, die zweite im Alter von sechs Monaten. Maximilian und seine Mutter waren jeweils drei bzw. vier Wochen aufgenommen. Psychologisch relevante Themen in der Arbeit mit den Eltern waren der Umgang mit der Angst, das Aufgeben von Lebenszielen, das Hadern mit der Diagnose/Erkrankung und die Entwicklung eines annähernd realistischen Zukunftsbildes über das Leben mit einem herzkranken Kind.

Die Zeit bis zur dritten, sehr komplexen Operation im Alter von sechs Jahren war geprägt von Unruhe, Angst und großer Sorge der Eltern um den Gesundheitszustand Maximilians. Medikamentöse und externe psychotherapeutische Unterstützung für die Mutter wurden damals empfohlen, jedoch nicht realisiert. Eine vierte Operation und die Implantation eines Schrittmachers waren notwendig.

Eine intensive psychologische Vorbereitung auf die letzten Operationen erfolgte kindgerecht und spielerisch. Bei der Begleitung der Familie zur Operation und zu zahlreichen Untersuchungen kam „Dr. Wuschel", eine Handpuppe zum Einsatz, die eine sehr entängstigende Wirkung auf Maximilian hatte und für die Eltern als „Puffer" im Umgang mit der eigenen Angst, Hilflosigkeit und Traurigkeit wirkte.

Während des zweimonatigen Krankenhausaufenthaltes bei den letzten Eingriffen fanden fast täglich psychologische Betreuungseinheiten statt. Vorrangige Themen waren Entängstigung, Aushalten von Hilflosigkeit, gemeinsames Tragen von unangenehmen Situationen, Zerrissenheit zwischen Zuhause und dem Krankenhaus. Die drei- bis sechsmonatigen Kontrollen in der Herz- und Schrittmacherambulanz werden regelmäßig mit einem psychologischen Gespräch gekoppelt.

Obwohl die Familie die Zeit der intensiven Behandlungen seit Geburt des Kindes sehr gut gemeistert hat, sind die Schwere der Erkrankung und die Begleitumstände für die gesamte Familie sehr belastend. Sie mussten in Kauf nehmen, dass die Entwicklung des Kindes langsamer verläuft, dass gewisse Lebensziele nicht erreichbar würden und spezielle Fördermaßnahmen einzuleiten waren. Dies erforderte seitens der Psychologin viel an Ressourcen- und Motivationsarbeit.

Maximilian war in seiner Entwicklung nicht nur in seinen Bewegungsmöglichkeiten eingeschränkt, sondern auch von der Gleichaltrigengruppe weitgehend ausgegrenzt und mit sehr besorgten Eltern konfrontiert. Er wirkte vorerst sehr distanzlos, trat den Eltern manchmal in verweigernder, ablehnender Haltung gegenüber und schlug auch auf diese ein. Es fiel ihm schwer, sich in den Integrationskindergarten einzufügen und er musste extern psychologisch unterstützt werden.

Maximilian hat sich in den letzten Jahren in vielen Bereichen weiterentwickelt und verbessert, eine Entwicklungsbeeinträchtigung im kognitiven und sprachlichen Bereich sowie eine Ticstörung liegen vor. Er besucht eine Integrationsklasse, benötigt Hilfe beim Toilettengang und ist gefährdet, inadäquate Verhaltensweisen anderer Kinder nachzuahmen oder zu übernehmen. Eine Beratung der LehrerInnen hat seitens der Psychologin mit Zustimmung der Eltern stattgefunden.

Nach acht Jahren haben sich die Eltern unter psychologischer Beratung entschlossen, ein weiteres Kind zu bekommen. Die Mutter ist im achten Monat schwanger.

Szenario 3: PSYCHOSOMATIK

Werde ich wieder in die Schule gehen können – ohne Angst und ohne Beschwerden?

Der neunjährige Phillip wird wegen Schulverweigerung an die Tagesklinik für Psychosomatik aufgenommen. Er geht seit vier Monaten nicht zur Schule und gibt in der Früh Übelkeit und Bauchschmerzen an. Phillip ist ein ängstliches Kind, der Mutter gegenüber sehr anhänglich, aber auch oppositionell und aggressiv. Ambulante Therapieversuche sind gescheitert.

Phillip ist das einzige Kind seiner Eltern. Die Mutter, 45 Jahre, ist seit seiner Geburt nicht mehr berufstätig. Sie ist extrem besorgt um ihn und ordnet eigene Bedürfnisse der Betreuung Phillips unter. Der Vater, 49 Jahre, hat sich beruflich hochgearbeitet. Er ist im eigenen Betrieb tätig, weit über das übliche Arbeitspensum hinaus. Die Beziehung der Eltern ist durch chronischen Streit schwer belastet. Trennung war immer wieder im Gespräch, aktualisiert wegen eines Vorfalls in den Weihnachtsfeiertagen, bei dem der Vater im Beisein des Sohnes der Mutter gegenüber gewalttätig wurde.

Phillip war ein aufgeweckter, guter Schüler in der 3. Klasse Volksschule. Er fühlte sich dort wohl und hatte einen guten Freund. Ende der Weihnachtsferien klagte Phillip über Bauchschmerzen und verweigert seither den Schulbesuch.

Die Psychologin, die den Fall übernimmt, informiert das Team von der bevorstehenden Aufnahme. In der Aufnahmesituation zeigt sich ein ängstliches Kind und eine sehr besorgte und belastete Mutter. Die Psychologin investiert neben dem Erheben der Anamnese viel Vertrauensarbeit. Sie lotet intensiv das Einverständnis, die Überzeugung und Mithilfe der Mutter aus, Phillip zur Abklärung und Behandlung an die Tagesklinik zu bringen und sich dafür etwaige Unterstützung durch andere Personen zu holen.

Eine kurze Trennung des Kindes von der Mutter nach dem Aufnahmegespräch gelingt; sie wird durch eine Sozialpädagogin und eine Pflegeperson begleitet. Die Psychologin steht in der Zwischenzeit der Mutter zur Verfügung. Am nächsten Tag kommt die Mutter mit Phillip verspätet an die Station, da sie sich Hilfe von einer Freundin holen musste, um Phillip herzubringen.

Phillip fühlt sich an der Tageklinik zunehmend wohl, er äußert zunächst keine Beschwerden. Anfang der zweiten Woche gibt er in der Früh wieder Bauchschmerzen an. Die Psychologin rät der Mutter nachdrücklich, Phillip herzubringen und stellt eine sofortige ärztliche Untersuchung in Aussicht, die ohne Befund bleibt.

In den folgenden Wochen kommt Phillip freiwillig und nahezu symptomfrei an die Tagesklinik. Untersuchungen, Beobachtungen und Rücksprachen laufen. Die Psychologin führt regelmäßige Gespräche mit der Mutter und bezieht den Vater ein. Unter Berücksichtigung aller Beobachtungen und Befunde werden die Diagnosen Emotionale Störung mit Trennungsangst F93.0 und schwere Belastungen durch abnorme psychosoziale Umstände nach ICD-10 gestellt.

Die Psychologin fokussiert in den Gesprächen auf die Elternebene. Der Vater bringt sich verstärkt in die Erziehung ein; die Mutter grenzt sich stärker vom Sohn ab. Am Ende des Aufenthaltes kommen Themen der Paarbeziehung ins Gespräch; ein externe Paartherapie wird empfohlen.

Phillip verzeichnet an der Tagesklinik schulische Erfolgserlebnisse. Er wird nach sieben Wochen von der Beratungslehrerin der Station in seine Herkunftsschule begleitet und dort schrittweise reintegriert, was gut gelingt. Zuhause hat sich die Situation etwas entspannt. Die Entlassung wird vorbereitet. Kurz davor treten die Beschwerden bei Phillip aber wieder auf. Er wird „mit Bauchweh" entlassen und geht den darauffolgenden Tag nicht in die Schule. Nach dem Wochenende bringt ihn der Vater in die Schule, die er das restliche Schuljahr ohne Beschwerden besucht.

Die empfohlene Einzelpsychotherapie für Phillip, wie auch die Paartherapie werden zunächst nicht wahrgenommen. Nach einem Kontrolltermin nimmt die Mutter mit einer Psychotherapeutin Kontakt auf. Phillip absolviert die 4. Klasse ohne Probleme und Beschwerden.

6. Klinische PsychologInnen in universitärer Forschung, Lehre und Ausbildung

Die Klinischen PsychologInnen der UKKJ sind seit je her stark in die wissenschaftliche Forschung eingebunden. Neben Originalarbeiten, Buchbeiträgen und Kasuistiken, die von den PsychologInnen einzeln oder interdisziplinär verfasst werden, finden gemeinsame, klinikübergreifende psychologische Projekte statt. Forschungsthemen der PsychologInnen an der UKKJ umfassen Entwicklung und Evaluation von Methoden der klinisch-psychologischen Beratung und Behandlung, Begleitforschung, Diagnostik und Forschung im Kontext chronischer und psychosomatischer Erkrankungen.

Die Klinischen PsychologInnen beteiligen sich an der Lehre der Medizinischen Universität Wien. Sie unterrichten StudentInnen in Vorlesungen, Seminaren und Praktika und vertreten damit die klinisch-psychologischen Anteile der PatientInnenarbeit. In mehreren Ausbildungsstellen stellen die Klinischen PsychologInnen und GesundheitspsychologInnen an der UKKJ den Praxiserwerb für die Anerkennung des Faches und die Eintragung in die entsprechende Liste sicher.

7. Zusammenfassung und Ausblick

Die Klinische Psychologie ist an der Universitätsklinik für Kinder- und Jugendheilkunde traditionell stark vertreten und sehr gut in die PatientInnenversorgung, Forschung und Lehre eingebunden. Die Tätigkeit der Klinischen PsychologInnen ist integraler Bestandteil im Versorgungsauftrag kranker Kinder/Jugendlicher und ihrer Familien und aus einer modernen hochqualitativen Kinder- und Jugendheilkunde nicht mehr wegzudenken.

Noch vor zehn Jahren wurden zur Bewertung der Qualität der tertiären pädiatrischen Spitzenmedizin z. B. in der Neonatologie und Kinderkardiologie, die Überlebens- bzw. Mortalitätsraten herangezogen. Mit erfolgter Senkung der Mortalität wird die Qualität der medizinischen Versorgung mehr und mehr an assoziierten neurologischen, emotionalen und psychischen Langzeitfolgen sowie an der Lebensqualität sichtbar (Mussatto, 2009). Dies sind Themen, bei denen die Klinische PsychologIn entscheidend mitwirkt, nicht nur in Diagnostik, Beratung und Behandlung der PatientInnen, sondern auch in der Rückmeldung der Ergebnisse an eine immer weiter fortschreitende Medizin. Bei Behinderung oder psychosomatischen Störungen leisten die Klinischen PsychologInnen oft den wesentlichen Beitrag zur Bewältigung und besseren Lebensqualität der Betroffenen und ihrer Familien auf dem Weg zu dem ihnen zustehenden Platz in einer modernen Gesellschaft.

Das Recht der PatientInnen und ihrer Familien auf klinisch-psychologische Betreuung wird an der Universitätsklinik für Kinder- und Jugendheilkunde sehr ernst genommen. Dass es für die einzelnen PatientInnen auch weitgehend umgesetzt und im Alltag gelebt werden kann, resultiert aus einer starken Positionierung der Klinischen Psychologie in der Pädiatrie und dem Bewusstsein der Notwendigkeit einer partnerschaftlichen und engen interdisziplinären Kooperation.

Kinder sind unsere Zukunft und wir tragen für sie Verantwortung. Dies gilt im Besonderen für das kranke, behinderte und psychisch auffällige Kind, dessen Versorgung ein Maß für die Qualität einer Gesellschaft darstellt. Die Investition in die Klinische Psychologie als Bestandteil eines ganzheitlichen Betreuungskonzeptes ist somit eine Investition in die Zukunft.

8. Literatur

Jahresbericht Kinderklinik (2007/2008) Herausgeber Medizinische Universität Wien. Bernsteiner Druckservice, Wien

Mussatto K (2009) Psychological and social aspects of paediatric cardiac disease. In Paediatric Cardiology, 3rd Edition. By Anderson RH, Baker EJ, Redington A, Rigby ML, Penny D and Wernovsky G. Internet: Expert CONSULT

Ravens-Sieberer U, Wille N, Bettge S, Erhart M (2007) Psychische Gesundheit von Kindern und Jugendlichen in Deutschland. Bundesgesundheitsbl Gesundheitsforsch Gesundheitsschutz 50: 871–878

Steinhausen HC (2006) Psychische Störungen bei Kindern und Jugendlichen. Lehrbuch der Kinder- und Jugendpsychiatrie. 6. Auflage, Urban & Fischer, München

Thun-Hohenstein L (2008) Die Versorgungssituation psychisch auffälliger und kranker Kinder und Jugendlicher in Österreich. In: Kindermedizin – Werte versus Ökonomie. Springer, Wien, S 163–173

Klinische Psychologie in der Neurologie

Johann Lehrner, Gisela Pusswald, Miriam Gharabaghi, Doris Moser, Ulrike Willinger, Eduard Auff

1. Einleitung

Während die wissenschaftliche Neuropsychologie Zusammenhänge zwischen cerebralen Korrelaten des Denkens und des Verhaltens im Allgemeinen herstellt, beschäftigt sich die Klinische Neuropsychologie mit der Diagnostik und der Therapie von neuropsychologischen Funktionen und Beeinträchtigungen bei PatientInnen mit diagnostizierten neurologischen, psychiatrischen und anderen medizinischen Krankheiten, oder bei PatientInnen mit (noch) nicht vorhandenen medizinischen Krankheitsbildern im Sinne der Früherkennung von neuropsychologischen Einschränkungen (Hartje und Poeck, 2006; Snyder et al., 2005). Das Hauptaufgabengebiet der Klinischen Neuropsychologie an der Universitätsklinik für Neurologie ist die Feststellung und Therapie von neuropsychologischen Abweichungen nach Hirnschädigungen (Hartje und Poeck, 2006). Das Ziel jeder neuropsychologischen Intervention ist die Verbesserung der Lebensqualität von PatientInnen (Hartje und Poeck, 2006; Snyder et al., 2005). Die häufigsten neurologischen Erkrankungen und Syndrome, wo neuropsychologische Diagnostik und Therapie an der Klinik zum Einsatz kommen, sind Schlaganfall, Epilepsie, Demenzsyndrome (z.B. Alzheimerkrankheit), Bewegungsstörungen (z.B. Parkinsonkrankheit), Entzündungen des Gehirns (z.B.: Multiple Sklerose), Schmerzsyndrome (z.B. Kopfschmerz), Beeinträchtigungen des Schlafes (z.B. Schlafstörungen) und Schädel-Hirn-Trauma.

2. Klinisch-Neuropsychologische Diagnostik

Die klinisch-neuropsychologische Diagnostik ist wie jede klinisch-psychologische Diagnostik eine Sammlung von Informationen aus der Anamnese/Exploration, der Verhaltensbeobachtung und der testpsychologischen Untersuchung mittels wissenschaftlich geprüfter und abgesicherter Testverfahren mit anschließender Befundbesprechung und eventuellen Therapieempfehlungen.

Eine umfassende klinisch-neuropsychologische Diagnostik besteht aus einer Basisdiagnostik und einer je nach Fragestellung weiterführenden, vertiefenden Diagnostik. Bei allen Fragestellungen einer neuropsychologischen Erst- oder Verlaufsdiagnostik werden die wichtigsten Parameter des kognitiven, emotional/sozialen und persönlichkeitsbedingten Funktionsbereiches abgeklärt (siehe Tabelle 1). Diese umfassende Abklärung im Rahmen der Basisdiagnostik trägt, im Gegensatz zu früheren und „engeren" Modellvorstellungen von einfachen Kausalitäten einer Hirnschädigung und daraus resultierenden klar umschriebenen Verhaltensauffälligkeiten, komplexeren

Tab. 1. Parameter der einzelnen Funktionsbereiche der klinisch-neuropsychologischen Diagnostik

Kognitive Parameter	Emotional-Soziale Parameter	Persönlichkeitsparameter
– Orientierung	– Emotionale Befindlichkeit	– Persönlichkeitsstruktur
– Intelligenz	– Soziales Funktionieren	– Somatisierung
– Aufmerksamkeit	– Psychisches Funktionieren	– Stressverarbeitung
– Lernen & Gedächtnis		– Krankheitsverarbeitung
– Exekutive Funktionen		
– Motorik		
– Sprache		
– Zahlenverarbeitung		
– Basale Wahrnehmung		
– Komplexere Wahrnehmung		
– Räumlich-kognitive Leistungen		
– Berufsabhängige Fertigkeiten		
– Metakognitive Fähigkeiten		

Modellvorstellungen über die Funktionsweise des menschlichen Gehirns Rechnung. Weiters kann nur durch den Vergleich der Qualität und Quantität von Leistungen der betroffen und nicht betroffen Funktionsbereiche eine sinnvolle Beurteilung der neuropsychologischen Beeinträchtigungen und deren therapeutischen Möglichkeiten zur Verbesserung dieser erreicht werden (Hartje und Poeck, 2006).

Die weiterführende und vertiefende Diagnostik wird je nach Fragestellung entschieden. So wird etwa bei der Früherkennung von neuropsychologischen Beeinträchtigungen im Rahmen der vertiefenden Diagnostik der Schwerpunkt in eine weiterführende Abklärung der neuropsychologischen Funktionen im Alltag gelegt, da sich minimale neuropsychologische Einschränkungen häufig noch nicht in sehr strukturierten neuropsychologischen Testsituationen, sondern in speziellen Alltagssituationen bemerkbar machen. Diese können sich mitunter in Veränderungen im emotional-sozialen Funktionieren, der Persönlichkeit, des Antriebs

oder im kognitiven Funktionieren bei der Durchführung von alltäglichen Handlungen äußern (Goldenberg et al., 2002). Basisdiagnostik und weiterführende Diagnostik ermöglichen die Beurteilung eines differenzierten Leistungsprofils der PatientInnen, welches als Grundlage für Therapieempfehlungen zur Verbesserung der neuropsychologischen Störungen dient (Snyder et al., 2005).

3. Klinisch-neuropsychologische Behandlung im Rahmen der neurologischen Rehabilitation

Die Ergebnisse der neuropsychologischen Erst- oder Verlaufsdiagnostik führen zur Entscheidung, ob eine neuropsychologische/klinisch-psychologische oder psychotherapeutische Behandlung empfehlenswert ist. Weiters können aufgrund der neuropsychologischen Diagnostik Möglichkeiten für unterschiedliche Ausgangspunkte einer neuropsychologischen Therapie abgeleitet werden. Die Ergebnisse einer neuropsychologischen

Verlaufsdiagnostik werden mittels Vergleich der jeweiligen Leistungsprofile der PatientInnen zur Evaluierung einer neuropsychologischen Therapie eingesetzt (Hartje und Poeck, 2006; Snyder et al., 2005).

Die Aufgaben der klinisch-neuropsychologischen Behandlung sind die Planung, Durchführung und Evaluation von neuropsychologischen Therapiemaßnahmen bei kognitiven, emotional-sozialen und persönlichkeitsbezogenen Beeinträchtigungen. Die Konzepte der neuropsychologischen Therapieprogramme sind inhaltlich nachvollziehbar und bauen auf wissenschaftlichen und anerkannten Theorien auf. Die Effekte sind in kontrollierten Studien nachgewiesen (Snyder et al., 2005).

3.1. Phasen der neurologischen Rehabilitation

PatientInnen mit neurologischen Erkrankungen, die nach einem neurologischen Geschehen einer Rehabilitationsmaßnahme zugeführt werden, durchlaufen mehrere Stationen der medizinischen stationären Versorgung (Phasenmodell A-F siehe Abb. 1). Nach Einschätzung des Rehabilitationspotenzials werden im Rahmen der Frührehabilitation (Phase B) erste Behandlungsmaßnahmen gesetzt. Unter Rehabilitationspotenzial versteht man die Wahrscheinlichkeit, mit der PatientInnen von einer rehabilitativen Maßnahme profitieren können. Diese ist von medizinischen Faktoren wie Art und Verlauf der Grunderkrankung, Komorbidität, Alter als auch Versorgungsstrukturen abhängig (Fertl, 2006). Die Absolvierung einer weiterführenden Rehabilitationsphase (C) ist der nächste Schritt in der Rehabilitationskette. Der Übergang von der Langzeitrehabilitation (Phase D) in ambulante, wohnortnahe Versorgung (Phase E) ist die nachfolgende Behandlungsmaßnahme. Für manche PatientInnen kommen Konzepte der Dauerpflege zum Einsatz.

Die Rehabilitation von PatientInnen wird durch ein multiprofessionelles Team ausgerichtet, dem neben den FachärztInnen für Neurologie (teils mit Zusatzaus-

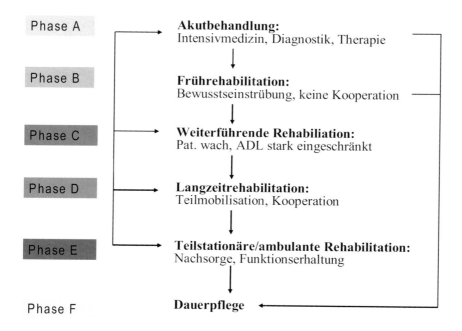

Phase A — **Akutbehandlung:** Intensivmedizin, Diagnostik, Therapie

Phase B — **Frührehabilitation:** Bewusstseinstrübung, keine Kooperation

Phase C — **Weiterführende Rehabiliation:** Pat. wach, ADL stark eingeschränkt

Phase D — **Langzeitrehabilitation:** Teilmobilisation, Kooperation

Phase E — **Teilstationäre/ambulante Rehabilitation:** Nachsorge, Funktionserhaltung

Phase F — **Dauerpflege**

Abb. 1. Phasen der Neurologischen Rehabilitation (www.oegnr.at)

bildung für Neurorehabilitation), NeuropsychologInnen, PhysiotherapeutInnen,
ErgotherapeutInnen, LogopädInnen auch
Pflegekräfte angehören. Neben diesem
Kernteam arbeitet ein erweitertes Team
von SozialarbeiterInnen, Musik-, Mal-
und BeschäftigungstherapeutInnen wie
auch SeelsorgerInnen mit den Betroffenen an der Wiedereingliederung. Das
bedeutet, dass die Arbeit der NeuropsychologInnen immer im Team nach den
individuellen Bedürfnissen der Patient-
Innen und ihres sozialen Umfeldes, aber
auch nach den zur Verfügung stehenden
Ressourcen ausgerichtet wird. Die Tätigkeit basiert auf „evidence-based" ausgerichteten Kriterien, ist hypothesengeleitet
und zielgerichtet.

3.2. Aufgaben der NeuropsychologInnen in den einzelnen Phasen der Rehabilitation

Die Aufgaben der NeuropsychologInnen in den Phasen der Neurorehabilitation sind abhängig vom Zustandsbild
und Schweregrad der Verletzung der
PatientInnen. In der Phase B liegt meist
eine Eintrübung des Bewusstseins mit
schweren funktionellen Einbußen und
Immobilität vor. Der diagnostische Prozess beschränkt sich in dieser Phase auf
Erfassung spontanen Verhaltens und systemischer Erfassung prä- und poststimu-
latorischen Verhaltens unter Verwendung
von Bed-Side-Verfahren, welche direkt
am Krankenbett durchgeführt werden
können. Die Behandlungsschwerpunkte
umfassen sensorische Stimulation, Dia-
log- und Kommunikationsaufbau, Aufbau
oder Verbesserung der Orientierungs-
reaktionen und Initiierung von Handlungen. Ein weiterer Schwerpunkt der
NeuropsychologInnen ist die Betreuung,
Begleitung und Einschulung der Angehörigen als Co-TherapeutInnen zur Unterstützung der therapeutischen Maßnahmen (Leifert, 1998).

   In der Phase C und D sind die Patient-
Innen meist teilorientiert und können
aktiv am Therapiegeschehen teilnehmen. Im Rahmen der Diagnostik werden der aktuelle kognitive und affektive
Zustand beschrieben, Funktionsbeein-
trächtigungen („disabilities") sowie sich
daraus ergebende soziale und berufliche Konsequenzen („handicaps") ob-
jektiviert, Rehabilitationsmöglichkeiten
beurteilt, sowie Möglichkeiten der beruflichen Wiedereingliederung erörtert.
Die erhobenen Informationen dienen als
Grundlage für Verlaufsuntersuchungen
zur Feststellung von kognitiven und/
oder affektiven Veränderungen oder
zur Evaluation von Therapieeffekten im
Rahmen der Rehabilitationsmaßnahmen
(Sturm, 2000). Nach der diagnostischen
Abklärung wird ein intensives, individuell an die PatientInnen angepasstes,
neuropsychologisches Behandlungskonzept erstellt. Im Bereich des Funktionstrainings wird an der Verbesserung der
Funktionen durch unspezifische Stimulation, spezifische Stimulation (datenge-
steuerte Stimulation, konzeptgesteuerte
Stimulation), Beeinflussung inhibitori-
scher Prozesse und Beeinflussung der
Aufmerksamkeit gearbeitet. Kompen-
sationstherapie wird angewendet, um
durch Einsatz noch intakter Fähigkeiten
mittels erhöhter Anstrengung, Substitu-
tion durch latente Fähigkeiten, Entwicklung neuer Strategien, Veränderungen
von Erwartungen und Zielen sowie Wahl
eines alternativen Ziels zu einem Ausgleich der Defizite zu gelangen (Gauggel 2007). Nach Ablauf der stationären
Rehabilitationsmaßnahmen haben die
Betroffenen die Möglichkeit, teilstationäre oder ambulante Therapieangebote in Anspruch zu nehmen. Die Ziele in
dieser Phase beinhalten einerseits die
Wiedergewinnung der Identität der PatientInnen und die soziale Anpassung,
und andererseits die Krankheitsverarbeitung, um die Neuorientierung im Leben
zu schaffen. Als therapeutische Methoden stehen hier kognitive Techniken,
Gesprächstechniken und Rollenspiele,
die den individuellen Bedürfnissen der
PatientInnen angepasst werden, zur Verfügung.

4. Die wichtigsten/häufigsten Diagnosen

4.1. Schlaganfall

Der Schlaganfall ist in Industrieländern die dritthäufigste Todesursache, nach Herz-Kreislauferkrankungen und malignen Tumoren, und die häufigste Ursache bleibender Behinderung. Allein in Österreich treten pro Jahr etwa 20.000 Schlaganfälle auf. Etwa 80 % der Schlaganfälle werden durch ischämisch bedingte Durchblutungsstörungen des Gehirns verursacht. Die zweithäufigste Form ist mit etwa 15 % die intrazerebrale Blutung (hämorrhagischer Schlaganfall). Die dritte Form des Schlaganfalls ist die Subarachnoidalblutung (SAB). Die Ursache ist meist das Platzen einer vorbestehenden Schwäche und Aussackung (Aneurysma) eines Blutgefäßes innerhalb des Schädels (selten auch im Rückenmarkskanal). Der Schlaganfall trifft meist Personen höheren Alters, wobei ungefähr ein Viertel der PatientInnen jünger als 65 Jahre sind (Schubert und Lalouschek, 2006; Zeiler und Auff, 2007).

4.1.1. Klassifikation

Die klinische Symptomatik wird im Wesentlichen in folgende Begriffsdefinitionen eingeteilt: Die Transistorische Ischämische Attacke (TIA) ist eine ischämisch bedingte, passagere fokale zerebrale Funktionsstörung, die in den meisten Fällen lediglich über wenige Minuten oder eventuell Stunden anhält. Unter Minor Stroke versteht man einen ischämisch bedingten Schlaganfall, bei dem die Symptomatik über mehr als 24 Stunden anhält – unter der Voraussetzung, dass keine dauerhaften schwerwiegenden Behinderungen vorliegen oder die Beschwerden von Anfang an nicht stark ausgeprägt sind. Die Diagnose eines kompletten Schlaganfalls wird gestellt, wenn eine ischämisch bedingte zerebrale Durchblutungsstörung zu einer dauerhaften Beeinträchtigung beziehungsweise Behinderung führt. An den meisten Zen-

tren wird der Begriff „Insult" als Überbegriff verwendet, aus dem die Ätiologie des aktuellen Ereignisses allerdings nicht hervorgeht (Zeiler und Auff, 2007).

4.1.2. Diagnose

Zu den Maßnahmen nach der Manifestation eines vermutlichen Schlaganfalls gehören allgemeinmedizinische Maßnahmen (Blutdruck, Pulsfrequenz, Erfassung kardialer Funktionsstörungen, Körpertemperatur) und eine umfangreiche Labordiagnostik zur Bestimmung spezifischer Laborwerte. Wenn sich Hinweise auf eine herdförmige Läsion im Bereich des Großhirns ergeben, sollte eine CT-Untersuchung zum Ausschluss einer intrazerebralen Blutung durchgeführt werden. Zusätzlich werden in der Regel Ultraschall-Untersuchungen der kraniozervikalen Arterien und des Herzens durchgeführt (Zeiler und Auff, 2007).

Je nach betroffener Region und Größe der Läsion treten unterschiedliche neuropsychologische Defizite auf. Neuropsychologische Funktionsstörungen nach einem Schlaganfall können breit gefächert sein und Bereiche wie Aufmerksamkeit, Wahrnehmung, Sprache, Gedächtnis, exekutive Funktionen, Orientierung, Zahlenverarbeitung, aber auch psychische Funktionen wie Affekt, Persönlichkeit, Krankheitseinsicht und Selbsteinschätzung betreffen. Im Rahmen der neuropsychologischen Untersuchung werden die neuropsychologischen Symptome in der Frühphase mittels Bed-Side-Verfahren so früh als möglich klinisch erfasst. Anschließend, wenn die PatientInnen schon mobilisiert sind und aktiv längere Zeit mitarbeiten können, wird eine standardisierte neuropsychologische Untersuchung durchgeführt. Bevor die neuropsychologische Testung gestartet werden kann, sollten Zusatzbefunde eingeholt und untersuchungsrelevante Faktoren geklärt werden, um die Testergebnisse interpretieren zu können. Die Zahl der PatientInnen, die nach einem Schlaganfall neuropsychologische Defizite haben, ist sehr hoch. Einer südafrikanischen Studie zufolge

kommt es bei 63,5 % von 955 PatientInnen zumindest zu einer Störung der höheren Hirnleitung in einem Bereich (25,2 %
Aphasie, 14,5 % Apraxie, 11,6 % Amnesie,
9,2 % dysexekutive Störung). Die Bedeutung der formalen neuropsychologischen
Untersuchung wird unterstrichen durch
Belege, dass viele kognitive Defizite bei
Erstuntersuchungen in Form von Bed-
Side-Screenings oft nicht erkannt werden
und daher auch zum Schaden der Betroffenen unbehandelt bleiben (Schubert und
Lalouschek, 2006).

4.1.3. Therapie

Das vorrangige Ziel der Akuttherapie ist
die Wiedereröffnung des verschlossenen
Gefäßes. Das ist in vielen Fällen mittels sogenannter Thrombolyse möglich,
bei der das Blutgerinnsel medikamentös
aufgelöst wird. Neben allgemeinen le-
benserhaltenden Maßnahmen (Atemwe-
ge, Kreislauf) sind eine vorsichtige Behandlung stark erhöhter Blutdruck- und
Blutzuckerwerte, eine adäquate Flüssig-
keitszufuhr und die Vermeidung erhöhter
Köpertemperatur wichtig. Weiters gilt es
auch Erkrankungen zu behandeln, welche die Prognose verschlechtern können
(z. B. Infektionen), sowie Komplikationen
vorzubeugen (Thrombose durch Bettlä-
gerigkeit, Infektionen, Hirnödem, Deku-
bitus). Schließlich ist es auch wichtig frühen Schlaganfall-Rezidiven vorzubeugen,
meistens durch Gabe von Substanzen,
welche die Thrombozytenaggregation
hemmen. Zusätzlich zur medikamentösen
Therapie kommt der neuropsychologischen, physiotherapeutischen, ergotherapeutischen und logopädischen Behandlung im Sinne der Frührehabilitation eine
wesentliche Bedeutung zu (Zeiler und
Auff, 2007).

4.1.4. Neuropsychologische
Interventionen

Die neuropsychologische Behandlung bezieht sich auf das Phasenmodell der neurologischen Rehabilitation. Maßnahmen
im Rahmen der neuropsychologischen

Rehabilitation umfassen, neben der kognitiven und alltagsbezogenen Therapie,
die psychologische beziehungsweise psychotherapeutische Betreuung von Patient-
Innen und deren Bezugspersonen. Der
Verlauf eines Schlaganfalls beziehungsweise die Prognose danach sind von vielen Variablen abhängig. Neben Ätiologie
(ischämisch, Blutung), Läsionsort und
Ausmaß der Schädigung spielen personenbezogene Faktoren wie prämorbides
Niveau, Bildung, Händigkeit, Geschlecht
sowie Motivation der PatientInnen, Dauer
des Zeitraums zwischen Ereignis und
Therapiebeginn und Behandlungsdauer
eine große Rolle. Ein rascher Start geziel-
ter neuropsychologischer Interventionen
ist umso wichtiger, als kognitive und affektive Störungen sowohl den motorischen Verlauf als auch den Outcome in
sozialer Hinsicht (z. B. Selbstständigkeit
im Alltag, Beruf) beeinflussen (Schubert
und Lalouschek, 2006).

4.2. Epilepsie

Epileptische Anfälle stellen eine vorübergehende Funktionsstörung des Gehirns
dar, die durch eine kurz andauernde
Entladung der Nervenzellen im zereb-
ralen Kortex zustande kommt. Die klinische Symptomatik der Anfälle richtet sich
auf die Funktion der jeweils betroffenen
Nervenzellverbände. Demnach können
Störungen höherer Hirnfunktionen, Beeinträchtigungen des Bewusstseins, abnorme sensorische und psychische Empfindungen sowie generalisierte Krämpfe
auftreten. 5 % aller Menschen erleiden
zumindest einmal im Leben einen epileptischen Anfall. Die Anfälle können dabei
akut symptomatisch, singulär nicht-pro-
voziert und wiederholt provoziert sein.
Lediglich im letzten Fall spricht man von
einer Epilepsie, bei allen übrigen Anfalls-
arten handelt es sich um epileptische Anfälle.

Die Ursachen für eine Epilepsie können unterschiedliche Hirnerkrankungen
beziehungsweise -schädigungen, genetische Prädisposition sowie ein Zusammenwirken beider Faktoren sein.

4.2.1. Klassifikation

Gemäß der International Liga gegen Epilepsie (ILAE, 1981) werden generalisierte Anfälle (betreffen beide Hemisphären) und fokale Anfälle (von einem Herd ausgehend) unterschieden. Die Klassifikation der Epilepsien erfolgt dabei anhand von drei Kriterien: (1) fokal versus generalisiert; (2) idiopathisch versus symptomatisch versus kryptogenetisch als Hinweis auf die Ätiologie; (3) Alter zu Beginn der Erkrankung. Bei den fokalen Epilepsien werden dem Hirnlappen, in dem die Anfälle entstehen, entsprechend, Frontal-, Temporal-, Parietal- und Okzipitallappenepilepsien unterschieden.

4.2.2. Diagnose

Die Anamnese der Krankheit und der Anfälle ist von entscheidender Bedeutung in der Epilepsiediagnostik. Dadurch können Art und mögliche Ursachen sowie das Erscheinungsbild der Anfälle festgestellt werden. Objektive Untersuchungsverfahren in der Epilepsiediagnostik stellen einerseits das Elektroencephalogramm (EEG) als auch die Magnetresonanztomographie (MRT) dar. Im EEG kann die elektrische Hirnaktivität und damit auch die Anfallsbereitschaft des menschlichen Gehirns gemessen werden. Typische Veränderungen („Spikes") im EEG können auf eine Epilepsie hindeuten. Weitere Möglichkeiten für eine eindeutige Diagnostik sind einerseits das Schlafentzug-EEG und andererseits das Langzeit-EEG, wobei über einen längeren Zeitraum die elektrische Hirnaktivität erfasst wird. Eine präzisere Untersuchungsmethode stellt das MRT, als bildhaftes Verfahren, dar und ist neben den genannten Methoden ebenfalls Bestandteil der Epilepsiediagnostik (Zeiler und Auff, 2007). Die Neuropsychologie ist ein wesentlicher Bestandteil der klinischen Epileptologie, sowohl für die Diagnostik als auch für therapeutische Maßnahmen. Insbesondere die leistungspsychologische Testung spielt dabei eine bedeutende Rolle, da es insbesondere bei der Epilepsie zu ko-gnitiven Veränderungen kommen kann. Im Wesentlichen ist zwischen neuropsychologischem Status und der Leistungsdynamik zu unterscheiden, die sich aus differenzialdiagnostischen Fragestellungen ergeben, wobei der Einfluss der Anfälle und der Medikamente untersucht werden soll. Demnach beinhaltet der neuropsychologische Status eine Untersuchung unter Anfallsfreiheit sowie unter stabiler Medikation. Für die Diagnostik von Teilleistungen zum Zwecke der Lokalisations- und Differenzialdiagnostik ist die Anwendung spezieller neuropsychologischer Verfahren notwendig. Dabei werden neben den speziellen Verfahren auch allgemeine Intelligenz- und Leistungspsychologische Testverfahren eingesetzt. Bei der Testauswahl sollten Verfahren herangezogen werden, die an EpilepsiepatientInnen validiert wurden, sowie Testverfahren, die sich zur Test-Wiederholung eignen (Verlaufskontrolle). Für therapeutische Maßnahmen müssen immer auch psychiatrische Aspekte (wie z.B. Depression) berücksichtigt werden. Im Idealfall sollte nach der Diagnose einer Epilepsie und somit vor der medikamentösen Therapie eine neuropsychologische Diagnostik erfolgen, da nur auf diese Art ein Ausgangsstatus erfasst werden kann (Jones-Gotman et al., 1993).

4.2.3. Therapie

Die Behandlung der Epilepsie erfolgt insbesondere mit Medikamenten (Antiepileptika). Falls durch die medikamentöse Therapie keine Anfallskontrolle erzielt wird, wird in ausgewählten Fällen ein epilepsiechirurgischer Eingriff zur Anfallskontrolle in Betracht gezogen. Als weitere Methode zur Anfallskontrolle dient die Vagus-Nerv-Stimulation, bei der der Nervus vagus im Halsbereich stimuliert wird, wodurch eine Verbesserung der Anfallssituation erzielt werden kann. Alternative Verfahren stellen die ketogene Diät dar, eine spezielle Diät mit extrem hohem Fettanteil und geringem Eiweiß- und Kohlenhydratanteil. Durch dieses spezielle Fasten sollen Anfälle reduziert werden. Einen wesentlichen Teil der Therapie stellt die Anfallsprophylaxe dar. Entsprechende Lebensführung inklusive der Vermeidung von anfallsauslösenden Faktoren, wie z. B. Schlafentzug oder extremer Alkoholkonsum, sind dabei zu empfehlen (Zeiler und Auff, 2007).

4.2.4. Neuropsychologische Interventionen

Viele an Epilepsie erkrankte Personen kommen mit der Krankheit nicht gut zurecht. In solchen Fällen ist eine Unterstützung der PatientInnen im Sinne einer Krankheitsverarbeitung (Ressourcen-Orientierung, Coping-Strategien) und Beratung (Information über Behandlungsmöglichkeiten) von Vorteil. Spezielle kognitive Funktionstrainings und Entspannungsverfahren können ebenfalls unterstützend wirken.

4.3. Demenzsyndrome

Der Anteil älterer und alter Menschen in der Bevölkerung hat während der letzten Jahrzehnte kontinuierlich zugenommen und wird demographischen Berechnungen zufolge bis 2050 weiter ansteigen. Die Prävalenz demenzieller Erkrankungen nimmt mit höherem Alter deutlich zu. Demenzen sind eine der häufigsten Alterserkrankungen des Gehirns. Derzeit leben in Österreich ca. 100.000 PatientInnen mit demenziellen Erkrankungen und im Jahr 2050 wird diese Zahl auf etwa 250.000 DemenzpatientInnen ansteigen (Wancata et al., 2003). Demenzen sind gekennzeichnet durch erworbene Störungen der kognitiven Leistungsfähigkeit und emotionalen Kontrolle bewusstseinsklarer PatientInnen, die zur Beeinträchtigung der Alltagsaktivitäten führen.

4.3.1. Klinische Differenzialdiagnosen der Demenzen

Erkrankungen, die zu einem Demenzsyndrom führen, sind heterogen. Ätiologie und pathogenetische Mechanismen sind in vielen Bereichen noch unklar. Die häufigsten Ätiologien des demenziellen Syndroms sind die Alzheimer Krankheit (ca. 65 %), die vaskuläre Demenz (ca. 10 – 20 %) und die Koexistenz beider Formen. Andere Ätiologien sind wesentlich seltener. Allerdings hat in den letzten Jahren der Wissensstand über einzelne Demenzformen, wie die der Fronto-temporalen Demenzen (zu den prototypischen klinischen Syndromen zählen die FTD im engeren Sinne, die Primäre Progressive Aphasie (PA) und die Semantische Demenz (SD)) oder die Lewy-Körper-Demenz, stark zugenommen. Die Alzheimer Krankheit ist eine progressiv voranschreitende neurodegenerative Erkrankung des Gehirns mit spezifischem Ausbreitungsmuster zweier neuropathologischer Veränderungen – Neurofibrillendegeneration und Amyloidablagerung. Am klinischen Anfang der Erkrankung steht eine Beeinträchtigung der Gedächtnisfunktionen. Mit zunehmendem Schweregrad kommen Störungen anderer kognitiver Teilbereiche und psychopathologische Auffälligkeiten hinzu und bedingen Einschränkungen der Alltagsaktivitäten. In der Literatur wird die leichte kognitive Störung (MCI) als Prodromalform von spezifischen Demenzsyndromen mit erhöhtem Konversionsrisiko diskutiert (Lehrner et al., 2005). Bei MCI liegt eine subjektiv empfundene kognitive Minderleistung vor, die im neuropsychologischen Test Lern- und Gedächtnisstörungen zeigt (1,5 Standardabweichungen unterhalb alters-, geschlechts- und bildungsspezifischer Normwerte), aber noch nicht die Demenzkriterien erfüllt (Lehrner et al., 2008). Die historische Entwicklung der Nomenklatur vaskulärer Demenz spiegelt die Heterogenität dieser klinischen Entität wider. Heute wird versucht, der multifaktoriellen Genese durch den Überbegriff „vaskuläre Demenz" gerecht zu werden und ätiologisch orientierte Subgruppen, wie die subkortikale vaskuläre Demenz, zu definieren. Vaskuläre Prozesse und primär degenerative Prozesse weisen zahlreiche Interaktionen bei der Entstehung demenzieller Zustandsbilder im höheren Lebensalter auf. Ein streng dualistisches, also trennendes Konzept, wie es jahrzehntelang praktiziert wurde, geht am klinischen Alltag vorbei (Lehrner et al., 2006).

Im Rahmen der Diagnostik von demenziellen Erkrankungen sollten andere Ursachen, wie z. B. Alkoholerkrankung, endokrine Dekompensation, durch Medikamente oder Suchtmittel verursachte Störungen, Schädelhirntrauma, hypoxische Enzephalopathie nach kardiopulmonaler Reanimation, Hirntumore und anderes mehr, ausgeschlossen werden. Fokale neurologische Ausfälle wie amnestisches Syndrom, globale Aphasie oder Gerstmann-Syndrom dürfen nicht mit einer Demenz verwechselt werden. Etwa 10 % der PatientInnen, die zur Abklärung eines Demenzsyndroms zugewiesen werden, leiden an einer Pseudodemenz, einer kognitiven Beeinträchtigung infolge einer nichtorganischen, psychischen Störung. Die bei weitem häufigste Form ist die depressive Pseudodemenz. Depressive PatientInnen leiden oft an „Gedächtnisschwäche" infolge depressionsbedingter Aufmerksamkeits- und Konzentrationsstörungen. Die Differenzialdiagnose ist umso schwieriger, je älter die PatientInnen und je milder die kognitive Störung ist. Klinisch entscheidend ist der Nachweis einer behandlungsbedürftigen depressiven Symptomatik (Lehrner et al. 2006).

4.3.2. Demenzdiagnostik

Die klinische Demenzdiagnostik ist ein mehrstufiger Prozess und enthält die Bereiche klinische Untersuchung, bildgebende Verfahren und neuropsychologische Untersuchung. Ziel ist die differenzialdiagnostische Abklärung der Ätiologie des Demenzsyndroms mit anschließender Einleitung adäquater Behandlungsmaßnahmen. Im Rahmen der Demenzdiagnostik werden Eigenanamnese, Außenanamnese, Familienanamnese und Sozialanamnese erhoben. Neurologischer Status und psychiatrischer Status werden überprüft und Laborparameter werden obligatorisch erhoben. Zumindest einmal

im Verlauf der Demenz soll eine zerebrale Bildgebung mit CT oder MRT durchgeführt werden. Sie dient dem Nachweis/ Ausschluss struktureller Gehirnveränderungen (z. B. Infarkt, intrakranielle Raumforderung, Atrophie). Die neuropsychologische Untersuchung ermittelt den kognitiven Status (kognitives Profil) mit psychometrisch standardisierten Verfahren. Bei Verwendung standardisierter und in der Praxis erprobter psychometrischer Verfahren konnte die hohe Wertigkeit der neuropsychologischen Untersuchung für die Demenzdiagnostik gezeigt werden. Neben dem Erkennen von Defiziten darf das Erfassen von Fähigkeiten und Ressourcen im Sinne einer ressourcenorientierten Diagnostik nicht vernachlässigt werden. Das Ergebnis der neuropsychologischen Untersuchung ist die Basis für weitere, multiprofessionell ausgerichtete Behandlungsmaßnahmen. Die praktische Durchführung gliedert sich in Anamnese und Exploration, Verhaltensbeobachtung, sowie psychometrische Untersuchung. Sie sollte die Bereiche Kognition, Psychopathologie, Funktion und Verhalten sowie eine Globalbeurteilung beinhalten (Lehrner et al., 2006).

4.3.3. Therapie der Demenzen

Durch die ständige Verbesserung der Diagnoseverfahren ist die Früherkennung eines demenziellen Prozesses heute möglich und sehr wichtig. Durch erfolgreiche Früherkennung sind frühe therapeutische Behandlungsmöglichkeiten gegeben. Das Ziel therapeutischer Interventionen sind Verbesserung der Kognition und Alltagsfunktionen, Verzögerung der Progression der Erkrankung und, im frühesten Erkrankungsstadium, Verminderung der Konversion von MCI zum Vollbild einer Demenz. Da DemenzpatientInnen an variablen kognitiven und nicht-kognitiven Symptomen leiden, ist eine individuelle multimodale Therapieplanung erforderlich. Aufgrund der Verschiedenartigkeit der Symptome bei einzelnen DemenzpatientInnen kommt einer individuellen, multi-modal ausgerichteten Therapie eine entscheidende Rolle zu. Es stehen medikamentöse und nicht-medikamentöse Therapieoptionen zur Verfügung. Zur Behandlung der kognitiven Symptomatik sind Cholinesterasehemmer das erste Mittel der Wahl (Alf et al., 2004).

4.3.4. Neuropsychologische Interventionen

Im Rahmen der nichtmedikamentösen Therapie kommen Verfahren zur Anwendung, die kaum in kontrollierten Studien überprüft wurden, aber in der klinischen Routine vielfach als wirksam erlebt werden. In Abhängigkeit vom Schweregrad der Erkrankung werden verschiedene Verfahren angewandt. Am Beginn der Erkrankung kommen neuropsychologische und psychotherapeutische Behandlungsmethoden zum Einsatz, die einen Schwerpunkt auf Krankheitsverarbeitung, Training sozialer und kognitiver Fähigkeiten sowie auf die Stimmung legen. Im weiteren Verlauf der Erkrankung verschiebt sich der Schwerpunkt auf verhaltensregulierende Maßnahmen und stimulierende Therapien. Behandlungsansätze, die Musik, Bewegung oder künstlerische Aktivitäten integrieren, fördern Funktion und Gemütsverfassung und leisten einen wesentlichen Beitrag zur Erhaltung des Selbstwertgefühls der PatientInnen (Fertl und Auff, 1999; Fruhwürth und Kalousek, 2007).

4.4. Parkinsonkrankheit

Das Krankheitsbild wurde vom englischen Arzt James Parkinson schon 1817 beschrieben. Der Morbus Parkinson (Parkinsonsche Erkrankung, idiopathisches Parkinson-Syndrom) zählt zu den häufigsten neurologischen Erkrankungen. Typischerweise tritt die Erkrankung erst im höheren Lebensalter auf (Prävalenz ca. 1–2 % bei den über 60-Jährigen beziehungsweise ca. 2 je 1.000 Einwohner in der Gesamtbevölkerung). Eine Manifestation vor dem 40. Lebensjahr („juveniler Parkinson") ist nur bei weniger als 10 % der Erkrankten der Fall. Bei der Parkin-

son-Erkrankung handelt es sich um eine langsam progrediente, neurodegenerative Erkrankung, wobei die eigentliche Ursache bei der überwiegenden Zahl der PatientInnen nach wie vor unklar ist. Neueste Befunde sprechen dafür, dass es zu Störungen des Proteinabbaus in den betroffenen Zellen der Substantia nigra (Mittelhirn) und einer Anhäufung bestimmter Proteine (z. B. Alpha-Synuclein, Ubiquitin) kommt. Der klinischen Manifestation der Symptomatik geht eine mehrjährige subklinische Erkrankungsphase voraus. Schon seit der Erstbeschreibung waren bestimmte „Kardinalsymptome" wie Rigor, Tremor und Bradykinese bekannt. Als Bradykinese wird eine Bewegungsstörung definiert, bei der es bei wiederholten Bewegungen zu einer Reduktion von Tempo und Amplitude kommt. Unter Rigor versteht man eine plastische Tonuserhöhung, die bei der Tonusprüfung auch bei leichter Ausprägung, am besten bei langsamer (passiver) Bewegung, erkennbar wird. Der Tremor zeigt sich meist als Zittern der Extremitäten in Ruhe (Ruhetremor), gelegentlich tritt auch ein Haltetremor hinzu. Heute wird als zusätzliches Hauptsymptom auch eine Gleichgewichtsstörung angeführt; diese darf jedoch nicht durch andere Ursachen (vestibulär, visuell, durch Störungen der Tiefensensibilität etc.) erklärbar sein. Die einzelnen Symptome müssen nicht immer gleichzeitig und in gleichem Maß ausgeprägt sein. So kann etwa der Ruhetremor fehlen oder auch andererseits über längere Zeit nahezu isoliert vorkommen. Mit langsamem Fortschreiten der Erkrankung generalisiert die Bewegungsstörung. Die voll ausgeprägte Symptomatik zeigt sich in Form einer allgemeinen Bradykinese im Bereich der Extremitäten (Verlangsamung und Ungeschicklichkeit im Bereich der Hände, Arme, Füße, Beine), einer Hypo- beziehungsweise Amimie, Mitbetroffensein des Rumpfes, Rigor und Ruhetremor. Diese Symptome führen zu Schwierigkeiten bei feinen Bewegungen der Hände (z. B. beim Zuknöpfen, Zähneputzen, Anziehen, Hantieren mit Messer und Gabel etc.) und der Beine (z. B. kleine, kurze, zeppelnde Schritte mit typischen Startproblemen beim Versuch loszugehen, Schwierigkeiten bei Hindernissen wie Türstaffeln oder Engstellen, Probleme beim Umdrehen etc.). Weiters treten im Verlauf der Erkrankung die oben erwähnten Gleichgewichtsprobleme hinzu, die – in späteren Stadien – infolge einer Zugtendenz (nach vorne, hinten oder zur Seite) in Kombination mit der Bradykinese beziehungsweise den Startschwierigkeiten zu Stürzen führen können. Zusätzlich sind oft auch nicht-motorische, insbesondere vegetative Symptome wie z. B. verstärkter Speichelfluss, trockene oder fettige Haut („Maskengesicht"), Verdauungsbeschwerden (insbesondere Obstipation) zu beobachten, die für die PatientInnen subjektiv sehr störend sein können. Depression und Demenz sind ebenfalls häufige mit der Erkrankung verknüpfte Symptome, durch die PatientInnen und Angehörige besonders belastet sind. Die Symptomatik kann im Verlauf von vielen Jahren so stark zunehmen, dass die PatientInnen schließlich gehunfähig werden, nur mehr im Rollstuhl fortbewegt werden können oder bettlägerig sind. Aufgrund des zumeist höheren Lebensalters von Parkinson-PatientInnen tritt der Tod überwiegend durch Sekundärkomplikationen beziehungsweise von der Parkinson-Erkrankung unabhängige andere Ursachen ein. Psychische Symptome treten im Rahmen der Parkinson-Erkrankung bei bis zu 70 % aller PatientInnen auf. Am häufigsten sind Depressionen, Angststörungen, Apathie, Schlafstörungen und Halluzinationen. Diese Symptome werden häufig nicht diagnostiziert und daher auch nicht behandelt. Im Rahmen einer neuropsychologischen Diagnostik sollte besonders auf das Vorliegen von psychischen Störungen geachtet werden, da diese die Lebensqualität der PatientInnen und deren Angehörigen wesentlich beeinflussen (Auff und Kalteis, 2006).

4.4.1. Differenzialdiagnose

Neben dem idiopathischen Parkinson-Syndrom gibt es eine Vielzahl von anderen – davon abzugrenzenden – symptomatischen Parkinson-Formen. Zu den häufigsten fassbaren Ursachen zählen zerebrovaskuläre Erkrankungen, eine Parkinson-Symptomatik kommt aber auch im Rahmen anderer neurodegenerativer Erkrankungen (z. B. Morbus Alzheimer) vor. In diesen Fällen stehen allerdings in der Regel die Symptome der jeweiligen Grunderkrankung im Vordergrund. Als atypische Parkinson-Syndrome werden diejenigen (selteneren) Erkrankungen abgegrenzt, bei denen neben der Parkinson-Symptomatik zusätzlich weitere – zumeist recht charakteristische – Symptome (z. B. Blickparesen, orthostatische Hypotension, Blasenstörung, Pyramidenbahnzeichen, zerebelläre Ataxie, frühzeitiger demenzieller Abbau) anzutreffen sind (Auff und Kalteis, 2006).

4.4.2. Therapie

Die Therapie der Parkinson-Erkrankung steht auf drei wesentlichen Säulen: medikamentöse, neurochirurgische und neurorehabilitative Behandlung. Die medikamentöse Therapie spielt dabei eine überragende Rolle, ist vielfältig und sehr effektiv. Die neurochirurgischen Behandlungsmöglichkeiten haben sich von den stereotaktischen Ausschaltungsoperationen zu den modernen funktionellen Stimulationsverfahren tiefer Hirnstrukturen weiterentwickelt und werden heute bei eng umschriebenen Indikationen mit großem Erfolg eingesetzt. Trotz dieser effektiven modernen medikamentösen und neurochirurgischen Behandlungsmöglichkeiten bleiben manche Symptome der Erkrankung dennoch schlecht oder nicht beeinflussbar und bedürfen physiotherapeutischer, ergotherapeutischer und logopädischer Behandlung. Weiters sollen auch die unterstützenden psychologischen Möglichkeiten für die Betroffenen und die Angehörigen nicht vergessen werden (z. B. Selbsthilfegruppen). Eine zentrale Rolle spielt sicherlich die adäquate Information von PatientInnen und Angehörigen über die Erkrankung selbst, deren Verlauf und Auswirkungen sowie deren Behandlungsmöglichkeiten (Auff und Kalteis, 2006).

Da der Erkrankung eine Degeneration dopaminerger, nigrostriataler Neurone zugrunde liegt, wird eine Beeinflussung von Neurotransmittern auf verschiedene Art versucht: einerseits wird versucht, in den Dopamin-Stoffwechsel einzugreifen, andererseits können auch die Neurotransmitter anderer Neurone beeinflusst werden. Nach wie vor wird heute die Gabe von L-Dopa als Goldstandard der Therapie angesehen. Ein exzellentes Ansprechen auf die L-Dopa-Therapie bestätigt durchaus die Diagnose eines idiopathischen Parkinson-Syndroms. Der ausgezeichneten Akut-Wirkung auf die meisten Parkinson-Symptome stehen allerdings gravierende Langzeit-Nebenwirkungen gegenüber. Diese bestehen vor allem in Wirkungsschwankungen und dem zunehmenden Auftreten von Dyskinesien in verschiedenen Ausprägungen. Weiters können in fortgeschrittenen Phasen pharmakotoxische Psychosen mit Verwirrtheitszuständen, Halluzinationen, illusionären Verkennungen etc. auftreten. Generell gilt für die Therapie, dass die Medikamentenwahl und die Dosierung individuell von der klinischen Symptomatik, vom Alter der PatientInnen und weiteren Faktoren (z. B. Berufstätigkeit, Vorliegen psychoorganischer Veränderungen) abhängig zu machen ist, den oben angeführten Hinweisen entsprechend (Auff und Kalteis, 2006).

4.4.3. Neuropsychologische Interventionen

Das Ziel der neuropsychologischen Interventionen bei Morbus Parkinson ist eine Verbesserung der Krankheitsbewältigung. Die körperlichen Symptome und die damit verbundenen Einschränkungen resultieren in psychosozialen Belastungen. Unter Stress kann es zu Symptomsteigerungen kommen. Die reduzierte Gestik und Mimik sowie die häufig vorkommende Sprechstörung (Dysarthrie) führen zu Schwierigkeiten im Kommunikationsverhalten. Parkinson-PatientInnen

werden von den InteraktionspartnerInnen häufig falsch eingeschätzt. Viele PatientInnen fühlen sich bei sozialen Kontakten unsicher und ziehen sich zurück. Die Betroffenen haben oft Angst vor Hilflosigkeit und Pflegebedürftigkeit. Die häufig auftretenden psychischen Störungen, wie Depressionen und Angststörungen und Apathie belasten die PatientInnen und beeinflussen die Lebensqualität negativ. Folgende kritische Phasen in der Krankheitsverarbeitung wurden definiert: (1.) bei der Diagnosestellung, (2.) beim Sichtbarwerden der motorischen Störungen, (3.) beim Auftreten von deutlichen Beeinträchtigungen. Zur psychologischen Unterstützung bei der Krankheitsbewältigung liegen mittlerweile einige standardisierte Trainingsprogramme vor. Neben Informationen zur Krankheit und Methoden zur Stressbewältigung werden auch Entspannungstechniken, kognitive Methoden und die Förderung angenehmer Aktivitäten eingesetzt. Wichtig ist auch ein Training der Kommunikation und des Gefühlsausdrucks. Auch Angehörige sind durch die Pflege im fortgeschrittenen Stadium der Krankheit körperlich und psychisch belastet. Die krankheitsbedingte Veränderung des Kommunikationsverhaltens, die sich verändernde Beziehung durch die Erkrankung sowie auftretende psychische Störungen führen zu einer deutlichen Belastung des Partners oder der Partnerin. Psychologische Interventionen können Angehörige unterstützen, ihre Belastung zu bewältigen (Auff und Kalteis, 2006).

4.5. Multiple Sklerose

Multiple Sklerose (MS, Encephalomyelitis disseminata) ist in den gemäßigten Klimazonen eine der häufigsten neurologischen Erkrankungen des frühen Erwachsenenalters. In Österreich sind etwa 9000 Menschen an MS erkrankt, zwei Drittel davon sind Frauen. Zum Zeitpunkt der Erstmanifestation sind etwa zwei Drittel der PatientInnen zwischen 20 und 50 Jahre alt. MS ist eine Autoimmun-Erkrankung, bei der es zur Entstehung disseminierter

Entzündungs- und Entmarkungsherde in der weißen Substanz des Gehirns und des Rückenmarks kommt. Die Autoimmun-Mechanismen gegen Myelin können die verschiedenartigsten passageren, permanenten oder progredienten neurologischen Ausfälle verursachen. Je nach klinischem Verlaufstyp unterscheidet man zwischen einer schubförmig (40 %), einer sekundär chronisch progredient (30 %), einer primär chronisch progredient (20 %) und einer chronisch progredient verlaufenden MS mit Schüben (10 %) (Zeiler und Auff, 2007).

4.5.1. Diagnose

Die korrekte Diagnose basiert auf einer umfassenden Anamnese, auf dem neurologischen Status, den MRT- und Liquor-Befunden sowie den Ergebnissen elektrophysiologischer Zusatzuntersuchungen. Bei kognitiven Auffälligkeiten wird eine neuropsychologische Untersuchung durchgeführt. Zur Beurteilung des Behinderungsgrades von PatientInnen mit MS wird die Expanded Disability Status Scale (EDSS) verwendet (Kurtzke, 1983). Diese semiquantitative Skala reicht von 0 (gesund) bis 10 (Tod). Es werden Teil-Scores erhoben, die mit verschiedenen funktionellen Systemen wie der Sehbahn, der Pyramidenbahn, dem Kleinhirn, dem Hirnstamm, den sensiblen Afferenzen der neurologischen Steuerung der Miktion und der Defäkation und kognitiven Prozessen korrespondieren (Zeiler und Auff, 2007). Die häufigsten neuropsychologischen Einbußen sind im Bereich der Aufmerksamkeit, der verbalen und räumlichen Gedächtnisleistung und der exekutiven Funktionen zu finden (Pusswald und Vass, 2006). Neben diesen kognitiven Leistungseinbußen werden sehr häufig psychiatrische Störungen wie affektive Veränderungen und Belastungsstörungen diagnostiziert. Ungefähr 75 % der PatientInnen berichten Symptome im Rahmen des Chronique-Fatigue-Syndrom. Hierzu existiert kein einheitlicher Krankheitsbegriff und eine klare Abgrenzung zu anderen klinischen Krankheitsbildern ist oft nicht möglich.

4.5.2. Therapie

Akute Krankheitsschübe werden mit intravenösen hochdosierten Kortikosteroid-Gaben behandelt. Als immunomodulatorische beziehungsweise immunosuppressive Medikamente werden prophylaktisch ß-Interferone, Glatirameracetat, Immunglobuline, Immunsuppressiva und Zytostatika eingesetzt. Die Lebensqualität der betroffenen PatientInnen kann durch symptomatische Therapiemaßnahmen und kontinuierliche psychosoziale Betreuung erheblich verbessert werden (Zeiler und Auff, 2007; Pusswald und Vass, 2006).

4.5.3. Neuropsychologische Interventionen

Die psychologische Behandlung stellt einen wesentlichen Eckpfeiler in der psychosozialen Betreuung von MS-PatientInnen dar. Neuropsychologische Therapiebausteine im Bereich Restitution, Kompensation und Adaptation werden auf die individuellen Alltagsanforderungen der Betroffenen abgestimmt. Weiters kommen psychologische Interventionen zum Aufbau von Coping-Mechanismen, Stress- und Zeitmanagement sowie soziales Kompetenztraining zum Einsatz. Die häufigsten Probleme im Rahmen der Krankheitsverarbeitung sind der Umgang mit dem ständig wechselnden klinischen Zustandsbild der Betroffenen nach Schüben sowie Gefühle des Kontrollverlustes und der Hilflosigkeit. Das bedingt eine geringe Compliance im Rahmen der medikamentösen als auch psychologischen Behandlung (Pusswald und Vass, 2006).

4.6. Kopfschmerz

Spannungskopfschmerz (korrekter: Kopfschmerz vom Spannungstyp) ist die häufigste Kopfschmerzform mit einer Einjahresprävalenz von 25–50 %. Migräne betrifft 12–14 % der erwachsenen Bevölkerung und beeinträchtigt in hohem Maße die Lebensqualität. Frauen leiden dreimal so häufig an Migräne wie Männer. Vor

der Pubertät sind allerdings beide Geschlechter gleich häufig betroffen. Neben
dem individuellen Leiden verursachen
Spannungskopfschmerz und Migräne
hohe sozioökonomische Kosten aufgrund
verminderter Leistungsfähigkeit am Arbeitsplatz und vermehrter Krankenstän-
de (Wöber und Wessely, 2007). Da eine
erfolgreiche Diagnostik und Behandlung
von SchmerzpatientInnen körperliche
als auch psychische Faktoren einbezieht,
ist die Betreuung von PatientInnen mit
Kopfschmerzen (wie auch Schmerzen im
weiteren Sinne) im multiprofessionellen
Team unabdingbar.

4.6.1. Die häufigsten Kopfschmerzdiagnosen

Obwohl seit der im Jahre 1988 erschienenen und im Jahre 2004 revidierten Klassifikation der Kopf- und Gesichtsschmerzen der International Headache Society
(IHS) (Soyka und Spitzer, 2003) über 200
verschiedene Kopfschmerzarten aufgelistet und beschrieben werden, sind es zwei
primäre Kopfschmerzarten, die die häufigste Ursache für den Weg zum Arzt darstellen: Migräne (mit und ohne Aura) und
Kopfschmerz vom Spannungstyp. Von
einer Migräne ohne Aura wird nach der
IHS-Klassifikation bei wiederkehrenden
Kopfschmerzen gesprochen, die Stunden bis mehrere Tage dauern. Typische
Merkmale der Schmerzen sind deren Ein-
seitigkeit, eine pulsierende, klopfende
Schmerzqualität, mittlere bis starke Intensität und Verstärkung der Schmerzen
bei alltäglicher körperlicher Aktivität. Als
Begleitsymptome treten Übelkeit mit oder
ohne Erbrechen, Licht- und Lärmemp-
findlichkeit auf. Etwa 20 % der Migräne-
betroffenen leiden an einer Migräne mit
Aura (z. B. Flimmerskotome, einseitige
Kribbelsensationen). Beim Kopfschmerz
vom Spannungstyp können eine episodi-
sche (mit stunden- bis tageweisen Kopfschmerzen) und eine chronische Verlaufs-
form (mit mehr als 15 Kopfschmerztagen
pro Monat) unterschieden werden. Im
Gegensatz zur Migräne wird der Spannungskopfschmerz eher dumpf-drückend

und diffus empfunden, und der Schmerz
ist beidseits lokalisiert, oft mit frontalem
Schwerpunkt. Vegetative Begleitsymptome fehlen meist völlig und alltägliche
körperliche Aktivitäten führen eher zu
einer Erleichterung beziehungsweise Ablenkung von den Kopfschmerzen.

Die medizinische Diagnostik umfasst
eine sorgfältig erhobene Anamnese (bei
95 % der PatientInnen kann alleine mit
Hilfe der Anamnese eine diagnostische
Zuordnung getroffen werden) und einen
neurologischen Status. In den meisten
Fällen kommt in der Akutdiagnostik und
bei der Abklärung subakuter, rezidivie-
render und chronischer Verlaufsformen
der kranialen CT und der kranialen MRT
eine entscheidende Rolle zu (Wessely und
Wöber, 2003; Zeiler und Auff, 2007).

Die psychologische Diagnostik bei
KopfschmerzpatientInnen umfasst idealerweise ein standardisiertes semistruktu-
riertes Interview zur Erfassung etwaiger
psychischer Störungen, ein semistruktu-
riertes Schmerzinterview und verschiedene schmerzbezogene psychologische
Tests, welche Schmerzqualität, Schmerz-
verhalten, subjektive und emotionale
Beeinträchtigung sowie Lebensqualität
erfassen. Da man bei KopfschmerzpatientInnen häufig neben der eigentlichen
Schmerzproblematik auch ängstliche
und depressive Symptome sowie Schlafstörungen beobachtet, ist eine diagnostische Abklärung dieser Bereiche sinnvoll.
In vielen Fällen empfiehlt sich der Einsatz eines psychopathologischen Scree-
ningverfahrens, um das Ausmaß einer
psychopathologischen Gesamtbelastung
darzustellen, sowie die Erhebung eines
allgemeinen psychosomatischen Symp-
tomstatus über eine Beschwerdeliste.

4.6.2. Therapie

Der Pharmakotherapie kommt zur Atta-
ckenbehandlung und zur Prophylaxe ein
großer Stellenwert zu. Das therapeutische
Spektrum umfasst aber ebenso Lebens-
stilmodifikation, physikalisch-medizini-
sche Maßnahmen und komplementäre
Verfahren, wie die Akupunktur.

In der Praxis setzen die Betroffenen in Selbstbehandlung oft „over the counter" (OTC) Präparate (wie Aspirin^R oder Thomapyrin^R) ein. Zur Behandlung von Migräneattacken stehen seit 20 Jahren auch spezifische Medikamente, die sogenannten Triptane, zur Verfügung, die verschreibungspflichtig sind. Beim episodischen und besonders beim chronischen Spannungskopfschmerz sollten Schmerzmittel restriktiv eingesetzt werden. Bei zu häufiger Einnahme von Kopfschmerzmedikamenten (abhängig vom Medikament sind das 10 beziehungsweise 15 Tage pro Monat) besteht das Risiko eines medikamenteninduzierten Kopfschmerzes (Wessely und Wöber, 2003).

4.6.3. Neuropsychologische Interventionen

Psychologische Angebote für KopfschmerzpatientInnen umfassen folgende Bereiche: psychologische Diagnostik, Beratung (zum Beispiel Führen eines Kopfschmerzkalenders, Vermittlung eines adäquaten Krankheitsmodells, Informationen zu übermäßigem Medikamentenkonsum, Schlafhygiene), Entspannung (Progressive Muskelrelaxation, etc.) und/oder Biofeedback, Kognitive Verhaltenstherapie. Im Rahmen der Kopfschmerzbehandlung ist die Rolle von Auslösefaktoren (sogenannten Triggern) ebenfalls ein wichtiger Bestandteil der Therapie. Das Erkennen von Triggerfaktoren und ein mögliches Vermeiden sollten Teil des Behandlungskonzeptes sein. Zu den wissenschaftlich bestätigten Auslösern von Migräne zählen vor allem psychischer Stress und muskuläre Anspannung (Holzhammer und Wöber, 2005), was wiederum die Anwendung von Entspannungsverfahren bei Kopfschmerzbetroffenen begründet. Als nicht-medikamentöse Kopfschmerzprophylaxe bei Migräne und auch bei chronischem Spannungskopfschmerz werden neben körperlichem Ausdauertraining und psychotherapeutischen Maßnahmen vor allem neuropsychologische Verfahren wie Biofeedback, Autogenes Training

und die Progressive Muskelrelaxation eingesetzt. Entspannungstechniken, wie etwa die Progressive Muskelrelaxation, zählen zu den bekanntesten psychologischen Verfahren in der Schmerztherapie. Ziel der Entspannungsverfahren ist vordergründig eine bessere Entspannung der Muskeln, um damit einen entspannteren und angenehmeren Allgemeinzustand des gesamten Körpers und Geistes zu erreichen. Weiters soll Entspannung allgemein vom Schmerz ablenken und auch zu einer größeren inneren Gelassenheit gegenüber Stresszuständen führen. Entspannungsverfahren werden in der Praxis meist erst nach erfolglosen oder unbefriedigenden schulmedizinischen Behandlungen eingesetzt, obwohl Kopfschmerzexperten die Entspannungsverfahren als Behandlungsform erster Wahl beschreiben (Rehfisch und Basler, 2007). In der Kopfschmerztherapie mittels Biofeedback haben sich in der Behandlung von Migräne besonders das thermale Biofeedback und bei Spannungskopfschmerz das EMG-Biofeedback bewährt (Maly, 2000).

Die Wirksamkeit der nicht-medikamentösen, psychologischen Therapie wird bei Migräne und Spannungskopfschmerz durch kontrollierte Studien seit über 30 Jahren bestätigt. Sie ist damit eine Ergänzung aber auch Alternative (meist für therapieresistente oder schwierige PatientInnen) zur medikamentösen Behandlung von Kopfschmerzen. Im Gegensatz zur medikamentösen Therapie bei Kopfschmerzen fordert eine psychologische Therapie von den PatientInnen eine größere Eigenverantwortung bei der Bewältigung der erlebten Schmerzen. PatientInnen werden im Rahmen einer psychologischen Behandlung aufgefordert, sich aktiv an der Behandlung zu beteiligen. Sie können so eine größere Selbstwirksamkeit erleben, was bei der zumeist passiven medikamentösen Therapie nicht der Fall ist. Wichtig bei der Behandlung von Kopfschmerzen jedoch bleibt, dass sich die medikamentöse und die psychologische Therapie gut ergänzen.

4.7. Schlaf und Schlafstörungen

Erholsamer Schlaf stellt eine Grundvoraussetzung für unsere Gesundheit,
Leistungsfähigkeit und Wohlbefinden
dar. Die Schlafdauer ist von Mensch zu
Mensch unterschiedlich – der Großteil
der erwachsenen Menschen schläft 7 bis
8 Stunden. Als Extremformen sind dabei
Kurz- und Langschläfer zu unterscheiden,
wobei erstere mit weniger als 5 Stunden
und letztere mit mehr als 10 Stunden
Schlaf auskommen. Zudem können Mor-
gen- und Abendmenschen mit unterschiedlichen Leistungsspitzen charakterisiert werden. Ein wesentliches Kriterium
für die individuelle Schlafdauer ist, sich
tagsüber fit zu fühlen, sowie keine erhöhte Müdigkeit und kein vermehrtes Schlaf-
bedürfnis zu verspüren.

4.7.1. Differenzialdiagnose

Ist der Schlaf gestört, kommt es zu Beeinträchtigungen während des Tages. Störungen betreffen vor allem die Qualität
als auch die Quantität des Schlafes. Im
Wesentlichen werden drei verschiedene
Diagnosemanuale zur Klassifikation von
Schlafstörungen unterschieden. Während die Internationale Klassifikation von
Schlafstörungen (ICSD-2) insgesamt 88
Arten unterscheidet und sich an patho-
genetischen, klinischen und polysomno-
graphischen Kriterien orientiert, ermöglichen sowohl das Diagnostische und
Statistische Handbuch Psychischer Störungen (DSM-IV) als auch die Internationale Klassifikation Psychischer Störungen (ICD-10) eine Diagnosestellung ohne
Schlaflaborableitungen. Letztgenannte
Klassifikationssysteme orientieren sich
an einer phänomenologischen Einteilung
von Schlafstörungen in Dyssomnien (Störung der Menge, Qualität und Zeitpunkt
des Schlafes) sowie in Parasomnien (Störungen in Verbindung mit dem Schlaf,
der Schlafarchitektur und dem Erwachen). Neben den angeführten sogenannten „nichtorganischen" Schlafstörungen,
die etwa 70 % der Schlafstörungen aus-
machen, werden zudem „organische"

Schlafstörungen (30 % der Schlafstörungen) unterschieden. Bei der Diagnostik
von Schlafstörungen ist vor allem eine
ausführliche Anamnese Grundvoraussetzung, damit eine ursachenspezifische
Therapie eingeleitet werden kann. Verschiedene objektive (Polysomnographie,
Aktigraphie) und subjektive Verfahren
(Schlafprotokolle, Fragebögen) können
dabei eingesetzt werden. Schlaf lässt sich
neben der Verhaltensbeobachtung mit
Hilfe von physiologischen Methoden beschreiben (Polysomnographie). Durch die
Registrierung der elektrischen Hirnaktivität mittels EEG, der Augenbewegungen
mittels Elektrookulogramm (EOG) und
der Muskelaktivität mittels Elektromyogramm (EMG) lässt sich ein individuelles
Schlafprofil ableiten (Hypnogramm). Sie
bilden die Grundlage für die Diagnostik
von Schlafstörungen im Schlaflabor. Ein
wesentlicher Bestandteil der Anamnese ist die Abklärung der Ursachen von
Schlafstörungen. Dazu zählen körperliche, physiologische, psychologische, psychiatrische sowie pharmakologische Ursachen. Körperliche Ursachen beinhalten
vor allem internistische Erkrankungen,
urologische Erkrankungen, neurologische Erkrankungen sowie Schlafapnoe.
Physiologische Ursachen berücksichtigen
insbesondere das Alter, da es im Alter
vermehrt zu Schlafstörungen kommt.
Zudem sind Frauen häufiger betroffen
als Männer. Neben dem Alter wirken sich
auch Jetlag und Schichtarbeit negativ auf
den Schlaf aus. Stress, kritische Lebensereignisse und schwere Krankheiten gelten als psychologische Ursachen. Gewisse psychiatrische Erkrankungen wie Depression, Angsterkrankungen, Suchterkrankungen und somatoforme Störungen
beeinflussen ebenfalls die Qualität des
Schlafes. Schließlich führen viele Medikamente und Suchtmittel zu Störungen
des Schlafes.

4.7.2. Therapie

Die somatische und medikamentöse Therapie von Schlafstörungen zielt auf die
spezifische Störung ab. Beispielsweise be-

inhalten somatische Therapien Verfahren wie Schnarchschienen oder Lichttherapien. Medikamente zur Behandlung von Schlafstörungen beinhalten insbesondere Hypnotika, Tranquilizer, Antidepressiva, Neuroleptika, Psychostimulanzien etc.. Bei medikamentösen Therapien führen vor allem Kombinationen mit psychologischen Therapien zu einem schnelleren Behandlungserfolg. Neben Medikamenten können auch pflanzliche Mittel sowie spezielle Tees eingesetzt werden.

4.7.3. Neuropsychologische Interventionen

Ein wesentlicher Bestandteil der psychologischen Therapie sind informative Gespräche über den Schlaf sowie Verhaltensmaßnahmen. Falsche Vorstellungen und Erwartungen zum Schlaf sollen dadurch beseitigt werden. Wichtige Informationen werden unter sogenannten „schlafhygienischen Maßnahmen" zusammengefasst, die gewisse Regeln zum Schlafumgang beinhalten (Backhaus und Riemann, 1999). Spezielle Verfahren wie Stimuluskontrolle und Schlafrestriktion können ebenfalls eingesetzt werden, um positiv auf den Schlaf-Wach-Rhythmus einzuwirken. Diese Therapien bewähren sich besonders bei Ein- und Durchschlafstörungen. Spezielle Entspannungsverfahren, insbesondere Progressive Muskelentspannung und Autogenes Training, wirken ebenfalls positiv auf den Schlaf. Im Rahmen von kognitiven Verfahren sollen vor allem schlafbehindernde Gedanken beeinflusst werden. Aktuelle Probleme und Entscheidungen sollen tagsüber behandelt werden und nicht im Bett. Durch ablenkende Techniken (Gedankenstopp, Entspannungstraining, Ruhebild, Phantasiereise) werden Grübelkreisläufe in der Nacht unterbrochen. Zudem können durch kognitives Umstrukturieren negative Gedanken und Erwartungen durch positive Gedanken ersetzt werden. Schließlich können multimodale Ansätze eingesetzt werden. Dabei richtet sich die Therapie nicht nur auf die Veränderung des Schlafverhaltens, sondern auch auf die Tagesaktivität, wobei vor allem die Stressbewältigung im Mittelpunkt steht.

4.8. Schädel-Hirn-Trauma

Unter Schädel-Hirn-Trauma (SHT) versteht man eine Verletzung der Schädelkapsel und des Gehirngewebes, oft verbunden mit einem Schädelbruch, die im Rahmen einer direkten Gewalteinwirkung auf den Kopf entsteht. Die Altersverteilung weist einen Gipfel in der Adoleszenz beziehungsweise frühen Erwachsenenalter und einen zweiten Gipfel im höheren Lebensalter auf. Männer sind häufiger betroffen als Frauen. Unter den Ursachen stehen Verkehrsunfälle an erster Stelle, gefolgt von Arbeits-, Sport- und Freizeitunfällen sowie Gewaltanwendungen. In Österreich gibt es etwa 20 000 Schädelhirnverletzte, wovon 10 000 im Alter zwischen 24 und 43 Jahren und ungefähr die Hälfte davon männliche Betroffene sind. Etwa 4000 bedürfen einer intensiven Neurorehabilitation (Zeiler und Auff, 2007; Oder und Wurzer 2006).

4.8.1. Diagnose

Für die Klassifikation des SHT wird primär das Ausmaß der Funktionsstörung berücksichtigt. Beim leichten SHT hält die Bewusstlosigkeit nicht länger als 15 Minuten an, eine Bewusstseinseintrübung beziehungsweise posttraumatische Amnesie nicht länger als eine Stunde. Psychopathologische, neurologische und vegetative Symptome klingen innerhalb weniger Tage ab. Beim mittelschweren SHT hält die Bewusstlosigkeit bis zu 6 Stunden an, die Dauer der Bewusstseinseintrübung beziehungsweise der posttraumatischen Amnesie maximal 24 Stunden. Beim schweren SHT überschreitet die Dauer der Bewusstlosigkeit mehr als 6 Stunden, die posttraumatische Amnesie hält mehr als 24 Stunden an (Zeiler und Auff, 2007).

Typischerweise findet sich nach schweren Schädelhirnverletzungen eine Kombination von primären (unmittelbar während des Unfalls zugefügt) und sekundären Hirnschädigungen (Minuten, Stunden oder Tage nach dem Unfall auftretend) sowie fokalen und diffusen Läsionen. Bei fokalen Schädigungen werden Kontusion, Hämatom (epidural, subdural, intrazerebral), Hirnödem, Infarkt und Abszess unterschieden. Bei den diffusen Hirnschädigungen werden diffuse axonale Schädigung, Hypoxie/diffuse Ischämie, Fettembolie, Subarachnoidalblutung, Meningitis und Hirnödem unterschieden (Oder und Wurzer, 2006).

Im Rahmen der klinischen Untersuchung werden der Zeitpunkt und der Ort des Unfalls sowie die Art und Richtung der Gewalteinwirkung, allfällige Bewusstseinsstörungen, die Erinnerung an den Unfallhergang sowie die Erinnerung an die Zeit vor und nach dem Unfall erfasst. Allgemeine Begleitsymptome wie Übelkeit, Erbrechen, Schwindel und Kopfschmerzen werden erfragt, sowie äußere Verletzungszeichen. Bei allen PatientInnen werden üblicherweise native Röntgenaufnahmen des Schädels zum Nachweis beziehungsweise Ausschluss einer Fraktur gemacht. Bei PatientInnen mit einer Kopfverletzung und beeinträchtigter Bewusstseinslage und/oder Auffälligkeiten im neurologischen Status muss umgehend eine kraniale CT gemacht werden. Im Hinblick auf die Darstellung von traumatisch bedingten Sekundärschäden wird in aller Regel eine kraniale MRT-Untersuchung durchgeführt (Zeiler und Auff, 2007). In Abhängigkeit von Art und Weise der Läsion können verschiedene neuropsychologische Defizite, wie Aufmerksamkeitsstörungen, Störungen des Gedächtnisses oder exekutive Funktionsstörungen auftreten. Das sogenannte Frontalhirnsyndrom, eine klinisch nicht einheitlich beschriebene Symptomatik nach Schädigung des Frontalhirns, hat meist neben Defiziten der Aufmerksamkeit auch Persönlichkeitsstörungen und Störungen des Verhaltens zur Folge (Oder und Wurzer, 2006). Der neuropsychologischen Untersuchung kommt bei der Beur-

teilung von Folgen von Schädelhirntraumen eine ganz entscheidende Bedeutung zu. Zur Arbeit der NeuropsychologInnen gehört neben der Leistungsdiagnostik, vor allem eine Erhebung der Verhaltensauffälligkeiten und der Persönlichkeit (Prigatano, 2004).

4.8.2. Therapie

In der Akutphase stehen Maßnahmen zur Behandlung beziehungsweise Vermeidung von Komplikationen im Vordergrund. Je nach Verletzung sind eine chirurgische Sanierung und die Verabreichung von Antibiotika erforderlich. Falls epileptische Anfälle auftreten, ist eine antikonvulsive Therapie einzuleiten.

4.8.3. Neuropsychologische Interventionen

Bei der Erstellung eines Behandlungsplanes sind die festgestellten neuropsychologischen Defizite und die unterschiedlichen Kompensationsmöglichkeiten der einzelnen PatientInnen zu berücksichtigen. Bei jüngeren Betroffenen nehmen vor allem psychosoziale Folgen einen Schwerpunkt in der Langzeitbetreuung der PatientInnen ein. Restorative Ansätze zielen auf die Wiederherstellung gestörter Funktionen auf der Impairment-Ebene ab. In der Literatur werden positive Ergebnisse für Aufmerksamkeitsstörungen sowie psychomotorische Verlangsamung berichtet. Kompensatorische Strategien zielen auf Fertigkeiten und Copingstrategien ab, die den PatientInnen eine Teilnahme am Alltagsleben trotz weiterhin bestehender kognitiver und emotional-affektiver Defizite erlauben. Eine psychologische Behandlung von Depressionen und Angststörungen, in der Literatur werden Inzidenzraten von 10–77 % angegeben, ist ebenfalls notwendig (Prigatano, 2006).

5. Zusammenfassung und Ausblick

Neuropsychologische Diagnostik und Therapie haben im Bereich der Neurologie einen hohen Stellenwert. Durch sorgfältige neuropsychologische Diagnostik wird der Diagnoseprozess entscheidend verbessert und dadurch die Grundlage für adäquate Therapiemaßnahmen geschaffen. Neuropsychologische Interventionen haben im Rahmen der neurologischen Rehabilitation ihren festen Platz und tragen wesentlich zur Verbesserung der Lebensqualität von PatientInnen mit erworbener Hirnschädigung und/oder neurologischer Symptomatik bei. Aufgrund der demografischen Entwicklung wird die Bedeutung der Neurologie im Gesundheitswesen in Zukunft zunehmen.

6. Literatur

Alf C, Bancher C, Benke T, Berek K, Bertha G, Bodner T, Croy A, Dal-Bianco P, Fazekas F, Fischer P, Fruhwürth G, Gatterer G, Hinterhuber H, Imarhiagbe D, Krautgartner M, Jaksch A, Jellinger K, Kalousek M, Ladurner G, Leblhuber F, Lechner A, Lingg A, Marksteiner J, Nakajima T, Psota G, Rainer M, Ransmayr G, Reisecker F, Rumpl E, Schmidt R, Walch T, Walter A, Wancata J (2004) Konsensusstatement „Demenz" der Österreichischen Alzheimer-Gesellschaft und der Österreichischen Alzheimer-Liga. J Neurol, Neurochir Psychiat 5: 6–13

Auff E, Kalteis K (2006) Bewegungsstörungen. In: Lehrner J, Pusswald G, Strubreither W, Kyspin-Exner I. (Hrsg) Klinische Neuropsychologie. Springer Verlag, Wien, S 255–268

Backhaus J, Riemann D (1999) Schlafstörungen. Fortschritte der Psychotherapie. Hogrefe, Göttingen

Commission on Classification and Terminology of the International League against Epilepsy: proposal for revised clinical and electroencephalographic classification of epileptic seizures (1981). Epilepsia 22: 489–501

Fertl E (2006) Grundlagen der Neurologischen Rehabilitation. In: Lehrner J, Pusswald G, Strubreither W, Kyspin-Exner I. (Hrsg) Klinische Neuropsychologie. Springer Verlag, Wien, S 529–541

Fertl E, Auff, E (1999) Neurorehabilitation von Demenzpatienten. In: Riederer P, Laux G, Pöldinger W (Hrsg) Neuropsychopharmaka, Band 6. Spinger-Verlag, Wien, S 517–529

Fruhwürth G, Kalousek M (2007) Alzheimerkrankheit aus multidisziplinärer Sicht – Expertenstatement der Österreichischen Alzheimer Liga. CliniCum Sonderausgabe Oktober: 1–11

Gauggel S (2007) Neurorehabilitation: Auf dem Weg zu einem einheitlichen Behandlungsansatz. Neurologie & Rehabilitation 2, Hippocampus Verlag, Bad Honnef

Goldenberg G, Pössl J, Ziegler W, (Hrsg) (2002) Neuropsychologie im Alltag, Thieme-Verlag, Stuttgart

Hartje W, Poeck K, (2006) Klinische Neuropsychologie, Thieme-Verlag, Stuttgart

Holzhammer J, Wöber C (2005) Nichtalimentäre Triggerfaktoren bei Migräne und Kopfschmerz vom Spannungstyp. Epub ahead of print. Verfügbar unter: http://springerlink.metapress.com (Zugriff: 27.10.2005)

Jones-Gotman M., Smith M, Zatorre R.J (1993) Neuropsychological testing for localizing and lateralizing the epileptogenic region. In: Engel J (Ed) Surgical Treatment of the Epilepsies. Raven Press, New York, S. 245–261

Kurtzke JF. (1983) Rating neurologic impairment in multiple sclerosis: an expanded disability status scale (EDSS). Neurology 33:1444–52

Lehrner J, Gufler R, Guttmann G, Maly J, Gleiss A, Auff E, Dal-Bianco P (2005) Annual Conversion to Alzheimer Disease among patients with memory complaints attending an memory outpatient clinic: the influence of mild cognitive impairment and the predictive value of neuropsychological testing. Wien Klin Wochenschr 117/118: 629–635

Lehrner J, Bodner T, Schmidt R, Dal-Bianco P (2006) Demenzsyndrome. In: Lehrner J, Pusswald G, Fertl E, Strubreither W, Kyspin-Exner I (Hrsg) Klinische Neuropsychologie. Springer Verlag, Wien, S. 327–346

Lehrner J, Maly P, Gleiss A, Auff E, Dal-Bianco P (2008) Neuropsychological performance and mild cognitive impairment subtypes in patients reporting memory problems attending a memory outpatient clinic. Eur J Geriat 10: 1–10

Leifert G, (1998) Neuropsychologie in der Frührehabilitation Hirngeschädigter. In: Kasten E, Schmid G, Eder, R (Hrsg) Effektive neuropsychologische Behandlungsmethoden. Deutscher Psychologen Verlag, Bonn, S. 39–63

Maly J, (2000) Psychologische Diagnostik und psychologische Behandlungsmethoden bei Patienten mit chronischen Spannungskopfschmerzen und Migräne. In: Wessely P (Hrsg) Praktischer Umgang mit Kopf- und

Gesichtsschmerzen. Symptomatik, Ätiologie und Therapie. Springer-Verlag, Wien

Oder W, Wurzer W (2006) Das Schädel-Hirntrauma. In: Lehrner J, Pusswald G, Strubreither W, Kyspin-Exner I. (Hrsg) Klinische Neuropsychologie. Springer Verlag, Wien, S. 269–286

Pusswald G, Vass K (2010) Multiple Sklerose. In: Lehrner J, Pusswald G, Strubreither W, Kyspin-Exner I. (Hrsg) Klinische Neuropsychologie. Springer Verlag, Wien, S. 287–302

Prigatano G (2004) Neuropsychologische Rehabilitation, Springer Verlag, Berlin

Rehfisch HP, Basler HD (2007) Entspannung und Imagination. In: Kröner-Herwig B, Frettlöh J, Klinger R, Nilges P (Hrsg) Schmerzpsychotherapie. Grundlagen, Diagnostik, Krankheitsbilder, Behandlung, 6. Aufl., Springer Verlag, Heidelberg

Schubert F, Lalouschek W (2006) Schlaganfall In: Lehrner J, Pusswald G, Strubreither W, Kyspin-Exner I. (Hrsg) Klinische Neuropsychologie. Springer Verlag, Wien, S. 303–314

Snyder P, Nussbaum P, Robins D (Hrsg). (2005) Clinical Neuropsychology, APA, Washington

Soyka D, Spitzer M (2003) Die Internationale Klassifikation von Kopfschmerzerkrankungen, ICHD-II. Kopfschmerzklassifikationskomitee der International Headache Society, 2. Aufl., Nervenheilkunde 22: 531–670

Sturm W (2000) Aufgaben und Strategien neuropsychologischer Diagnostik. In: Sturm W (Hrsg) Lehrbuch der klinischen Neuropsychologie. Swiet & Zeitlinger, Lisse NL

Wancata J, Musalek M Alexandrowicz R, Krautgartner M (2003) Number of dementia sufferers in europe between the years 2000 and 2050. Eur Psychiatry 18: 205–242

Wessely P, Wöber C (2003) Behandlung von Kopf- und Gesichtsschmerzen. Therapieempfehlungen der Österreichischen Kopfschmerzgesellschaft, Facultas Universitätsverlag, Wien

Zeiler K, Auff E (2007) (Hrsg): Klinische Neurologie II – Die wichtigsten neurologischen Erkrankungen für Human- und Zahnmediziner, 2. Aufl., Facultas Universitätsverlag, Wien

Klinische Psychologie in der Kinder- und Jugendpsychiatrie

Sabine Völkl-Kernstock, Bibiana Schuch, Waltraud Bangerl,
Gertrude Bogyi, Heidrun Eichberger, Susanne Ohmann,
Carolin Prause, Petra Sackl-Pammer, Gudrun Wagner,
Sonja Werneck-Rohrer, Max H. Friedrich

1. Einleitung

Die Universitätsklinik für Kinder- und Jugendpsychiatrie wurde 1975 als eigenständige Klinik innerhalb der medizinischen Fakultät gegründet. Im ursprünglichen Namen findet sich der Begriff „Neuropsychiatrie" als Hinweis auf die enge Verwobenheit neurobiologischer und psychosozialer Faktoren im Verlauf der kindlichen Entwicklung und deren Störungen. Erst in jüngerer Zeit kam es zu einer Trennung von Kinderneurologie und Kinder- und Jugendpsychiatrie, nicht zuletzt aufgrund der zunehmenden Komplexität beider Fachgebiete.

Von Beginn weg war die Klinische Psychologie in Diagnostik und Behandlung fest eingebunden – mit unterschiedlichen Schwerpunkten in Abhängigkeit vom Kontext, in dem gearbeitet wird. Im ambulanten Bereich sind klinische PsychologInnen eigenständig fallführend und nur dem Klinikvorstand unterstellt, untersuchen aber auch aufgrund ärztlicher Zuweisung. In stationären Abteilungen sind sie Teil eines multiprofessionellen Teams, das unter oberärztlicher Leitung steht.

PsychologInnen sind mit der Abklärung sämtlicher psychischer Störungsbilder betraut, mit der Planung etwaiger Behandlungssettings sowie mit der Behandlung der PatientInnen selbst. Aufgrund begrenzter Kapazitäten nimmt – zeitlich gesehen – die (allgemeine klinisch-psychologische und neuropsychologische) Diagnostik den breiteren Raum ein.

Klinisch-psychologische Diagnostik bedeutet einerseits Testdiagnostik – das ist fast ausschließlich die Aufgabe der PsychologInnen. Sind diese jedoch fallführend, heißt dies, Anamnesen und Explorationen durchzuführen, den psychopathologischen Befund zu erheben, Diagnosen zu erstellen. Dafür wird – pflichtgemäß zur Qualitätssicherung – eine Reihe standardisierter Verfahren verwendet: allgemeine Klinische Interviews (verschiedene Leitfäden), Strukturierte Interviews zur Diagnoseerstellung (z. B. das Kinder-DIPS von Unnewehr et al., 1998), störungsspezifische Interviews, Interviews zur Erfassung psychosozialer Belastungsfaktoren. Hier kommt es zu Überschneidungen mit der Medizin – beide Berufsgruppen arbeiten mit denselben Instrumenten.

Störungsbilder der Kinder- und Jugendpsychiatrie werden auf der Grundlage des ICD-10 nach dem Multiaxialen Klassifikationsschema (MAS, deutsche Bearbeitung durch Remschmidt et al., 2001) 6-achsig diagnostiziert (nur bei Kleinkindern kommt das Klassifikationsschema „Zero to Three" zur Anwendung). Das MAS verlangt die Einstufung eines Kindes auf 6 Achsen: Klinisch-psychiatrisches Syndrom (Achse 1), Umschriebene Entwicklungsstörungen (Achse 2),

Intelligenzniveau (Achse 3), Körperliche Symptomatik (Achse 4), Assoziierte aktuelle abnorme psychosoziale Umstände (Achse 5), Globalbeurteilung der psychosozialen Anpassung (Achse 6). Achse 4 ist der Medizin vorbehalten, Achse 2 und 3 der Psychologie, während die anderen Bereiche von beiden Berufsgruppen zu klären sind. Das MAS berücksichtigt die gegenseitigen Verbindungen intellektueller, emotionaler und sozialer Prozesse im Kindesalter. Beeinträchtigungen in einer dieser Funktionen irritieren die Entwicklung der anderen. Das ist der Grund dafür, dass auf entwicklungsdiagnostische und neuropsychologische Untersuchungen vielfach nicht verzichtet werden kann und bis heute ein großer Bedarf nach Klinisch-psychologischen Befunden besteht.

Von qualitätssichernder Bedeutung bei ärztlichen Zuweisungen sind dezidierte Fragestellungen an die Psychologie. Diese betreffen differentialdiagnostische Fragen (bei unklaren Zustandsbildern sowie bei Diagnosen, die ohne psychologische Untersuchung nicht gestellt werden sollten) als auch Fragen nach dem Vorhandensein einzelner psychopathologischer Auffälligkeiten bzw. deren Ausprägung. Sie beinhalten im Sinne einer ganzheitlichen Betrachtung, das heißt biopsychosozialer Modellvorstellungen, körperlich-physiologische, kognitive, emotionale und soziale Prozesse – stets unter systemischer Betrachtungsweise.

Fragestellungen dienen als Grundlage für die Auswahl der Untersuchungsverfahren. Die Untersuchung dauert – je nach Komplexität der Probleme – vier bis acht Stunden, die auf mehrere Tage verteilt sind.

Handelt die PsychologIn fallführend, ist die Untersuchung als ein komplexer Prozess zu verstehen, der Anamnese, Exploration der PatientIn, seiner Angehörigen sowie eventuell wichtiger Personen aus dem Lebensumfeld der PatientIn, berücksichtigt. Sie wird bei Bedarf die PatientIn anderen Berufsgruppen (ÄrztInnen, PhysiotherapeutInnen etc.) vorstellen, außerklinische Institutionen (Schule, Amt für Jugend und Familie) kontaktieren, interdisziplinäre Helferkonferenzen einberufen, eine stationäre Aufnahme vorbereiten bzw. ambulante Behandlungen einleiten. Die parallele Arbeit mit den Bezugspersonen ist unter Berücksichtigung des Alters der PatientIn obligatorisch.

Im Folgenden sollen beispielhaft die Aufgaben der Klinischen PsychologInnen skizziert werden.

2. Klinisch-pychologische Diagnostik im ambulanten Bereich

Der ambulante Bereich der Klinik für Kinder- und Jugendpsychiatrie besteht derzeit aus einer Allgemeinambulanz und vier Spezialambulanzen: Forensikambulanz, Ambulanz für Essstörungen, Kopfschmerzambulanz, Ambulanz für Störungen aus dem Zwangsspektrum.

2.1. Klinische Psychologie in der Allgemeinambulanz

Die Zusammenarbeit zwischen PsychologInnen und ÄrztInnen erfolgt im ambulanten Bereich auf kollegialer Basis. PsychologInnen sind in die Organisation integriert; ihre Aufgaben liegen, wie bereits erwähnt, sowohl in der eigenständigen Fallarbeit, als auch in der Durchführung klinisch-psychologischer Untersuchungen (üblicherweise testpsychologischer) nach ärztlicher Zuweisung.

Eltern (oder andere erziehungsberechtigte Personen) konsultieren die Ambulanz aufgrund verschiedener Auffälligkeiten ihres Kindes/Jugendlichen. Diese betreffen häufig die (unzureichenden) Schulleistungen, den Schulbesuch beziehungsweise dessen Verweigerung, das Interaktionsverhalten (Rückzug, Schüchternheit, Aggression), Suizidalität und Parasuizidalität und vieles andere.

Aufgabe der ambulanten Untersuchung ist es, die Problematik bezüglich ihrer Akuität einzuschätzen, dahinter liegende psychische Störungen zu identifizieren, biopsychosoziale Bedingungsmodelle zu entwerfen, um daraus den Behandlungsplan zu entwickeln. Testpsychologische Untersuchungen der intellektuellen Leistungsfähigkeit, der Teilleistungen und Exekutivfunktionen, des Temperaments, der sozialen Wahrnehmung werden gezielt eingesetzt. Störungsspezifische Verfahren ergänzen das Repertoire. Es gibt – außer in der Forschung – keine „Routinetestbatterie".

Projektive Materialien dienen in erster Linie der Kommunikation mit dem Kind, manchmal auch der Hypothesenbildung.

In Zusammenarbeit mit der Medizin muss immer wieder auf die Möglichkeiten bzw. Sinnhaftigkeit einer Testuntersuchung hingewiesen werden. Manche Verdachtsdiagnosen, wie z.B. die einer Aufmerksamkeitsstörung, lassen sich nur durch einen Test verifizieren (Continous Performance Verfahren, z.B nach Knye et al., 2003), andere Störungen (z.B. Angststörungen) allein durch das Gespräch. Für letzteres sind beide Berufsgruppen ausgebildet.

2.2. Klinische Psychologie im Rahmen der Forensikambulanz

Im Rahmen der Spezialambulanz für Forensik erfolgt die Einbeziehung der klinischen Psychologie unter Berücksichtigung der Erkenntnisse aus dem Bereich der forensischen Psychologie. Bei den hier vorgestellten PatientInnen handelt es sich mehrheitlich um Kinder und Jugendliche, denen unterschiedliche Formen von Gewalt, wie etwa physische, sexuelle, psychische, direkt oder in Form einer Zeugenschaft, widerfahren sind. Neben routinemäßig eingesetzten Untersuchungsverfahren werden vermehrt die Exploration, altersabhängig das zu beobachtende Spielverhalten, sowie themenfokussierte Untersuchungsverfahren eingesetzt. Somit ist neben der Fähigkeit, sich verbal entsprechend auszudrücken, das Ausmaß tatsächlich erlebter Gewalt abzuklären, ebenso wie darauf rückführbare psychische Störungsbilder, wie etwa die akute oder posttraumatische Belastungsstörung. Aber nicht nur die diagnostische Abklärung etwaiger Opfer, sondern auch Jugendliche, die eine strafbare Handlung gesetzt haben, werden, wenn auch in einem deutlich geringeren Ausmaß, im Rahmen dieser Ambulanz vorstellig. Die kognitiven Fähigkeiten und die damit in Verbindung stehende Einsichtsfähigkeit in ihr rechtswidriges Verhalten sind abzuklären, wobei ebenso der psychosoziale Entwicklungsstand zu berücksichtigen ist.

Die Zuweisung zur Forensikambulanz erfolgt entweder über die Allgemeinambulanz, oder wird durch andere Kliniken, wie etwa die Kinderklinik, die Kinderchirurgie oder die kindergynäkologische Ambulanz veranlasst. Wie auch in der Allgemeinambulanz ist zur Einholung wichtiger Informationen die Zusammenarbeit mit der Jugendwohlfahrt, die Kinder- und Jugendanwaltschaft sowie die Kontaktnahme mit Justiz und Kriminalpolizei oftmals notwendig. Bei Bedarf einer weiterführenden Behandlung werden PatientInnen an entsprechende Institutionen verwiesen.

2.3. Klinische Psychologie in der Ambulanz für Kopfschmerzerkrankungen

Auf der Grundlage biopsychosozialer Modellvorstellungen betreffen diagnostische Fragen in erster Linie Qualität und Quantität bestehender Stressoren, die durch das ärztliche Gespräch nicht zu erfassen sind: schulische Überforderung (z.B. aufgrund von Teilleistungsschwächen), intrapsychische Konflikte bei Jugendlichen, Probleme im Bereich der Entwicklungsaufgaben, mangelnde Fähigkeit zur Stressverarbeitung.

2.4. Klinische Psychologie in der Ambulanz für Essstörungen

Im Rahmen dieser Ambulanz werden bis auf die Adipositas sämtliche Essstörungen behandelt.

Die psychologische Diagnostik dient hierbei der Erfassung neuropsychologi-

scher Störungen aufgrund der Gewichts-
abnahme anorektischer PatientInnen,
Störungen des Körperschemas, der Feststellung von Persönlichkeitsmerkmalen,
die Entstehung und Aufrechterhaltung
der Symptomatik einer Essstörung begünstigen. Familiendynamische Einflüsse
werden berücksichtigt.

2.5. Ambulanz für Zwangsstörungen

Entsprechend aktueller Störungsmodelle werden sowohl neuropsychologische
Funktionen als auch psychosoziale Bedingungen zu erfassen sein. Die sehr geringe Tendenz zur Selbstöffnung dieser
PatientInnengruppe verlangt von den
klinischen PsychologInnen nicht nur ausreichendes Störungswissen sondern eine
besondere Feinfühligkeit in Testvorgabe
und Gesprächsführung.

3. Klinisch-psychologische Tätigkeit im stationären Bereich

An der Klinik für Kinder- und Jugendpsychiatrie gibt es zwei stationäre Bereiche
(inklusive 4 Betten nach Richtlinien des
Unterbringungsgesetzes) sowie einen
teilstationären Bereich (Tagesklinik).

Diagnostik und Behandlung erfolgen
interdisziplinär. Jeder Station ist eine klinische Psychologin dauerhaft zugeordnet. Ihre Aufgaben liegen sowohl in der
Diagnostik des aktuellen Zustandsbildes
und dessen Verlauf, der Behandlungsplanung, gegebenenfalls auch der Therapie
selbst. Letzteres ist Schwerpunkt im ta-
gesklinischen Bereich (Einzelarbeit mit
den PatientInnen und/oder den Eltern,
Gruppentherapien).

Die Teilnahme an den täglichen Visiten
und Fallkonferenzen ist verpflichtend. In
diesem Rahmen erfolgen die Zuweisungen zu Untersuchungen, die Kommunikation der Ergebnisse, die Besprechung
von Behandlungsverläufen. Die PsychologInnen sind in die Erarbeitung von
Stationskonzepten und deren Evaluation
integriert.

4. Einige typische Störungsbilder

Die ICD 10 behandelt unter F8 und F9
„altersspezifische" Störungen; diese werden von „nicht entwicklungsabhängigen"
Störungen unterschieden.

Als altersabhängig gelten

– Entwicklungsstörungen (Achse 2 im
  MAS),
– die tiefgreifenden Entwicklungsstö-
  rungen: alle Varianten des Autismus
– Verhaltens- und emotionale Störun-
  gen mit Beginn in der Kindheit und
  Jugend:
– Hyperkinetische Störungen,
– Störungen des Sozialverhaltens,
– Emotionale Störungen des Kindes-
  alters (z. B. Emotionale Störung mit
  Trennungsangst, Phobische Störung
  des Kindesalters, Störung mit sozialer
  Ängstlichkeit des Kindesalters),
– Störungen sozialer Funktionen mit Be-
  ginn in der Kindheit und Jugend (z. B.
  elektiver Mutismus; Bindungsstörun-
  gen)
– Ticstörungen
– Andere Verhaltens- und emotionale
  Störungen mit Beginn in der Kindheit
  und Jugend (z. B. Enuresis, Enkopresis,
  Pica)

Ein Großteil der altersunabhängigen Störungen tritt im Kindes- bzw. Jugendalter
ebenfalls auf, wenngleich oft mit altersty-
pischer Merkmalsausprägung und auch
geringerer Häufigkeit.

4.1. Emotionale Störung mit Trennungsangst

Unter den altersabhängigen emotionalen
Störungen gilt die emotionale Störung mit
Trennungsangst als die Angststörung des
Kindesalters.

Die Symptome

Eine übermäßige Angst vor der Trennung
von Bezugspersonen:

dass diese fortgehen und nicht zurück-kehren; dass das Kind von einer engen Bezugsperson getrennt werden könnte; Wunsch, stets mit dieser zusammen zu sein, Wutanfälle oder körperliche Beschwerden bei antizipierter oder tatsächlicher Trennung, vielfach Schulverweigerung.

Entwicklungsverlauf

Erste Auffälligkeiten zeigen sich bereits im Vorschulalter, wenn sich die Eingliederung in den Kindergarten dramatisch gestaltet oder misslingt. Auch in der Schule fühlt sich das Kind nicht wohl. Massive Ängste werden aktiviert, wenn Ausflüge oder Schikurse stattfinden; diese werden in der Regel vermieden. Es gelingt dem Kind nicht, sich in die peer group zu integrieren, denn es ist am liebsten zu Hause, in der Nähe seiner Bezugsperson, meist ist es die Mutter. Es weigert sich erfolgreich, allein oder mit anderen Personen zu Hause zu bleiben, selbst wenn es diese gut kennt. Die Eltern haben wenig Chance auszugehen.

In der Adoleszenz entstehen Konflikte mit den Entwicklungsaufgaben. Der Ablösungsprozess erfolgt krisenhaft, gelingt auch nicht immer. Nicht selten bleiben die (zu) engen Beziehungen bis weit ins Erwachsenenalter bestehen.

Als Erwachsene haben die Betroffen ein erhöhtes Risiko, eine Angststörung zu entwickeln.

Epidemiologie: Zwischen 1 und 3 % liegt die Häufigkeit des Auftretens dieses Störungsbildes. Im Gegensatz zu anderen Angststörungen finden sich bei der emotionalen Störung mit Trennungsangst keine Geschlechtsunterschiede.

Komorbiditäten: Finden sich mit Depressionen, Substanzmissbrauch, Hyperkinetischen Störungen, Störung des Sozialverhaltens mit oppositionellem, aufsässigem Verhalten.

Bedingungsmodell

Prädispositionen

– familiäre Bedingungen: gehäuftes Auftreten von Angsterkrankungen in der Familie über Generationen; unsichere (konditionale) Bindungen; ein Erziehungsstil, der die Selbständigkeitsentwicklung (Angsttoleranz und Strategien der Angstbewältigung, soziale Kompetenz etc.) verhindert;
– Trennungserfahrungen

Als aufrechterhaltend findet sich eine Persistenz des überfürsorglichen oder dominierenden Erziehungsstils, fehlende soziale Kompetenzen mit Problemen in der peer group, ein Mangel an Strategien zur Angstbewältigung.

Aufgabe der Klinischen Psychologie

Die Diagnoseerstellung erfolgt in erster Linie mittels klinischer Exploration des Kindes und seiner Bezugspersonen (Einzelgespräche; Familiendiagnostik). Eine ausführliche testpsychologische Untersuchung ist nur bei PatientInnen mit Schulverweigerung indiziert, da es sich dabei um ein komplexeres Störungsbild handelt, das auch Leistungsaspekte beinhalten kann.

Die klinisch-psychologische Behandlung in mehreren Settings (fakultativ Einzelarbeit mit dem Kind, Gruppentherapie, Elternberatung, Paarberatung, Familientherapie und andere) ist Hauptaufgabe der Klinischen PsychologInnen.

4.2. Störungen des Sozialverhaltens

Die Symptome

Eine Störung des Sozialverhaltens ist gekennzeichnet durch schwer aggressives Verhalten gegenüber Menschen (Schlägereien, Benützung von Waffen u. ä.) und Tieren (Quälereien), Zerstörung von Eigentum (z. B. Brandstiftung), Betrug und Diebstahl sowie durch schwere Regelverstöße (massives Schuleschwänzen).

Das ICD unterscheidet je nach Kontext

- *Auf den familiären Rahmen beschränk-te Störung des Sozialverhaltens* (die Auffälligkeiten treten fast ausschließlich im Rahmen der Familie auf)
- *Störung des Sozialverhaltens bei fehlenden sozialen Bindungen* (Auffälligkeiten sind mit deutlichen Beziehungsproblemen kombiniert)
- *Störung des Sozialverhaltens bei vorhandenen sozialen Bindungen* (die Auffälligkeiten treten gemeinsam mit der peer group auf),
- *Störung des Sozialverhaltens mit oppositionellem, aufsässigem Verhalten* (Trotz, provokantes und aufsässiges Verhalten ohne schwere Aggressivität, jedoch von schweren Wutausbrüchen begleitet, stehen im Vordergrund).
- *Kombinierte Störung des Sozialverhaltens und der Emotionen* (Symptome der Störung des Sozialverhaltens in Kombination mit Symptomen einer emotionalen oder Befindlichkeitsstörung).

Entwicklungsverlauf

Spätestens beim Schuleintritt wird deutlich, dass das Kind auf die Anforderungen in Zusammenhang mit der Schule nicht ausreichend vorbereitet ist. Aufgrund von vorschulischen Förderungsmängeln zeigt sich eine geringe Lern- und Anstrengungsbereitschaft. Soziale und Selbstregulationsfertigkeiten sind nicht altersentsprechend entwickelt. Das Kind erlebt sich als unbegabt, da die Schulleistungen schlecht sind, es kann sich mit der Schule kaum identifizieren. Aggression (gegenüber SchülerInnen und LehrerInnen) dient als Bewältigungsstrategie, führt jedoch zu einer allmählichen Zurückweisung von Seiten der Gruppe. Es sucht sich Freunde, die ihm ähnlich sind. Aufgrund eigener psychosozialer Belastungen sind die Eltern nur beschränkt imstande, das Kind im Leistungsbereich zu unterstützen, oder gemeinsam mit den LehrerInnen ein Konzept zu entwickeln, das die soziale Entwicklung des Kindes stimulieren kann. Die Beziehungen zwischen Schule und Eltern werden negativ; die Hilflosigkeit der Familie führt zur Ablehnung des Kindes. In der Frühadoleszenz eskalieren die Probleme zwischen dem Jugendlichen, seiner Familie und der Schule. Häufiges Schuleschwänzen oder Schulabbruch sind die Folge. Die weitere Ausbildung ist massiv gefährdet. Die meist deviante peer group stellt keine Ressource dar.

Es besteht ein hohes Risiko, als Erwachsener eine dissoziale Persönlichkeitsstörung oder Depression zu entwickeln. Substanzmissbrauch tritt gehäuft auf.

Epidemiologie: die Resultate einzelner Untersuchungen schwanken, es wird von einer ungefähren Prävalenzrate von 10 % ausgegangen. Das Störungsbild findet sich deutlich häufiger bei Knaben (2:1 bis 6:1).

Komorbiditäten: gehäuftes gemeinsames Auftreten mit Aufmerksamkeitsdefizit/Hyperaktivitätsstörung, mit Angststörungen, Depression; bei Jugendlichen mit Substanzmissbrauch.

Störungsmodell

Als Prädispositionen gelten auf biologischer Ebene Störungen der Exekutivfunktionen, der sozialen Wahrnehmung sowie Temperamentsfaktoren, die mit negativen psychosozialen Variablen interagieren. Entsprechend den Bereichen der Achse V im MAS lassen sich abnorme intrafamiliäre Beziehungen (Mangel an Wärme, Disharmonie in der Familie, Misshandlungen), psychische Störungen und Abweichungen in der Familie (klinisch relevante Störungsbilder, Delinquenz), abnorme Erziehungsbedingungen (z. B. unzureichende Aufsicht), abnorme Umgebungsfaktoren (Armut) sowie gehäuft belastende Lebensereignisse extrahieren. Familiäre Modelle haben Bedeutung.

Als aufrechterhaltende Bedingungen gelten nicht nur die bereits bestehenden Risikofaktoren sondern auch deren Folgen wie fehlender Schulabschluss,

Probleme der weiteren Ausbildung, Arbeitslosigkeit. Ein Anschluss an deviante Gruppen mit ähnlicher Problematik führt zu sozialer Verstärkung von Risikoverhaltensweisen. Drohende Einsamkeit wird durch Stimulationen auf verschiedenen Ebenen (Substanzmissbrauch, gewaltbezogene Computerspiele) verhindert.

Störungsspezifische Diagnostik

Wie auch bei der Abklärung anderweitiger psychischer Störungsbilder ist die Exploration des Kindes bzw. Jugendlichen, dessen Eltern, der Familie, oft auch der Lehrer, als notwendig zu erachten. Eine differenzierte Einschätzung der belastenden Lebensumstände (Achse V) ist für die Behandlungsplanung erforderlich.

Ziele der Exploration sind die Diagnoseerstellung (Störung des Sozialverhaltens und bestehender Komorbiditäten), die Feststellung des Ausmaßes der Symptome und eventuelle Folgen (z. B. bestrafte Delinquenz und/oder Dunkelfelddelinquenz), der Entwurf eines Bedingungsmodells, die Ressourcenanalyse.

Testpsychologisch ist von einer umfassenden Untersuchungsbatterie auszugehen, die kognitive Prozesse (Intelligenz, Exekutivfunktionen), emotionale (Wahrnehmung, Emotionsregulation), soziale (Empathie, soziale Kompetenz, Bindungssicherheit) und biologische (Temperament) beinhaltet.

Aggressivität tritt auch bei vielen anderen Störungen auf: z. B. bei posttraumatischen Belastungsreaktionen oder Anpassungsstörungen, als Teil der kindlichen Depression, einer Manie, einer Adoleszenzkrise. Differentialdiagnostische Abgrenzungen sind ebenfalls Resultat der Untersuchung.

Aufgabe der Klinischen Psychologie

Da es sich um eine extreme Risikogruppe handelt, ist eine ausführliche klinische und testdiagnostische Untersuchung notwendig. Der zu entwickelnde Behandlungsplan wird alle Systeme beinhalten; eine Einzelarbeit mit der PatientIn (klinisch-psychologisch oder psychotherapeutisch) wäre absolut unzureichend.

4.3. Formen der Depression im Kindes- und Jugendalter

Die Depression zählt im ICD zu den altersunabhängigen Störungen. Dieses Störungsbild blieb in der Kinderpsychiatrie lange Zeit fast unbeachtet. Das hat sich in den letzten zwanzig Jahren geändert. Heute gilt die kindliche Depression als typisches Beispiel für jene Erkrankungen, die alterstypische Manifestationen aufweisen, d. h. Merkmale zeigen, die bei älteren Jugendlichen und Erwachsenen nicht mehr beobachtbar sind.

Alterstypische Symptome
(siehe Leitlinien für Diagnostik und
Therapie der Deutschen Gesellschaft
für Kinder- und Jugendpsychiatrie
und Psychotherapie, AWMF online)

Kleinkindalter

- wirkt traurig
- ausdrucksarmes Gesicht
- erhöhte Irritabilität
- gestörtes Essverhalten
- Schlafstörungen
- selbststimulierendes Verhalten: Jactatio capitis, exzessives Daumenlutschen
- genitale Manipulationen
- auffälliges Spielverhalten: reduzierte Kreativität und Ausdauer
- Spielunlust
- mangelnde Phantasie

Vorschulalter (3–6 Jahre)

- trauriger Gesichtsausdruck
- verminderte Gestik und Mimik
- leicht irritierbar und äußerst stimmungslabil
- mangelnde Fähigkeit, sich zu freuen
- introvertiertes Verhalten, aber auch aggressives Verhalten
- vermindertes Interesse an motorischen Aktivitäten
- Essstörungen bis zu Gewichtsverlust/-zunahme
- Schlafstörungen: Alpträume, Ein- und Durchschlafstörungen

Schulalter

– Verbale Berichte über Traurigkeit
– suizidale Gedanken
– Befürchtungen, dass Eltern nicht genügend Beachtung schenken
– Schulleistungsstörungen

Pubertäts- und Jugendalter

– vermindertes Selbstvertrauen
– Apathie, Angst, Konzentrationsmangel
– Leistungsstörungen
– zirkadiane Schwankungen des Befindens
– psychosomatische Störungen
– Kriterien der depressiven Episode
– psychische und somatische Symptome
  zu früherem Zeitpunkt vorhanden

Entwicklungsverlauf

Depressive Kinder sind stille, zurückhal-
tende Kinder, die kaum auffallen. Ihre
Gedanken und Gefühle bleiben – auch
den Eltern – verborgen. Sie sind antriebs-
los; dies zeigt sich beim Spielen und Lernen. Sie brauchen lange, bis sie mit etwas
beginnen, es macht aber auch keine
Freude. Weniges interessiert. Steigende
Anforderungen von Seiten der Schule
fordern sukzessive mehr Einsatz- und Anstrengungsbereitschaft, die irgendwann
nicht mehr zu erbringen sind. Es kommt
zu Leistungsabfällen, zum Schulabbruch.
Die Betroffenen können sich kaum vorstellen, ihr künftiges Leben irgendwann
einmal zu genießen, nicht zuletzt, weil
soziale Beziehungen aufgrund der emotionalen Einschränkung unbefriedigend
sind und das Selbstbild, trotz objektiv
erfolgreicher Erlebnisse, negativ bleibt.
Neben passageren Bewältigungsversu-
chen, wie z.B. erhöhtes Risikoverhalten,
entsteht allmählich der Wunsch, nicht zu
leben.

Epidemiologie: Im Vorschul- und Schulalter werden Prävalenzraten zwischen 1
und 2 % angenommen. Ein deutlicher An-
stieg zeigt sich ab 11 Jahren, von diesem
Zeitpunkt an findet sich eine kontinuierliche Zunahme. In der Adoleszenz haben
Mädchen ein deutlich höheres Risiko, an
einer Depression zu erkranken.

Störungsmodell

Aktuelle Störungsmodelle sehen die
(kindliche) Depression als Resultat von
Auffälligkeiten im Bereich der neuroen-
dokrinologischen und Transmittersyste-
me. Das wiederum ist das Resultat eines
Zusammenwirkens genetischer, physiologischer und psychosozialer Faktoren.
Bezogen auf die Lebenssituation eines
Kindes werden Überforderungen durch
Entwicklungsaufgaben, life events (speziell Verlusterlebnisse, aber auch andere
Traumatisierungen), Temperamentsfaktoren, Probleme im Bereich sozialer und
allgemeiner Problemlösekompetenzen
betont.

Aufgaben der Klinischen Psychologie

Eine erste Aufgabe besteht zunächst in
einer multiaxialen Abklärung durch Exploration der Eltern, vor allem aber des
Kindes. Für 6 – 12jährige ist die Child
Depression Rating Scale (CDRS, deutsche Übersetzung von Steinhausen,
2000) das zu bevorzugende Verfahren,
die Verdachtsdiagnose zu erhärten, und
auch den Schweregrad einer Depression
zu bestimmen. Depressions-Fragebögen
können unterstützen. Eine ausführliche
psychopathologische Untersuchung ist
ebenso notwendig wie eine genaueste
Analyse von Suizidalität und Parasuizidalität. Es wird auch die Frage zu beantworten sein, ob es sich um ein eigenständiges
Krankheitsbild handelt, ob komorbid andere Störungen bestehen, ob die Depressivität als Folge anderer Erkrankungen
(z.B. Angststörungen, Zwangsstörungen,
Essstörungen, Störungen des Sozialverhaltens, Aufmerksamkeitsdefizit-/ Hyper-
aktivitätsstörung, Substanzmissbrauch)
oder als Entwicklungskrise zu sehen ist.
Ebenso ist zu berücksichtigen, dass sich
im Kindes- und Jugendalter Anpassungsstörungen psychopathologisch ähnlich
manifestieren.

Testpsychologisch ist eine Untersuchung der Exekutivfunktionen empfehlenswert.

5. Zusammenfassung

Klinisch-psychologische Diagnostik und Behandlung sind essentieller Bestandteil jeder kinder- und jugendpsychiatrischen Institution. Viele Fragen lassen sich ausschließlich durch psychologische Untersuchungen klären. Untersuchungs- und Behandlungsrepertoire orientieren sich stets am aktuellen Störungswissen; regelmäßige Fortbildungen müssen gewährleistet sein. Auch erscheint es aus Sicht der klinischen Psychologie im Rahmen der Kinderpsychiatrie wichtig, Kinder bereits bei Verdachtsmomenten einer etwaigen Verhaltensauffälligkeit auch im Hinblick auf den Präventionsgdanken frühzeitig einer entsprechenden psychologischen Abklärung zu zuführen. Um dieses Wissen auch umfassend an ärztliche KollegInnen transferieren zu können, die oftmals für besorgte Eltern erste Ansprechpersonen sind, bedarf es einer entsprechenden Wissensvermittlung an zukünftige ÄrztInnen im Rahmen des Medizinischen Curriculums.

6. Literatur

Bundesarbeitsgemeinschaft leitender Klinikärzte f. Kinder- u. Jugendpsychiatrie u. Psychotherapie u.d. Berufsverband der Ärzte für Kinder- und Jugendpsychiatrie und Psychotherapie, Dt. Gesellschaft f. Kinder- u. Jugendpsychiatrie u. Psychotherapie (Hrsg.)

Leitlinien zur Diagnostik und Therapie von psychischen Störungen im Säuglings-, Kindes- und Jugendalter. Deutscher Ärzte-Verlag, 2007

Deutsche Gesellschaft für Kinder- und Jugendpsychiatrie und Psychotherapie. Leitlinien für Diagnostik und Therapie. AWMF online

Knye, M., Roth, N., Westhus, W. & Heine, A. CPT. Continuous Performance Test. Hogrefe- Verlag (2003)

Steinhausen HC. Deutsche Übersetzung der Children's Depression Rating Scale (CDRS) nach Poznanski E.O., Hartmut B. Mokros, Ph.D. (2000)

Remschmidt, H, Schmidt, M, Pouska, F. Multiaxiales Klassifikationsschema für psychische Störungen des Kindes- und Jugendalters nach ICD-10 der WHO. 4. Aufl. Huber-Verlag (2001)

Unnewehr, S., Schneider, S. Markgraf J. (Hrsg.). Kinder-DIPS. Diagnostisches Interview bei psychischen Störungen im Kindes- und Jugendalter. Springer-Verlag (1998)

Klinische Psychologie in der Orthopädie

Georg Fraberger, Martin Dominkus

1. Einleitung

An der Wiener Universitätsklinik für Orthopädie stellt die Behandlung von Tumorerkrankungen des Skelettsystems einen Schwerpunkt dar, für den die Klinik Weltruf genießt. Diese Erkrankungen betreffen einerseits Kinder und junge PatientInnen, die an primär malignen Knochensarkomen erkranken, andererseits PatientInnen mittleren und höheren Lebensalters, die häufig mit Absiedlungen im Skelettsystem von Tumoren anderer Organe konfrontiert sind.

Die Nachricht von einer bösartigen Erkrankung versetzt jeden Menschen in einen Ausnahmezustand, der besonderer Zuwendung seitens des Pflegepersonals und des ärztlichen Personals auf einer solchen Abteilung bedarf. Die Einbindung einer zusätzlichen psychologischen Betreuung dieser PatientInnen ist deshalb weltweit zum Qualitätsstandard geworden. Auch die Universitätsklinik für Orthopädie bietet eine psychologische Betreuung ihrer PatientInnen während des emotionalen Bearbeitungsprozesses – von der Diagnose einer Erkrankung bis hin zur direkten therapeutischen Intervention. Doch nicht nur PatientInnen mit Tumorerkrankungen, auch alle anderen PatientInnen, die unter zum Teil chronischen Schmerzen des Skelettsystems lei-

den, bedürfen einer erstklassigen medizinischen Diagnose und Therapie ebenso wie der Einbeziehung eines geschulten PsychologInnenteams. Es ist daher unbedingt erforderlich, die weitere Intensivierung der psychologischen Betreuung voranzutreiben. Einen Einblick in das spezielle Aufgabengebiet der Psychologie in der Orthopädie gibt der folgende Artikel.

Die Zuweisung von PatientInnen an orthopädische Abteilungen erfolgt bei Erkrankungen des Stütz- und Bewegungsapparats, welche mit Schmerzen und/ oder Veränderungen der Bewegungsabläufe einhergehen. Oft sind damit eine Veränderung des Körperbildes sowie ein Verlust der Selbstständigkeit verbunden. Während Hüft- und Knieprothesen eine Gehunfähigkeit beinahe gänzlich wieder aufheben, spricht man bei länger andauernden Funktionsstörungen von einer Behinderung.

Personen mit chirurgisch veränderten Gliedmaßen müssen nicht nur neue Bewegungsabläufe erlernen, sondern auch einen Anpassungsprozess in der Gesellschaft durchlaufen. Sowohl der veränderte Bewegungsablauf als auch die soziale Anpassung setzt neue Gedankenmuster voraus. Dieser Prozess kann eine enorme psychische Belastung darstellen. Je nach Art der Erkrankung, der Beschwerden oder Einschränkungen konzentriert sich

Tab. 1. Klinisch-psychologische Schwerpunkte in der Orthopädie

Klinische Psychologie Fächer				
Diagnostik	Psycho-onkologie	Kinder-psychologie	Geronto-psychologie	Rehabilitation und Sport
Orthopädisch relevante klinisch-psychologische Schwerpunkte innerhalb der Disziplin				
Abklärung der Krankheits-bewältigung psychisches Zustandsbild Messung von Behandlungs-erfolgen Schmerz Compliance	Diagnose Krebs Information zu Tumorart und Behandlung psychischer Einfluss Betreuung prä- und postoperativ palliative Medizin	Knochentumor im Kindesalter Wachstums-störungen angeborene Fehlbildung Elternberatung Krankheit als Reaktion auf Umweltfaktoren	Umgang mit Schmerz und Verlust Gesundheit und Selbstständigkeit Motivation Hilfe Annehmen können Durchgangs-syndrom	neue Bewegung - neues Denken neues Körperbild neues Rollenbild Partnerschaft und Sexualität Akzeptanz von Situation und Hilfsmitteln
Behandlung und Betreuung anhand kognitiver Therapie zur Identifizierung und Änderung vorhandener Denkmuster. Aufarbeitung problematischer Inhalte durch Spieltherapie, Filmpräsentation, Bilderbücher, Demonstrationsvideos (z.B. einer Umkehrplastik), Broschüren, Rehab-Ausflüge etc..				

die klinisch-psychologische Behandlung deshalb primär auf die aus der Krankheit sich ergebende psychische Belastung. Ein Aufgabenfeld der PsychologInnen besteht darin, die individuelle Belastbarkeit der PatientInnen zu erkennen und Copingstrategien zu entwickeln. Auf diese Weise wird der Anpassungsprozess an eine Krankheit oder Behinderung, an die Behandlung und deren Nebenwirkungen überhaupt erst ermöglicht beziehungsweise erleichtert (siehe Tab. 1).

2. Diagnostik

Die klinisch-psychologische Diagnostik gibt nicht nur Auskunft über Stärken und Schwächen von PatientInnen, sondern kann auch bei der Wahl weiterer Behandlungsmethoden eine Rolle spielen. Sie sollte sich dabei an den medizinischen Schwerpunkten der jeweiligen Abteilung orientieren und mindestens drei Aspekte umfassen:

– Abklärung des psychischen Zustandsbildes (Belastungsreaktion, Depression, Fatigue etc.)
– Abklärung der kognitiven Stärken und Schwächen (Leistungstests, Selbstwert etc.)
– Identifizierung von Korrelaten zwischen Erkrankung, Behandlungserfolg und Verhalten (Psyche)

Jedes diagnostische Verfahren sollte den Zeitpunkt einer Erkrankung sowie die Umstände des Krankenhausalltags unbedingt berücksichtigen.

2.1. Die Abklärung der Krankheitsbewältigung

In der klinisch-psychologischen Betreuung ist die Frage zu klären, ob und inwieweit eine erfolgreiche Bewältigung der durch eine Erkrankung entstandenen Situation stattfindet. Horrowitz (1993) unterscheidet hier zwischen „normaler" und „pathologischer" Reaktion. Die normale Reaktion auf die Übermittlung einer schwerwiegenden Diagnose läuft in folgenden Phasen ab:

1. Emotionaler Ausbruch
2. Verleugnen
3. Aufdrängen
4. Durcharbeiten
5. Abschließen

Eine pathologische Reaktion ist gekennzeichnet durch eine emotionale Überwältigung der PatientInnen, eventuell in Form von Panik und Erschöpfung. Wenn PatientInnen sich von krankheitsbezogenen Gedanken überfordert fühlen, kann daraus ein Verhalten der Vermeidung entstehen. An Stelle des Durcharbeitens kommt es dann unter Umständen zu einer psychosomatischen Reaktion oder zu Persönlichkeitsstörungen. Seit den Sechzigerjahren steht die Befragung der PatientInnen, mithin deren Sichtweise der Krankheit und Bewertung der Behandlung, im Vordergrund der klinischen Psychologie (Marquardt et al.,1976). Wie schätzen PatientInnen sich und ihre Erkrankung sowie die möglichen Auswirkungen der Erkrankung auf den Alltag ein? Deckt sich diese Sichtweise mit der der behandelnden ÄrztInnen und des übrigen Behandlungsteams? Diese Fragen müssen geklärt werden. Die Sichtweise der PatientInnen ist von Bedeutung, weil sie das Handeln bestimmt und somit in einem direkten Zusammenhang zum Erfolg der medizinischen Behandlung steht.

2.2. Psychisches Zustandsbild

Körperliche Erkrankungen können psychische Erkrankungen ebenso nach sich ziehen wie psychische Erkrankungen das Empfinden von Schmerz beeinflussen. Die Frage, ob und welche psychische Erkrankung bei PatientInnen zusätzlich zu einer körperlichen besteht, ist somit essentiell. Es muss aber betont werden, dass PatientInnen nicht zur Abklärung ihres psychischen Zustands in eine Orthopädie aufgenommen werden. Das bedeutet, dass die psychologische Diagnostik hier einer besonderen Handhabung bedarf. Im Gegensatz zu einer psychiatrischen werden an einer orthopädischen Abteilung psychische Diagnosen nicht im Krankenakt vermerkt, die PatientInnen müssen aber über sie informiert werden. Zudem scheint es nicht immer leicht, bestehende psychische Erkrankungen im Spitalsumfeld auch tatsächlich als solche zu erkennen. Beispielsweise stellen die Entfernung eines Tumors, die Amputation einer Gliedmaße etc. derart große Eingriffe dar, dass es auffällig wäre, wenn PatientInnen sich auf der Station so entspannt und gelöst bewegen würden wie im Urlaub. Andererseits wird das Vorliegen einer echten Depression aus diesem Grunde oft nicht erkannt.

Das am häufigsten verwendete Konstrukt zur Erfassung der Erlebensweise von PatientInnen ist die Lebensqualität. Das am häufigsten identifizierte psychische Korrelat von Lebensqualität ist die Depression. Unabhängig von Art der Behinderung und Erkrankung zeigen Studienergebnisse, dass eine niedrige Lebensqualität oft mit einer depressiven Verstimmung zusammenhängt (Dudgeon et al. 2005; Gallagher & Maclachlan, 2004). Zusätzlich spielen das Ausmaß der sozialen Integration, die Fähigkeit, nach der Amputation wieder arbeiten zu können, das Alter und das Selbstbild der PatientInnen sowie die Qualität des zur Verfügung stehenden Informationsangebots eine Rolle.

2.3. Messung von Behandlungserfolg

Im klinischen Alltag ist die Frage, wann von einer erfolgreichen Behandlung gesprochen werden kann, von großer Bedeutung. Abhängig von der Art der Er-

krankung gelten der Fortfall von Schmerzen sowie die Erweiterung der Mobilität
oft als Hauptindikatoren. Schwerwiegen-
dere Erkrankungen, wie z. B. eine Tumorerkrankung oder eine Dysmelie (angeborene Fehlbildung einer oder mehrerer
Gliedmaßen), erfordern jedoch andere
Bewertungssysteme. OrthopädInnen und
klinische PsychologInnen sollten vermehrt differenzierte diagnostische Verfahren zur Messung von Behandlungs-
erfolgen entwickeln. Ende der Sechzi-
gerjahre wurden bei PatientInnen nach
Amputation und Umkehrplastik zwar
Persönlichkeitstests eingesetzt, um den
Effekt dieser Operation auf das weitere Leben aufzuzeigen. Nachdem jedoch
eine Diskrepanz zwischen den erhobenen
Daten und den persönlichen Eindrücken
von PsychologInnen und ÄrztInnen auf-
trat – unauffälligen Testergebnissen standen als depressiv eingestufte PatientInnen gegenüber – wurde vom Einsatz der
Persönlichkeitstests wieder abgesehen
(Marquardt, et al., 1976).

2.3.1. Lebensqualität

Lebensqualität wird seit Beginn der Siebzigerjahre als Maßstab des subjektiven
Erlebens von Krankheit und der Bewertung medizinischer Behandlung verwendet (Angermeyer, et al., 2000). Neben medizinischen Kriterien spielt die subjektive
Perspektive der PatientInnen bei der Beurteilung der Qualität von medizinischen
und pflegerischen Versorgungsleistungen
eine erhebliche Rolle. Das grundlegende
Problem des Konstruktes Lebensqualität
besteht darin, dass der Glaube, gesund
zu sein, sich in einer besseren Lebensqualität zeigt, dass man aber nicht gesund sein muss, nur weil man es glaubt.
Umgekehrt gilt dasselbe: Sich krank fühlen heißt nicht gleich, aus medizinischer
Sicht krank zu sein. Zahlreiche Studien
belegen einen direkten Zusammenhang
zwischen Persönlichkeitsfaktoren wie
Depression, Angst, Neurotizismus und
Lebensqualität. Die Depression manifes-
tiert sich in der Literatur als wesentlicher
Einflussfaktor, sowohl bei der subjektiven

Bewertung von Lebensqualität als auch
bei Coping, Sexualität, Selbstwert und
Schmerzempfinden (Dobkin et al., 2006;
Zahlten-Hinguranage et.al., 2007). Die
subjektiv bewertete Lebensqualität muss
also nicht mit dem Grad der Behinderung
oder dem tatsächlichen Gesundheitszustand übereinstimmen. Auch die Arbeit
von Bradley (2001) zur Lebensqualität bei
Personen mit Diabetes zeigt, dass Personen, die objektiv betrachtet schlechtere
medizinische Werte haben, eine subjektiv
höhere Lebensqualität aufweisen können.

2.4. Schmerz

Das Erleben von Schmerz vollzieht sich
in einer komplexen Wechselbeziehung
zwischen Umweltfaktoren und körperlichen Ursachen. Neurobiologische Studien (Anderson, 2004; Bartholow et al.,
2005) belegen, dass das menschliche
Gehirn nicht zwischen sozialem und
körperlichem Schmerz unterscheiden
kann. Deshalb ist es notwendig, neben
körperlich relevanten Schmerzfaktoren
auch Umweltfaktoren, beziehungsweise deren subjektive Bewertung, zu berücksichtigen. Ziel der klinischen PsychologInnen ist die Identifikation jener
PatientInnen, deren Symptome auf psychische Probleme hindeuten, und die
somit zur Krankengruppe der Psychosomatiker zu zählen sind. Prof. Dr. Peter
Gathmann unterschied 2003 in einem
Vortrag an der Universitätsklinik für Orthopädie zwei Typen von PatientInnen
(Tabelle 2).

Ein psychisch auffälliger Patient sollte
neben einer eher zurückhaltenden schulmedizinischen Behandlung eine intensive
klinisch-psychologische Betreuung erhalten.

2.5. Psychosomatische Störungen

Ein relativ seltenes Phänomen, das jedoch in der Orthopädie durchaus auftritt,
sind Erkrankungen, bei denen PatientInnen nach einer Amputation verlangen,
die medizinisch nicht unbedingt ange-

Tab. 2. Gegenüberstellung eines psychisch unauffälligen und eines psychisch auffälligen Schmerz-patientInnen

	PatientIn psychisch „unauffällig"	PatientIn psychisch „auffällig"
Schmerzlokalisation	eindeutig umschrieben	vage, unklar, wechselnd
Zeit	eindeutige Phasen von Präsenz und Fehlen beziehungsweise Abnahme	permanent, etwa gleich intensiv
Abhängigkeit von Willkürmotorik	vorhanden	fehlt
Reaktion auf Medikamente	pharmakokinetisch plausibel	nicht verständlich
Schmerz und Beziehung	unabhängig voneinander	abhängig voneinander
Schmerzschilderung	Bild passt	inadäquat, z. B. dramatisch
Betonung der Ursache	physisch betont	intelligenzlerisch, ÄrztInnen-jargon
Sprache des Patienten	einfach, klar, nüchtern	vage, unklar, wechselnd
Affekte des Patienten	passen zu geschildertem Schmerz	inadäquat
Affekte des Arztes	ruhig, aufmerksam, einfühlsam	Ärger, Wut, Langeweile, Ungeduld, Verwirrung

zeigt ist, von der sie sich aber ein Ende ihrer Schmerzbelastung versprechen. Die Arbeit der PsychologInnen zielt in diesen Fällen auf Klärung der Frage, ob es sich bei den Schmerzen unter Umständen um eine psychosomatische Störung handelt. Es wird zwischen vier Krankheitsbildern differenziert:

1. „psychopathic self-mutilator": Drang zur Selbstverletzung, Amputation nicht indiziert.
2. „dependence seeker": Amputation wird mit Aufmerksamkeit verbunden, Amputation nicht indiziert.
3. „acrotomophile": sexuelle Funktions-störung, aber keine Störung des gesamten Körperbildes, therapieresistent. Wunsch nach Amputation bezieht sich nur auf den/die SexualpartnerIn, nicht auf die übrigen Lebensbereiche. Amputation ist nicht indiziert.
4. „apotemnophile": In der Literatur wird diese Art von Erkrankung, der ein verändertes Körper- und Selbstbild zugrunde liegt, als einzige angesehen, bei der eine Amputation tatsächlich indiziert sein kann, vergleichbar mit dem Operationswunsch transsexueller Menschen. Die PatientInnen berichten nach einer Operation von einer deut-

lichen Verbesserung ihres Befindens. (Gregg & Smith, 2002).

2.6. Phantomschmerz

Phantomschmerzen existieren je nach Untersuchung bei zwischen 50 % und 100 % der AmputationspatientInnen (Frank und Lorenzoni, 1992; Haug, 2005). Zu ihrer Entstehung gibt es verschiedene Erklärungsansätze. 1. Periphere Theorie: Man geht davon aus, dass die Ursache von Phantomschmerzen im Stumpfende der amputierten Gliedmaße liegt und eine Stumpfkorrektur das Schmerzempfinden beeinflusst (Baumgartner und Botta, 1995, 1997). 2. Spinale Theorie: Es wird vermutet, dass es aufgrund der Amputation zu einem Input-Verlust der sensorischen Nerven kommt. (Baylis und Stannard, 1996). 3. Zentrale Theorie: Der Ursprung von Phantomschmerzen wird in hirnorganischen Prozessen gesehen. 4. Psychologische Theorien sehen einen Zusammenhang zwischen Phantomschmerzen und emotionalen, sozialen und Persönlichkeitsvariablen. Insbesondere negative Copingstrategien sowie depressive Verstimmungen stehen in Zusammenhang mit einer hohen Schmerzintensität und -frequenz (Geertzen, 2001).

3. Tumor – Psychoonkologie

Die Berücksichtigung psychischer Aspekte bei der Tumorbehandlung (Psychoonkologie) kennt unterschiedliche Schwerpunkte. Je nach Stadium der Erkrankung stehen verschiedene Themen im Vordergrund. Eine Tumorerkrankung, die mit Leid, Angst, Kontrollverlust und schmerzhaftem Tod in Verbindung gebracht wird, kann allerdings jegliche Motivation der PatientInnen zur aktiven Mitarbeit bei der Tumorbehandlung verringern.

3.1. Diagnose Krebs

ÄrztInnen als HoffnungsträgerInnen und HeilerInnen sind diejenigen, die die Krankheit erkennen und die Diagnose übermitteln. Und jeder Arzt teilt dabei auch seine eigenen Anschauungen und Erwartungen mit, beziehungsweise gibt diese an PatientInnen weiter. Unbewusst erkennt die PatientIn sofort, ob und inwieweit der/die ÄrztIn selbst eine Diagnose, einen chirurgischen Eingriff etc. positiv oder negativ bewertet. Dieser Prozess der Übertragung und Gegenübertragung ist unumgänglich und nicht willentlich auszuschalten.

3.2. Information zu Tumorart und -behandlung

Die Krankheitsverarbeitung bestimmt die Art der psychologischen Intervention. In der Akutphase scheint die Krisenintervention (keine Psychotherapie!) sinnvoll, um den psychischen Zustand der PatientInnen zu stabilisieren. Bereits in der Reaktions- und Bearbeitungsphase sollten Orientierungshilfen in Form von Information geboten werden. Sachinformation bietet nicht nur die Möglichkeit, eine Tumorerkrankung auf der emotionalen Ebene „neutral" zu verarbeiten, sondern auch die Chance der Neubildung einer subjektiven Krankheitstheorie. Diese Theorie bestimmt das menschliche Verhalten, weil sie die Ursachen der Krankheit, die Annahmen über deren Folgen, deren voraussichtliche Dauer sowie die

Verknüpfung unterschiedlicher Symptome beinhaltet (Filipp und Aymanns, 1997). Im Kontext der medizinischen Behandlung kann die Berücksichtigung des emotionalen Zustandes zusätzlich eine Orientierung bieten – zunächst bei der Frage „Bin ich bei dem richtigen Arzt?", weiters bei der Frage „Werde ich gut/richtig behandelt?".

3.3. Einfluss der Psyche

Bezüglich eines in den 70iger Jahren vermuteten Zusammenhangs von Persönlichkeitsmerkmalen und Krebserkrankung finden sich in der Literatur widersprüchliche Angaben. Studienergebnisse von Henrich und Herschbach (1995) zeigten bei KrebspatientInnen ein besseres emotionales Wohlbefinden sowie eine positivere Sinnfindung als bei der Normalbevölkerung (Scioli et al., 2000). Demgegenüber steht eine vermehrte chronische Belastung aufgrund anhaltender Folgen der Krebserkrankung sowie der verbleibenden existentiellen Bedrohung durch ein Rezidiv (Andersen, et al., 2001). Die Auswirkungen einer Tumorerkrankung auf das psychische Wohlbefinden: In Abhängigkeit von der Tumorart wurde bei bis zu 25 % der PatientInnen eine manifeste Depression diagnostiziert, bis zu 76 % berichteten über eine Beeinträchtigung durch das Fatigue-Syndrom, bis zu 66 % klagten über Tumorschmerzen. Weiters werden in der Literatur Appetitverlust, kognitive Beeinträchtigungen sowie ein eingeschränktes Sexualleben beschrieben (http://www.cancersymptoms.org). Untersuchungen zu einem möglichen Zusammenhang zwischen Persönlichkeitstyp und Krebserkrankung, das heißt einer mangelnden emotionalen Ausdrucksfähigkeit, konnten nicht bestätigt werden.

3.4. Prä- und postoperative Betreuung

Im Gegensatz zu chirurgischen Eingriffen, beispielsweise an einer Unfallchirurgie, sind die meisten Operationen an einer Orthopädie planbar. Präoperativ psychologisch betreut werden routinemäßig all jene PatientInnen, denen ein Eingriff bevorsteht, der die körperliche Integrität maßgeblich beeinträchtigt, wie zum Beispiel eine Arm- oder Beinamputation mit anschließender Umkehrplastik.

Umkehrplastik

Noch in den Sechziger- und frühen Siebzigerjahren starben an den zwei häufigsten bösartigen Knochentumoren, dem Osteosarkom und dem Ewings-Tumor, etwa 80 % der betroffenen PatientInnen bei einer Amputationsrate von ebenfalls 80 %. Die 5-Jahres-Überlebensrate ist mittlerweile von 20 % auf 60 % – 90 % angestiegen. Sofern keine Versorgung mit einem Kunstgelenk möglich ist, steht das Rekonstruktionsverfahren der Umkehrplastik zur Verfügung. Hierbei wird eine Amputation inmitten des Oberschenkels und inmitten des Unterschenkels unter Erhalt der Nerven durchgeführt. Danach werden der Restunterschenkel und das Fußteil um 180° nach außen gedreht, sodass das Kniegelenk durch das Sprunggelenk ersetzt wird. Die medizinischen Vorteile dieses Eingriffes sind die Vermeidung von Phantomschmerzen, die Belastbarkeit des Fußes und das Weiterwachsen des Unterschenkels bei Kindern. Das

Sprunggelenk kann somit als Ersatz für das Kniegelenk verwendet werden. Der Nachteil des Eingriffs wird hauptsächlich in der unnatürlichen Veränderung des Körperbildes gesehen, das zu einer psychischen Belastung führen kann. (Kotz und Salzer, 1982). Das Ziel der psychologischen Betreuung liegt nunmehr in der Erzeugung realistischer Erwartungen der PatientInnen an die OP sowie der Beantwortung von Fragen nach dem Umgang mit dem neuen Körperteil im Alltag. Die emotionale Aufarbeitung des Eingriffs erfolgt anhand von Gesprächen, Fotos oder diesbezüglichen Videos (über Ablauf und Folgen der OP) und durch Gespräche mit PatientInnen, die einen solchen Eingriff bereits hinter sich haben. Mit Kindern wird bei diesen und ähnlichen Eingriffen spielerisch gearbeitet.

3.5. Palliativer Behandlungsansatz

Der Bereich der Palliativmedizin macht die Erhebung der PatientInnenperspektive im besonderen Maße notwendig. Erst hierdurch können gezielte medizinische, psychologische und pflegerische Maßnahmen eingeleitet werden. (Angermeyer, et al., 2000; Kaplan, 1995). Die Aufgabe besteht hier neben der emotionalen Unterstützung der PatientInnen und der Angehörigen insbesondere in der Förderung der Kommunikation zwischen Behandlungsteam und PatientInnen.

4. Die Betreuung von Kindern und Jugendlichen

An einer orthopädischen Abteilung werden unter anderem Kinder und junge Erwachsene mit einer angeborenen Fehlbildung eines oder mehrerer Gliedmaßen, der sog. Dysmelie, behandelt. Die PsychologInnen haben eine Mitverantwortung für das Selbstbild und den Selbstwert dieser PatientInnen. Oftmals werden körperbehinderte Kinder vorschnell in Sonderschulen untergebracht. Schon eine simple Beinverkürzung kann eine massive Benachteiligung dieser Art

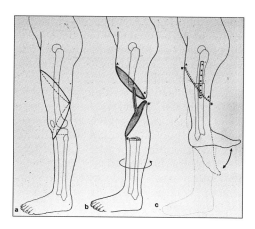

Abb. 1. Schematische Darstellung des Verfahrens der Umkehrplastik (Kotz, 2002)

mit sich bringen. Das In-Frage-Stellen eines besonderen Schutzverhaltens von Seiten der Eltern kann erheblich zu einer Normalisierung des Umgangs mit einer angeborenen Fehlbildung beitragen. Die klinische Psychologie hat mit ihrer Diagnostik die Möglichkeit, den PatientInnen ihre Potentiale aufzuzeigen. Leistungsorientierte Tests sowie Fragen zu Selbstwert, Selbstwirksamkeit und Berufsinteresse sollten deshalb durchaus eingesetzt werden. Eine bessere Integration in die Gesellschaft ist die Folge.

5. Gerontopsychologie

Das Spezialgebiet der Knie- und Hüftrekonstruktion mittels Implantaten konzentriert sich im Wesentlichen auf ältere Menschen. Diese Personengruppe ist sowohl prä- als auch postoperativ zumindest vorübergehend auf Hilfe angewiesen und dadurch emotional oft belastet. Im Zuge einer damit verbundenen Behinderung tritt meist folgender Prozess ein.

Durch das:

– Hilfe-Annehmen-Müssen von anderen und/oder
– Rücksichtnehmen-Müssen anderer auf behinderungsbedingte Bedürfnisse sowie
– weniger Beitragen-Können zu sozialen Beziehungen

kommt es auf Seiten der PatientInnen zur Frage, ob und wie etwas Gleichwertiges (zurück-) gegeben werden kann. Liegt das Ungleichgewicht auf der Seite des Nehmens, so kommt es aufgrund der Vermutung, dass die eigene Anwesenheit den Freunden oder dem Partner zum Nachteil gereicht, zu einer Selbstwertbeeinträchtigung (Holland, 2002; Lane et al., 2001). Untersuchungen zur Reaktion von Hilfeempfängern unterscheiden Hilfeleistungen weiterhin in Selbstwert fördernde beziehungsweise Selbstwert bedrohende.

6. Rehabilitation

Eine orthopädisch-chirurgische Abteilung ist für viele Menschen ein Ort, an dem lebensverändernde Eingriffe durchgeführt werden. Die Beschäftigung mit einer solchen Veränderung bringt nicht nur Themen wie Verlust- und Angstgefühle mit sich, sondern sie stellt die eigene Identität inklusive der eigenen Rolle in Familie und Gesellschaft in Frage und verlangt nach einer Neuorientierung.

6.1. Neues Körperbild – neues Rollenbild

Der Verlust einer Gliedmaße stellt neben einer Funktionseinschränkung einen schwerwiegenden Einschnitt in die körperliche Integrität dar (Shell und Miller, 1999). Das veränderte Körperbild und dessen Auswirkungen auf die psychische Befindlichkeit wird in der Fachliteratur meist am Beispiel der Amputation, vor allem aber an dem der Umkehrplastik, diskutiert. Die psychische Befindlichkeit nach einer Amputation wird auch in Zusammenhang mit dem Alter stehend beschrieben. Bei jugendlichen PatientInnen wird zwar eine rasche physische Neuorientierung beobachtet, die Entwicklung des Selbstbildes, das stark mit dem Selbstwert zusammenhängt, wird durch einen schwerwiegenden Eingriff jedoch erheblich gestört. Der „Vorteil" einer Amputation bei älteren PatientInnen liegt darin, dass sich bei diesem Personenkreis das Körperbild und die Entwicklung des Selbst bereits in ungestörten Bahnen vollziehen konnte. Zur emotionalen Belastung wird ein verändertes Selbstbild vor allem dann, wenn eine deutliche Diskrepanz zwischen Fremd- und Selbstbild auftritt. Ein wesentlicher Aspekt der klinisch-psychologischen Betreuung besteht darin, das Selbstbild von PatientInnen sowie mögliche Diskrepanzen zur Wahrnehmung durch andere zu identifizieren.

6.2. Partnerschaft und Sexualität

Die Entwicklung des Selbst in Verbindung mit dem eigenen Körper steht nach Shell und Miller (1999) in Zusammenhang mit dem späteren Umgang in Partnerschaft und Sexualität. Die Studie beschäftigt sich mit dem Thema Sexualität nach Amputation und beschreibt funktionelle Schwierigkeiten, einen verminderten Selbstwert sowie ein verändertes Körperbild bei gleichzeitiger Existenz einer unverändert gebliebenen Libido. Die Schwierigkeiten mit einer Behinderung liegen ihnen zufolge nicht nur in der subjektiven Bewertung des Körpers, sondern auch in der Sichtweise durch die Umwelt. Eine Patientin mit einer Querschnittslähmung beschreibt dies wie folgt:

„Often people don't understand that disabled people are still the same mentally. People certainly don't think having sex is an option for disabled people. It's a misnomer that definitely needs to be addressed…" (Dobson, 2000, S. 29). Im Zuge verschiedener Studien zeigten behinderte Jugendliche deutlich weniger Wissen über Sexualität, Verhütung und Familiengründung als nicht behinderte Jugendliche. Yun und Zubir (2000) beschreiben in einer Arbeit über Sexualität und Behinderung, dass das Bedürfnis nach Information über potentielle Veränderungen im sexuellen Bereich vom medizinischen und pflegerischen Personal zu wenig wahrgenommen wird.

7. Zusammenfassung und Ausblick

Das breite Aufgabenspektrum der klinischen Psychologie an einer orthopädischen Abteilung zeigt die Notwendigkeit einer Spezialisierung in diesem Fach. Schon die klare klassische Einteilung in die Rehabilitations- und die Notfallpsychologie ergab sich nicht nur aus der zeitlichen Lage im Behandlungsverlauf, sondern vor allem aus dem jeweiligen emotionalen Status der Patient-Innen. Während nach einem Unfall der Unfallort für viele Menschen eine große emotionale Bedeutung gewinnen kann, ist dies im Falle einer Erkrankung des Knochen- und Bewegungsapparates die orthopädische Klinik. Neben der Abklärung der Krankheitsbewältigung und der psychischen Co-Morbidität stehen für die klinisch-psychologische Betreuung sowohl Fragen nach dem Selbst- und Fremdbild wie die Erarbeitung von realistischen Zielen und die Erweiterung von bestehenden Gedankenmuster im Vordergrund. Eine implizite Aufgabe der Klinischen Psychologie liegt darin, den PatientInnen deutlich zu machen, dass das „Behindert-Sein" wesentlich mit dem sich „Behindert-Fühlen" zusammenhängt und weniger mit der tatsächlichen Form des Körpers.

8. Literatur

Andersen, B.; Golden-Kreutz, D. & DiLillio. Krebs. In: Baum, T; Singer, J (Hsg.): Handbook of Health Psychology,. NY:Erlbaum

Anderson, C.: An update on the effects of playing violent video games. Journal of Adolenscence 27: 113, 2004

Angermeyer, C., Kilian, R. & Matschinger, H. (2000). WHOQOL100 und WHOQOL-BREF. Handbuch für die deutschsprachiger Version der WHO Instrumente zur Erfassung von Lebensqualität. Göttingen: Hogrefe

Bartholow, B.D., et al.: Interactive effects of life experiences and situational cues on aggression: The vweapons priming effect in hunters and non-hunters. Journal of Experimental Social Psychology 41: 48, 2005

Baumgartner, R. & Botta, P. (1995). Amputation und Prothesenversorgung der unteren Extremität. Stuttgart: Ferdinand Enke Verlag.

Baumgartner, R. & Botta, P. (1997). Amputation und Prothesenversorgung der oberen Extremität. Stuttgart: Enke Verlag

Baylis, R. & Stannard, C. (1996). Phantom limb pain. Anaesthesia-and-intensive-care, 24 (2). 288–9.Bradley, C. (2001). Importance of differentiating health status from quality of life. Lancet. 357 (6). 7–8

Dobkin, R., Leiblum, S., Rosen, R., Menza, M. & Marin, H. (2006). Depression and sexual functioning in minority women: current status and future directions. Journal-of-sex-and-marital-therapy. 32, (1). 23–36

Dobson A. (2000). The Experience of Sexual Readjustment from the Perspective of a Spinal Cord Injured Person. Unveröffentlichte Dissertation: University Southampton

Dudgeon, B., Ehde, D., Cardenas, D., Engel, J., Hoffman, A. & Jensen, M. (2005). Describing Pain With Physical Diability: Narrative Interviews and the McGill Pain Questionnaire. Archive of Physical Medicine Rehabilitation. 86. 109–115

Filipp, S.-H., & Aymanns, P. (1997): Subjektive Krankheitstheorien. In: Schwarzer, Ralf (Hg.): Lehrbuch der Gesundheitspsychologie. Hogreve Verlag, Göttingen 1997

Frank, B. & Lorenzoni, E. (1992). Phantomerleben und Phantomschmerz. Fortschr. Neurol. Psychiat., 60, 74–85

Gallagher, P. & Maclachlan, M. (2004). The Trinity Amputation and Prosthesis Experience Scales and Quality of Life in People with Lower-Limb Amputation. Archive of Physical Medicine and Rehabilitation. 85. (5) 730–736

Geertzen J., Martina, J. & Rietman, H. (2001). Lower limb amputation Part2: Rehabilitation – a 10 year literatur review. Prosthetics and Orthotics International. 25, 14–20

Gregg, F. & Smith, R. (2002). Amputy Identity Disorder: Information, Quenstions, Answers and Recommandations Abut Self-Demand Amputation. 1st books

Haug, M. (2005). Phantomschmerz nach Beinamputation – ist die Lösung in Sicht? Zentralblatt für Chirurgie. 130 (1) 55–59

Henrich, G. & Herschbach, P.(1995): Fragen zur Lebenszufriedenheit. In: R. Schwartz (Hrsg.): Lebenszufriedenheit in der Onkologie II, S. 77–93. München: Zuckschwerdt

Holland, J. (2002). History of Psycho-Oncology: Overcoming Attitudinal and Conceptual Berriers. Psychosomatic Medicine. 64, 206–221

Horowitz, M., J. (1993). Stress response syndromes: a review of posttraumatic stress and adjustment disorders. In: Wilson, J., B. & Raphael, B. (1993). p. 49–60

http://www.cancersymptoms.org – 27.10.2008

Kaplan, R. (1995). Quality of Life, resource allocation, and the U.S. health care crises. In Dimsdale, J. & Baum, A. (Hrsg.), Quality of Life reseach in behavioural medicine research. Hillsdale: Lawrence Erlbaum Associates, Publishers, S. 3–30

Kotz, R. & Salzer, M. (1982). Rotation-Plasty for Childhood Osteosarcoma of the Distal Part of the Femur. The Journal of Bone and Joint Surgery, 64, (7), 959–969

Lane, J., Christ, G., Khan, S. & Backus, S., (2001). Rehabilitation for Limb Salvage Patients. Cancer, 92 (4), 1013–19

Marquardt, E., Popplow, K. & Hillig, A. (1976). Psychologische Probleme in Verbindung mit Amputationen. Rehabilitation, 15, 174–181

Scioli et al. (2000): Coping strategies and integrative meaning as moderators of chronic illness. International Journal of Aging and Human Development, 5 (2), 115–136

Shell, J. A. & Miller, M. E., (1999). The cancer amputee and sexuality. Orthopaedic-nursing 18 (5), 53–7, 62–4

Yun, L. & Zubir, T. (2000). Sexual Issues of the Disabled: Implications For Public Health Education. Asia-Pacific Journal of Public Health, 12 (Suppl.), 78–83

Zahlten-Hinguranage A, Fraberger G. et.al.: Quality of life, coping behaviour and subjective health in patients with malignant tumors of bone – a multicenter prospective outcome study. 14. International Symposium on Limb Salvage, Hamburg, 11.–14.9.2007

Klinische Psychologie in der Psychiatrie

Karin Stolba, Siegfried Kasper, Nicole Pritz

1. Einleitung

Psychische Störungen gehören zu den häufigsten medizinischen Erkrankungen, wobei die daraus resultierenden Behinderungen im Zunehmen sind. Obwohl psychiatrische Erkrankungen häufig zu Arbeitsausfall führen und hohe Kosten verursachen, erhält nur ein Teil der betroffenen Personen eine fachgerechte Behandlung.

1.1 Epidemiologie

In der öffentlichen Darstellung wird nach wie vor häufig angenommen, nur sehr wenige Menschen wären von psychischen Erkrankungen betroffen. Hier ist es wichtig aufzuzeigen, wie viele Menschen im Laufe ihres Lebens an einer psychischen Störung leiden. Leider liegen hierzu keine aktuellen Daten aus Österreich vor, weshalb auf solche aus Deutschland oder anderen europäischen Ländern zurückgegriffen werden muss.

Wie zahlreiche Studien belegen, kommt es zu unterschiedlichen Prävalenzen in Abhängigkeit davon, welche Definitionen beziehungsweise. Diagnosesysteme verwendet werden, ICD (International Classification of Diseases) oder DSM (Diagnostic and Statistical Manual of Mental Disorders) (Wancata et al., 2009).

Wie Tabelle 1 zu entnehmen ist, hat sich im Rahmen der German Health Survey-Mental Health Supplement-Studie (GHS-MHS-Studie) gezeigt, dass die Ein-Jahres-Prävalenz psychischer Erkrankungen bei 18- bis 65-Jährigen für beide Geschlechter bei 27,4 % liegt, wobei etwa jede dritte Frau und jeder fünfte Mann im letzten Jahr unter einer psychischen Erkrankung litt. In jüngeren Jahren, etwa zwischen dem 18. und dem 34. Lebensjahr, lässt sich – verglichen mit der Population der 50- bis 65-Jährigen – ein höherer Prozentsatz feststellen (Wittchen und Jacobi, 2005).

In einer aktuellen Metaanalyse europäischer Studien waren Depressionen, spezifische Phobien und somatoforme Störungen die häufigsten psychischen Erkrankungen. Die Zahl der Personen, welche unter einer Essstörung, einer Zwangsstörung, einer Schizophrenie, Drogenabhängigkeit oder einer bipolaren Erkrankung leiden, ist dagegen deutlich niedriger ausgeprägt (Wancata et al., 2009).

Tab. 1. Ein-Jahres-Prävalenz psychischer Erkrankungen bei 18- bis 65-Jährigen

Diagnose nach DSM-IV	18–34 Jahre	35–49 Jahre	50–65 Jahre	gesamt
Frauen (%)	35,1	33,5	31	33,2
Männer (%)	23,3	22	19,4	21,7
beide Geschlechter				27,4

An der Universitätsklinik für Psychiatrie und Psychotherapie in Wien werden am häufigsten PatientInnen mit affektiven Erkrankungen behandelt, gefolgt von Suchtkranken sowie Schizophrenen. Da jedoch nicht alle Menschen, die unter einer psychischen Erkrankung leiden, eine Behandlungseinrichtung aufsuchen, können diese Angaben für die Festlegung einer Inzidenz oder Prävalenz nicht herangezogen werden. Hierfür müssten sehr viele Menschen aus der Allgemeinbevölkerung direkt auf das Vorliegen einer psychischen Erkrankung untersucht werden.

Bei einigen psychischen Erkrankungen werden deutliche Unterschiede in der Prävalenz zwischen den Geschlechtern beschrieben, stark ausgeprägt zum Beispiel im Rahmen von affektiven Erkrankungen und Angststörungen, welche bei Frauen häufiger auftreten. Im Gegensatz dazu leiden Männer drei bis fünf Mal häufiger an Alkoholmissbrauch oder Alkoholabhängigkeit. Neuere Forschungsergebnisse, die sich mit der Depression beim Mann beschäftigt haben, stellen – zumindest für den Bereich der affektiven Erkrankungen – diesen Geschlechtsunterschied allerdings in Frage, da charakteristische Symptome der Depression beim Mann, wie zum Beispiel der Umgang mit Aggressionen beziehungsweise ein Hochrisiko-Verhalten im Rahmen der Diagnosestellung zumeist nicht erfasst werden.

Die Folgen psychischer Erkrankungen wurden vor einigen Jahren im Bericht „Global Burden of Disease" zusammengefasst (Wancata et al., 2009). Dabei wurde aufgezeigt, dass die Einschränkungen und Behinderungen, die aufgrund von psychischen Erkrankungen entstehen, mit denen anderer chronischer körperlicher Erkrankungen, wie zum Beispiel kardiovaskulärer oder endokrinologischer vergleichbar sind. In den entwickelten Weltregionen gehören psychische Erkrankungen zu den führenden Ursachen der aus einer Erkrankung resultierenden Behinderung, die anhand der „Disability Adjusted Life Years" (DALY), einer globalen Maßeinheit für Behinderungen,

gemessen werden kann. Hier zeigt sich, dass Schizophrenie und biopolare Erkrankungen, zwei Krankheitsbilder, die eine eher niedrige Prävalenz aufweisen, unter den sechs führenden Ursachen für „Disability Adjusted Life Years" zu finden sind (Wancata et al., 2009).

Aus den Zahlen zur Häufigkeit und der daraus resultierenden Behinderung, die nicht nur enormes subjektives Leid, sondern auch eine volkswirtschaftliche Belastung darstellt, kann abgeleitet werden, dass der Behandlung psychiatrischer Erkrankungen ein wichtiger Stellenwert zukommt. Nach statistischen Angaben der Pensionsversicherungsanstalt der Arbeiter und Angestellten führten in Österreich im Jahr 2008 bei den Ursachen für Invalidität beziehungsweise Berufsunfähigkeit die psychischen Krankheiten bereits vor den Krankheiten des Bewegungsapparates (Pensionsversicherungsanstalt, 2009).

Bezüglich der Behandlungsprävalenz haben europäische Studien gezeigt, dass nur etwa ein Viertel jener Personen, die an einer psychiatrischen Erkrankung leiden, im vergangenen Jahr eine medizinische Einrichtung aufgesucht haben, wobei bemerkenswert ist, dass PatientInnen mit einer affektiven Erkrankung viermal häufiger professionelle Hilfe in Anspruch nehmen als PatientInnen mit einer Alkoholerkrankung. In unseren Breiten kann man davon ausgehen, dass von jenen Personen, die unter psychischen Erkrankungen leiden und die deswegen medizinische Hilfe in Anspruch nehmen, etwa 34 % ausschließlich mit Psychopharmaka behandelt werden und 18 % ausschließlich psychologisch-psychotherapeutische Behandlungen erhalten. Bei 26 % der PatientInnen wird eine Kombinationstherapie der beiden Verfahren angewendet. (Wancata et al., 2009).

1.2 Medikamentöse Therapie

Neben den verschiedenen psychologisch-psychotherapeutischen Verfahren stehen für die häufigsten psychiatrischen Krankheitsbilder auch spezifische psychopharmakologische Behandlungsmöglichkeiten zur Verfügung.

Am besten ist die Effizienz dieser Therapieverfahren bei affektiven Erkrankungen, sowie Schizophrenie und Angsterkrankungen belegt. Zur Beurteilung der zu verwendenden Medikamente werden den Zulassungsbehörden doppelblinde, meist plazebo-kontrollierte Untersuchungen vorgelegt. Die Zulassung erfolgt in Europa aufgrund eines einheitlichen Zulassungsverfahrens, wobei die Kriterien – für jedermann zugänglich – auf den Webseiten der European Medicines Evaluation Agency (EMEA) dargelegt werden.

Die Wichtigkeit der Behandlung psychiatrischer Erkrankungen wird dadurch unterstrichen, dass es als wissenschaftlich erwiesen gilt, dass psychische Erkrankungen hohe Kosten verursachen. Eine unbehandelte Erkrankung kommt sehr viel teurer als eine behandelte, auch wenn man die dadurch entstandenen Krankenhauskosten, die Medikamente, vor allem aber die sekundären Kosten, wie z.B. Verlust der Arbeitsfähigkeit, mit einberechnet. Die direkten medizinischen Kosten (beispielsweise für Medikamente, Psychotherapie, Spitalsaufenthalte) machen etwa 38 % der Gesamtkosten aus. Der überwiegende Anteil wird durch die indirekten Kosten, wie z.B. Arbeitsausfall durch Krankenstand, hervorgerufen.

2. Ausgewählte Beispiele für wichtige psychiatrische Diagnosen und klinisch-psychologische Interventionen

Als Beispiele für psychiatrische Diagnosen und assoziierte klinisch-psychologische Interventionen an der Universitätsklinik für Psychiatrie und Psychotherapie werden im Folgenden die Diagnostik und Behandlung der Depression, der Schizophrenie sowie der Essstörungen dargestellt.

2.1 Depression

Depressionen sind eine Gefühlsstörung, welche sich in anhaltender Niedergeschlagenheit, Traurigkeit, Verzweiflung, Schwäche, Leere, Hilflosigkeit, Hoffnungslosigkeit sowie Empfinden von Sinnlosigkeit ausdrückt. Gleichzeitig können Ängste, Unruhe oder auch Antriebsminderung, Schlafstörungen sowie Appetitlosigkeit und Gewichtsverlust oder auch Heißhunger und Gewichtszunahme auftreten.

2.1.1. Klinisch-psychologische Diagnostik

Liegt ein Verdacht auf Depression vor, so kommt der Verhaltensbeobachtung im Rahmen der Diagnostik ein besonderer Stellenwert zu, da sich typische Symptome wie affektive Verflachung, Unruhe oder Verlangsamung, Verminderung des Antriebs aber auch Konzentrations- und Entscheidungsprobleme deutlich im Verhalten von depressiven PatientInnen widerspiegeln.

In einem anamnestischen Gespräch werden weitere Diagnosekriterien wie etwa Verlust von Interesse und Freude, Schlafstörungen, Veränderungen bezüglich Appetit oder Körpergewicht, Gefühle von Wertlosigkeit oder Schuld abgeklärt. Beachtet werden sollte hier auch die hohe Suizidneigung depressiver PatientInnen. Als Hinweis auf eine akute Suizidalität gilt die genaue Planung des Suizids, wie etwa die Festlegung von Ort, Zeit und Art des Suizids inklusive Beschaffung des notwendigen Materials (Beesdo und Wittchen, 2008).

Als Selbstbeurteilungsskala liegt zum Screening etwa die „Hospital Anxiety and Depression Scale – Deutsche Version" (HADS-D) vor, die gezielt zum Einsatz bei körperlich Kranken konstruiert wurde. Sie zeichnet sich durch eine Kürze von 14 Items aus, die je eine Angst- und eine Depressivitäts-Subskala bilden. Die Skalen erfassen die bei körperlich Kranken häufigsten Störungsformen, auch im Fall leichterer Ausprägung. Sie verzichten auf körperliche Indikatoren psychischen Befindens, da diese in der Zielpopulation häufig Ausdruck der körperlichen Krankheit und nicht einer psychischen Störung sind (Hermann et al., 1995).

Das „Beck-Depressions-Inventar" (BDI) sowie das „Beck Depressions-Inventar Revision" (BDI II) dienen der Beurteilung des aktuellen Schweregrades einer Depression im klinischen Bereich. Die 21 Items des Selbstbeurteilungsinstruments sind in Anlehnung an die Diagnosekriterien des DSM-IV entstanden und werden zu einem Gesamtscore verrechnet (Hautzinger et al, 1994 und Hautzinger et al, 2007).

Viele Menschen mit einer depressiven Erkrankung sehen die Depression als Ausdruck einer persönlichen Schwäche oder eigenen Versagens an – sie wollen sich „zusammenreißen" oder das Problem nicht wahrhaben und tendieren zum Abwehrmechanismus der Verleugnung. Dies kann auch zu mangelnder Offenheit im Antwortverhalten in psychometrischen Testverfahren führen. Numerische Daten aus Selbstbeurteilungsskalen und Fragebögen sind denn auch mit Vorsicht zu interpretieren. Noch dazu, wo Männer häufig andere als die „klassischen" depressiven Symptome zeigen, so z.B. aggressives oder Hoch-Risiko-Verhalten. Um der Gefahr der Dissimulation auch testpsychologisch adäquat zu begegnen, kann es hilfreich sein, neben den üblichen Skalen und Fragebögen zur Depressionsdiagnostik auch das Formdeute-Verfahren nach Rorschach heranzuziehen. Dort können die Antworten nicht so leicht verfälscht werden, was dementsprechend wichtige Hinweise auf das Vorliegen einer klinisch relevanten Depressivität und Suizidalität liefern kann. Die Rorschach-Auswertung mit dem „Comprehensive System" nach Exner (Exner, 2005) bietet dazu den sogenannten „Depression Index" sowie eine „Suicidal Constellation".

Eine weitere Dimension der psychologischen Depressions-Diagnostik ergibt sich aus der testpsychologischen Untersuchung der kognitiven Leistungsfähigkeit. Hier lassen sich beispielsweise Beein-

trächtigungen der Aufmerksamkeit und Konzentrationsfähigkeit, der Merkfähigkeit sowie des Antriebs mit Hilfe entsprechender Testverfahren objektivieren.

2.1.2. Klinisch-psychologische Behandlung

Heute wird von einem multifaktoriellen Erklärungsmodell der Depression ausgegangen, weshalb empfohlen wird, auch die Behandlung der Depression aus unterschiedlichen Therapiebausteinen zusammenzustellen.

Als wesentlicher Bestandteil der klinisch-psychologischen Behandlung einer Depression hat sich der Aufbau positiver Aktivitäten erwiesen. Nach Lewinsohns Verstärker-Verlust-Theorie erleben depressive PatientInnen oft einen starken Rückgang positiver Verstärker, insbesondere bezüglich sozialer Interaktionen (Beesdo und Wittchen, 2008). Dieser Verstärkerverlust führt zu einem Rückzug, welcher den Zugang zu Verstärkung weiter reduziert. Ziel ist es folglich, positive Aktivitäten aufzubauen und somit die Zahl potenzieller Verstärker zu erhöhen. Den PatientInnen soll es mehr und mehr möglich werden, depressionsfördernde Aktivitäten (wie z.B. Grübeln und Sich-Zurückziehen) durch „angenehme" Aktivitäten zu ersetzen (Hautzinger, 2003). Dieser Behandlungsbaustein steht als Intervention gemeinsam mit der Verbesserung des Zugangs zu Ressourcen und dem Aufbau von Genussfähigkeit oft am Beginn einer Depressionsbehandlung (Butschek, 2003).

Es wird davon ausgegangen, dass Kognitionen sowohl menschliches Handeln als auch menschliche Affekte beeinflussen. Personen, die unter einer Depression leiden, neigen dazu, einseitig zu denken, sich selbst, ihre Umwelt sowie ihre Zukunft negativ zu bewerten, was Beck als kognitive Triade bezeichnet (Beesdo und Wittchen, 2008). Die automatischen Gedanken dieser PatientInnen sind oft fehlerhaft und verzerrt. Therapeutisch sollte daran gearbeitet werden, unangepasste Konzepte und irrationale Überzeugungen, die den Kognitionen der KlientInnen zugrunde liegen, zu erkennen, zu überprüfen und zu korrigieren, mit dem Ziel, durch die Veränderung der kognitiven Struktur einen veränderten Gefühlszustand zu erreichen (Hautzinger, 2003).

Nach der Theorie der „gelernten Hilflosigkeit" (Seligman), welche postuliert, dass eine Depression entsteht, wenn man glaubt, keine Kontrolle über bestimmte Ereignisse in seinem Leben zu haben, ist auch spezielles Augenmerk auf den Attributionsstil der PatientInnen zu legen (Beesdo und Wittchen, 2008). Depressive neigen dazu, positive Ereignisse dem Zufall zuzuschreiben und als variabel sowie spezifisch anzusehen, während sie negative Ereignisse und auch ihren derzeitigen negativ bewerteten Zustand als selbst verursacht, stabil und global attribuieren.

In einer Vielzahl von Studien konnte gezeigt werden, dass sich die Symptome einer leichten bis schweren Depression unter kognitiver Therapie signifikant stärker besserten als ohne Therapie oder unter der Einnahme von Placebos (Comer, 2001).

Auch dem Bereich der sozialen Kompetenz kommt ein wichtiger Stellenwert in der Depressionsbehandlung zu. Depressive PatientInnen leiden häufig unter sozialen Defiziten, welche einen sozialen Rückzug mit bedingen und zum Erleben eines Verlusts an sozialen Verstärkern führen. Als weiterer Behandlungsbaustein empfiehlt es sich, die sozialen Stärken und Schwächen der PatientInnen einzuschätzen und anschließend an einem situationsadäquaten verbalen und non-verbalen Ausdruck, der Fähigkeit, Hilfe in Anspruch zu nehmen sowie einer angemessenen Wahrnehmung der eigenen Wünsche und der Wünsche der SozialpartnerInnen zu arbeiten. Die PatientInnen sollen (wieder) dazu befähigt werden, Kontakt zu Fremden aufzunehmen und aufrechtzuerhalten, um die nötigen Kompetenzen zu erlangen, aus ihrer Passivität heraustreten zu können (Hautzinger, 2003).

Zusammenfassend lässt sich feststellen, dass die klinisch-psychologische Behandlung depressiver Störungen an der Schnittstelle zur Psychotherapie, und hier vor allem der Kognitiven Verhaltenstherapie, angesiedelt werden kann und in ihrer Wirksamkeit empirisch sehr gut abgesichert ist.

2.2. Schizophrenie

Vor der Entdeckung antipsychotischer Medikamente stellte eine klinisch-psychologische Behandlung oder gar Psychotherapie keine vielversprechende Therapieoption zur Behandlung der Schizophrenie dar, da die meisten schizophrenen PatientInnen zumindest zeitweise unter einer Realitätsstörung leiden. Dank der Entwicklung und Wirksamkeit moderner Psychopharmaka ist klinisch-psychologische Behandlung heute in vielen Fällen erfolgreich anwendbar (Comer, 2001).

2.2.1. Klinisch-psychologische Diagnostik

Bei der Vorgabe von Selbstbeurteilungsinstrumenten ist im Falle einer akuten Phase einer Schizophrenie zu bedenken, dass diese zumeist mit einem Mangel an Introspektionsfähigkeit einhergeht, weshalb die erhobenen Testdaten fraglich valide sind.

Eine solche Selbstbeurteilungsskala stellt etwa das „Eppendorfer Schizophrenie-Inventar" (ESI) dar, welches auf die Erfassung von subjektiven kognitiven Dysfunktionen abzielt, die charakteristisch für das Störungsbild der Schizophrenie sind. Die 40 Items des Fragebogens werden zu den Skalen „Aufmerksamkeits- und Sprachbeeinträchtigung", „Beziehungsideen", „Akustische Unsicherheit" und „Wahrnehmungsabweichungen" zusammengefasst. Auf Grund der Selbstbeschreibung kann, ausreichende Offenheit der PatientInnen vorausgesetzt, eingeschätzt werden, ob Hinweise auf das Vorliegen einer psychotischen Entwicklung vorhanden sind. Um die Diagnose einer Schizophrenie zu stellen, reichen die hier erhobenen Informationen jedoch nicht aus (Maß, 2001).

In der Diagnostik, bei Verdacht auf das Vorliegen einer schizophrenen Erkrankung, kommt der „Frankfurter-Beschwerde-Fragebogen" (FBF) auch noch häufig zum Einsatz. Diese Selbstbeurteilungsskala zielt auf die Erfassung sogenannter „Basisstörungen" ab. Darunter werden jene Beeinträchtigungen verstanden, an welchen schizophrene PatientInnen, auch außerhalb einer floriden Phase, leiden. Der FBF ist jedoch nicht normiert, weshalb lediglich Aussagen darüber getroffen werden können, welche Symptome intraindividuell im Vordergrund stehen (Süllwold, 1991).

Die „Frankfurter-Befindlichkeits-Skala" (FBS) dient der Erfassung des aktuellen inneren Zustandes von PatientInnen, welche unter einer Störung aus dem schizophrenen Formenkreis leiden. Sie ist nicht dafür gedacht, eine Schizophrenie zu diagnostizieren, sie ist vielmehr ein veränderungssensibles Instrument, um kurzfristige Zustandsschwankungen schizophrener PatientInnen zu erfassen (Süllwold und Herrlich, 1987).

Auch in mehrdimensionalen klinischen Fragebögen, wie etwa dem „Minnesota Multiphasic Personality Inventory-2" (MMPI-2), zielt eine der Basisskalen mit der Bezeichnung „Schizophrenie" auf die Erfassung entsprechender Krankheitssymptome ab, wobei bei den Inhaltskomponentenskalen noch zwischen „psychotischer Symptomatik" und „schizotypen Kennzeichen" differenziert wird.

Unter den Symptomen der Schizophrenie finden sich nach DSM-IV und ICD-10 auch kognitive Dysfunktionen. So zeigen sich die Flüssigkeit und Produktivität des Denkens, das schlussfolgernde Denken, die Einleitung und Durchführung von zielgerichtetem Verhalten sowie Aufmerksamkeit und Konzentration bei schizophrenen PatientInnen beeinträchtigt (Rey, 2006). Bei Verdacht auf das Vorliegen einer Schizophrenie sollten also neben Selbstbeurteilungsskalen, Fragebögen, Verhaltensbeobachtung und Exploration stets auch kognitive Leistungstests durchgeführt werden.

Da PatientInnen mit einer schizophrenen Erkrankung durchaus zur Verleugnung von Symptomen in der Lage sind, kann es auch hier sinnvoll sein, ein Verfahren wie das Rorschach-Formdeute-Verfahren einzusetzen, da bei Konfrontation mit unstrukturiertem Material die Dissimulation erschwert wird. Mit Hilfe des Rorschach-Verfahrens können Hinweise auf Besonderheiten der Sprache, des Denkens, der Affekte, des Realitätsbezuges oder des interpersonellen Kontaktes gewonnen werden. So gibt etwa der sogenannte „Perceptual Thinking Index" in der Auswertung mit dem Comprehensive System nach Exner und Erdberg (2005) Aufschluss über Störungszeichen im Bereich der Wahrnehmung und des Denkens.

2.2.2. Kognitives Training in der Gruppe

Bei schizophren Erkrankten ist im Bereich der klinisch-psychologischen Behandlung aufdeckende Arbeit nicht indiziert, in Kombination mit medikamentöser Therapie hat sich jedoch der Einsatz von stabilisierenden Behandlungsformen sowie von kognitivem Training bewährt, um das Rückfallrisiko zu verringern (Bach et al., 2008).

Psychologische Trainingsgruppen an der Universitätsklinik für Psychiatrie und Psychotherapie

Als Standardverfahren für das kognitive Training in der Gruppe hat sich das „Integrierte Psychologische Trainingsprogramm bei schizophren Erkrankten" (IPT) von Roder et al. (2008) bewährt. Dieses setzt sich aus fünf Behandlungsbausteinen zusammen, welche auf die Verbesserung der Informationsverarbeitung und des Sozialverhaltens abzielen: Kognitive Differenzierung, Soziale Wahrnehmung, Verbale Kommunikation, Soziale Fertigkeiten sowie Interpersonelles Problemlösen. Die Wirksamkeit des IPT gilt durch eine Vielzahl von Studien als belegt, wobei der größte Effekt im kognitiven Bereich erzielt werden kann (Roder et al., 2008).

An der Universitätsklinik für Psychiatrie und Psychotherapie wird seit Jahren eine modifizierte Version des IPT erfolgreich angewendet. Diese trägt dem Umstand Rechnung, dass über Monate stationär aufgenommene jüngere PatientInnen mit eindeutiger Schizophrenie-Diagnose für ein geschlossenes Gruppen-Setting nicht in ausreichender Anzahl zur Verfügung stehen. Es wird daher mit offenen Gruppen gearbeitet und mit TeilnehmerInnen, die bezüglich Alter, intellektuellem Ausgangsniveau und Diagnose eine beträchtliche Heterogenität aufweisen können. Dementsprechend flexibel müssen die Trainingseinheiten gestaltet werden, die zwei Mal wöchentlich für jeweils eine dreiviertel Stunde angeboten werden.

2.2.3. Computergestütztes kognitives Einzeltraining

Zum kognitiven Einzeltraining von PatientInnen mit einer schizophrenen Erkrankung kommen an der Universitätsklinik für Psychiatrie und Psychotherapie zwei computergestützte Programme zum Einsatz, und zwar „RehaCom" (Schuhfried GmbH) und „CogPack" (Marker, 2003). Beide dienen dazu, die kognitive Leistungsfähigkeit insgesamt zu verbessern, wobei die einzelnen Trainingsmodule jeweils auf unterschiedliche kognitive Funktionen abzielen und den spezifischen Bedürfnissen und Defiziten der PatientInnen entsprechend ausgewählt werden können. Die Programme zeichnen sich außerdem durch eine ansprechende und abwechslungsreiche Gestaltung, eine adaptive Anpassung an das kognitive Niveau der PatientInnen sowie eine fehlerspezifische Rückmeldung aus.

Es hat sich gezeigt, dass schizophrene PatientInnen sich von computergestütztem kognitivem Training mit CogPack nicht nur eine Verbesserung spezifischer kognitiver Funktionen erwarten, sondern auch sekundäre Effekte, wie eine Vorbe-

reitung auf berufliche Tätigkeiten oder den Aufbau von Selbstvertrauen. Subjektiv erfüllten sich diese Erwartungen für die PatientInnen auch: Sie schätzten ihre diesbezüglichen Kompetenzen nach Abschluss der Behandlung in Form von mindestens 18 Trainingseinheiten als mäßig bis sehr gut ein (Bender et al., 2004).

In einer Studie von Pfleger (1996) zeigte sich, dass PatientInnen mit der Diagnose einer schweren chronischen Schizophrenie, welche dreimal wöchentlich 20 Minuten lang mit den RehaCom-Programmen „Aufmerksamkeit und Konzentration" und „Topologisches Gedächtnis" trainierten, nach vier bis sieben Wochen eine signifikant verbesserte Aufmerksamkeits- und Gedächtnisleistung erbrachten. In der Fremdbeurteilung wurde außerdem eine positive Veränderung der sozialen Anpassungsfähigkeit, des sozialen Interesses sowie der Reizbarkeit angegeben.

2.2.4. Psychoedukation und Angehörigenarbeit

Psychoedukative PatientInnengruppen zielen darauf ab, PatientInnen den Krankheitsbegriff, die Symptomatik der Schizophrenie, die Wirkweise von Neuroleptika und das Diathese-Stress-Modell näher zu bringen sowie Strategien zu vermitteln, um das Auftreten einer weiteren floriden Phase durch eine entsprechende Lebensführung zu verhindern beziehungsweise Frühwarnzeichen zu erkennen. Außerdem soll mit den PatientInnen ein individueller Krisenplan erstellt und die Motivation für das Aufsuchen einer adäquaten Nachbetreuung gefördert werden.

Als Beispiele für derartige Manuale zur Durchführung psychoedukativer Gruppen können hier das „Arbeitsbuch PsychoEdukation bei Schizophrenie (APES)" (Bäuml et al., 2005), „Wissen – Genießen – Besser Leben. Ein Seminar für Menschen mit Psychose-Erfahrung." (Amering et al., 2002) sowie „Psychoedukative Gruppenarbeit mit schizophren und schizoaffektiv Erkrankten (PEGASUS)" (Wienberg et al., 1996) angeführt werden.

Der Angehörigenarbeit kommt im Rahmen der Behandlung von Schizophrenie eine besondere Bedeutung zu. Das Ziel besteht darin, durch die Reduktion der Belastung für Familienangehörige und sozial nahe stehende Personen, eine Verminderung von Rückfällen sowie von stationären Aufenthalten bei den Betroffenen zu erzielen. In Studien hat sich gezeigt, dass dieser positive Effekt der Angehörigenarbeit tatsächlich eintritt.

Die Rückfallwahrscheinlichkeit von bereits genesenen PatientInnen ist auch vom familiären Klima abhängig. In diesem Zusammenhang wurde das Konzept der „Expressed Emotions" entwickelt. Darunter wird eine negative Haltung der Angehörigen gegenüber den PatientInnen verstanden, welche sich durch Kritik und emotionales Überengagement ausdrückt (Rey, 2006). Angehörige sollten im Idealfall durch die Behandlung realistische Erwartungen entwickeln, abweichendes Verhalten besser tolerieren können, weniger unter Schuldgefühlen und Verwirrung leiden sowie bereitwilliger neue Interaktions- und Kommunikationsformen ausprobieren (Comer, 2001).

2.3. Essstörungen als Beispiel für psychosomatische Störungen

Unter dem Begriff psychosomatische Störungen werden Erkrankungen verstanden, welche durch ein Zusammenspiel psychischer und körperlicher Faktoren entstehen. Im ICD-10 finden sich Störungsbilder, die klassisch als „psychosomatisch" bezeichnet werden, heute zum einen als „somatoforme Störungen", welche körperliche Beschwerden beschreiben, die das Vorliegen eines medizinischen Krankheitsfaktors nahe legen, ohne dass jedoch eine hinreichende pathophysiologische Ursache für die Beschwerden festgestellt werden kann. Zum anderen werden sie unter „psychische und Verhaltensstörungen" zusammengefasst, wie z.B. Essstörungen, nichtorganische Schlafstörungen und sexuelle Funktionsstörungen (nicht verursacht durch eine organische Störung oder Krankheit).

Als Beispiel für psychosomatische Störungen wird im Folgenden der Bereich der Essstörungen herausgegriffen. Zu den Essstörungen zählen die Anorexia nervosa, die Bulimia nervosa sowie sonstige Essstörungen mit Essattacken oder Erbrechen.

2.3.1. Klinisch-psychologische Diagnostik

PatientInnen mit Essstörungen, die sich für einen achtwöchigen Therapieaufenthalt an die Station für Psychosomatik an der Universitätsklinik für Psychiatrie und Psychotherapie begeben, werden im Sinne einer Verlaufskontrolle am Anfang sowie am Ende ihres stationären Aufenthaltes klinisch-psychologisch untersucht. Hierbei kommen primär veränderungssensible Verfahren zum Einsatz, wie etwa der „Fragebogen zur Analyse Motivationaler Schemata" (FAMOS) und der „Inkongruenzfragebogen" (INK). Bei beiden Fragebögen handelt es sich um Selbstbeurteilungsinstrumente, welche Annäherungs- und Vermeidungsziele von PsychotherapiepatientInnen erfassen. Annäherungsziele geben Aufschluss über motivationale Ressourcen, Vermeidungsziele stellen „wunde Punkte" der PatientInnen dar, deren Bearbeitung in der Therapie lohnenswert erscheint (Grosse Holtforth und Grawe, 2002, Grosse Holtforth et al., 2004).

Darüber hinaus liegen für die Diagnostik von Essstörungen störungsspezifische Verfahren wie das „Eating Disorder Inventory-2" (EDI-2) vor. Dieses dient der mehrdimensionalen Bescheibung der Psychopathologie von jugendlichen oder erwachsenen PatientInnen mit Anorexia und Bulimia nervosa. Die elf Skalen (wie beispielsweise „Unzufriedenheit mit dem Körper", „Perfektionismus", „Interozeptive Wahrnehmung" oder „Soziale Unsicherheit") eignen sich gut für die Eingangsdiagnostik sowie die darauf aufbauende Therapieplanung (Paul und Thiel, 2005).

2.3.2. Klinisch-psychologische Behandlung

Für anorektische PatientInnen ist es typisch, dass sie zu Beginn der Erkrankung weder ein Krankheitsgefühl noch Krankheitseinsicht zeigen, da sie den Gewichtsverlust als ich-synton erleben und dieser mit zahlreichen positiven Konsequenzen aufrechterhalten beziehungsweise verstärkt wird. Als interne Verstärker sind ein Gefühl der Sicherheit, Kontrolle und Leistung sowie das Gefühl, etwas Besonderes zu sein, zu nennen. Erhöhte Aufmerksamkeit durch andere, Bewunderung und Neid stellen externe Verstärker dar. Zum Zeitpunkt der Erstaufnahme befindet sich deshalb etwa die Hälfte dieser PatientInnengruppe in der Phase der Präkontemplation oder der Kontemplation bezüglich ihrer Therapiemotivation, was bedeutet, dass diese PatientInnen erst von den Vorteilen einer Behandlung überzeugt werden müssen, da sie sich noch nicht ganz sicher sind, ob sie eine solche überhaupt beginnen wollen. Der motivierenden Gesprächsführung kommt hier folglich ein wesentlicher Stellenwert zu. Im Rahmen der weiterführenden Behandlung hat sich die kognitive Therapie, welche sich mit dysfunktionalen Gedanken über Gewicht und Ernährung sowie dem Selbstkonzept auseinandersetzt, als zielführend erwiesen (de Zwaan, 2003). Wesentlich ist es, an alternativen Konfliktbewältigungsstrategien zu arbeiten und individuelle Auslöser, Hintergründe und die Funktion des gestörten Essverhaltens zu hinterfragen (Jacobi und de Zwaan, 2006)

Bei Bulimia nervosa ist ein stationärer Krankenhausaufenthalt meist dann angezeigt, wenn die Essstörung mit multiimpulsivem Verhalten oder einer Persönlichkeitsstörung einhergeht. Als zentrales Thema gilt bei dieser PatientInnengruppe die Abhängigkeit des eigenen Selbstwerts von Gewicht und Figur (de Zwaan, 2003).

2.3.2. Psychotherapeutische Gruppen

Die Gruppentherapie für psychosomatisch erkrankte PatientInnen findet an der Universitätsklinik für Psychiatrie und Psychotherapie an der psychosomatischen Station dreimal wöchentlich im Rahmen einer geschlossenen Gruppe statt. Zentrale Themen sind z.B. die Definition des Selbstkonzepts und des Körperschemas, biographische Arbeit, Problemdefinition und Erarbeitung eines Bedingungsmodells sowie alternativer Bewältigungsstrategien und die Ressourcenaktivierung und -stärkung.

2.3.3. Psychoedukation und Angehörigenarbeit

Um auch die Angehörigen von PatientInnen mit Essstörungen in das Therapiekonzept mit einzubeziehen, werden an der psychosomatischen Station 14-tägig Angehörigengruppen angeboten. Inhaltlich liegen die Schwerpunkte in der emotionalen Entlastung der Angehörigen und der Verbesserung ihres subjektiven Befindens. Weiters werden Informationen über das Krankheitsbild der PatientInnen vermittelt und es wird versucht, die Fähigkeiten zur Bewältigung von Krisen zu verbessern. Wesentlich ist hier vor allem die Modifikation des innerfamiliären Umgangs mit der Erkrankung, da dieser einen entscheidenden Einfluss auf den Krankheitsverlauf nehmen kann.

3. Zusammenfassung und Ausblick

Im Bereich der Erwachsenen-Psychiatrie kommt die klinische Psychologie in ihrer gesamten Bandbreite zur Anwendung. Diese reicht von der klinisch-psychologischen Testdiagnostik über diverse Behandlungsformen – beispielhaft seien hier kognitive Trainingsprogramme im Einzel- und Gruppensetting genannt – bis hin zu psychotherapeutischen Interventionen und Angehörigenarbeit. In enger Kooperation mit den multiprofessionellen Teams vor Ort wird es so möglich, eine fachlich und menschlich hoch qualifizierte Behandlung für Menschen mit psychischen Problemen und Erkrankungen anzubieten.

4. Literatur

Amering M, Sibitz I, Gössler R, Katschnig H (2002) Wissen-Genießen-Besser Leben. Ein Seminar für Menschen mit Psychose-Erfahrung, Psychiatrie-Verlag, Bonn

Bäuml J, Pitschel-Walz G, Berger H, Gunia H, Heinz A, Juckel G (2005) Arbeitsbuch PsychoEdukation bei Schizophrenie (APES). Mit Manual für die Gruppenleitung, Schattauer, Stuttgart, New York

Beesdo K, Wittchen H-U (2008) Depressive Störungen: Major Depression und Dysthemie. In: Wittchen H-U, Hoyer J (Hrsg) Klinische Psychologie & Psychotherapie. Springer Medizin Verlag, Heidelberg, S. 731–762

Bender S, Dittmann-Balcar A, Prehn G, Thienel R, Peters S, Gastpar M (2004) Subjektives Erleben eines computergestützten kognitiven Trainings durch Patienten mit Schizophrenien. Nervenarzt 75: 44–50

Butschek C (2003) Depression. In: Parfy E, Schuch B, Lenz G (Hrsg) Verhaltenstherapie. Moderne Ansätze für Theorie und Praxis. Facultas Verlags- und Buchhandels AG, Wien, S. 167–172

Comer R J (2001) Klinische Psychologie, 2. deutsche Aufl., Spektrum Akademischer Verlag, Heidelberg, Berlin

De Zwaan M (2003) Essstörungen. In: Parfy E, Schuch B, Lenz G (Hrsg) Verhaltenstherapie. Moderne Ansätze für Theorie und Praxis. Facultas Verlags- und Buchhandels AG, Wien, S. 173–178

Exner, J. E., Erdberg S. P. (2005) The Rorschach: Advances Interpretation: A Comprehensive System: 2, 3. Aufl., Hoboken, NJ: John Wiley

Grosse Holtforth M, Grawe K (2002) Fragebogen zur Analyse Motivationaler Schemata (FAMOS). Manual, Hogrefe, Göttingen, Bern, Toronto, Seattle

Grosse Holtforth M, Grawe K, Tamcan Ö (2004) Inkongruenzfragebogen (INK). Manual, Hogrefe, Göttingen, Bern, Toronto, Seattle

Hautzinger M (2003) Kognitive Verhaltenstherapie bei Depressionen. Behandlungsanleitung und Materialien, 6. neu bearbeitete Aufl., Beltz, Weinheim, Basel, Berlin

Hautzinger M, Bailer M, Worall H, Keller F (1994) Beck-Depressions-Inventar (BDI), Huber, Bern

Hautzinger M, Keller F, Kühner Ch (2007) Beck Depressions-Inventar Revision (BDI-II). Manual, 2. Aufl., Harcourt Test Services, Frankfurt a. M.

Hermann C, Buss U, Snaith R P (1995) Hospital Anxiety and Depression Scale – Deutsche Version (HADS-D). Manual, Hans Huber, Bern

Jacobi D, de Zwaan M (2006) Essstörungen. In: Wittchen H-U, Hoyer J (Hrsg) Klinische Psychologie und Psychotherapie. Springer Medizin Verlag, Heidelberg, S. 883–909

Kasper S, Lehofer M (Hrsg) (2008) Schizophrenie. Medikamentöse Therapie. Konsensus-Statement – State of the art 2008. CliniCum. Neuropsy. Das Medium für Psychiatrie und Neurologie. Sonderausgabe, November 2008

Marker K R (2003) Handbuch zum Programmpaket CogPack. Version 6.998j, Marker Software, Ladenburg

Maß R (2001) Eppendorfer Schizophrenie-Inventar (ESI) Manual, Hogrefe, Göttingen

Paul T, Thiel A (2005) Eating Disorder Inventory-2 (EDI-2). Deutsche Version. Manual, Hogrefe, Göttingen

Pensionsversicherungsanstalt (2009) Informationsbroschüre, Wien

Pfleger U (1996) Computerunterstütztes kognitives Trainingsprogramm mit schizophrenen Patienten, Internationale Hochschulschriften, Band 204, Waxmann, Münster

Rey E R (2006) Psychotische Störungen und Schizophrenie. In: Wittchen H-U, Hoyer J (Hrsg) Klinische Psychologie & Psychotherapie. Springer Medizin Verlag, Heidelberg, S. 675–729

Roder V, Brenner H D, Kienzle N (2008) Integriertes Psychologisches Trainingsprogramm bei schizophren Erkrankten, IPT, 6. überarbeitete Aufl., Beltz Verlag, Weinheim, Basel

Schuhfried G (Hrsg) RehaCom. Kognitive Rehabilitation, Dr. G. Schuhfried GmbH, Mödling

Süllwold L (1991) Manual zum Frankfurter Beschwerde-Fragebogen (FBF), Springer, Berlin

Süllwold L, Herrlich J (1987) Frankfurter-Befindlichkeits-Skala (FBS) für schizophren Erkrankte, Springer, Berlin, Heidelberg, New-York, London, Paris, Tokio

Wancata J, Friedrich F, Cerny G (2009) Häufigkeit und Folgen seelischer Erkrankungen. In CliniCum. Neuropsy. Das Medium für Psychiatrie und Neurologie 4: 22–26

Wienberg G, Schünemann-Wurmthaler S, Sibum B (1996) Schizophrenie zum Thema machen: psychoedukative Gruppenarbeit mit schizophren und schizoaffektiv erkrankten Menschen/PEGASUS. Manual und Materialien, 2., verbesserte Aufl., Psychiatrie-Verlag, Bonn

Wittchen H-U, Jacobi F (2005) Size and burden of mental disorders in Europe – a critical review and appraisal of 27 studies. European Neuropsychopharmacology 15: 357–376

Klinische Psychologie im Bereich Medizinische Psychologie – ausgewählte Praxisfelder

Birgit Hladschik-Kermer, Thomas Niederkrotenthaler,
Gernot Sonneck

1. Einleitung

Das Anliegen der Medizinischen Psychologie ist die Einbeziehung der psychologischen und soziologischen Aspekte von Krankheit und Gesundheit in ärztliches Denken und Handeln.

Sie konzentriert sich also

– einerseits auf jene Bedingungen, die Gesundheit möglichst wieder herstellen können,
– andererseits auf Bedingungen, die Gesundheit erhalten und fördern.

2. Wiederherstellung von Gesundheit

Die Medizin der letzten Jahrhunderte beschäftigte sich fast ausschließlich mit diesem Aspekt, indem sie versuchte, Ursachen von Erkrankungen zu erforschen und möglichst kausal zu behandeln.

Es liegt in der ärztlichen Kunst, möglichst alle Umstände zu berücksichtigen, um PatientInnen in ihrer spezifischen Situation zu verstehen. Dabei konzentriert sich die Medizinische Psychologie insbesondere auf:

a) die Interaktion im Bereich Patient(in)-Ärztin/Arzt-Umfeld, also insbesondere auch auf die Ärztin/Arzt-Patient(in) Beziehung;
b) sie legt besonderes Gewicht darauf, einen Menschen soweit als möglich in seiner Ganzheit zu betrachten, d. h. ihn über die Beziehung erkenntnisleitend einfühlend zu erfassen und liefert
c) die wissenschaftlichen Grundlagen dafür, Patient(in)en besser zu verstehen.

Es geht also darum, neben den medizinisch-biologischen Fragestellungen auch solche der psychischen und sozialen Situation einzubeziehen.

Ad a) **Die ÄrztIn-PatientIn-Beziehung** spielt sich vor den jeweiligen Beziehungsangeboten auf sachlicher, gefühlsmäßiger (emotionaler), bewusster und unbewusster Ebene ab und führt zu Behandlungskonzepten, für die Kooperationsbereitschaft (Compliance), PatientInnenkarrieren, Krankheitsverarbeitung, Heilungschancen und vieles andere zu berücksichtigen sind.

Ad b) Die Mehrdimensionalität der Medizinischen Psychologie führt zu einem ganzheitlichem Konzept: In diesem umfassenden Sinn ist auch der Gesundheitsbegriff der WHO zu sehen, in dem bereits 1946 definiert wurde, dass Gesundheit mehr als nur die Abwesenheit von Krankheit ist, nämlich das umfassende physische, psychische und soziale Wohlbefinden eines Menschen. Heute wird selbst diese Definition als zu statisch kritisiert, weil zur Gesundheit durchaus auch Ungleichgewichtszustände gezählt werden, die im Lebensvollzug jedoch auch immer wieder ausgeglichen werden können. Es werden durch die Definition von Gesundheit als umfassendes Wohlbefinden auch Gesundheitsstörungen deutlich gemacht, bei denen das Wohlbefinden durch psychosoziale Faktoren beeinträchtigt ist, wie z.B. bei jemandem, der unter beruflichen Belastungen, Arbeitslosigkeit oder einer problematischen Familiensituation leidet. Für derartige Gesundheitsstörungen sah sich die Medizin lange nur sehr bedingt kompetent.

Die Annahme, dass eine stärker an den psychosozialen Bedürfnissen der PatientInnen orientierte Betreuung zu besserer psychischer Verfassung der PatientInnen und damit auch zu besseren Heilungschancen führt, ist längst empirisch bestätigt. So zeigte eine dieser Studien (Wimmer und Pelikan, 1984), dass ein Modellprogramm, das sich auf die Informations- und Kommunikationsbedürfnisse der PatientInnen zur Vorbereitung auf operative Eingriffe konzentriert, eine Verkürzung der Aufenthaltsdauer, eine Senkung im Medikamentenverbrauch (Fieber- und Schmerzmittel, aber auch Antibiotika) und geringere Komplikationsraten zur Folge hat und dass sich die Beschwerden verringerten und insbesondere postoperativ die Zufriedenheit dieser PatientInnen deutlich höher war als in der unvorbereiteten PatientInnengruppe. Es gibt inzwischen auch einen Fundus an psychoonkologischen Studien, die mehrheitlich in die gleiche Richtung weisen. Psychosoziale Faktoren wie „emotionaler Ausdruck" „Soziale Unterstützung" und „Stress" sowie die Art der Krankheitsbewältigung (Coping) haben Einfluss auf die Lebensqualität und Compliance der Betroffenen (Larbig & Tschuschke, 2002). Psychosoziale Faktoren, wie zunehmendes Wissen und verminderte Angst können nach Spiegel und Kato (2000) die Compliance mit den notwendigen Behandlungsmaßnahmen positiv beeinflussen. Das ist besonders bedeutend, da gerade für KrebspatientInnen die Befolgung notwendiger Behandlungsmaßnahmen lebensrettend sein kann. Weiters gibt es gesicherte Nachweise, dass psychosoziale Interventionen unerwünschte Symptome wie antizipatorische Angst und chemotherapieinduzierte Übelkeit reduzieren (Lerman et al., 1990).

Ad c) Medizinische Psychologie ist also eine interdisziplinäre Wissenschaft, welche die Erkenntnisse der Psychologie und Soziologie und anderer verwandter Wissenschaften wie der Anthropologie, Philosophie, Geschichtswissenschaften, Kommunikationswissenschaften, Ethik, etc. auf Praxis, Lehre und Forschung der gesamten Medizin (also auch z.B. der Chirurgie, Arbeitsmedizin, Psychosomatik, Präventivmedizin, etc.) bezieht. Sie hat dementsprechend integrative Funktion.

Die Aufgabe der Medizinischen Psychologie ist es, die Erkenntnisse verschiedener Wissenszweige in das derzeitige Wissen und Handeln der Medizin einzubringen. Aus diesem Ansatz entsteht ein neues Paradigma, die biopsychosoziokulturelle Medizin (Abb. 1), wobei biologische, psychologische, soziologische und kulturelle Faktoren zueinander so in Beziehung stehen, dass Veränderungen in dem einen Bereich notwendiger Weise auch zu Veränderungen in den anderen beiden Bereichen führen müssen. Diese wechselseitigen Beziehungen (Abb. Abb. 1) können im Sinne von Verstärkungen aber auch Kompensationen wirksam werden: So kann z.B. eine primär psychische Belastung durch gute soziokulturelle Einbettung durchaus so weit kompensiert werden, dass gröbere biologische Veränderungen vermieden werden (z.B. kann ein Partnerverlust durch guten Freundes- und Bekanntenkreis so verarbeitet werden, dass es zu keiner besonderen Krankheitsanfälligkeit kommt).

Auf der anderen Seite kann z.B. eine biologisch nachteilige Disposition wie die angeborene Verminderung eines Blutgerinnungsfaktors (Hämophilie) durch eine günstige psychosoziale Entwicklung das Erkrankungsrisiko ganz wesentlich senken, bei ungünstigen psychosozialen Bedingungen, z.B. ständiger Überbeanspruchung der Gelenke und Verletzungen, trotz Dauerersatzsubstitution des fehlen-

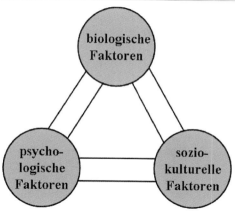

Abb. 1. Interdependenz biologischer, psychologischer und soziokultureller Faktoren

den Gerinnungsfaktors zu frühzeitiger Invalidität führen.

3. Gesundheitserhaltung, Gesundheitsförderung

Gesundheitsförderung bedeutet, allen Menschen ein höheres Maß an Selbstbestimmung über ihre Gesundheit zu ermöglichen und sie damit zur Stärkung ihrer Gesundheit zu befähigen (siehe: Ottawa-Charta der WHO 1986). Soziale und individuelle Ressourcen für die Gesundheit werden dabei ebenso betont wie die körperlichen Fähigkeiten (Frischenschlager, 1995)

Neben vielen weiteren Aspekten haben sich vor allem drei Faktoren als besonders ausschlaggebend dafür erwiesen, Wohlbefinden und somit Gesundheit zu fördern.

Dies sind die so genannten „3 C" (Psychological Hardiness):

– Challenge (Herausforderung)
– Commitment (Hingabe)
– Control (Kontrolle)

Eine bestimmte Situation als Herausforderung erleben zu können, sich diesen Aufgaben hinzugeben und diese kontrollieren zu können ist offenbar für unser Wohlbefinden wesentlich. Unter diesen Aspekten ist z.B. Arbeit zu sehen: Bietet sie Möglichkeiten, meine Fähigkeiten einzusetzen, ist sie eine Aufgabe für mich, die ich gerne erfülle, oder bin ich (dauernd) über- oder unterfordert; ist sie ausgewogen z.B. in Bezug auf Spannung und Entspannung, Aktivität und Passivität, in Bezug auf Verantwortung und Autorität oder unausgewogen?

Viel wesentlicher aber noch ist die Frage, die sich in unserer Zeit neuerlich stellt: Habe ich Arbeit oder bin ich arbeitslos? Es gibt eine Reihe von Untersuchungen, die sich mit körperlichen und seelischen Folgen von Arbeitslosigkeit beschäftigen, wobei sich immer wieder zeigt, dass der Verlust der Arbeit zu ähnlichen Trauerreaktionen führen kann wie der Verlust von nahen Angehörigen. Hans Strotzka (1969) konnte bereits sehr frühzeitig nachweisen, dass z.B. Arbeitslosigkeit von Männern bei den Ehefrauen zum Auftreten vielfältiger gesundheitlicher Störungen führte.

Eine weitere Frage, die sich im sozialen Bereich stellt, ist, welche Unterstützung (Social Support) erfahre ich z.B. durch meine Familie? Ist diese Familie funktional, kann also mit Schwierigkeiten in der Familie so umgegangen werden, dass keiner davon der Leidtragende ist oder ist sie dysfunktional, „produziert" also gewissermaßen das Familiensystem kranke Familienmitglieder?

Zusammenfassend und ausgehend von den „3 C" sind folgende sechs Grundbedürfnisse zu nennen, die im medizinpsychologischen Sinne der Stabilisierung, also der Gesunderhaltung und Gesundwerdung von Bedeutung sind.

– Aktivität – Passivität, Effektanz (auch Funktions- Kompetenzlust oder Selbstwirksamkeit)
– Kontrolle
– Empathie
– Autonomie (Selbststeuerung, Selbstverantwortung)
– Bindung
– soziale Integration, soziale Unterstützung

4. Ausgewählte Bereiche der medizinischen Psychologie

4.1. ÄrztIn-PatientIn-Kommunikation

In unseren sozialen Interaktionen kommunizieren wir laufend – bewusst oder unbewusst – Gedanken, Einstellungen und Meinungen. Es ist für uns selbstverständlich und alltäglich uns mitzuteilen.

Sowohl das gesprochene Wort, als auch die nonverbale Kommunikation sind für ÄrztInnen wichtige Instrumente, um mit PatientInnen in Kontakt treten zu können, Informationen auszutauschen, Befunde zu erheben und mitzuteilen. Wir können nicht nicht kommunizieren und wie wir kommunizieren hat einen wesentlichen Einfluss auf unsere Beziehung zu unseren Mitmenschen (Watzlawick, 1990).

MedizinpsychologInnen haben wesentlich dazu beigetragen, dass die Ausbildung in Kommunikation Eingang in das Medizinstudium gefunden hat.

Nach einer einführenden Vorlesung zu den Grundlagen der Kommunikation wird dann besonderes Augenmerk auf die praktische Umsetzung und Übung im Kleingruppenunterricht gelegt.

Aufgaben des ärztlichen Gespräches:

1) Das Herstellen eines Arbeitsbündnisses- tragfähige ÄrztIn-PatientIn-Beziehung
2) Erhalten und vermitteln bio-psychosozialer Daten (Information)
3) Die Integration, d.h., das, was zwischen ÄrztIn und PatientIn passiert, zu reflektieren und zusammen mit den erhobenen Daten bei der Diagnosestellung und Therapieplanung zu berücksichtigen.

Ad 1) Herstellen einer tragfähigen ÄrztIn-PatientIn-Beziehung

Vorraussetzung für jede gelungene Kommunikation zwischen ÄrztIn und PatientIn ist die Herstellung einer positiven Beziehung

Im Rahmen des ärztlichen Gesprächs, in dem sich die ÄrztIn-PatientIn-Beziehung entwickelt, haben drei Kernvariablen eine besondere Bedeutung. Echtheit, Empathie und positive Wertschätzung/ Akzeptanz (nach Rogers, 1972).

1. Die ÄrztIn drückt dann positive Wertschätzung aus, wenn sie sich aktiv um PatientInnen bemüht und innere Anteilnahme zeigt. Begrüßung, freundliche Worte zu Beginn des Gespräches, zugewandte Körperhaltung sind solche Merkmale. Positive Wertschätzung zeigt sich auch dadurch, dass das, was die PatientIn sagt vorbehaltlos angenommen wird.

2. Empathie oder einfühlendes Verstehen heißt sich einzulassen, sich einzufühlen in den anderen, wobei man Empathie jedoch nicht mit Mitgefühl oder Identifikation verwechseln darf. Zum einfühlenden Verstehen gehört auch „aktives Zuhören", eine Form von Zuhören, in der die ÄrztIn ihr Interesse, Ihre Bereitschaft und ihre Fähigkeit zuzuhören ausdrückt. Es geht dabei um ein völliges präsent sein, das durch zugewandte Körperhaltung, Gesten wie Kopfnicken, Laute wie „Ja, hm," und paraphrasieren (das Gesagte mit eigenen Worten zusammenfassen) „Verstehe ich richtig, dass Sie meinen....; ist es so, dass..." angezeigt wird. Die PatientIn muss die Möglichkeit haben auch ihre Gefühle auszudrücken.

3. Echtheit oder Selbstkongruenz setzt das offene Wahrnehmen des eigenen Erlebens voraus. Die ÄrztIn tritt der PatientIn nicht nur in ihrer ExpertInnenrolle entgegen, sondern gibt sich auch als Person zu erkennen. Das kann z.B. heißen, auf Fragen offen zu antworten oder Feedback zu geben.

Die Bedeutung der Herstellung einer tragfähigen Beziehung mit PatientInnen sollte in keiner Sekunde unterschätzt werden. Folgende beziehungsfördernde Grundhaltungen können sehr zum Gelingen der Beziehung beitragen:

1. Ich nehme die andere an, wie sie ist.
2. Ich fange dort an, wo der andere steht.
3. Ich zeige, dass ich mit ihm Kontakt aufnehmen möchte.

4. Ich verzichte auf argumentierendes Diskutieren.
5. Ich nehme die in mir ausgelösten Gefühle war.
6. Ich orientiere mich nach den Bedürfnissen.
7. Ich arbeite an Partnerschaft und vermeide objektivierende Distanz.
8. Ich verzichte auf das Anlegen eigener Wertmaßstäbe

Ad 2) *Erheben und Vermitteln bio-psycho-sozialer Daten*

Wenn es um das Erheben und Vermitteln von Informationen geht, gilt unser Augenmerk zunächst der Einhaltung von förderlichen Rahmenbedingungen. Dazu gehört, dass das Gespräch möglichst in einer angenehmen Atmosphäre stattfinden sollte. Störungen jeglicher Art sollten vermieden werden. Weiters ist auf eine verständliche Sprache zu achten. Während des Gespräches empfiehlt es sich, sich durch Rückfragen immer wieder zu vergewissern, was von dem Gesprochenen beim Kommunikationspartner angekommen ist. Pausen machen, dem Gegenüber die Gelegenheit zu geben, Fragen zu stellen und von Zeit zu Zeit zusammenzufassen zählen ebenso zu den Regeln, die während des ärztlichen Gespräches eingehalten werden sollten.

Um Informationen zu erhalten, muss man in der Regel einerseits Fragen stellen, andererseits aber auch zuhören und den anderen ausreden lassen. Die Art der Fragen bestimmt im Wesentlichen den Gesprächsstil

– Offene Fragen(„W-Fragen")

Offene Fragen ermöglichen eine Vielfalt an Antworten, sie sind vor allem am Beginn eines Gesprächs günstig und dann wenn man mehr als nur eine Ja- Nein Antwort möchte.

Z. B: „Was…?" Mit dieser Frage können Fakten in Erfahrung gebracht werden. Fragen die mit „Wie" beginnen zielen häufig in Richtung Gefühle oder Prozesse und Warum – Fragen können die Hintergründe einer Handlung oder eines Gedankens erschließen.

– Geschlossene Frage (Ja, Nein- Antworten)

Geschlossene Frage zu stellen bedeutet eine konkrete Antwort erhalten zu wollen, z. B. " Haben sie heute schon gefrühstückt?" wird mit „Ja" oder „Nein" zu beantworten sein. Will man Auskunft über die Art des Frühstücks ist es günstiger eine offene Frage zu stellen.

Prinzipiell gilt: Jede Art von Fragen (also offene und geschlossene) haben ihre Berechtigung, der Einsatz hängt vom gewünschten Ziel ab.

Wird die PatientIn durch das Stellen von offenen Fragen zum Sprechen ermuntert, ist es besonders wichtig, dass die ÄrtzIn dies durch aktives Zuhören verstärkt. Hierbei hat die parasprachliche Kommunikation eine besonders große Bedeutung (Blickkontakt, Körperhaltung, Kopfnicken). Wendet sich die ÄrztIn z. B. von der PatientIn ab, wird der Redefluss der PatientIn gestoppt werden. Das hemmt einerseits den Informationsaustausch, stört andererseits aber auch die Beziehung.

Ad 3) *Integration*

ÄrztIn und PatientIn wiederholen in kurzer Zusammenfassung das jeweils Gehörte. Dadurch wird dem Gegenüber Gelegenheit gegeben Ergänzungen beziehungsweise Korrekturen anzubringen. So kommt es schrittweise, in Wechselwirkung, zu einer Annäherung und Verbindung der beiden Krankheitsbilder. Das Ziel ist es, etwas gemeinsam Benennbares, gewissermaßen eine Brücke zu finden zwischen den Krankheitsvorstellungen der ÄrztIn und der subjektiven Vorstellung der PatientIn.

Kommunikation kann als gelungen betrachtet werden, wenn die Wahrnehmungs- und Interpretationsvorgänge ähnlich ablaufen, das heißt beide sprechen vom selben und denken auch dasselbe darüber.

Das bildet die Basis für weitere diagnostische und therapeutische Schritte.

Besonders günstige kommunikative Verhaltensweisen sind das Ansprechen psychosozialer Aspekte, verständliche Erklärungen und nachvollziehbare Begründungen, Zusammenfassen dessen was die PatientIn gesagt hat, eine verständliche Sprache sowie aktives Zuhören und das anbieten psychosozialer Unterstützung. Diese Verhaltensweisen werden mit einem erhöhten Informationsaustausch, höherer PatientInnenzufriedenheit, einer positiveren Bewertung der ArztIn-PatientIn-Beziehung und einer besseren Compliance in Verbindung gebracht (Beck et al., 2002).

4.2. Suizidprävention: Der österreichische Suizidpräventionsplan

Die Prävention von Suizid und Suizidversuch sind wichtige Anliegen im Public Mental Health Bereich, stellt doch Suizid einen der wichtigsten Faktoren für vorzeitigen Tod dar (WHO, 2002), und das obwohl suizidales Verhalten verhütet werden kann. Die WHO empfiehlt in ihrem Bericht über Suizidprävention in Europa einen multisektoralen Ansatz, der sowohl klinische als auch public-health settings einbezieht (WHO, 2002). Im klinischen Bereich beinhaltet effektive Suizidprävention (a) die adäquate Behandlung psychischer Erkrankung, (b) die Identifikation und Screening von Risikogruppen, und (c) die Schulung von Gesundheitspersonal zur Erkennung und dem adäquaten Umgang mit Suizidalität. Im Public Health Bereich umfasst Suizidprävention (d) die Restriktion von Suizidmitteln, wie z.B. die Verfügbarkeit von Schusswaffen, (e) verantwortungsbewusste Suizidberichterstattung in den Medien, die Imitationseffekte verhütet und adäquat informiert, sowie (f) die Erhöhung des Wissens über Suizidalität und Suizidprävention in der Öffentlichkeit.

Im gegenwärtigen österreichischen Suizidpräventionsplan (SUPRA), lassen sich 10 Arbeitsgebiete identifizieren. Jedes hat spezifische Aufgaben, die jeweils von unterschiedlichen Personengruppen, und Institutionen übernommen werden können (Sonneck und Niederkrotenthaler, 2008). Tabelle 1 bietet einen exemplarischen Überblick über die verschiedenen Arbeitsbereiche und den aktuellen Translationsbedarf.

Tab. 1. Österreichischer Suizidpräventionsplan (SPA)

Arbeitsbereich	Forschungs- / Translationsbedarf
Bewusstseinsbildende Maßnahmen	Aufklärung der Öffentlichkeit über Stand der Suizidprävention
	Evaluation von Awarenesskampagnen Guidelines zur optimierten Durchführung
Unterstützung und Behandlung	Ausbildung im Umgang mit (suizidaler) Krise einschlägige Fortbildung
	effiziente Behandlung psychischer Erkrankungen
	Schaffung von mobilen Suicide-Prevention-Teams
	Optimierung der Erreichbarkeit von Hilfseinrichtungen
	Glättung von Nahtstellen der Betreuung
	Unterstützung von von Suizidalität betroffenen Familien und Hinterbliebenen
Zielgruppe Kinder und Jugendliche	Erziehung und Unterricht: Erlernen von Coping-Strategien als Teil des Curriculums
	Aufklärung über typische Risikosignale im Jugendalter wie Suizidmitteilungen und Suizidversuche, Schulschwänzen, auffallende Müdigkeit, Aggression, Isolation, Substanzmissbrauch, Wutanfälle
	Zusammenarbeit mit Institutionen die die vielfältigen Jugendkulturen widerspiegeln
	besondere Beachtung von Risikofaktoren in der Umgebung, in der Kinder aufwachsen (broken-home, Gewalt, Missbrauch, Arbeitslosigkeit, Armut) in Behandlung und Forschung

Arbeitsbereich	Forschungs- / Translationsbedarf
Zielgruppe Erwachsene	besonderer Fokus auf die Probleme Alleinerziehender und MigrantInnen, Unterstützung bei Coming-out-Problemen (Homo-/Bisexualität)
	Beziehungs- und Eheprobleme: Informationen, wie Beziehungen gestaltet bzw. wie mit Ehe- und Beziehungsproblemen umgegangen werden kann
	Betriebe und Arbeitsplätze: Aufklärung über Umgang mit Mobbing, Bullying, sexuelle Belästigung; Vorsehen von Aussprachemöglichkeiten, Einsatz von MediatorInnen
Zielgruppe Ältere Menschen	Erleichterungen für ältere Leute, damit diese ihre intellektuellen, emotionalen und sozialen Ressourcen angemessen einsetzen können (z.B. Gleitpension)
	Enttabuisierung der Altersehe und -partnerschaft (Sexualität) im Alter
	Verstärkte Kooperation, um sanfte Übergänge zwischen verschiedensten Betreuungsformen alter Menschen sicherzustellen
	Entwicklung und Einrichtung von sozialen und medizinischen Diensten für Betreuung und Pflege, angemessene palliative Maßnahmen
Zielgruppppe Risikogruppen	Schulung von sozialen Fertigkeiten im Umgang mit Alkohol-, Drogen- und Medikamentenmissbrauchern, HIV-Positiven oder Aids-Erkrankten, psychisch Kranken, Opfern von Gewalt oder Selbstverletzung (nach Suizidversuch), MigrantInnen, Strafgefangene
	Forschung, die zu einem besseren Verständnis für die spezifische Situation von Risikogruppen beiträgt
	Hilfe zur Selbsthilfe: maßgeschneiderte Aufklärung von Risikogruppen
	Ausbau von Organisationen, die Risikogruppen gewidmet sind
Schulung und Entwicklung	– maßgeschneiderte Ausbildung in Hinblick auf Suizidprävention durch unterschiedliche Zielgruppen (Lehrkräfte, SozialarbeiterInnen, KrankenpflegerInnen), PsychologInnen, PsychotherapeutInnen, Ärzte/Ärztinnen, Geistliche, „wachenden" Berufen wie z.B. Polizei, Rettung, Bundesheer und Sicherheitswache
Reduzierte Erreichbarkeit von Suizidmitteln	Verkehr: – Alkoblocks (ein Auto kann nur in Betrieb genommen werden, wenn der Fahrende nicht alkoholisiert ist); Schutz und Telefonmöglichkeiten an Orten mit hoher Suizidfrequenz („Hot spots"); Maßnahmen für Bahnstationen mit hoher Frequenz von Unfällen und Suiziden.
	Waffen: – restriktive Politik bezüglich Waffenbesitz
	– Medikamentenverordnungen: – weniger toxische Medikamente; passende Packungsgrößen; vorsichtige Verschreibgewohnheiten und sorgfältige Nachkontrolle
Zusammenführung regionalen Wissens	– Errichtung und Weiterentwicklung von Zentren für Suizidforschung und -verhütung und effektives epidemiologisches Monitoring
	– Medienempfehlungen zur Berichterstattung über Suizid, um Imitationseffekte zu verhindern und adäquat auf zu klären
	Datenbanken: – Anonymisierte personenbezogene Daten von Suiziden und Suizidversuchen in Österreich und in Nachbarländern zur Erforschung der bio-psycho-sozio-kulturellen Einflussfaktoren
Gesetzliche Voraussetzungen	– legistische Vorschläge sind in vielen Bereichen nötig (z.B. bei schulischen Aktivitäten, Lohngerechtigkeit, Chancengleichheit, Personalentwicklung am Arbeitsplatz, Ruhensbestimmungen, Erreichbarkeit von Suizidmitteln

Umsetzung des SPA

Dieses Programm wurde von der Österreichischen Gesellschaft für Suizidprävention übernommen und wird in Zusammenarbeit mit Pro Mente Österreich umgesetzt. Es bestehen eine Reihe regionaler Schwerpunkte im gesamten Bundesgebiet, die sich mit einzelnen oder mehreren Aufgaben dieses SPA befassen. Hier werden exemplarisch 2 Projekte dargestellt:

Die Effekte des Schusswaffengesetzes 1997

Bereits 1997 wurde eine Direktive des Europäischen Rats entsprechende Verschärfung des Waffengesetzes umgesetzt, die in der Tat zu einem Rückgang der Schusswaffenlizenzen und der Schusswaffensuizide, aber auch der Schusswaffenmorde, um 40 bzw. 60 % führte, ohne dass bisher diese Suizidmethode durch eine andere ersetzt worden wäre (Kapusta et al., 2007).

Suizidprävention durch Zusammenarbeit mit den Medien

Das laufende Projekt, das Empfehlungen zur Suizidberichterstattung entwickelte, bewirkte eine Verbesserung der Qualität der Berichterstattung, und war mit einem Rückgang der Suizide assoziiert. Dieser Rückgang war am stärksten in jenen Regionen ausgeprägt, in denen eine starke Zusammenarbeit mit JournalistInnen erfolgte (Niederkrotenthaler und Sonneck, 2007). Besonders Berichte über suizidales Verhalten von Prominenten tragen ein hohes Risiko für nachfolgende Imitationseffekte (Niederkrotenthaler et al., 2009). Berichte über Personen die eine Krise konstruktiv bewältigen konnten könnten im Gegenteil dazu einen suizidprotektiven Effekt haben ('Papagenoe Effekt') (Niederkrotenthaler et al., 2010).

Alle diese Initiativen und zahlreiche andere sind klassische Bottom-up-Projekte, und bilden bisher kein nationales Programm, das von der Regierung empfohlen und unterstützt wird, wie z. B. in Schweden, Deutschland und den USA, sondern eine Ansammlung von Provisorien.

Österreich, ein Land mit ehemals hoher Suizidrate, verzeichnet seit 1987 einen Rückgang von etwa 26,7 Suiziden auf 12,7 pro 100.000 Einwohner (2008). Die Raten liegen damit unter dem gesamt- und westeuropäischen Durchschnitt. Damit dieser Trend anhält und damit Menschen in Not, Leid, Elend und Verzweiflung und ihre Angehörigen angemessene Unterstützung bekommen, wurde dieser SPA entwickelt.

5. Zusammenfassung und Ausblick

Die Medizinische Psychologie ist in Österreich, aber auch international gesehen ein Fach mit einer relativ jungen Geschichte. Das Anliegen der medizinischen Psychologie ist es, psychologische und soziokulturelle Aspekte von Krankheit und Gesundheit in ärztliches Denken und Handeln einzubeziehen.

Das Gebiet reicht von den Grundlagen der Gesundheitsförderung und -erhaltung, der Säuglingsforschung und frühkindlichen Entwicklung, den neuropsychologischen und psychosomatischen Grundlagen bis zu den psychosozialen Aspekten des Alterns und des Sterbens. Ein besonderes Augenmerk der medizinischen Psychologie in Wien lag und liegt immer auf der Betonung der Bedeutung der ÄrztIn-PatientIn- Beziehung und der ÄrztIn-PatientIn-Kommunikation. Aber auch die spezifische Situation der ÄrtzInnen (burn-out), wie auch der Umgang mit schwerwiegenden Erkrankungen (Coping) sind wesentliche Aufgaben in Forschung und Lehre.

Im neuen Studienplan an der MUW sind die Inhalte der medizinischen Psychologie in ausgewählten Vorlesungen und Seminaren vertreten.

Suizidprävention ist ein interdisziplinäres Feld, dessen Effektivität auf das Zusammenwirken von klinischen als auch von Public Health orientierten Ansätzen beruht. Als Grundlage der Strukturierung und Umsetzung suizidpräventiver Anliegen in Österreich wurde der Österreichische Suizidpräventionsplan geschaffen.

6. Literatur

Beck R S, Daughtridge R, Sloane P D (2002). Physician-patient communication in the primary care office: a systematic review. J Am Board Fam Pract. Jan- Feb; 15: 25–38

Frischenschlager O.(1995) Was ist Krankheit- Was ist Gesundheit in: Frischenschlager O, Hexel M, Kantner-Rumplmair W, Ringler M, Söllner W, Wisiak U. (Hg). Lehrbuch der Psychosozialen Medizin. Springer

Kapusta N D, Etzersdorfer E, Krall C, Sonneck G (2007). Firearm legislation reform in the European Union: Impact on firearm availability, firearm suicide and homicide rates in Austria. Brit J Psychiat 191: 253–257

Larbig W, Tschuschke V (HG) (2002) Psychoonkologische Interventionen. Theraeutisches Vorgehen und Ergebnisse. Ernst Reinhardt Verlag. München

Lerman C,Rimer B, Blumberg B, Christinzio S, Engstrom PF, MacElwee N, O'Connor Seay J. (1990) Effects of coping style and relaxation on chemotherapie side effects and emotional responses. Cancer Nurs; 13, 308–15

Niederkrotenthaler T, Sonneck G (2007). Assessing the impact of media guidelines for reporting on suicides in Austria: interrupted time series analysis. Aust N Z J Psychiatry 41: 419–428

Niederkrotenthaler T, Till B, Voracek M, Dervic K, Kapusta ND, Sonneck G (2009). Copycat effects after media reports on suicide: A population-based study. Soc Sci Med 69:1085–1090

Niederkrotenthaler T, Voracek M, Herberth A, Till B, Strauss M, Etzersdorfer E, Eisenwort B, Sonneck G. (2010). The role of media reports in completed and prevented suicide–Werther versus Papageno effects. British Journal of Psychiatry 197:234-243

Rogers C R (1972) Die nicht direktive Beratung. München, Kindler

Sonneck G. Grundlagen der medizinischen Psychologie (2008) in: Der Mensch in Umwelt, Familie und Gesellschaft; K. Wittmann (HG), 6te akt. Auflage. Facultas. Wien

Sonneck G, Niederkrotenthaler T (2008). Zum österreichischen nationalen Suizidpräventionsplan. Spectrum Psychiatrie 2: 20–23

Spiegel D & Kato PM. (2000) Psychosoziale Einflüsse auf Inzidenz und Progression von Krebs. In: Psychoonkologische Interventionen. Therapeutisches Vorgehen und Ergebnisse. Larbig w, Tschuschke V (HG). Reinhardt. München; 111–50

Strotzka H.(1969) Kleinburg. Östrerreichischer Bundesverlag. Wien

Tschuschke V (HG) (2002) Psychologische Aspekte der Entstehung und Bewältigung von Krebs. Schattauer. Stuttgart. New York

Watzlawick P, Beavin J H & Jackson D D (1990) Menschliche Kommunikation: Formen, Störungen, Paradoxien. (8. unveränd. Aufl.).Hans Huber Verlag. Bern

Wimmer H, Pelikan JM (1984) Effekte psychosozialer Interventionen bei der prä- und postoperativen Betreuung von Patient(in)en im Krankenhaus. Forschungsbericht des L. Boltzmann-Instituts für Medizinsoziologie Wien

World Health Organization (2002). Suicide prevention in Europe. The WHO European monitoring survey on national suicide prevention programmes and strategies. Copenhagen: WHO Regional Office for Europe

Weiterführende Literatur:

Frischenschlager 0, Hexel M, Hladschik B, Kropiunigg U Pucher I, Schjerve M, Sonneck G, Spiess K (Hg) (2002). Medizinische Psychologie. Ein Leitfaden für Studium und Praxis Facultas. Wien

Weblinks und Kontakte:

http://www.suizidforschung.at/leitfaden.pdf.
thomas.niederkrotenthaler@meduniwien.ac.at
gernot.sonneck@meduniwien.ac.at
birgit.hladschik-kermer@meduniwien.ac.at

Klinische Psychologie im Bereich Sozialmedizin – Stationäre Raucherentwöhnung als Beispiel nationaler Forschungskooperationen

Rudolf Schoberberger, Gabriela Böhm, Ernest Groman, Michael Kunze

1. Einleitung

Stark nikotinabhängigen RaucherInnen steht heute, neben ambulanten Angeboten, auch eine dreiwöchige stationäre Therapie zur Verfügung, deren Kosten von verschiedenen Krankenkassen, wie etwa der Versicherungsanstalt für Eisenbahnen und Bergbau, der Wiener Gebietskrankenkasse und der Oberösterreichischen Gebietskrankenkasse, übernommen werden.

Im Jahr 1997 konnte die Versicherungsanstalt des Österreichischen Bergbaues (nunmehr Versicherungsanstalt für Eisenbahnen und Bergbau) in Kooperation mit dem Institut für Sozialmedizin der Medizinischen Universität Wien einen auch international neuen Weg der Rauchertherapie erschließen. RaucherInnen wurde erstmals die Möglichkeit geboten, sich im Rahmen eines dreiwöchigen Kuraufenthaltes in der Gesundheitsvorsorgeeinrichtung „Josefhof" bei Graz einer Rauchertherapie zu unterziehen. Das Einmalige an dieser Maßnahme ist, dass die PatientInnen nicht aufgrund anderer Beschwerden einem Kurheilverfahren unterzogen werden und in diesem Zusammenhang eine Behandlung im Sinne der Rauchtherapie erfahren, sondern dass tatsächlich die Raucherintervention Anlass für den Kuraufenthalt darstellt.

Dies entspricht durchaus der wissenschaftlich begründbaren Entwicklung der letzten Jahre. Mit der Klassifikation der Nikotinabhängigkeit als Krankheit (siehe Schoberberger, 2006) und den zur Verfügung stehenden Interventionsformen war es nur mehr eine Frage der Zeit, der Nikotinabhängigkeit in der Behandlung jenen Stellenwert einzuräumen, den auch andere Suchterkrankungen innehaben.

2. PatientInnenzielgruppe

Die stationäre Rauchertherapie ist vorgesehen für stark nikotinabhängige RaucherInnen, vorrangig mit bereits bestehenden tabakassoziierten Krankheiten. Die TeilnehmerInnen werden nach den Kriterien des Wiener Standard Raucher-Inventars rekrutiert (Schoberberger et al., 1999). Dabei handelt es sich um ein Diagnostikinstrumentarium, welches als wesentliche Kriterien der Raucherdiagnostik den Fagerström Test für Nikotinabhängigkeit (FTND), die Kohlenmonoxidmessung in der Expirationsluft, das Nikotin Prä-Abstinenz-Syndrom, die Entwöhnungsmotivation und mögliche Barrieren der Raucherentwöhnung umfasst. Des Weiteren werden vorhandene tabakassoziierte Erkrankungen berücksichtigt.

Wie bereits erste Stichprobenerhebungen gezeigt haben (Schoberberger et al., 2002), weisen männliche und weibliche Patienten der stationären Rauchertherapie einen sehr ähnlichen durchschnittlichen täglichen Zigarettenkonsum auf (M: 34,0 Stück, F: 33.2 Stück). 98,9 % rauchen mehr als 10 Zigaretten täglich. Wenngleich dieser Anteil mit 74 % bei Männern und 58 % bei Frauen in der Gesamtstichprobe österreichischer RaucherInnen auch relativ hoch ist (Schoberberger und Kunze, 1999), liegt er bei den KurteilnehmerInnen doch noch deutlich höher. Dies trifft auch für andere Aspekte des Rauchverhaltens zu: So hatten bereits 75,3 % mehrmals versucht vom Rauchen loszukommen (Gesamtbevölkerung: 44,7 %) (Schoberberger, et al., 1995) und 60,2 % Nikotinersatzpräparate probiert (Gesamtbevölkerung: 12 %). Auch fällt auf, dass bei den KurteilnehmerInnen ein überdurchschnittlich hoher FTND-Wert (Nikotinabhängigkeitswert) vorliegt. Während bei österreichischen DurchschnittsraucherInnen ein Wert von 3,59 (bei einem möglichen Maximalwert von 10) ermittelt wurde (Fagerström et al., 1996), liegen die PatientInnen der stationären Rauchertherapie bei 7,09.

37,6 % der KurteilnehmerInnen erzielen sogar sehr hohe Nikotinabhängigkeitswerte (Scores von 8–10), die sonst bei RaucherInnen nur in 9 % (Männer) bzw. 5 % (Frauen) der Fälle gefunden werden (Schoberberger et al. 1999).

3. Das Therapie-Programm

Dass es für stark nikotinabhängige RaucherInnen eigene Interventionsformen geben muss, ist heute weitgehend anerkannt. So weisen Schumann et al. (2001) darauf hin, dass gerade diese TabakkonsumentInnen auch ungünstige Ernährungsgewohnheiten, wenig Bewegungsaktivität zeigen und gefährlichen Alkoholkonsum aufweisen, womit aus Public Health Sicht eine intensivere Betreuung unumgänglich scheint. Dennoch gibt es noch relativ wenige Ansätze zur stationären Rauchertherapie, die sich etabliert haben. Vergleicht man bekannte Interventionsformen aus den USA (Mayo-Klinik) oder Island (Heilsustofnun), so erweist sich das „Josefhof-Programm" als umfangreichstes, jedoch auch speziell für stark abhängige RaucherInnen konzipiertes Therapieverfahren (siehe Tab. 1).

Tab. 1. Angebote der stationären Rauchertherapie

Stationäre R'TH-Angebote	Mayo Clinic USA	Heilsus-Tofnun Island	„Josefhof" Österr.
Dauer	8 Tage	7 Tage	21 Tage
Angebot			
Geschützte rauchfreie Umgebung	×	×	×
Gruppenberatung	×	×	×
Einzelberatung	×	×	×
Experten-Supervision	×	×	×
Medikamentöse Unterstützung	×	×	×
Fitness-Training		×	×
Entspannungstraining		×	×
Vorträge		×	×
Komplementärmed. Maßnahmen		×	×
Jour fixe-Veranstaltungen			×
Nachuntersuchungen	×	×	×

Dadurch, dass die stationäre Raucher-therapie in Österreich 21 Tage dauert, ist es möglich, ohne „geschützte rauchfreie Umgebung" auszukommen. So hat es sich von Vorteil erwiesen, dass die Teil-nehmerInnen in der ersten Therapie-woche, die vorwiegend dazu dient, das eigene Rauchverhalten und die Rauch-motive besser kennen zu lernen, noch rauchen dürfen. Schließlich werden in dieser Zeit jene Strategien vermittelt, die dann ab der zweiten, bereits rauchfreien, Woche zum Einsatz kommen sollen. Auch erfolgt in dieser Phase die Vorbereitung auf die medikamentöse Therapie, die zur Verringerung der Entzugssymptomatik – vorwiegend in Form von Nikotinersatz (NRT) – angeboten wird.

Bei den wesentlichen Bausteinen der Therapie unterscheiden sich die drei Angebote lediglich im Umfang der Be-handlung. Bei allen steht die Gruppen- und Einzelberatung in Kombination mit der medikamentösen Unterstützung im Vordergrund, wobei die Beratungen am Josefhof natürlich durch die län-gere Aufenthaltsdauer intensiver sind. Das isländische und österreichische Programm bemüht sich auch um ein ergänzendes Begleitangebot, wie Fit-ness- und Entspannungstraining oder Vorträge. PatientInnen haben auch die Möglichkeit, ein Jahr lang monatliche „Jour fixe"-Veranstaltungen zum Erfah-rungsaustausch zu besuchen. Etwa 40 % nehmen dieses Angebot auch wahr. Nachuntersuchungen werden auch von allen drei beschriebenen Einrichtungen durchgeführt, wobei die Josefhof-Pati-entInnen nach einem halben Jahr und einem Jahr nach Aufenthalt zur Kontrol-le eingeladen werden.

Ein wesentlicher Unterschied zwi-schen den drei stationären Raucherthe-rapie-Angeboten liegt aber darin, dass in Österreich die Kosten im wesentlichen durch die Sozialversicherung getragen werden, während in den USA als auch in Island die TeilnehmerInnen selbst für den Aufenthalt bezahlen müssen. In Öster-reich übernehmen die erwähnten Kran-kenkassen die Kosten, es ist lediglich

der einkommensabhängige Kurbeitrag zu leisten. Der Aufenthalt verläuft so wie bei anderen Kuren auch und gilt somit als Krankenstand.

Mittels Einzel- und Gruppenberatung, psychologischer Behandlung, Herz-Kreis-lauf Training, Ernährungsberatung, phy-sikalischer Therapien, mentaler Entspan-nungsmethoden, und Nikotinersatzthera-pie (Nikotinkaugummi, Nikotinpflaster, Nikotininhalator, Sublingualtablette etc.) werden entwöhnungswillige RaucherIn-nen auf ein Leben ohne Zigarette vorbe-reitet.

Der Schwerpunkt der ersten Betreu-ungswoche dient zum Erkennen der in-dividuellen Auslöser und Ursachen. Die PatientInnen lernen Alternativen zum Rauchen kennen und beginnen diese, eventuell gemeinsam mit NRT, in der zweiten Woche einzusetzen. Die dritte Woche dient überwiegend der Desen-sibilisierung. Durch Rollenspiel und Durchleben diverser Grenzsituationen kommt es zu einer Stabilisierung und Rückfallprophylaxe (Starzer-Eidenber-ger, 2005).

Folgende Aktivitäten sind in dem drei-wöchigen Leistungsumfang enthalten (Starzer-Eidenberger, 2005):

Ärztliche Betreuung	nach Bedarf
Psychosoziale Betreuung	21 Stunden
Psychosoziales Einzel-gespräch	>1 Stunde
Herz-Kreislauftraining	21 Stunden
Atemtraining	7,5 Stunden
Mentales Entspannungs-training	10 Stunden
Entspannungstraining	12 Stunden
Ernährungsberatung, Lehrküche	3 Stunden
Physikalische Therapie, Massagen	1 Stunde
Biofeedback	nach Bedarf

Eine umfangreiche Arbeitsunterlage für PatientInnen der stationären Raucher-therapie dient den TeilnehmerInnen als Unterstützung (Atzler und Goll, 1999).

3.1. Verhaltensmodifikation

Die Verhaltensmodifikation wird in jedem Fall eine entscheidende Rolle bei der Rauchertherapie spielen. Jedoch werden RaucherInnen, die ihren Zigarettenkonsum nicht nur aufgrund eines „Nikotin-Cravings", sondern auch aufgrund psychologischer Aspekte steuern, eine entsprechende Unterstützung im Sinne einer psychologischen Intervention besonders erwarten. Dabei bedient sich die systematische Raucherentwöhnung bevorzugt verhaltenstherapeutischer Prinzipien (Tölle und Buchkremer, 1989).

Bei SpiegelraucherInnen, die versucht sind, über den Tag verteilt in regelmäßigen Abständen zu rauchen, ist anzunehmen, dass viele ihrer Zigaretten aus „Gewohnheit" geraucht werden und eine ganze Reihe von Alltagssituationen Auslöser zum Tabakkonsum darstellen. Das klassische Konditionierungsparadigma wird daher in der Lerngeschichte eine dominante Rolle spielen. Wichtig wird es nun sein, mittels Verhaltensanalyse jene Auslöser ausfindig zu machen, die das Rauchverlangen produzieren. Dazu eignet sich vor allem das Führen eines Raucherprotokolls, in dem bei jedem Auftreten von Rauchverlangen neben der Uhrzeit auch der Anlass, die möglichen animierenden Sozialkontakte oder die persönliche Verfassung – also jene zu eruierenden Auslöser – festgehalten werden. Dabei ist es nur in zweiter Hinsicht wichtig, ob bei dieser Situation dann tatsächlich geraucht wurde oder ob es gelungen ist, dem Verlangen zu widerstehen. Wurden solche immer wiederkehrenden Rauchanlässe analysiert, kann mit entsprechenden Selbstkontrollmaßnahmen darauf reagiert werden.

SpitzenraucherInnen, die dazu neigen vorwiegend in bestimmten Situationen und dann besonders exzessiv zu rauchen, haben ihr Rauchverhalten zum überwiegenden Teil aufgrund des operanten Konditionierens erworben. Sie erwarten sich im Anschluss an ihren Zigarettenkonsum eine positive Konsequenz, wie etwa eine Stressreduktion. Es wird also darum gehen, zum einen diese Situation zu kontrollieren – wie zum Beispiel darauf zu achten, dass sich die KlientInnen nicht unnötigerweise Stresssituationen aussetzen –, zum anderen aber auch sinnvoll sein, entsprechende Reaktionsmuster anzubieten – wie etwa Entspannungsmethoden – um in den betreffenden Situationen besser und vor allem ohne Zigarette bestehen zu können.

3.2. Nikotinersatztherapie – Nicotine Replacement Therapie (NRT)

Entzugserscheinungen sind meist der Grund dafür, dass Entwöhnungsversuche scheitern. Viele RaucherInnen schaffen die gleichzeitige Trennung von der Rauchgewohnheit und die Entwöhnung vom Nikotin nicht. Wird nun die Nikotinsubstitution als flankierende Maßnahme, etwa in der Begleitung von verhaltenstherapeutischen Strategien eingesetzt, können deutlich bessere Ergebnisse erzielt werden als mit einer der Methoden alleine (Fiore et al., 1994; Rieger, 1991). Das Grundprinzip der Nikotinsubstitution ist, den nikotinabhängigen Organismus mit Nikotin aus einer alternativen Quelle zu versorgen. Das medikamentös verabreichte Nikotin baut im Blut einen gewissen Nikotinspiegel auf, um die Entzugserscheinungen zumindest teilweise zu kompensieren. Die RaucherInnen können sich dann auf andere Probleme der Tabakentwöhnung konzentrieren.

Die Wirksamkeit dieser seit vielen Jahren etablierten Methoden ist deutlich belegt. In der von der Cochrane Gruppe durchgeführten Metaanalyse wurden 132 Studien mit über 43.000 TeilnehmerInnen identifiziert (Stead et al., 2008). Es wurden nur randomisierte Studien aufgenommen, die Nikotinersatz mit Placebo oder keiner Behandlung einander gegenübergestellt haben oder Studien, in denen verschiedene Dosierungen von Nikotinersatz verglichen wurden. Die Odds Ratio für Abstinenz erzielt durch verschiedene NRT-Produkte in Relation gesetzt mit Placebo betrug 1,58 (95 % Kl = 1,50 – 1,66).

3.3. Zentralnervös wirksame Medikation

In manchen Fällen kommt auch das „atypische" Antidepressivum Amphebutamon (Bupropion) – in Österreich unter dem Handelsnamen *Zyban®* (rezeptpflichtig) erhältlich – zum Einsatz. Vorliegende Studien zeigen signifikant bessere Erfolge in der behandelten Gruppe bei gezieltem und kontrolliertem Einsatz. Allerdings bedarf die Anwendung von Bupropion einer besonders sorgfältigen Abwägung, da eine Reihe von Kontraindikationen und Nebenwirkungen auftreten können.

Mit dem rezeptpflichtigen Medikament Varenicline (*Champix®*) steht ÄrztInnen und RaucherInnen auch eine weitere Therapiemöglichkeit gegen die Nikotinabhängigkeit zur Verfügung und wird gelegentlich auch im Rahmen der stationären Rauchertherapie empfohlen. Die Wirkung dieses Arzneimittels dürfte auf einer Verminderung des Verlangens nach Nikotin und einer Linderung vieler Entzugssymptome beruhen.

4. Erfolgsrate

Alle TeilnehmerInnen der stationären Rauchertherapie werden nach einem halben Jahr (NU1) und einem Jahr (NU2) zur Nachuntersuchung eingeladen.

4.1. PatientInnenstichprobe

Anhand einer Stichprobe von 233 TeilnehmerInnen der stationären Rauchertherapie, die von 2003 bis 2008 als Versicherte der OÖGKK betreut wurden, zeigt sich, dass mit einem Anteil von 57,1 zu 42,9 Prozent etwas mehr Männer als Frauen dieses spezielle Therapieprogramm in Anspruch nehmen. Das Durchschnittsalter beträgt etwas mehr als 50 Jahre. Etwa 50 % der TeilnehmerInnen sind berufstätig, wobei diese mehrheitlich als Angestellte tätig sind. Das Körpergewicht beträgt im Mittel 78,6 kg, wobei 39,5 % laut Body-Mass-Index (BMI) in den Bereich „Normalgewicht" fallen, 34,3 % sind übergewichtig und 21.4 % adipös. Von 4,7 % liegen keine Gewichtsangaben vor.

4.2. Langzeiterfolg

So gut wie alle TeilnehmerInnen können ihren Tabakkonsum in den letzten zwei Wochen des stationären Aufenthaltes, wie vorgesehen, einstellen. Bei der Halbjahres-NU sind Daten von 147 Personen vorhanden. 36,9 % der PatientInnen haben angegeben, seit der stationären Raucher-

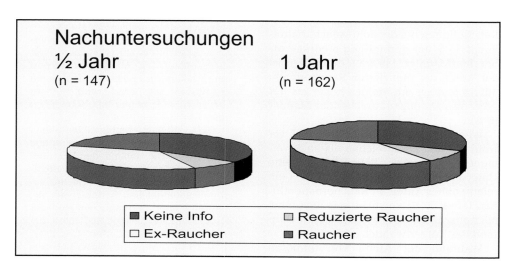

Abb. 1. Langzeiterfolg

therapie nicht mehr zu rauchen. Weitere 7,7 % haben ihren Rauchkonsum reduziert und 18,5 % sind in ihre alten Rauchgewohnheiten wieder zurückgefallen. Von 86 (36,9 %) Personen konnten keine Nachuntersuchungsergebnisse ermittelt werden. Bei der Jahresnachuntersuchung sind Daten von 162 Personen vorhanden. Nach einem Jahr waren 37,8 % NichtraucherInnen und 22,3 % RaucherInnen, wobei der Anteil der RaucherInnen mit reduziertem Konsum auf 9,4 % stieg. Die Daten von 71 Personen (30,5 %) konnten bei der 1-Jahres NU nicht erfasst werden (Abb. 1).

Der Rauchstatus wurde bei den PatientInnen mittels Kohlenmonoxidmessung in der Ausatemluft überprüft. Mit dem signifikanten Rückgang von 26,4 auf 2,54 ppm bei der Halbjahresnachuntersuchung und 1,53 bei der Jahresnachuntersuchung bei den Ex-RaucherInnen konnten deren Angaben verifiziert werden. Bei den weniger erfolgreichen PatientInnen blieb der CO-Wert unverändert hoch. Bei der Rekrutierung der PatientInnen wurde übrigens kein signifikant unterschiedlicher CO-Wert bei den später erfolgreichen und weniger erfolgreichen TeilnehmerInnen festgestellt.

Im Rahmen der stationären Rauchertherapie hat sich kein signifikanter Unterschied im Erfolg bei Männern und Frauen ergeben. So ist der Prozentsatz an Ex-Raucherinnen bei der Jahresnachkontrolle mit 35 % nur geringfügig niedriger als bei den Männern (39,8 %), dafür aber ist der Anteil der reduzierten Raucherinnen mit 14 % doch um einiges höher als der Prozentsatz reduziert rauchender Männer (6 %).

Wenngleich der Einsatz von NRT sowohl bei den erfolgreichen als auch weniger erfolgreichen PatientInnen keine Unterschiede aufweist, fällt auf, dass ein relativ hoher Anteil an RaucherpatientInnen (etwa 50 %) versucht, gänzlich ohne NRT auszukommen bzw. diesen nur während der Kur verwendet.

Während der Anteil von adipösen (BMI >/= 30) PatientInnen bei Beginn der stationären Rauchertherapie annähernd gleich ist, steigt dieser bei der Ex-Rauchergruppe von ursprünglich 22,3 % auf 37,1 % bei der NU1 und auf 45,7 % bei der NU2 deutlich an. Dieser Trend ist bei den nach Therapie wieder rauchenden PatientInnen nicht zu beobachten. Beträgt der Anteil der Adipösen unter ihnen am Beginn der Intervention 27,1 %, so sinkt dieser bei der NU1 auf 17,7 %, um bis zur NU1 wieder geringfügig auf 22,3 % anzusteigen. Jedenfalls scheint klar zu sein, dass dem Problem „Gewichtszunahme" im Anschluss an die Rauchertherapie besonders auch bei den stationären PatientInnen noch mehr Beachtung gewidmet werden muss. Der gesundheitliche Benefit durch das Nicht-mehr-Rauchen wird offenbar bei vielen erfolgreichen PatientInnen dadurch geschmälert, dass diese in den Risikobereich „Adipositas" gelangen. Erfahrungsberichte deuten auch darauf hin, dass ein Teil des Rückfalls in das alte Rauchverhalten damit zu tun hat, dass PatientInnen auf eine Gewichtszunahme reagieren und um diese zu stoppen wieder zur Zigarette greifen.

5. Zusammenfassung und Ausblick

Wenngleich es international noch wenig vergleichbare Angebote der stationären Rauchertherapie gibt, wurde in Österreich mit dem Projekt „Stationäre Rauchertherapie" ein Interventionsverfahren installiert, das nicht nur dem Stand der Wissenschaft gerecht wird, sondern sich auch bei Experten und Betroffenen guter Akzeptanz erfreut.

Die Evaluationsergebnisse bestätigen die Rechtfertigung für eine derartige Maßnahme. Die anhand der Rekrutierungsrichtlinien ausgewählten PatientInnen zeigen, dass es eine Hochrisikogruppe unter den RaucherInnen gibt, die aufgrund ihrer Erkrankungen und der starken Nikotinabhängigkeit einer besonderen Therapie bedürfen.

Die Erfahrung lehrt, dass hier eine hochmotivierte Gruppe von TabakkonsumentInnen existiert, die es allerdings nicht schafft, in der Selbsthilfe oder mittels ambulanter Unterstützung eine Entwöhnung in Angriff zu nehmen oder diese erfolgreich durchzuführen. Die dreiwöchige stationäre Therapie ermöglicht es etwa der Hälfte, der zur Nachuntersuchung erschienen TeilnehmerInnen, die Abstinenz langfristig (auch noch nach einem Jahr) aufrechtzuerhalten. Negativ anzumerken ist in diesem Zusammenhang allerdings, dass trotz der bisher doch außergewöhnlichen Versicherungsleistung, nicht alle dieser PatientInnen bereit sind, die Nachuntersuchungen zu absolvieren. Somit reduziert sich unter Berücksichtigung der TeilnehmerInnen, die zur Nachuntersuchung nicht zu bewegen waren, der gesicherte Ex-RaucherInnen-Anteil auf 37,8 %. Wenngleich auch dieser Prozentsatz im Suchtbereich einen guten Behandlungserfolg darstellt, ist doch – vor allem aufgrund von Angaben anderer TeilnehmerInnen – anzunehmen, dass auch PatientInnen ferngeblieben sind, die Abstinenz erzielten, aber aus verschiedenen Gründen die Nachkontrolle nicht absolvieren können oder wollen.

Dass es für einen Teil der Ex-RaucherInnen im Anschluss an die Rauchertherapie ein Gewichtsproblem gibt, muss anhand vorliegender Daten bestätigt werden. Man darf hier nicht vergessen, dass viele RaucherInnen ihr Essverlangen mit dem Rauchen kompensieren. Bei NichtraucherInnen fällt diese Art der Bewältigung weg. Ja es kommt sogar zu einem umgekehrten Phänomen, dass nunmehr das Rauchverlangen mit Essverhalten ausgeglichen wird.

In diesem Zusammenhang ist auch der relativ seltene und häufig unterdosierte Einsatz der medikamentösen Therapie bzw. der Nikotinersatztherapie zu diskutieren. Wie internationale Studien zeigen, haben nikotinabhängige RaucherInnen mit einer dreimonatigen adäquat dosierten Nikotinersatztherapie die besten Aussichten auf Langzeiterfolg. Vielleicht ließe sich hier die Erfolgsquote sogar noch steigern. Die Erfahrung zeigt aber, dass Nikotinersatztherapie auch hilft, das Gewicht im Anschluss an die Entwöhnung besser unter Kontrolle zu halten.

Die Erfahrungen und Ergebnisse mit der stationären RaucherInnentherapie können insgesamt sehr positiv beurteilt werden. Mit diesem dreiwöchigen Aufenthalt und dem umfangreichen Therapieangebot wurde eine Chance eröffnet, auch stark abhängigen RaucherInnen ein rauchfreies Leben zu ermöglichen. Dies trägt wesentlich zur Verringerung des Krankheitsrisikos bei und ist somit nicht nur verantwortlich für die Verbesserung der Lebensqualität bei den Betroffenen sondern letztendlich auch für Einsparungen bei Behandlungskosten für Folgekrankheiten, die bei Aufrechthaltung des Rauchens mit hoher Wahrscheinlichkeit anfallen würden.

6. Literatur

Atzler B, Goll W (1999) Arbeitsunterlagen des intramuralen Raucherentwöhnungsprogramm „Projekt Josefhof". In: Schoberberger R, Kunze M (1999) Nikotinabhängigkeit. Diagnostik und Therapie. Springer, Wien New York, S. 165–204

Fagerström KO, Kunze M, Schoberberger R, Breslau N, Hughes J, Hurt RD, Puska P, Ramström L, Zatonski W (1996) Nicotine dependences versus smoking prevalence: comparisons among countries and categories of smokers. Tobacco Control, 5: 52–56

Fiore M, Smith S, Jorenby D, Baker D (1994). The effectiveness of nicotine patch for smoking cessation. A meta-analysis. Journal of the American Medical Association, 271: 1940–1947

Rieger H (1991) Medikamentöse Nikotinsubstitution. Prävention, 14: 113–115, 165–204

Schoberberger R (2006) <F17> Psychische und Verhaltensstörungen durch psychotrope Substanzen – Störungen durch Tabak. In: Beiglböck W, Feselmayer S, Honemann E (Hrsg.) Handbuch der klinisch-psychologischen Behandlung. Springer, Wien New York, S. 127–146

Schoberberger R, Bayer P, Groman E, Kunze M (2002) New Strategies in Smoking Cessation: Experiences with Inpatient Smoking Treatment in Austria. In: Varma AK (Ed.): Tobacco Counters Health, Macmillan India, New Delhi, S. 177–181

Schoberberger R, Fagerström KO Kunze M (1995) Psychologische und physiologische Abhängigkeit bei Rauchern und deren Einfluss auf die Entwöhnungsmotivation. Wien Med Wschr, 145: 70–73

Schoberberger R, Kunze M (1999) Nikotinabhängigkeit. Diagnostik und Therapie. Springer, Wien New York

Schoberberger R, Kunze U, Schmeiser-Rieder A, Groman E, Kunze M (1999) Wiener Standard zur Diagnostik der Nikotinabhängigkeit. Wien Med Wschr,149: 2–11

Schumann A, Hapke U, Rumpf HJ, Meyer C, John U (2001) The association between degree of nicotine dependence and other health behaviours: Findings from a German general population study. European Journal of Public Health, 11(4): 450–452

Starzer-Eidenberger B (2005) Psychosoziale Betreuung nikotinabhängiger Patienten in stationärer Behandlung. Masterthesis, Zentrum für Psychosoziale Medizin, Donau-Universität Krems

Stead LF, Perera R, Bullen C, Mant D, Lancaster T (2008) Nicotine replacement therapy for smoking cessation. Cochran Database of Systematic Reviews 2008, Issue 1. Art. No.: CD000146. DOI: 10.1002/14651858. CD000146.pub.3

Tölle R, Buchkremer G (Hrsg.) (1989) Zigarettenrauchen. Epidemiologie, Psychologie, Pharmakologie und Therapie. Springer, Berlin

Klinische Psychologie im Bereich Umwelthygiene – Gartentherapie im Suchtbereich als Beispiel für eine nationale Forschungskooperation

Renate Cervinka, Senta Feselmayer, Margret Kuderer,
Oliver Scheibenbogen, Michael Musalek

1. Einleitung

Die Umwelthygiene befasst sich mit der Erforschung, Verhütung und Früherkennung umweltbedingter Gesundheitsrisiken und mit umweltassoziierten Aspekten der Gesundheitsförderung. Dabei wird angestrebt, die Existenz von Wirkungen nachzuweisen und diese zu analysieren. Das Institut für Umwelthygiene am Zentrum für Public Health weist eine multidisziplinäre fachliche Kompetenz auf. Die Umweltpsychologie, in Form einer „Umwelt-Gesundheits-Psychologie" leistet dabei ihren Beitrag zur Lehre, Forschung und Förderung von Wohlbefinden, Gesundheit und Lebensqualität in Zusammenarbeit mit VertreterInnen anderer Institutionen und fachlicher Ausrichtung. Am Beispiel der Gartentherapie, einer neuen aus den angloamerikanischen Ländern und aus Japan kommenden naturbezogenen Therapieform, wird in diesem Beitrag ein gerade abgeschlossenes fünf Jahre dauerndes Kooperationsprojekt zwischen dem Institut für Umwelthygiene am Zentrum für Public Health der Medizinischen Universität Wien und dem Anton-Proksch-Institut, Europas größter Suchtklinik (www.api.or.at), kurz dargestellt. Weiterführende Informationen zum Projekt und Angaben zur Methodik sowie eine detaillierte Darstellung der Ergebnisse finden sich z.B. bei Feselmayer et al. (2007) und Cervinka et al. (2009a) sowie im Internet (www.meduniwien.ac.at/umwelthygiene).

2. Gartentherapie: Hintergrund, Praxis und Forschung

Im Gegensatz zu umweltbedingten Gesundheitsrisiken steht die heilsame Wirkung der Natur. Die Natur ist eine Quelle für Wohlbefinden und Gesundheit und wird vielfältig im Gesundheitsbereich genutzt (Cervinka, 2005; Health Council of the Netherlands, 2004). Neue Forschungsergebnisse belegen, dass Naturverbundenheit als individuelle Disposition, in empirisch gesichertem Zusammenhang mit Umweltschutzverhalten und mit gesundheitsförderlichem Verhalten steht (Nisbet et al., 2008, Cervinka et al., 2010). Die Natur und den Garten bei der Gartentherapie als Ko-TherapeutInnen einzusetzen, stellt in Österreich eine relativ neue Entwicklung dar, die sich aber zunehmender Beliebtheit erfreut (Niepl und Emmrich, 2005; Gallistl, 2007). Die Österreichische Gartenbaugesellschaft betreibt die Etablierung und Weiterentwicklung einer akademisch abgesicherten Gartentherapie seit Jahren (www.garten.or.at).

Im Mai 2009 wurde z.B. auch an der Universitätsklinik für Psychiatrie und Psychotherapie am Allgemeinen Krankenhaus der Stadt Wien ein Therapiegarten eröffnet.

Die Gartentherapie kann von zusätzlichem Nutzen in der Therapie und auch in der Sekundär- und Tertiärprävention sein, wenn das Angebot auf allgemeine Akzeptanz stößt, sich originäre Wirkmechanismen empirisch bestätigen lassen und ihre Anwendung zur Erreichung der Therapieziele beiträgt. Die Akzeptanz der Gartentherapie empirisch zu erheben, ihre Wirkmechanismen im Bereich der Suchttherapie zu extrahieren, im Zeitverlauf zu untersuchen und im Zusammenhang mit dem neuen ressourcenorientierten Therapiekonzept zu diskutieren, waren die wesentlichen Aufgaben der Forschungskooperation.

2.1. Das Angebot

Im 15 600 m² großen Park der Suchtklinik in Wien-Kalksburg wird Gartentherapie seit 2004 angeboten. In den ersten Jahren wurde sie als Pilotprojekt geführt und fand auf einem 40 m² großen Gartenstück statt. Sie war auf die warme Jahreszeit beschränkt und Patientinnen vorbehalten. Aufgrund der Akzeptanz, der guten Erfahrungen in Forschung und Praxis erfolgten die schrittweise Ausweitung des Angebotes und die Übernahme in den Regelbetrieb. Die aktiv gärtnerisch genutzte Fläche umfaßte 2009 ca. 90 m² und zusätzlich zwei Hochbeete, eines davon rollstuhltauglich. Männliche Patienten konnten ab 2006 ebenfalls gärtnern und das Angebot gab es ganzjährig für stationäre PatientInnen, die medizinische Freigabe vorausgesetzt. Die Gartentherapie findet zweimal pro Woche für je 1,5 Stunden statt und wird arbeitstherapeutisch begleitet. Gleichzeitig können maximal zehn Personen an der Gruppe teilnehmen. Das wie ein Küchengarten anmutende Gartenstück muss aber auch außerhalb der Arbeitstherapie betreut werden und ist daher immer zugänglich. Die Maßnahme wird als klinisches Gärt-

nern bezeichnet, sie ist im ressourcenorientierten Therapiekonzept des Hauses als alltagsnahes, niedrigschwelliges Angebot ohne vordergründig psychotherapeutischen Anspruch konzipiert. Das klinische Gärtnern mit suchtkranken Personen wird breit definiert, es umfasst neben den spezifisch gärtnerischen auch künstlerische, soziale und kulturelle Tätigkeiten und ist im Bereich „Kreativität und Lebensgestaltung" angesiedelt. Zwischen 2004 und 2009 nahmen mehr als 300 PatientInnen an den gartentherapeutischen Gruppen aktiv teil.

2.2. Die Begleitforschung

In den Jahren 2004 bis 2008 begleitete eine an den Grundlagen orientierte Forschungsarbeit die Maßnahme von der Pilotphase bis zur Implementierung in das neue, ressourcenorientierte Therapiekonzept. Gartentherapie wird praktisch in verschiedenen Bereichen, vor allem chronischen Krankheiten wie z.B. der Demenz, aber auch in der Rehabilitation nach Unfällen und auch in der Psychiatrie angeboten. Es fanden sich daher eingangs gut verwertbare Hinweise für die Gestaltung und Einführung gartentherapeutischer Angebote und positive Erfahrungsberichte über eine Vielzahl von Maßnahmen (z.B. Niepl und Emmrich, 2005; Sempik et al., 2005a, 2005b; Health Council of the Netherlands, 2004), aus denen sich im Wesentlichen vier zugrunde liegende Wirkfaktoren (physische, psychische, soziale und spirituelle) ableiten ließen.

Mit Hilfe von Fragebogenerhebungen mit 221 Personen (PatientInnen, Personal und BesucherInnen) konnte eine äußerst hohe Akzeptanz für die Gartentherapie im Bereich der Suchtbehandlung festgestellt werden. Es zeigte sich, dass die zugeschriebene Wirksamkeit vor allem im psychischen und im körperlichen Bereich, gefolgt vom sozialen und spirituellen Bereich vermutet wurde. Wiederholte detaillierte qualitative Erhebungen mit je zehn erfahrenen Teilnehmerinnen des klinischen Gärtners (freie Assoziation, fokussiertes Interview und Collage-Interpretationen, ausgewertet mittels Inhalts-, Frequenz- und Valenzanalyse) ergaben jedoch sieben verschiedene Wirkfaktoren. Tabelle 1 zeigt diese in eine Rangreihe gebracht. Interessant zu sehen war, dass die positiven Emotionen Freude und Genuss (Platz 1 und 3) und die Naturverbundenheit (Platz 2), die größte Zustimmung erhielten. Die Überprüfung der Faktoren im Zeitverlauf mittels abhängiger Stichprobe ergab eine leichte Verschiebung der zuvor gefundenen Reihung und weiters, eine statistisch signifikante Erhöhung der Zustimmung zu den Wirkungen jener Faktoren, die zuvor geringer ausgeprägt waren.

2.3. Diskussion

In der Fundierung psychotherapeutischer Arbeit kommt nach Grawe (1998) der Ressourcenaktivierung besondere Bedeutung zu. Das klinische Gärtnern ruft positive Erfahrungen hervor und aktiviert positive Gefühle. Die Ergebnisse der Begleitforschung sind aber auch im Lichte der Aufwärtsspirale positiver Entwicklungen (Fredrickson und Joiner, 2002) zu interpretieren und entsprechen dem Denkansatz der Salutogenese. Die Bedeutung des ressourcenorientierten Arbeitens mit Suchtkranken am Beispiel der Natur und der Verbundenheit mit der Natur ist bei Feselmayer et al. (2008) ausführlich beschrieben. Die Ressourcenaktivierung gelingt im Garten, beim klinischen Gärtnern, offensichtlich besonders gut. Im neuen Therapiekonzept des Anton-Proksch-Institutes stellt die Abstinenz der PatientInnen nicht mehr alleiniges Endziel der Suchtbehandlung dar, sondern ist ein Teilziel auf dem Weg zu einem selbstbestimmten, freudvollen Leben. Welcher Beitrag zur Erreichung dieser Ziele ist nun vom klinischen Gärtnern mit suchtkranken PatientInnen zu erwarten? Während der therapeutisch begleiteten Arbeit im Garten werden einerseits die individuellen Fähigkeiten

Tab. 1. Ausprägung der beim klinischen Gärtnern wirksamen Faktoren und deren Veränderung während der Therapie auf einer 11-stufigen Skala (Cervinka et al., 2009)

Item**)	Ersterhebung N = 89			Wiederholungs-messung*) N = 48			Wilcoxon Rangsummentest	
	Mittelwert	SD	Rang	Mittelwert	SD	Rang	z	p
Freude	9,13	1,59	1	9,15	1,41	1	–,458	,647
Naturverbundenheit	8,73	1,82	2	9,08	1,50	2	–,185	,853
Genuss	8,47	2,19	3	8,46	2,45	5	–,298	,766
Beruhigung	8,06	2,02	4	8,90	1,52	3	–3,161	,002
Sinneswahrnehmung	7,93	2,67	5	8,58	1,97	4	–1,762	,078
Miteinander	7,54	2,72	6	8,23	2,20	6	–1,315	,188
Gesundheit	6,53	2,76	7	8,00	2,2	7	–3,359	,001

*) Wiederholungsmessung mit abhängiger Stichprobe
Signifikanzniveau α = .05; statistisch signifikante Veränderungen kursiv

**) Wortlaut der Items
Das Erleben von Wachsen und Gedeihen macht mir Freude
Gartenarbeit verstärkt meine Beziehung zur Natur
Ich genieße die Früchte meiner Arbeit
Gartenarbeit wirkt beruhigend auf mich
Gartenarbeit spricht alle meine Sinne an
Durch die Gartenarbeit gibt es mehr Miteinander
Gartenarbeit trägt zur Verbesserung meiner Gesundheit bei

und Fertigkeiten der PatientInnen angesprochen und erweitert. Dies ist als Empowerment anzusehen. In den Gartengruppen werden vor allem aber positive Erfahrungen gemacht und positive Emotionen ausgelöst. Durch diese Mechanismen wird die Aufwärtsspirale positiver Emotion angestoßen und die individuellen Ressourcen werden aktiviert. Diese Ressourcenaktivierung geht nun ihrerseits wieder mit positiven Emotionen einher, die (lt. Grawe, 1998) der Therapie zugeschrieben werden und den für die Psychotherapie so positiven Rückkoppelungsprozess unterstützen. Diese positive Stimmungslage kann dann in der individuellen Behandlung aufgegriffen und für die weitere förderliche Entwicklung genutzt werden. Die gefundene Naturverbundenheit andererseits korreliert mit gesundheitsbezogenem Verhalten und subjektivem Wohlbefinden (Cervinka et. al. 2009b) im Allgemeinen und guter subjektiver psychischer Gesundheit besonders bei Alkoholabhängigkeit (Zeidler, 2009). Die stabile individuelle Disposition Naturverbundenheit kann als motivierende Kraft nach der Rehabilitation wirken. D. h. es besteht die begründete Hoffnung, dass die Aktivierung der Ressource Naturverbundenheit und positive Erfahrungen in der Natur im Rahmen des klinischen Gärtnerns über die Therapie hinaus ihre Wirkung entfalten und so den Therapieerfolg begünstigen. Obwohl in vielen empirischen Studien die Wirksamkeit der Natur als Ko-Therapeutin schon belegt ist, war die empirische Bestätigung der zugrundeliegenden Mechanismen der Gartentherapie bislang unzulänglich. Die Erfahrungen und die Ergebnisse mit der Gartentherapie im Rahmen der Suchtbehandlung können jetzt jedoch als wissenschaftlich abgesichert gelten. Die PatientInnen erfahren nachweislich und andauernd eine Unterstützung bei der Erreichung des suchtspezifischen Therapiezieles, einem selbstbestimmten, freudvollen und suchtmittelfreien Lebens. Während die klinische Psychologie den integrativen Einbau verschiedener psychotherapeutischer Ansätze besorgte (siehe Kapitel Psychologische Tätigkeit im Krankenhaus – Psychologische Behandlung) und die TherapeutInnen vor Ort die Maßnahme in der Praxis optimierten, befasste sich die Umwelt-Gesundheits-Psychologie mit der theoretischen und empirischen Begründung der Maßnahme und lieferte weiters wesentliche Ansatzpunkte für die Evaluation der Gartentherapie in der Behandlung von Süchten.

3. Zusammenfassung und Ausblick

Der Schwerpunkt dieses Beitrages liegt auf der Darstellung der Gartentherapie wie sie seit 2004 am Anton-Proksch-Institut in Wien Kalksburg im Rahmen des ressourcenaktivierenden Therapiekonzeptes angeboten wird. Eine nationale Forschungskooperation mit dem Institut für Umwelthygiene am Zentrum für Public Health an der Medizinischen Universität Wien bot die Möglichkeit das klinische Gärtnern, so der Name des Angebotes, wissenschaftlich zu untersuchen. Unter Anwendung eines gemischten qualitativen und quantitativen Forschungsansatzes wurden sieben Wirkmechanismen extrahiert und auch im Verlauf der Therapie empirisch bestätigt. Als wesentliche Domänen kristallisierten sich bei der Gartenarbeit mit suchtkranken Personen positive Gefühle und Erfahrungen sowie die individuell erlebte Verbundenheit mit der Natur heraus. Die Aktivierung positiver Zustände gelingt im Garten, beim klinischen Gärtnern, im Laufe der Therapie zunehmend. Es besteht die begründete Annahme, dass die Aktivierung der Ressource Naturverbundenheit den Therapieerfolg auch nach dem stationären Rehabilitationsaufenthalt begünstigt. Transdisziplinäre Forschungskooperationen bieten die Möglichkeit, Grundlagenforschung und angewandte Forschung zu verbinden und somit Theorie und Praxis im Sinne der Gesundheitsförderung und -sicherung bestmöglich zur Wirkung zu bringen.

4. Literatur

Cervinka, R. (2005). Natur und naturnahe Artefakte. Gesundheit, Wohlbefinden und Nachhaltige Entwicklung. Wissenschaft & Umwelt Interdisziplinär, 9, S. 29–36

Cervinka, R., Feselmayer, S., Kuderer, M., Scheibenbogen, O., Musalek, M. (2009a). Klinisches Gärtnern mit Suchtkranken – Theoretische Begründung, Grundlagenforschung und Praxis. Wiener Zeitschrift für Suchtforschung, 32, S. 5–12

Cervinka, R., Zeidler, D., Karlegger, A. & Hefler, E. (2009b). Connectedness with nature, well-being and time spent in nature. In H. Gutscher, H.-J. Mosler, B. Meyer, S. Mischke & M. Soland (Eds.), 8th Biennial Conference on Environmental Psychology (p. 130). Lengerich: Pabst Science Publishers

Feselmayer, S., Cervinka, R., Scheibenbogen, O., Kuderer, M., Musalek, M. (2007). „Gesund wachsen": Gartentherapie und gesundheitsfördernde Projekte im Anton Proksch Institut. Newsletter der Allianz für Gesundheitsförderung in Wiener Spitälern, Pflegeeinrichtungen und Seniorenwohneinrichtungen 7/07 S. 15–16

Feselmayer S., Poltrum M., Cervinka R. (2008). Ressourcenorientiertes Arbeiten mit Suchtkranken am Beispiel der Natur und der Naturverbundenheit. Wiener Zeitschrift für Suchtforschung 31, S. 49–56

Fredrickson B.L., & Joiner, T. (2002). Positive Emotions trigger upward spirals toward emotional well-being. Psychologigal Science, 13, 172–175

Gallistl, B. (2007). Gartentherapie – Bestandsaufnahme und berufliche Wiederintegration. Diplomarbeit an der Sozial- und Wirschaftswissenschaftlichen Fakultät der Universität Linz

Grawe, K. (1998). Psychologische Therapie. Göttingen: Hogrefe

Health Council of the Netherlands (2004). Nature and Health. The influence of nature on social, psychological and physical wellbeing. The Hague: Health Council of the Netherlands and RMNO; publication no. 2004/09E; RMNO publication nr A02ae

Niepl, A., Emmrich, S. (2005). Garten und Therapie. Wege zur Barrierefreiheit. Stuttgart: Ulmer Verlag

Nisbet, E.K.L., Zelenski, J.M. & Murphy, S.A. (2008). The nature relatedness scale: Linking individuals' connection with nature to environmental concern and behavior. Environment and Behavior, doi:10.1177/0013916508318748

Sempik, J., Aldridge, J. & Becker, S. (2005a). Health, Well-being and Social Inclusion. Therapeutic Horticure in the UK. Bristol: The Policy Press

Sempik, J., Aldridge, J. & Becker, S. (2005b). Growing together. A practical guide to promoting social inclusion through gardening and horticulture. Bristol: The Policy Press

Zeidler, D. (2009). Intrapersonale Ressourcen in der Gesundheitsförderung. Die Bedeutung von Selbstwirksamkeitserwartung, Natur und Spiritualität für die Rehabilitation bei Alkoholabhängigkeit. Diplomarbeit an der Fakultät für Psychologie an der Universität Wien

Klinische Psychologie in der Strahlentherapie

Kathrin Kirchheiner, Stefanie Klug, Richard Pötter

1. Einleitung

Neben der medikamentösen und operativen Therapie stellt die Strahlentherapie (Radioonkologie) als biophysikalische Therapieform das dritte Standbein der Behandlung von Krebserkrankungen dar. Sie findet in der onkologischen Behandlung ein breites Anwendungsgebiet und wird – in Abhängigkeit von Tumorart, Lokalisation und Ausdehnung – sowohl kurativ zur Heilung der PatientInnen, als auch palliativ zur vorübergehenden Eindämmung des Tumorwachstums eingesetzt. Ebenso kommt sie im Rahmen der Rezidivprophylaxe und zur akuten Symptomkontrolle, beispielsweise bei Schmerzen, zur Anwendung (Sauer, 2002). In vielen Krankheitsfällen wird die Strahlentherapie erfolgreich mit chirurgischen und medikamentösen Therapien kombiniert. Durch dieses breite therapeutische Spektrum kommt die Strahlentherapie bei rund 60 % aller KrebspatientInnen im Laufe des gesamten Therapiekonzeptes zum Einsatz.

Die psychoonkologische Arbeit zeichnet sich daher durch eine große Vielfalt an Einsatzgebieten aus. Sie umfasst PatientInnen jeglichen Alters, mit jeglicher Art von Tumorerkrankungen, in unterschiedlichen Erkrankungsstadien, sowohl mit kurativem als auch palliativem Verlauf. Da üblicherweise keine Spezialisierung auf bestimmte Krebsarten oder Krankheitsverläufe möglich ist, erfordert die psychoonkologische Betreuung ein umfassendes Hintergrundwissen, sowie große Flexibilität in unterschiedlichen Bereichen. Sie kommt sowohl in der klinisch-psychologischen Diagnostik, Behandlung, Beratung und Psychoedukation, als auch in der Krisenintervention und Sterbebegleitung zum Einsatz (Angenendt et al., 2007).

2. Grundlegende Wirkmechanismen der Strahlentherapie

In der radioonkologischen Behandlung mittels Außenbestrahlung (Teletherapie) werden ionisierende Strahlen in einem Linearbeschleuniger (siehe Abbildung 1) erzeugt, gebündelt und durch die Körperoberfläche (Haut) und das Gewebe exakt auf das Zielvolumen des Tumors gelenkt. Der Einsatz dieser energiereichen Strahlen ist demnach eine höchst effektive und präzise Therapieform, die – im Unterschied zu Chemotherapeutika – lokal, d.h. nur am Ort ihrer Anwendung wirkt. Hauptsächlich kommen zwei Arten von Strahlung, Elektronen- und Photonenstrahlung, zum Einsatz. Elektronen dringen als negativ geladene Teilchen nur wenige Zentimeter tief in menschliches Gewebe ein und dienen der Bestrahlung von Tumoren nahe der Körperoberfläche. Energiereiche Photonenstrahlung kann hingegen tief ins Körperinnere und

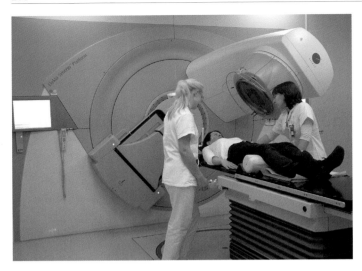

Abb. 1. Linearbeschleuniger

somit auch zu tiefliegenden Tumoren ein-
dringen. Sie wird im Linearbeschleuniger
durch den Aufprall und der damit verbundenen Abbremsung von beschleunigten
Elektronen auf einem Metallstück, dem
sogenannten Target, erzeugt. Die vom
Körper absorbierte Energiedosis wird
in der Einheit Gray (Gy) gemessen und
nimmt mit zunehmender Eindringtiefe ins
Gewebe ab (Krieger, 2009).

Der Einsatz der Radioonkologie in der
Krebsbehandlung basiert auf der biologischen Wirkung energiereicher Strahlung vor allem auf die Zellteilung. Durch
strahleninduzierte Schäden am DNA
Doppelstrang (als Schlüsselsubstanz für
die Erbinformation im Zellkern) kann die
Zellteilung gestört oder sogar verhindert
werden. Während gesunden Zellen Re-
paraturmechanismen zur Regeneration
nach strahlenbedingter Schädigung zur
Verfügung stehen, weisen maligne Tu-
morzellen diese Regenerationsfähigkeit
in wesentlich geringerem Ausmaß auf
und sterben bei ausreichender Strahlen-
wirkung und -dosis ab. Dies führt zu einer
Wachstumsverzögerung und bei entsprechender Dosis zu einer definitiven Elimi-
nierung des Tumorgewebes (Hermann
et al., 2006).

Um dem gesunden Normalgewebe
Zeit zur Regeneration zu ermöglichen,
wird die angestrebte Gesamtdosis in kleine Einzeldosen, sogenannte „Fraktionen"
aufgeteilt, welche bei einer konventionell
fraktionierten Bestrahlung zumeist einmal
täglich, fünfmal pro Woche verabreicht
werden. Hierdurch wird ein höheres Maß
an Verträglichkeit und eine Reduktion
von Nebenwirkungen und Spätkomplika-
tionen bewirkt.

Grundsätzlich wird in der Strahlentherapie angestrebt, die Strahlendosis am
Tumor als Zielgebiet zu maximieren, hingegen das umliegende gesunde Gewebe,
die Organe, sowie die Haut zu schonen,
um Nebenwirkungen zu reduzieren. Aus
diesem Grund werden Strahlen zumeist
aus mehreren Bestrahlungswinkeln auf
den Tumor gelenkt, wobei sensible Organe nach Möglichkeit ausgespart werden.

Aufgrund intensiver Forschung und
beachtlicher technischer Weiterentwicklung in den letzten Jahrzehnten konnten die körperlichen Beeinträchtigungen
durch die Strahlentherapie entscheidend
verringert werden. Dennoch stellt diese
Behandlungsform für viele PatientInnen
eine starke physische, wie auch psychische Belastung dar.

2.1. Psychologische Implikationen

Strahlen sind der sensorischen Wahrnehmung nicht zugänglich. Sie sind weder sicht- noch hörbar, bewirken kein Wärmegefühl und verursachen ebenso wenig unmittelbare Schmerzempfindungen. Ihre effektive Wirkung kann zwar physikalisch exakt gemessen und kontrolliert werden, ist jedoch für den betroffenen Laien nur schwer nachvollziehbar. Im subjektiven Erleben der PatientInnen erscheint die Strahlentherapie dadurch oftmals als etwas „Unbegreifliches" und Bedrohliches. Aus Sicht der PatientInnen gibt es keine Möglichkeit, die Behandlung mitzuverfolgen und somit der „Gefahr ins Auge zu sehen", was Gefühle von Hilflosigkeit, Abhängigkeit und Kontrollverlust hervorrufen kann. Dennoch gelingt es angesichts der Bedrohlichkeit einer Krebserkrankung ca. zwei Drittel der PatientInnen, den Linearbeschleuniger kognitiv als „Heilquelle" zu bewerten (Lamszus und Verres, 1998).

Im gesellschaftlichen Bewusstsein wird der Begriff „Strahlung" oft mit beängstigenden Inhalten assoziiert, wie z. B. Reaktorunfälle mit Strahlenverseuchung („Tschernobyl"), gesundheitsschädliche Handy- oder UV-Strahlung usw. Eine häufige, nahe liegende Fehlannahme besteht beispielsweise darin, dass der Betroffene durch die Bestrahlung radioaktiv „verseucht" werde bzw. selbst eine aktiv strahlende Gefahrenquelle für seine Mitmenschen, insbesondere für Kinder, darstelle. Auch wenn eine rationale und bewusst getroffene Entscheidung für diese Therapieform erfolgt, bleibt oft eine emotionale Ambivalenz und Unsicherheit.

In der psychoedukativen Arbeit mit radioonkologischen PatientInnen muss daher das Augenmerk auf spontane Assoziationen bzw. spezifische Ängste gerichtet werden, um Informationsdefizite, dysfunktionale Vorstellungen, sowie Missverständnisse bei Bedarf zu korrigieren (Schlömer, 1994).

3. Ablauf einer strahlentherapeutischen Behandlung

Für einen Großteil der PatientInnen stellt die Strahlentherapie einen zeitintensiven und organisatorisch aufwendigen Behandlungsablauf dar. Die Koordination der engmaschigen Untersuchungen und täglichen ambulanten Bestrahlungen über einen längeren Zeitraum erfordert von PatientInnen eine gute Organisation und Zeitmanagement im Alltag, sowie ein gewisses Ausmaß an Stresstoleranz. Die psychoonkologische PatientInnenbetreuung ist maßgeblich durch intensiven PatientInnenkontakt in einer Zeit erhöhter Belastung geprägt und erfordert eine enge multidisziplinäre Zusammenarbeit und Integration in die Therapieabläufe.

Übergeordnet steht während der gesamten Bestrahlungszeit das ressourcenorientierte Erarbeiten von Copingstrategien im Vordergrund. Der tägliche Transfer ins Krankenhaus und die Umstrukturierung des persönlichen Alltags stellen häufig eine maßgebliche Belastung dar, wobei Berufstätigkeit und familiäre Verpflichtungen, wie z. B. Kinderbetreuung oft beeinträchtigt sind. Es bedarf oftmals psychologischer Unterstützung, die erkrankte Person von einer tendenziell passiv-zulassenden Rolle zu lösen und zu einer aktiv mitgestaltenden Haltung zu befähigen, um eine positive und selbstbestimmte Krankheitsverarbeitung unter Ausschöpfung aller vorhandenen Ressourcen zu ermöglichen. Unterstützend wirkt hierbei auch die Miteinbeziehung des sozialen Umfelds, beispielsweise im Rahmen der Angehörigenbetreuung oder familientherapeutischer Interventionen. Durch Informationsweitergabe und Bewusstmachung der eigenen Bedürfnisse bzw. des eigenen Handlungspotentials wird in der psychoonkologischen Arbeit die Stärkung des Selbstwerts, der Selbstkontrolle und der Selbstverantwortung angestrebt.

Um die spezifischen Anforderungen an die psychoonkologische Arbeit in der

Strahlentherapie praxisnah abzubilden, werden nun die einzelnen Behandlungsphasen sequentiell aus medizinischer und aus psychologischer Sicht dargestellt.

3.1. Erstgespräch

Das ärztliche Erstgespräch beinhaltet eine ausführliche Sichtung aller bereits absolvierten Untersuchungen, Therapien und vorhandenen Befunde, sowie die Besprechung des bisherigen Krankheitsverlaufes und der psychosozialen Situation der PatientInnen. Zielsetzung ist die radioonkologische Therapieentscheidung und die dafür rechtlich notwendige Einverständniserklärung der PatientInnen. Hierfür werden von ärztlicher Seite die potentiellen Behandlungsziele, der konkrete Behandlungsablauf und mögliche Nebenwirkungen erklärt bzw. individuell konkretisiert. Ebenso werden den PatientInnen therapiebegünstigende bzw. nebenwirkungsminimierende Verhaltensweisen empfohlen.

3.1.1. Psychologische Implikationen

Das Ausmaß der besprochenen Inhalte in einem Erstgespräch mit begrenztem Zeitrahmen stellt für PatientInnen eine enorme Herausforderung an die kognitive Aufnahmekapazität und Informationsverarbeitung dar. Während des Gesprächs ist es nur einem geringen Anteil der PatientInnen möglich, die soeben erhaltenen Informationen ausreichend schnell zu verarbeiten und daraus resultierende Fragen zu formulieren. Es ist daher häufig eine Nachbearbeitung des Erstgespräches indiziert, um mit dem Betroffenen die Inhalte zu strukturieren und eine schrittweise Orientierung zu ermöglichen, sowie Anliegen kognitiv zugänglich zu machen. In psychoedukativem Rahmen werden die Inhalte des Erstgesprächs wiederholt und mit den PatientInnen individuell strukturiert, wobei eine Umformulierung medizinischer Fachausdrücke dazu beiträgt, ausreichende Klarheit und Verständnis

sicher zu stellen. Die zusätzliche Bewusstmachung und Strukturierung der konkret praktischen Konsequenzen der Therapie auf die Lebensgestaltung ermöglicht die Identifikation eigener Bedürfnisse und Ressourcen. Irrationale Vorbehalte gegenüber der Behandlung aufgrund von Wissensdefiziten bzw. konkreten strahlenspezifischen Ängsten können in diesem ersten Schritt frühzeitig erfasst und individuell bearbeitet werden. Die Nachvollziehbarkeit der Therapie für die PatientInnen, sowie das aktive Mitgestalten des Therapieablaufes stärkt das Gefühl der Selbstbestimmung, der persönlichen Autonomie und damit den subjektiven Selbstwert. Hierdurch wird das Mittragen der Therapie mit allen potentiellen Nebenwirkungen gefördert und der Grundstein für eine positive Krankheitsbewältigung gelegt.

3.2. Bestrahlungsplanung und Simulation

Die Bestrahlungsplanung erfolgt computergestützt in mehreren Schritten durch ein hoch spezialisiertes Team. Mit Hilfe einer speziellen Planungs-Software markieren Radioonkologen in einer bildgebenden Darstellung dreidimensional das zu bestrahlende Tumorgebiet und die umliegenden Risikoorgane. Anschließend berechnen PhysikerInnen die optimalen Bestrahlungswinkel aus mehreren Richtungen, sowie die exakte Strahlendosis in den eingezeichneten Gebieten (siehe Abbildung 2). Hierbei wird eine möglichst homogene Strahlungsauslastung des Tumorgewebes bei gleichzeitiger Schonung des gesunden Gewebes angestrebt. Um das Vertrauen der PatientInnen in die Präzision der Technik zu unterstützen, werden diese Planungsschritte individuell erklärt und konkretisiert.

Bei der Simulation werden die am Computer berechneten Bestrahlungsfelder auf die PatientInnen und ihre anatomischen Strukturen übertragen und alle nötigen Geräteeinstellungen berechnet. Die PatientIn wird dafür mittels „kon-

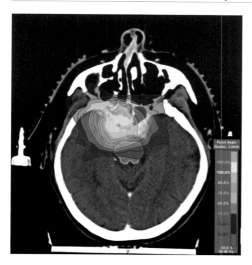

Abb. 2. Bestrahlungsplanung

ventioneller" Röntgenstrahlen durchleuchtet und in der festgelegten Be-
strahlungsposition am Simulationstisch
gelagert. Um diese Position später am
Bestrahlungsgerät exakt reproduzieren
und kontrollieren zu können, werden
Bestrahlungsfelder, sowie Hilfslinien auf
die Haut der PatientInnen eingezeich-
net. Die exakte Einstellung von Zielgebiet und Lagerungsposition am Gerät ist
die Grundvoraussetzung für eine zielge-
naue Bestrahlung.

3.2.1. Psychologische Implikationen

Die Simulation nimmt üblicherweise
circa 30 Minuten in Anspruch, in denen
mehrere RadiologietechnologInnen an
dem/der PatientIn arbeiten. Das Erleben
der PatientInnen ist während der Simulation im Wesentlichen von Passivität
geprägt. Während mehrfach gelagert,
durchleuchtet und markiert wird, muss
die vorgegebene Position annähernd
regungslos beibehalten werden, was
häufig als belastend und anstrengend
empfunden wird. Je nach Tumorentität
und –lage können zum Teil stark been-
gende Immobilitätshilfen zur Positions-

fixierung, wie z. B. angepasste Gesichts-
und Kopfmasken oder auch gegossene
Körperschalen herangezogen werden.
Durch die beträchtliche Dauer und die
stark eingeschränkte Mitwirkungs-
möglichkeit der PatientInnen können
Gefühle des Ausgeliefertseins und der
Instrumentalisierung des eigenen Körpers auftreten. Um PatientInnen beim
Einhalten der Lagerungsposition während der Simulation und der Bestrahlung
zu unterstützen, haben sich Entspan-
nungs-, sowie wie Imaginationsübungen
oder kognitive Ablenkungsstrategien
als wirksam erwiesen. Zur weiteren Be-
handlungsvorbereitung kann die PatientIn bei Bedarf das Bestrahlungsgerät
besichtigen und mit allen Sicherheitsvorkehrungen und Abläufen vertraut gemacht werden. Die Wissensvermittlung
über strahlungstherapeutische Wirkmechanismen, technische Abläufe während
der Bestrahlung und über die vorliegenden Hochsicherheitsstandards reduziert
Gefühle von Angst und Hilflosigkeit und
wirkt sich in der Regel positiv auf die Be-
handlungsakzeptanz aus.

3.3. Tägliche Bestrahlung

Die tägliche ambulante Bestrahlung am
Linearbeschleuniger findet zumeist in
liegender Position am Bestrahlungstisch
statt und dauert ca. 10 Minuten. Um eine
exakte Bestrahlung des geplanten Ziel-
volumens zu gewährleisten, wird der/
die PatientIn durch die Radiologietech-
nologinn in die definierte Bestrahlungs-
position gebracht und angehalten, diese
exakt beizubehalten. Während der Bestrahlung muss das Personal aus Strah-
lenschutzgründen den Raum verlassen
und die Sicherheitstüren schließen. Es
besteht jedoch mittels Audio- und Video-
monitor eine permanente Kontaktmöglichkeit mit den PatientInnen. Während
der gesamten Behandlung werden wiederholt Kontrollaufnahmen angefertigt,
um die Lage des Bestrahlungsfeldes laufend zu überprüfen.

3.3.1. Psychoonkologische Implikationen

Das subjektive Erleben der Strahlentherapie durch die PatientInnen ist häufig von Verunsicherung durch die beeindruckende Technik und deren automatisierte Abläufe geprägt. Diese ist einerseits mit großer Hoffnung auf Hilfe verknüpft, kann jedoch andererseits bei manchen Betroffenen Ängste auslösen, einer „seelenlosen Apparatemedizin" oder „medizinischen Maschinerie" ausgeliefert zu sein. Die Bestrahlungsgeräte stellen sich als überdimensional große, oft Raum füllende Apparaturen dar, wobei der Bestrahlungsablauf zum Großteil computergesteuert und vollautomatisiert erfolgt. Die eindrucksvollen Abschirmungen und Sicherheitsvorkehrungen und die Notwendigkeit einer kurzfristigen Isolation im Bestrahlungsraum führen oft zur negativen Assoziation, in einem „Strahlenbunker" eingesperrt zu sein. PatientInnen mit ausgeprägter Angst vor räumlicher Enge oder Klaustrophobie werden mit einem speziellen Angstbewältigungstraining auf die Situation vorbereitet, wobei Interventionen der systematischen Desensibilisierung, kognitiver Umstrukturierung, sowie Distanzierungstechniken angewendet werden.

Durch die fehlende sensorische Wahrnehmung der eigentlichen Behandlung entstehen häufig Ängste vor Behandlungsfehlern, z.B. an einer falschen Stelle bestrahlt, durch technisches Versagen verbrannt oder im Behandlungsraum eingeschlossen zu werden. Aufgrund der strengen Sicherheitsstandards und mehrphasigen Kontrollschritte während der Bestrahlungsplanung und -durchführung können Fehlbestrahlungen heute nahezu ausgeschlossen werden.

4. Nebenwirkungen

Die Strahlentherapie ist eine lokale d.h. örtlich begrenzte Behandlungsform, dennoch kann trotz exakter Planung die Mitbestrahlung von Haut und gesundem Geweben nicht gänzlich verhindert werden. In Abhängigkeit von Bestrahlungsort, Gesamtdosis, Fraktionierung und Strahlenempfindlichkeit des betroffenen Gewebes können Nebenwirkungen auftreten. Bei Bestrahlung der Kopf-Hals-Region ist beispielsweise mit akuten passageren Entzündungen der Schleimhäute zu rechnen, die vorübergehend zu Geschmacksstörungen und Schluckbeschwerden führen, sowie die Nahrungsaufnahme einschränken. Bestrahlungen des Bauchbereichs oder Urogenitaltrakts gehen häufig mit Bauchschmerzen, Blähungen und Durchfällen, sowie einer Blasensymptomatik einher.

In Abhängigkeit von der Lokalisation der Anwendung können akute Hautreaktionen im Bestrahlungsfeld auftreten, die sich in Hautrötungen und -trockenheit, ähnlich einem Sonnenbrand, manifestieren. Übergreifend wird das Fatigue Syndrom, welches durch einen allgemeinen Erschöpfungszustand und Müdigkeit charakterisiert ist, von einem Großteil der bestrahlten PatientInnen angegeben (Jereczek-Fossa et al., 2002).

4.1. Psychologische Implikationen

Auf Grundlage einer detaillierten Exploration Symptom verstärkender, sowie -reduzierender Faktoren, erfolgt eine gezielte Unterstützung im Aufbau von Bewältigungsmechanismen und der Umstellung der Lebensgewohnheiten. Bei Dysfunktionen mit vorwiegend psychogener Genese, wie Spannungskopfschmerzen, Schlafstörungen, Hyperventilation usw. bieten Atem- und Entspannungsverfahren, sowie körpertherapeutische Ansätze eine wirksame Behandlungsmöglichkeit.

In der psychoonkologischen Behandlung chronischer Schmerzen haben sich Techniken der kognitiven Verhaltenstherapie, sowie hypnotherapeutische Ansätze der Imagination (Visualisierungen) bewährt. Primär wird dadurch eine Veränderung des Schmerzerlebens, der kognitiven Gewichtung der Schmerzsymptomatik und eine Unterbrechung des sich verstärkenden Schmerzkreislaufes erzielt. Durch kognitive Neubewertungen, Einstellungs-änderungen und Veränderung des Aufmerksamkeitsfokus kann einer psychogenen Schmerzverstärkung vorgebeugt und bestehenden Schmerzen entgegengewirkt werden. Bei erfolgreichem Training werden Gefühle der Autonomie, Kontrolle und Sicherheit hinsichtlich der eigenen Körper- und Schmerzwahrnehmung verstärkt bzw. wiedererlangt (Basler et al., 2003).

Durch das breite Anwendungsgebiet der Strahlentherapie bei unterschiedlichen Tumorentitäten und –stadien ergeben sich im weiteren vielfältige spezielle Behandlungsansätze, wie beispielsweise Sexualtherapie nach gynäkologischer Strahlentherapie, Aktivierungstraining bei Fatigue-Syndrom oder kognitive Trainingsprogramme bei spezifischen cerebralen Defiziten.

5. Palliative Strahlentherapie

Kann eine vollständige Heilung der Krebserkrankung nicht mehr erreicht werden, kommt der palliativen (lindernden) Wirkung der Strahlentherapie eine besondere Bedeutung zu. Hier kann mittels Bestrahlung das Tumorwachstum häufig eingedämmt beziehungsweise verlangsamt und damit eine Reduktion der Krankheitssymptome und gegebenenfalls eine Lebensverlängerung erreicht werden. In vielen Fällen kann die Lebensqualität der PatientInnen in der letzten Lebenszeit mittels Strahlentherapie verbessert werden. So wird sie erfolgreich zur Schmerzlinderung, zum Beispiel bei Knochen- und Weichteilmetastasen und zur Kontrolle krankheitsassoziierter Symptome wie zum Beispiel Atemnot, Lähmungen oder akuten Blutungen eingesetzt.

5.1. Psychologische Implikationen

Die palliative Psychoonkologie hat vor allem eine entlastende und supportive Funktion und orientiert sich in höchstem Maße an den Bedürfnissen und Bewältigungsmöglichkeiten der PatientInnen. Sie begleitet den schrittweisen Prozess der Bewusstwerdung und Auseinandersetzung mit der eigenen Sterblichkeit. Durch einen behutsamen Abbau von Sprachlosigkeit und Tabuisierungen, die zwischen den PatientInnen, dem Behandlungsteam und den Angehörigen auftreten können, wird sowohl die emotionale Entlastung gefördert, als auch möglicher Isolation vorgebeugt (Gruber et al., 2000). Einen großen Stellenwert nimmt die Stärkung der Autonomie in Entscheidungsfragen am Lebensende ein, beispielsweise beim Wunsch nach Therapieabbruch, einer Entlassung in häusliche Obsorge oder Erstellen einer PatientInnenverfügung. Auch konkret-praktische Unterstützung in der Vorbereitung auf den Tod findet bei Bedarf statt, wie z. B. Hilfe bei der Organisation von letzten Wünschen, Planen des Testaments oder Begräbnisses. Im Rahmen der psychoonkologischen Sterbebegleitung werden auch Angehörige in der Vorbereitung des Abschiednehmens, sowie der Trauerarbeit unterstützt.

6. Zusammenfassung und Ausblick

Das vergleichsweise noch junge Forschungsgebiet der Psychoonkologie hat sich in den letzten Jahren zusehends als eigene Fachdisziplin etabliert und durch Aktivitäten der nationalen und internationalen Fachgesellschaften (ÖPPO, APOS, IPOS etc.) innerhalb der Medizin an Akzeptanz gewonnen. Zahlreiche Studien zur Wirksamkeit psychoonkologischer Interventionen belegen, dass die Krankheitsverarbeitung und Lebensqualität verbessert und psychische Symptome wie Depressivität und Ängstlichkeit reduziert werden (Söllner und Keller, 2007), sodass erste evidenzbasierte Behandlungsstandards und Leitlinien für die Behandlung einzelner Diagnosegruppen entwickelt werden konnten (CAPO 1999, Turner et al., 2005, Weis 2004).

Auch in Bezug auf ökonomische Überlegungen konnte gezeigt werden, dass die psychoonkologische Betreuung zu einer wesentlichen Kostenreduktion im Gesundheitswesen beiträgt (Carlson und Bultz, 2003). Nicht zuletzt wird durch die Integration der Psychoonkologie dem zunehmenden Trend nach einer ganzheitlich orientierten Medizin und dem damit verbundenen Wunsch der PatientInnen nach einer stärkeren Berücksichtigung psychosozialer Aspekte Rechnung getragen. In der modernen Krebsmedizin stellt die Psychoonkologie daher einen unverzichtbaren Bestandteil eines integrativen PatientInnenzentrierten Behandlungsansatzes dar (Holland, 1998, Weis et al., 2003).

7. Literatur

Angenendt G, Schütze-Kreilkamp U, Tschuschke Volker Tschuschke (2007) Praxis der Psychoonkologie: Psychoedukation, Beratung und Therapie, 1. Aufl., Hippokrates, Stuttgart

APOS – American Psychological Oncology Society (http://www.apos-society.org)

Basler HD, Franz C, Kröner-Herwig B, Rehfisch HP (Hrsg) (2003) Psychologische Schmerztherapie, 5. Aufl., Springer-Verlag, Berlin Heidelberg New York

CAPO – Canadian Association of Psychosocial Oncology (1999) National psychosocial oncology standards for Canada (www.capo.ca)

Carlson LE, Bultz BD (2003) Benefits of psychosocial oncology care: improved quality of life and medical cost offset. Health Qual Life Outcomes 1:8

Gruber U, Vollmer1 T, Hiddemann W (2000) Palliative Psychoonkologie – Bedarf und Handlungsformen. Am Ende neu beginnen? Der Internist 41 (7): 619–626

Hermann T, Baumann M , Dörr W (2006) Klinische Strahlenbiologie – kurz und bündig, 4. Aufl., Urban & Fischer, München

Holland JC (1998) Psycho-oncology, Oxford University Press, New York

IPOS – International Psycho-Oncology Society (www.ipos-society.org)

Jereczek-Fossa BA, Marsiglia HR, Orecchia R (2002) Radiotherapy-related fatigue. Crit Rev Oncol Hematol 41(3): 317–25

Krieger H (2009) Grundlagen der Strahlungsphysik und des Strahlenschutzes, 3. Aufl., Vieweg+Teubner, Wiesbaden

Lamszus K, Verres R (1998) Strahlentherapie im Erleben von PatientInnen. In: Verres R, Klusmann D. (Hrsg) Strahlentherapie im Erleben der PatientInnen. Johann Ambrosius Barth, Heidelberg, S. 54–65

ÖPPO – Österreichische Plattform für Psychoonkologie (http://www.oeppo.com)

Sauer R (2002) Strahlentherapie und Onkologie. 4. Aufl., Urban & Fischer, Elsevier

Schlömer U (1994) Psychologische Unterstützung in der Strahlentherapie, 1. Aufl., Springer-Verlag, Berlin Heidelberg New York

Söllner W, Keller M (2007) Wirksamkeit psychoonkologischer Interventionen auf die Lebensqualität der PatientInnen. Ein systematischer Überblick über Reviews und Metaanalysen. Psychosomatik und Konsiliarpsychiatrie, 1: 249–257

Turner J, Zapart S, Pedersen K, Rankin N, Luxford K, Fletcher J (2005) Clinical practice guidelines for the psychosocial care of adults with cancer. Psychooncology 14: 159–173

Weis J, Mehnert A, Koch U (2003) Entwicklung von Leitlinien und Behandlungsstandards in der Psychoonkologie. Forum der DKG 4: 30–32

Weis J (2004) Leitlinien und Qualitätssicherung in der Psychoonkologie. In: Schumacher A, Broeckmann S (Hrsg) Diagnostik und Behandlungszielen in der Psychoonkologie. Dapo Jahrbuch 2004. Pabst Science Publishers, Lengerich, S. 84–92

Klinische Psychologie in der Unfallchirurgie

Patrizia Frank, Vilmos Vécsei

1. Einleitung

Ein Unfall ist ein unvorhergesehenes und plötzliches Ereignis, das oftmals unsere Grundannahmen erschüttert. Unfallereignisse sind zahlreich und nach Schätzungen der WHO ist bis in das Jahr 2020 mit einer Zunahme an Unfällen um 77 % zu rechnen (Neugebauer und Tecic, 2008). Die medizinische Entwicklung und Verbesserung der Versorgung in der Akut- und Intensivbehandlung hat sinkende Mortalitätsraten zur Folge und erhöht die Überlebensrate schwerstverletzter PatientInnen. Die Lebensqualität, psychische Beschwerden und soziale Variablen rücken neben volkswirtschaftlichen Aspekten und medizinischem Outcome zunehmend ins Zentrum des wissenschaftlichen und medizinpolitischen Interesses.

Laut Weltgesundheitsorganisation „Internationale Klassifikation psychischer Störungen (ICD-10)" zählen Unfälle zu den akuten schweren Belastungen, die als direkte Folge eine vorübergehende oder andauernde Beeinträchtigung des Verhaltens von beträchtlichem Schweregrad auslösen können. Ein Unfall stellt bei entsprechender Schwere ein Ereignis mit „ernsthafter Bedrohung für die Sicherheit und körperliche Unversehrtheit des Patienten oder einer geliebten Person ... oder eine ungewöhnlich plötzliche und bedrohliche Veränderung der sozialen Stellung und/oder des Beziehungsnetzes des Betroffenen" (ICD-10, 1993, S. 168) dar. In Anlehnung an Studien zu psychi-

schen Folgen von Verkehrsunfällen wird deutlich, dass psychoreaktive Störungen bei ca. 12–40 % aller Verletzten zu finden sind (Frommberger et al., 1998, Meyer et al., 2005, Flattern et al., 2002). Die stark schwankenden Prävalenzzahlen, die in der Literatur zu finden sind, ergeben sich aus unterschiedlichen Stichproben betreffend Art und Schwere des Unfallgeschehens, unterschiedlichen Diagnosekriterien sowie unterschiedlichen Nachuntersuchungszeiträumen.

2. Die klinisch-psychologische Behandlung unfallchirurgischer PatientInnen

Die Tätigkeit klinischer PsychologInnen an unfallchirurgischen Abteilungen oder Kliniken ist aufgrund der vielfältigen Problem- und Fragestellungen verletzter PatientInnen sehr abwechslungsreich. Nicht nur von den PatientInnen, sondern auch von den MitarbeiterInnen wird ein hohes Maß an Flexibilität und Anpassungsleistung, bezogen auf Altersspanne, kulturelle Unterschiede, Nationalität, Geschlecht, sozioökonomischen Status, Bildungs- und Sprachniveau und Aufenthaltsdauer (Tage bis Monate) gefordert. So unterscheidet sich zum Beispiel die Behandlung eines verletzten Kindes sehr von der eines sehr alten Menschen. Während Kinder weniger Möglichkeiten als erwachsene PatientInnen haben, belastende Ereignisse psychisch abzuwehren und sie zu bewältigen, sind bei alten PatientInnen neben der Verletzung zum Beispiel Wahrnehmungsdefizite, wie eingeschränktes Hör- und/ oder Sehvermögen, Gedächtnisstörungen, mangelnde Hautsensibilität und/oder eingeschränkte Mobilität in der Behandlung zu berücksichtigen.

Die psychische Stabilisierung der PatientInnen steht beim Erstkontakt im Vordergrund. Sie ist bei einigen PatientInnen bereits durch psychoedukative Informationen zu erreichen. Ist die Gefahr einer Retraumatisierung durch die Traumaexposition gegeben, sollte sich die klinisch-psychologische Tätigkeit während des stationären Aufenthaltes ausschließlich auf die psychische Stabilisierung beschränken. Die PatientInnen können nach der Entlassung an ambulante Betreuungseinrichtungen verwiesen werden. Die Klärung der persönlichen Sicherheit der PatientenInnen ist sehr wichtig, besonders bei Opfern von Überfällen oder bei Opfern häuslicher Gewalt. Ist sie gewährleistet, können weitere Interventionen durchgeführt werden. Es ist darauf zu achten, die PatientInnen nicht mit Kontakt- und Hilfsangeboten zu überfordern (kein Aktionismus). Andererseits dürfen klinische PsychologInnen nicht passiv bleiben und innerlich resignieren, auch wenn sie durch die Erzählung der Traumatisierung zunächst ihre eigene Hilflosigkeit erleben und bewältigen müssen. Bei schwerer Krisensituation, zum Beispiel bei Unfällen mit mehreren Verletzten oder Verstorbenen, bei Verursachung eines Unfalles mit schweren Unfallfolgen, nach bereits erfolgten Versuchen zur Selbstschädigung, ist die Abklärung von Suizidgedanken beziehungsweise -gefährdung zu berücksichtigen.

Wenn ausgeprägte psychische Reaktionen auf Verletzungen unerkannt und daher unbehandelt bleiben, können sie den Heilungsverlauf beeinflussen und in Folge die Dauer der sozialen und beruflichen Reintegration verzögern (Flattern et al., 2002, Meyer et al., 2005) – sofern die Verletzungsfolgen eine Rückkehr in den Alltag überhaupt zulassen. Die psychologische Behandlung soll eine Chro-

nifizierung der psychischen Unfallfolgen verhindern helfen, indem sie die PatientInnen darin unterstützt, eine zunehmende innere Distanz zum traumatischen Geschehen zu erreichen und ihre Autonomie und Kontrolle wiederzuerlangen. Die Gesamtheit der vorhandenen persönlichen, sozialen und kognitiven Ressourcen können genutzt und die individuellen Selbstheilungskräfte der PatientInnen gestärkt werden, um das Geschehene als Teil ihres Lebens zu akzeptieren und zu integrieren.

In diesem Zusammenhang sind die vielen PatientInnen zu nennen, die auch bei vital bedrohender Verletzung oder schwerer, unfallbedingter Krisensituation durch gesunde Bewältigungsstrategien, aktive Selbstheilungskräfte, eigene und familiäre Ressourcen und teilweise durch einen starken Glauben schwierigste Situationen bewältigen und zu neuer Vitalität und Wohlbefinden gelangen. Petersen et al. (2008) identifizieren im Copingverhalten von PatientInnen aktive Bewältigungsstrategien und Handlungsweisen sowie eine positive Uminterpretation des Geschehenen („Posttraumatic Growth") als unterstützend für die Verarbeitung vital bedrohlicher Verletzungen.

Bei kürzeren stationären Aufenthalten ist immer wieder die Vermittlung von Beratungs-, Behandlungs- und Therapieeinrichtungen zur weiterführenden ambulanten Behandlung angezeigt. Bei längerem stationärem Aufenthalt ist eine weiterführende klinisch-psychologische, psychotraumatologische oder psychotherapeutische Behandlung möglich. Ist eine psychopharmakologische Therapie erforderlich, so wird diese eingeleitet.

Ein wichtiger Teil der klinisch-psychologischen Behandlung ist die Betreuung der Angehörigen, die gleichzeitig Helfer (Ressource der PatientInnen) und Betroffene (selbst Unfallopfer, Verlust einer nahen Bezugsperson usw.) sein können. Die (nicht beachtete) Traumatisierung der Angehörigen durch die Nachricht oder sogar das Miterleben des Unfalles und seiner Folgen kann, ebenso wie bei den Verunfallten selbst, zu starken psychischen Belastungsreaktionen führen. Nahe Bezugspersonen haben einen ähnlich komplexen Anpassungsprozess zu leisten wie die Betroffenen selbst. Hinzu kommt oft das Gefühl, den verletzten Angehörigen nicht helfen zu können. Die Unterstützung und Betreuung von Angehörigen beinhaltet neben der psychologischen Behandlung die intensive Aufklärung über psychische Prozesse und Verläufe. Neben der eigenen Unsicherheit der Angehörigen bezüglich der Genesung der PatientInnen, beziehungsweise dem Wahrnehmen und der Verarbeitung der neuen, noch nicht überschaubaren Konsequenzen auf die weitere Lebensqualität und den Erlebnissen im Krankenhaus, ist der „normale" Alltag, wie Berufsausübung, Betreuung anderer Familienangehöriger, zu bewältigen. Die zusätzlichen organisatorischen und emotionalen Belastungen führen bei entsprechend langer Aufenthaltsdauer nicht selten zu Symptomen der körperlichen und psychischen Erschöpfung.

Gegenstand der psychologischen Behandlung von Familienangehörigen sind immer wieder starke Schuldgefühle (nicht zu verwechseln mit Schuld), die durch den Unfall ausgelöst werden, z.B. den Unfall nicht verhindert oder gar verursacht zu haben, die elterliche Erlaubnis für eine Tätigkeit erteilt zu haben, bei der sich der Unfall ereignet hat (z.B. Fahrt mit Auto). Bezugspersonen erleben häufig Schuldgefühle und latent aggressive Impulse gegenüber PatientInnen nach einem Suizidversuch. Zweifel, Angst und Schamgefühl sich jemandem anzuvertrauen, verhindern unter Umständen die Auseinandersetzung mit diesen Gefühlen, wodurch keine adäquate Verarbeitung stattfinden kann und dieser innerpsychische Konflikt bestehen bleibt.

3. Diagnosen

Ein Überblick über die häufigsten Diagnosen in der Arbeit mit unfallchirurgischen PatientInnen wird in Anlehnung an die internationale Klassifikation psychischer Störungen (ICD-10) gegeben. Wiederholt treten Reaktionen auf schwere Belastungen und Anpassungsstörungen (F43), wie die akute Belastungsreaktion (F43.0) oder posttraumatische Belastungsstörung (F43.1) und Anpassungsstörungen (F43.2) auf.

Vor allem bei PatientInnen nach Schädel-Hirn-Trauma oder Hypoxien sind organische Persönlichkeits- und Verhaltensstörungen (F07), wie das organische Psychosyndrom nach Schädel-Hirn-Trauma (F07.2) oder sonstige psychische Störungen aufgrund einer Schädigung oder Funktionsstörung des Gehirns oder einer körperlichen Krankheit (F06) zu finden. Bemerkenswert und ebenso häufig zu beobachten sind vorübergehende postoperative organische Störungen, wie sie im ICD-10 unter Delir, nicht durch Alkohol oder sonstige psychotrope Substanzen bedingt (F05) beschrieben werden.

Ängste und phobische Reaktionen, affektive Störungen wie Depressionen, Schlafstörungen oder somatoforme und chronische Schmerzsymptome nach Unfällen oder traumatischen Erlebnissen, treten ebenso gehäuft auf. Bei längerem stationärem Aufenthalt kommt es immer wieder zu Symptomen des Hospitalismus.

Eine gesteigerte Unfallbereitschaft und ein erhöhtes Verletzungsrisiko findet man häufig bei PatientInnen mit Verhaltensstörungen durch die Einnahme von psychotropen Substanzen, wie Alkohol- oder Drogenabusus (vergleiche F1), oder bei PatientInnen mit Persönlichkeits- und Verhaltensstörungen (vergleiche F6). In Zusammenhang mit Suizidversuchen oder Selbstverletzung treten immer wieder depressive Erkrankungen, Persönlichkeitsstörungen oder auch anhaltende oder vorübergehende psychotische Störungen auf. Besonders zahlreich bei älteren beziehungsweise sehr alten PatientInnen sind Demenzerkrankungen. PatientInnen mit vorbestehender körperlicher Erkrankung, wie Epilepsie oder Neoplasie, weisen ebenfalls ein erhöhtes Verletzungsrisiko auf (Knochenbruch durch Metastase im Knochen oder Sturz im epileptischen Anfall etc.).

4. Der/die schwer verletzte PatientIn

Verletzungen bewirken ein verändertes Körpererleben und -empfinden und erschüttern den Glauben an die Festigkeit des Grundes, auf dem das Individuum steht (Lewin, 1982). Zu beachten ist, dass bei gleicher Schwere der Verletzung diese verschieden erlebt und empfunden werden kann, und dies in enger Wechselwirkung zu den körperlichen Beschwerden steht.

Zu den schwer oder schwerst verletzten PatientInnen in der klinisch-psychologischen Behandlung zählen PatientInnen mit Polytrauma, PatientInnen nach einem Schädel-Hirn-Trauma, nach Thoraxverletzungen, nach Extremitätenverletzungen, wie Amputationsverletzungen, oder nach Abdominalverletzungen (Neugebauer und Tecic, 2008). Während unter Monotrauma eine Einzelverletzung, unabhängig des Schweregrades, verstanden wird, versteht man unter einem Polytrauma die Verletzung mehrerer Körperregionen oder Organsysteme, wobei zumindest eine dieser Verletzungen oder ihre Kombination lebensbedrohend ist.

Laut Neugebauer und Tecic (2008) leiden sechs Monate nach einem Unfall zwischen 60 und 70 % der polytraumatisierten PatientInnen unter psychosozialen Belastungen. Vier bis sechs Jahre nach dem Unfall sind noch durchschnittlich 30 bis 40 % der PatientInnen ganz oder teilweise berufsunfähig. Schmerz zählt zu den meistgenannten Symptomen nach einem Unfall. Meyer et al. (2005) finden signifikante Zusammenhänge zwischen psychopathologischen Störungen und der Ausprägung der individuellen Schmerzintensität, und vermuten, dass ein ausgeprägtes Schmerzerleben die Auseinandersetzung mit dem Unfallgeschehen sowie die Aktivierung wirksamer Ressourcen verhindern könnte.

Bei vital bedrohten PatientInnen beginnt die klinisch-psychologische Behandlung bereits auf der Intensivstation. Die PatientInnen „erwachen", meist nach einer unterschiedlich langen Phase des Tiefschlafes oder des Komas, in einer für sie fremden Umgebung und teilweise ohne Erinnerung an das Unfallgeschehen. Verschiedene Symptome, wie Schmerzen, Atemprobleme und eine mögliche Beeinträchtigung oder der Verlust der körperlichen Funktionen, bewirken bei den PatientInnen zumindest Unsicherheit, häufig jedoch ausgeprägte Ängste wie Todes-, Existenz- oder Zukunftsängste. Das Erleben des Kontrollverlustes und der Abhängigkeit und zuweilen eine (vorübergehende) Beeinträchtigung der Orientierung und Wahrnehmung, beeinflussen ihr Verhalten und können zu psychosomatischen Reaktionen und regressiven Tendenzen führen.

Die psychologische Behandlung beginnt mit der Vermittlung von Informationen, dem Herausfinden geeigneter Kommunikationsmittel (besonders bei intubierten PatientInnen), der Vermittlung von Orientierung, mit dem Ziel, eine „innere und äußere Landkarte" zu schaffen, um eine zunehmende Strukturierung und Differenzierung der Geschehnisse zu erreichen. Aktuelle Erlebnisse stehen zu diesem Zeitpunkt im Vordergrund (zum Beispiel Schmerz, Schlafschwierigkeiten, Ohnmachtsgefühle). Aus diesen ergeben sich situationsspezifische Interventionen. Erreichen die PatientInnen eine körperliche Stabilität, werden sie auf die Normalstation transferiert. Erfahrungsgemäß ist dies für PatientInnen eine einerseits erfreuliche, andererseits belastende Veränderung, abhängig von der Aufenthaltsdauer auf der Intensivstation, der Schwere der Verletzung und nicht zuletzt aufgrund der erlebten Fürsorge der erstbetreuenden Personen nach lebensbedrohlicher Verletzung. Die intensivmedizinische Versorgung wird zunehmend auch als subjektive Sicherheit erlebt, besonders wenn das Vertrauen in die eigene körperliche Heilungskraft noch nicht wieder hergestellt ist.

4.1. Betreuung von PatientInnen mit traumatischen Querschnittlähmungen

Eine traumatische Querschnittlähmung bedeutet für die PatientInnen und ihre

Angehörigen ein äußerst belastendes und bedrohliches Ereignis, das mit massiven Lebensveränderungen und einer völligen Neuorientierung einhergeht. Abhängig von der Art und Höhe der Wirbelsäulenverletzung sind sämtliche Lebensbereiche, wie Arbeit, Freizeit, Beziehung und Sexualität, unterschiedlich stark betroffen. Querschnittlähmungen entstehen aufgrund von Rückenmarksläsionen und führen zum Ausfall der motorischen und/oder sensiblen Funktionen. Bei vollständigem Ausfall der motorischen und sensiblen Funktionen spricht man von einer kompletten Querschnittlähmung (Plegie) im Gegensatz zur inkompletten Lähmung (Parese), die eine Verminderung der groben Kraft bedeutet. Tritt eine komplette Querschnittverletzung eines oder mehrerer Halswirbel auf (zum Beispiel Badeunfall – Kopfsprung in zu seichtes Wasser), bedeutet dies für die PatientInnen die größte körperliche Beeinträchtigung. Nach Müller-Vahl (1985) ist ungefähr die Hälfte aller traumatischen Querschnittlähmungen komplett und betrifft zu 70–80 % Männer.

In der Akutphase entsteht ein hohes Ausmaß an kognitiver Unstrukturiertheit, nicht nur bezogen auf die völlig veränderte Umwelt, in der sich die PatientInnen, oft noch beeinträchtigt durch die medikamentöse Therapie, befinden, sondern auch auf den zuvor noch vertrauten und zuverlässigen Körper. Eine körperliche Lähmung verändert die Wahrnehmung des gesamten Körpers (zum Beispiel werden Körperteile nur noch als Last oder nicht zugehörig empfunden). Diese Erfahrung übersteigt „gewöhnliche Unsicherheiten" und führt zu einer massiven Instabilität der Person. Sie wird begleitet von den verschiedensten emotionalen Reaktionen, wie Wut, Aggression, Angst, Ohnmacht, Hilflosigkeit, aber auch Hoffnung und Zuversicht. Ausdrucksmöglichkeiten für Empfindungen und Gefühle sind kaum vorhanden. Der motorische Bereich, der als Vermittler zwischen Umwelt und innerpersonalen Bereichen einer Person angesehen wird, in dem Vornahmehandlungen ebenso wie ungerichtete

affektive Spannungsentladungen stattfinden, ist massiv beeinträchtigt (Lewin, 1982). Auch die Sprache als wesentliches Kommunikationsmittel ist für die Zeit der maschinellen Beatmung außer Kraft gesetzt.

Die Akutbetreuung von PatientInnen mit traumatischen Querschnittlähmungen erfordert eine erste Differenzierung und Strukturierung kognitiver Bereiche, zum Beispiel durch die Vermittlung von Informationen, Vorgabe einer zeitlichen Struktur oder kurzfristige Zielsetzungen.

Das gemeinsame Aushalten und Zulassen der ganzen Verzweiflung, der destruktiven Impulse und der Ausweglosigkeit stellt einen wesentlichen Bestandteil des therapeutischen Prozesses dar. Gleichzeitig ist es wichtig, die PatientInnen bei der Mobilisierung von vorhandenen und einsetzenden psychischen Ressourcen zu unterstützen. Die Ausdehnung der Zeitperspektive gewinnt zunehmend an Bedeutung, wodurch das Informationsbedürfnis über die Verletzung mit ihren Folgen steigt. Der Beginn der Aufklärung sollte sobald als möglich, nach Lesky (2005) innerhalb der ersten Wochen, abhängig von der körperlichen Gesamtsituation der PatientInnen, erfolgen. Klare, nicht zu komplexe, interaktive Informationen, die möglichst einheitlich dargeboten werden, erleichtern den Eintritt in den psychischen Verarbeitungsprozess und verhindern die Entstehung von Misstrauen durch eigene Phantasien und Vorstellungen über die Verletzung. Die daraus resultierenden emotionalen Reaktionen stehen den PatientInnen zu und müssen akzeptiert werden. Einzelne, mit der Verletzung verbundene Themen, werden zu verschiedenen Zeitpunkten wichtig (Intensivstation, Rehabilitation). Eine zufriedenstellende Information über die Verletzung bewirkt nach Lesky (2002) längerfristig eine Verkürzung der depressiven Phasen. Suizidgedanken und Selbstwertbeeinträchtigungen treten seltener auf, ebenso das Gefühl des Gedrängtwerdens, die körperliche Beeinträchtigung zu akzeptieren und der Ärger darüber, dass einem die Hoffnung genommen wird. Weiters wird eine deutlich höhere Lebenszufriedenheit gegen Ende und ein bis drei Jahre nach der Rehabilitation beschrieben, sowie ein zufriedenstellender Umgang mit der Lebenssituation als querschnittgelähmter Mensch, ein bis drei Jahre nach der Rehabilitation. Die immer wieder in den Raum gestellte Befürchtung, den PatientInnen Hoffnung durch sachgemäße Aufklärung zu nehmen und damit den Krankheitsverlauf negativ zu beeinflussen, erweist sich aus psychologischer Sicht als nicht stichhaltig. Gerade in der akuten Phase werden bei adäquater Aufklärung psychische Selbstschutzmechanismen aktiv, die den PatientInnen helfen, diese schwierige Situation zu bewältigen. Der zuweilen geäußerten Befürchtung, die PatientInnen in „falscher Hoffnung" zu belassen, wenn diese über ihre Zuversicht auf Besserung ihrer körperlichen Verletzung sprechen, kann entgegengesetzt werden, dass die Hoffnung einen wichtigen Teil der psychischen Verarbeitung darstellt. Es gilt, den PatientInnen ihre Hoffnung zu belassen, ohne jedoch Illusionen bei ihnen zu wecken. Lesky (2002) fasst zusammen, dass keine signifikante Beziehung zwischen dem Glauben der PatientInnen an eine Besserung der Verletzung durch die Behandlung und der Aufklärung besteht.

5. Weitere Schwerpunkte der klinisch-psychologischen Behandlung

5.1. Die posttraumatische chronische Osteomyelitis

Die Osteitis und Osteomyelitis sind Folgen einer bakteriellen Infektion des Knochens und Knochenmarks, die häufig nach einer offenen Fraktur oder auch postoperativ auftreten.

Während der medizinischen Erstbehandlung steht bei den PatientInnen die Bewältigung der Unfallfolgen im Vordergrund. Das verspätete Eintreten einer vorerst akuten Osteomyelitis führt zu einem zusätzlichen Belastungsfaktor. Das Ausmaß der Infektion ist zu diesem Zeitpunkt

sowohl für das Behandlungsteam als auch für die PatientInnen unabsehbar. Die psychosozialen Probleme dieser chronischen Erkrankung sind vielfältig: funktionelle Einschränkungen, kosmetisch belastende Ergebnisse, soziale und ökonomische Auswirkungen, wie Verlust des Arbeitsplatzes und finanzielle Bedrohung, Veränderung beziehungsweise Verlust der Partnerschaft und des sozialen Umfeldes, die zu Einschränkungen der Freizeitaktivitäten und sozialer Isolation führen. Das Vorhandensein von Schmerzen zählt auch hier (Lerner et al., 1991) zu den stärksten Einflussfaktoren auf die Lebensqualität. Die PatientInnen sind einerseits mit den Folgen des Unfalles und andererseits mit den psychischen Auswirkungen einer chronischen Behandlung und ihren Folgen konfrontiert.

5.2. Selbst- und Fremdverletzung

5.2.1. Opfer von Gewalttaten

Das Verletzungsausmaß und die -folgen nach einer Gewaltsituation können, je nach Art der Gewalteinwirkung (Schlag, Schuss oder Stichverletzungen), sehr unterschiedlich sein. Gewaltverbrechen betreffen Menschen unterschiedlichster Herkunft, Ausbildung, Alters und sozialem Status.

Neben der psychologischen Behandlung von Verbrechensopfern durch Raub, Überfall (zum Beispiel bei alten Menschen mit Gehbehinderung) oder Gewalttaten durch Konfliktsituationen spielt die familiäre Gewalt eine wesentliche Rolle. Häusliche Gewalt ist, laut Büro für Gleichstellung für Familienfragen in Freiburg (2007), „die häufigste Todesursache bei europäischen Frauen zwischen 16 und 44 Jahren, vor Krebs und Unfällen". Es ist zu beachten, dass körperliche Gewalt fast immer von ökonomischer, psychischer, verbaler oder sexueller Gewalt begleitet ist. Kinder sind von Gewalttaten innerhalb der Familie immer betroffen (direkt oder indirekt). Dieses Erleben bleibt in ihrer emotionalen Entwicklung nie ohne Auswirkungen und ist in der klinisch-psychologischen Behandlung zu berücksichtigen.

5.2.2. PatientInnen nach Suizidversuchen oder selbstverletzenden Verhaltensweisen

Ein wiederkehrender, wenn auch geringerer Anteil unfallchirurgischer PatientInnen, betrifft Personen nach Selbstschädigung oder einem Suizidversuch, wie ein Sprung vor die U-Bahn oder ein Suizidversuch durch Waffengebrauch. „Suizidalität lässt sich als multifaktoriell bedingtes komplexes und grundsätzlich allen Menschen mögliches Verhalten verstehen. Suizidales Denken und Handeln kommt häufig auf dem Boden einer psychischen Störung, einer psychischen Ausnahmeverfassung oder einer psychosozialen Krisensituation mit Bedrohtheitscharakter zustande" (Wolfersdorf, 1999). Die erste Kontaktaufnahme nach einem Suizidversuch erfolgt meist sehr früh, nachdem die Ansprechbarkeit der PatientInnen gegeben und eine medikamentöse Therapie eingeleitet ist. Das Krisenmanagement nach Suizidversuch beinhaltet Akutinterventionen zur Stabilisierung der PatientInnen und eine Abklärung der suizidalen Einengung. Abhängig vom Ausmaß der Verletzung werden weitere Therapie- und Behandlungsmöglichkeiten geplant, zum Beispiel eine notwendige stationäre psychiatrische Behandlung oder eine weiterführende ambulante Betreuung.

6. Zusammenfassung und Ausblick

Die Ergänzung der medizinischen Behandlung durch eine klinisch-psychologische Behandlung unfallchirurgischer PatientInnen kann entscheidend zur Vermeidung einer Chronifizierung vieler psychischer Störungen beitragen. Der Forderung nach einer ganzheitlichen Wahrnehmung und Behandlung der PatientInnen wird somit Rechnung getragen. Die Verschiedenartigkeit der unfallchirurgischen PatientenInnen, eröffnet der klinischen Psychologie ein weites Einsatzspektrum mit vielen Herausforderungen und Möglichkeiten, sowohl in der direkten Arbeit mit PatientInnen als auch im Gewinnen neuer Erkenntnisse.

7. Literatur

Büro für die Gleichstellung und für Familienfragen und kantonale Kommission gegen Gewalt in Paarbeziehungen (Hrsg) (2007) Gewalt in Paarbeziehungen erkennen – die Opfer unterstützen, vernetzen, informieren und schützen. Informationen, Hinweise und Handlungsansätze für Fachpersonen aus dem Sozial- und Gesundheitsbereich. Chardonnens, Freiburg

Dilling H, Mombour W, Schmidt M H (Hrsg) (1993) Internationale Klassifikation psychischer Störungen. ICD-10 Kapitel V (F). Klinisch-diagnostische Leitlinien, Hans Huber, Bern

Flattern G, Erli H. J, Hardörfer V, Jünger S, Paar O, Petzold E. R (2002) Psychotraumatologie in der Unfallmedizin – Zum Stand der psychischen Versorgung von Unfallopfern in Deutschland. Unfallchirurg 105: 231–236

Frommberger U, Schlickewei W, Stieglitz R-D, Nyberg E, Kuner E, Berger M (1998) Die psychischen Folgen nach Verkehrsunfällen. Teil I: Relevanz, diagnostische Kriterien und Therapie psychischer Störungen. Unfallchirurgie 24: 115–212

Lerner R. K, Esterhai J. L, Polomono R. C, Cheatle M. C, Heppenstall R. B, Brighton C. T, (1991) Psychosocial, Functional, and Quality of Life Assessment of Patients With Posttraumatic Fracture Nonunion, Chronic Refractory Osteomyelitis, and Lower Extremity Amputation. Arch Phys Med Rehabil 72: 122–126

Lesky J, (2002) Die psychologische Bedeutung medizinischer Aufklärung am Beispiel der Rehabilitation Querschnittgelähmter. Rehabilitation 41: 329–335

Lesky J, (2005) Richtlinien für die medizinische Aufklärung von querschnittgelähmten Patienten – ein Vorschlag. Rehabilitation 44: 96–99

Lewin K, (1982) Kurt-Lewin-Werkausgabe. Feldtheorie, Band 4, Klett-Cotta, Stuttgart

Meyer C, Dittrich U, Küster S, Markgraf E, Hofmann G. O, Strauß B (2005) Psychoreaktive Störungen nach Verkehrsunfällen. Ist eine Prädiktion der Entwicklung psychoreaktiver Störungen nach Verkehrsunfällen möglich? Unfallchirurg 108: 1065–1071

Müller-Vahl H, (1985) Läsionen des Rückenmarks und der Nervenwurzeln. In: Tscherne H, Blauth M (Hrsg) Tscherne Unfallchirurgie Wirbelsäule. Springer Verlag, Berlin, S, 25–35

Neugebauer E. A. M, Tecic T (2008) Lebensqualität nach Schwerstverletzung. Trauma und Berufskrankheit 10: 99–106

Petersen C, Ullrich A, Wahls F, Glaesener J-J, Ueblacker P, Boettcher H, Koch U (2008) Psychosoziale Belastungen und Ressourcen von Patienten nach Polytrauma. Phys Med Rehab Kuror 18: 313–317

Wolfersdorf M (1999) Suizidalität. In: Berger M (Hrsg) Psychiatrie und Psychotherapie. Urban und Schwarzenberg, München, S, 889–904

Klinische Psychologie in der Physiologie

Gerhard Blasche, Cem Ekmekcioglu, Wolfgang Marktl

1. Einleitung

Das Institut für Physiologie an der Medizinischen Universität Wien beschäftigt sich ausschließlich mit Forschung und Lehre. PatientInnenkontakt gibt es keinen. Die Physiologie behandelt die Funktionen des gesunden Organismus auf allen Ebenen der Komplexität. Dies reicht von der Erforschung subzellulärer Strukturen wie etwa Rezeptoren bis hin zu der Reaktion des Gesamtorganismus auf Umweltreize wie etwa Wärme oder bestimmte Nahrungsmittel (Schmidt und Thews, 1987). Entsprechend gliedert sich das Gebiet der Physiologie in Bereiche wie „Zelluläre und molekulare Physiologie", „Endokrinologie und Metabolismus", „Herz-Kreislauf-Physiologie" bis hin zu „Regulative und Integrative Physiologie". Angesichts der Heterogenität des Faches ist die Physiologie grundsätzlich ein interdisziplinäres Gebiet, in dem neben MedizinerInnen auch Berufsgruppen wie BiologInnen, PharmakologInnen, ChemikerInnen und eben auch PsychologInnen tätig sind. Im Folgenden soll auf den spezifischen Beitrag der Psychologie auf die Forschung und Lehre im Bereich der Physiologie eingegangen werden. Dies kann jedoch im vorliegenden Kapitel aus Platzgründen keinesfalls umfassend, sondern lediglich exemplarisch geschehen. Zur Veranschaulichung sollen überdies einige Forschungsergebnisse jener Arbeitsgruppe gebracht werden, in der der Erstautor (Psychologe) beschäftigt gewesen war.

2. Beiträge der Psychologie in der Forschung

2.1. Psychologische Konzepte und Sichtweisen

Die medizinische Betrachtungsweise des Organismus ist im Allgemeinen organbezogen. Funktion und Dysfunktion werden als organisch bedingt betrachtet. Ein erhöhter Blutdruck wird etwa als Folge einer Dysfunktion der Nieren, des Herzens, der Gefäße oder des vegetativen Nervensystems verstanden. Situative Einflüsse werden meistens in erster Instanz nicht erwogen. Entsprechend wird bei der Auswertung eines ambulanten Blutdruckprofils auf die Gesamtbelastung der Gefäße durch die Berücksichtigung des mittleren Tages- und Nachtblutdrucks sowie der Nachtabsenkung geachtet, jedoch seltener auf allfällige Ereignisse, die einen blutdruckmoderierenden Einfluss haben, wie etwa emotionaler Stress. Diese Herangehensweise ist zweckmäßig, um eine rasche und gezielte organische Behandlung durchführen zu können. Andererseits könnte eine psychophysiologische Betrachtungsweise, das heißt das Miteinbeziehen von Verhalten und Erleben des Menschen, ein umfassenderes Verständnis physiologischer Prozesse erlauben.

Die Psychophysiologie ist jene psychologische Disziplin, die sich mit den Zusammenhängen zwischen menschlichem Verhalten und physiologischen Prozessen befasst. Die Kausalität kann hierbei in beide Richtungen gehen. Es können die Auswirkung menschlichen Verhaltens und Erlebens auf physiologische Vorgänge untersucht werden, wie es typischerweise in der Stressforschung der Fall ist, oder die Auswirkung bestimmter physiologischer Veränderungen auf psychologische Variablen, wie etwa in der Hirnforschung oder der angewandten Physiologie. Letztere untersucht zum Beispiel die Auswirkung von Licht auf die Stimmung, den Einfluss von bestimmten Nahrungsmitteln auf das Hunger-Sättigungsgefühl oder den Einfluss von Hitze auf die psychische Leistungsfähigkeit.

Die Psychophysiologie erlaubt damit das Einbeziehen ergänzender Sichtweisen in die physiologische Forschung. Lassen sich beobachtete körperliche Veränderungen eventuell auch psychologisch erklären? Haben induzierte körperliche Veränderungen eventuell auch psychische Folgen? Einige Gebiete der Physiologie, wie etwa der Hunger-Sättigungs-Mechanismus aus dem Bereich der Sinnesphysiologie, illustrieren die Verzahnung von körperlichen Prozessen und psychischen Faktoren. Hunger und Sättigung werden durch eine Reihe von

internen Faktoren wie die intrazelluläre Glukoseverfügbarkeit, die Magendehnung und verschiedene Hormone wie das Cholecystokinin beeinflusst. Dies sind zweifelsohne physiologische Faktoren. Darüber hinaus spielen auch externe Faktoren wie die Verfügbarkeit, der Geschmack, die Gewohnheit und Stimmungen bei der Nahrungsaufnahme eine Rolle, die zum Großteil in den Bereich der Psychologie fallen.

2.2. Psychologische Forschungsinstrumente und -methoden

Neben den psychologischen Konzepten spielen auch psychologische Forschungsinstrumente und -methoden eine nicht unwesentliche Rolle in den Bereichen der angewandten und/oder integrativen Physiologie. Dazu gehören Verfahren zur Messung der psychischen Leistungsfähigkeit wie etwa die Reaktionszeit, Verfahren zur Erfassung von Stimmung und Befinden sowie auch Verfahren zur Induktion von emotionalem Stress, wie etwa die Vorgabe von Rechenaufgaben, die vor einer anderen Person zu lösen sind. In Abbildung 1 ist ersichtlich, dass die An-

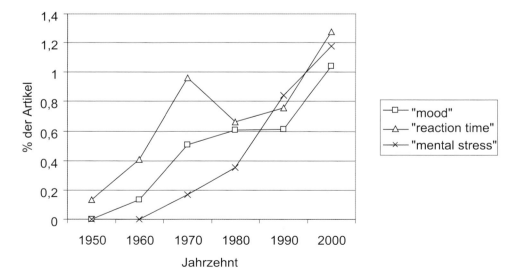

Abb. 1. Prozent der Veröffentlichungen in der Fachzeitschrift „Journal of Applied Physiology" in den letzten 60 Jahren, die einen der angeführten Begriffe verwenden. Die angeführte Jahreszahl steht für das entsprechende Jahrzehnt, also umfasst etwa „1950" die Jahre 1950–1959 etc.

zahl der Veröffentlichungen im „Journal of Applied Physiology", die diese psychologischen Verfahren oder Begriffe erwähnen, zwar kaum den Promillebereich übersteigen, die Häufigkeit der Nennung jedoch in den letzten 60 Jahren deutlich zugenommen hat. Dies mag eine wachsende Berücksichtigung psychologischer Methoden in der Physiologie widerspiegeln.

Neben den original psychologischen Messmethoden gibt es die elektrophysiologischen Messmethoden, die in beiden Disziplinen angewandt und weiterentwickelt wurden und teilweise noch werden, wie das Elektroenzephalogramm (EEG), das Elektromyogramm (EMG), das Elektrokardiogramm (EKG) oder die elektrodermale Aktivität (EDA). Hier bestimmt wiederum weitgehend die Sichtweise über die Anwendung und Auswertung der Verfahren. Ein typisches Beispiel ist das EKG. Während die Physiologie primär die herzorganischen Korrelate des EKG betrachtet, ist die Psychophysiologie vorwiegend an der daraus ableitbaren Herzfrequenz und Herzfrequenzvariabilität interessiert. Letztere wird etwa in der Stressforschung zur Quantifizierung der Aktivität des autonomen Nervensystems herangezogen (Berntson et al., 1993).

3. Beiträge der Psychologie in der Lehre

Analog zur organbezogenen medizinischen Herangehensweise in der Forschung besteht diese Grundhaltung ebenso in der Lehre. Auch hier ist das Primat, organmedizinische Dysfunktionen rasch und exakt erkennen zu können und zu behandeln. Das Miteinbeziehen von psychologischen Faktoren wie Verhalten oder Emotionen spielt eine untergeordnete Rolle. Im Gegensatz zur Forschung ist jedoch der Beitrag der Psychologie in der Lehre aufgrund der weitgehenden Definition der Lehrinhalte durch die Universität beschränkt. Der Erstautor hat sich jedoch bemüht, etwa in Praktika oder in Seminaren die organmedizinischen Inhalte mit

psychophysiologischen Themen zu ergänzen beziehungsweise zu verknüpfen. Einfache Beispiele hierfür sind die Ergänzung der organmedizinischen Ursachen für Hyperventilation mit psychischen Ursachen wie etwa Angst oder Panik, oder die Veranschaulichung einiger Kennwerte der Lungenfunktionsdiagnostik durch einfache Atemselbstversuche.

4. Ausgewählte Forschungsergebnisse der Arbeitsgruppe Umweltphysiologie und Balneologie

4.1. Balneologie

Die Balneologie (oder „Bäderheilkunde") ist traditionell in physiologischen Instituten angesiedelt, da jedenfalls historisch gesehen das Hauptinteresse der Balneologie die Erforschung der Wirkung von Bädern oder anderen Kurmitteln auf den im Wesentlichen gesunden Organismus gewesen ist. In unserer Arbeitsgruppe „Umweltphysiologie und Balneologie" wurde Forschung vorwiegend im Kurzentrum Bad Tatzmannsdorf in Ostösterreich durchgeführt. Eine typische Studie war die Erforschung der Jahreszeitabhängigkeit des Kureffektes bei chronischen SchmerzpatientInnen. In dieser Studie wurde der Effekt einer 3-wöchigen stationären Kur mittels Fragebögen über einen Zeitraum von 2 Jahren untersucht. Es zeigten sich die größte Schmerzreduktion im Frühjahr und ein zweiter, allerdings etwas kleinerer Gipfel im Herbst, sowohl Gelenks- als auch Rückenschmerzen betreffend. Im Sommer und Winter war demnach die Schmerzreduktion geringer (Strauss-Blasche et al., 2002a). In mehreren prospektiven Längsschnittsstudien konnte nachgewiesen werden, dass eine Kur bei unterschiedlichen Indikationen (chronischer Schmerz, Bluthochdruck, Brustkrebs) eine deutliche Verbesserung sowohl der Lebensqualität im Allgemeinen als auch spezifischer indikationsbezogener Variablen wie Schmerzintensität, Blutdruck oder einen brustkrebsspezifischen Tumormarker bewirken (Ekmek-cioglu et al., 2000, Strauss-Blasche et al., 2000a, Strauss-Blasche et al., 2005a). Un-befriedigend ist jedoch die Tatsache, dass es vorwiegend aus organisatorischen und finanziellen Gründen bis jetzt nicht ge-lungen ist, entsprechende Kontrollgrup-pen aufzustellen.

Ein nach wie vor ungelöstes Problem von Kuren im Speziellen und Rehabili-tation im Allgemeinen ist die Frage des Beitrags spezifischer Therapien und un-spezifischer Maßnahmen (wie etwa der Arbeitsunterbrechung, des Ortswechsels und der informellen sozialen Unterstüt-zung durch MitpatientInnen am Kurort). Wir gingen dieser Frage in einigen Ar-beiten nach. Beim Vergleich von Kurpa-tientInnen mit Angehörigen von Kurpati-entInnen, die selber keine Kur machten, sich jedoch ebenfalls am Kurort aufhiel-ten, zeigte sich, dass sich die Lebensqua-lität beider Gruppen im selben Ausmaß verbesserte, signifikante Gruppenunter-schiede gab es jedoch keine. Obwohl die Lebensqualität in dieser Studie nur am Kuranfang und Kurende erhoben wurde und sich damit nichts über langfristige Veränderungen aussagen lässt, weist die-ses Ergebnis dennoch darauf hin, dass allein der Aufenthalt am Kurort eine wenigstens kurzfristige Verbesserung von Wohlbefinden und körperlichen Be-schwerden bewirkt (Strauss-Blasche und Marktl, 1998). In einer zweiten Arbeit wurde der Effekt einzelner Kurtherapien auf Lebensqualität und Schmerzintensität bei Schmerzen des Bewegungsapparates untersucht (Strauss-Blasche et al., 2002b). Art und Anzahl der verschriebenen The-rapien hatten jedoch nur einen geringen Einfluss auf den Therapieeffekt, sodass anscheinend auch andere Wirkmecha-nismen zum Tragen kommen. Kurzfristig bewirkten Moorbäder und Bewegungs-therapie eine größere Verbesserung der Stimmung, langfristig verbesserten sich Schmerzen in größerem Ausmaß bei PatientInnen, die Bewegungstherapie machten und solchen, die eine Unterwas-serextension erhielten. In einer anderen Studie (Leibetseder et al., 2007) hatte ein

von KurpatientInnen zusätzlich durchge-führtes Ausdauertraining jedoch keinen Effekt auf den Kurerfolg. Diese Ergebnis-se weisen darauf hin, dass der Therapie-erfolg bei einer Kur offensichtlich durch das Zusammenspiel vieler Faktoren zu-stande kommt. Dennoch besteht weiter-hin die berechtigte Frage, welche dieser Faktoren für den Kurerfolg maßgeblich sind. Inwieweit etwa eine ambulante Kur ebenso effektiv ist wie eine stationäre, wurde bisher noch nicht untersucht.

4.2. Erholungsforschung

Ein „spin-off" der balneologischen For-schung ist die Erholungsforschung. Zu-nächst als Kontrollbedingung der Bal-neologie gedacht, zeigte sich, dass Erho-lungsaufenthalte und Urlaube tatsächlich auch einen Einfluss auf das Wohlbefinden haben. Wir untersuchten etwa den Ef-fekt eines zweiwöchigen Betriebsurlaubs eines österreichischen Fensterherstellers auf Stimmung, Schlafqualität und körper-liche Beschwerden und fanden eine kurz-fristige, jedoch keine nachhaltige Besse-rung der untersuchten Variablen (Strauss-Blasche et al., 2000b). Ähnliche positive Effekte konnten wir auch für einen drei-wöchigen, kontrollierten Wanderurlaub nachweisen, dessen Wirkung jedoch sogar nachhaltig und auch sieben Wochen nach Urlaubsende zu sehen war (Strauss-Blasche et al., 2004). In der Erholungs-forschung wird angenommen, dass die Unterbrechung der Arbeit den Erholungs-prozess einleitet, wenn diese Unterbre-chung nicht durch weitere Arbeit gestört wird (Eden, 2001). Allerdings spielt auch die Gestaltung der Erholungsphase eine Rolle. Wir konnten zeigen, dass Zeit für sich haben, eine warme Umgebung, kör-perliche Bewegung, guter Schlaf und so-ziale Aktivitäten die erholungsförderliche Wirkung eines Urlaubs erhöhen, während überraschenderweise die Urlaubsdau-er keinen Einfluss darauf hatte (Strauss-Blasche, et al., 2005b). Ein psychologisch ganz zentraler Faktor für erfolgreiche Er-holung ist abschalten zu können, da das Grübeln psychophysiologischen Stress prolongiert und etwa auch einen negativen Einfluss auf die Schlafqualität hat (Sonnentag and Bayer, 2005).

5. Zusammenfassung und Ausblick

PsychologInnen können durch ihre integrative Sichtweise, ihre Methoden und die Einbeziehung von psychischen Faktoren die physiologische Forschung und Lehre insbesondere in der angewandten Physiologie bereichern und der allgemeinen Entwicklung der Physiologie, sich in heterogene, isolierte Teilbereiche aufzugliedern, entgegenwirken. Gleichzeitig erschwert diese integrative, psychophysiologische Sicht das Verständnis und damit die Akzeptanz durch die medizinischen und sonstigen rein partikulär-naturwissenschaftlich orientierten KollegInnen, zumal die damit implizit in den Raum gestellte Kritik von quasi „fachfremden" Personen geäußert wird. Wie auch in anderen Bereichen der Medizin erfordert dies von PsychologInnen fundierte medizinisch-physiologische Kenntnisse, um kompetente PartnerInnen eines fachlichen Dialogs zu sein.

6. Literatur

Berntson GG, Cacioppo JT, Quigley KS (1993) Respiratory sinus arrhythmia: autonomic origins, physiological mechanisms, and psychophysiological implications. Psychophysiology 30: 183–196

Eden D (2001) Job stress and respite relief: overcoming high-tech tethers. In: Perrewé PL, Ganster DC (eds) Research in occupational stress and well-being: Exploring Theoretical Mechanisms and Perspectives. JAI Press, New York, S 143–194

Ekmekcioglu C, Strauss-Blasche G, Feyertag J, Klammer N, Marktl W (2000) The effect of balneotherapy on ambulatory blood pressure. Altern Ther Health Med 6: 46–53

Leibetseder V, Strauss-Blasche G, Marktl W, Ekmekcioglu C (2007) Does aerobic training enhance effects of spa therapy in back pain patients? A randomized, controlled clinical trial. Forschende Komplementarmedizin (2007) 14: 202–206

Schmidt RF, Thews G (1987) Physiologie des Menschen. Springer, Berlin

Sonnentag S, Bayer UV (2005) Switching off mentally: predictors and consequences of psychological detachment from work during off-job time. J Occup Health Psychol 10: 393–414

Strauss-Blasche G, Ekmekcioglu C, Klammer N, Marktl W (2000a) The change of well-being associated with spa therapy. Forsch Komplementarmed Klass Naturheilkd 7: 269–274

Strauss-Blasche G, Ekmekcioglu C, Leibetseder V, Melchart H, Marktl W (2002a) Seasonal variation in effect of spa therapy on chronic pain. Chronobiol Int 19: 483–495

Strauss-Blasche G, Ekmekcioglu C, Marktl W (2000b) Does vacation enable recuperation? Changes in well-being associated with time away from work. Occup Med (Lond) 50: 167–172

Strauss-Blasche G, Ekmekcioglu C, Vacariu G, Melchart H, Fialka-Moser V, Marktl W (2002b) Contribution of individual spa therapies in the treatment of chronic pain. Clin J Pain 18: 302–309

Strauss-Blasche G, Gnad E, Ekmekcioglu C, Hladschik B, Marktl W (2005a) Combined inpatient rehabilitation and spa therapy for breast cancer patients: effects on quality of life and CA 15–3. Cancer Nurs 28

Strauss-Blasche G, Marktl W (1998) Der Effekt von Kur- und Erholungsaufenthalten auf die Befindlichkeit – Ein Beitrag zur Erholungsforschung. [The impact of spa therapy and recreational stays on well-being – a contribution to recuperation research]. In: Marktl W, Strauss-Blasche G (eds) Kur – Gesundheit – Praevention. Facultas, Vienna, S 110–114

Strauss-Blasche G, Reithofer B, Schobersberger W, Ekmekcioglu C, Marktl W (2005b) Effect of vacation on health: moderating factors of vacation outcome. J Travel Med 12: 94–101

Strauss-Blasche G, Riedmann B, Schobersberger W, Ekmekcioglu C, Riedmann G, Waanders R, Fries D, Mittermayr M, Marktl W, Humpeler E (2004) Vacation at moderate and low altitude improves perceived health in individuals with metabolic syndrome. J Travel Med 11: 300–306

Sachverzeichnis

Über die HerausgeberInnen

Priv.-Doz. Dr. Johann Lehrner

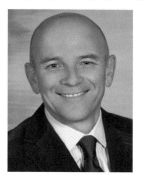

Studium der Psychologie an der Universität Wien. Promotion 2001. Klinischer und Gesundheitspsychologe, Klinischer Neuropsychologe und Psychotherapeut (VT) an der Universitätsklinik für Neurologie der Medizinischen Universität Wien. 2010 Venia docendi für Medizinische Psychologie. Allgemein beeideter und gerichtlich zertifizierter Sachverständiger für die Fachgebiete Allgemeine Psychologie, Klinische Psychologie und Neuropsychologie. Lehrbeauftragter der Universität Wien im Bereich Klinische Neuropsychologie, daneben Vortrags- und Fortbildungstätigkeit. Publikationen auf dem Gebiet der Klinischen Neuropsychologie und des menschlichen Geruchssinns.

Mag. Karin Stolba

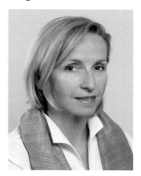

Studium der Psychologie an der Universität Wien, Sponsion 1987, 1989 – 1990: Vertragsassistentin am Institut für Wirtschafts- und Verwaltungsführung an der Wirtschaftsuniversität Wien, Seit 1991 Klinische Psychologin, Gesundheitspsychologin und Verhaltenstherapeutin an der Universitätsklinik für Psychiatrie und Psychotherapie am AKH Wien
Gründungsmitglied und Koordinatorin des Klinisch-psychologischen Fachgremiums AKH Wien und MUW, von April 2009 bis Juni 2010 erste Leitende Klinische Psychologin der gemeindebediensteten PsychologInnen am AKH Wien.

Dr. Gabriele Traun-Vogt

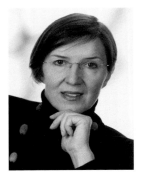

Klinische Psychologin und Gesundheitspsychologin,
Psychotherapeutin (Systemische Familientherapie),
Dipl. Sozialarbeiterin, Supervisorin, seit 1999 Klinische
Psychologin an der Medizinischen Universität Wien/Uni-
versitätsklinik für Frauenheilkunde, Abteilung für Gynä-
kologie und gynäkologische Onkologie/Senologie, seit
2007 Psychologische Leitung der Psychoonkologischen
Ambulanz; seit Juni 2008 karenziert. Derzeit psychoon-
kologisch-psychotherapeutische Tätigkeit in freier Praxis,
Vortrags- und Fortbildungstätigkeit.
Gründungsmitglied und erste Koordinatorin des Klinisch-
psychologischen Fachgremiums MUW/AKH.

Dr. Sabine Völkl-Kernstock

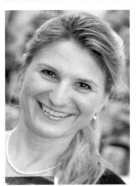

Studium der Psychologie an der Universität Wien.
Klinische und Gesundheitspsychologin, Klinische Neuro-
psychologin und Psychotherapeutin (Systemische Fami-
lientherapie) an der Universitätsklinik für Kinder- und
Jugendpsychiatrie an der Medizinischen Universität Wien.
Allgemein beeidete und gerichtlich zertifizierte Sach-
verständige für das Fachgebiet Familien-, Kinder- und
Jugendpsychologie.